系統看護学講座

専門分野

アレルギー 膠原病 感染症

成人看護学 11

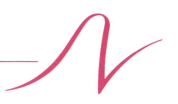

泉川　公一	長崎大学大学院教授・長崎大学病院感染制御教育センターセンター長
川口　鎮司	東京女子医科大学臨床教授
山口　正雄	帝京大学ちば総合医療センター教授
芦澤　信之	長崎大学病院感染制御教育センター助教
石渡　由貴	東京女子医科大学病院看護部
井手昇太郎	長崎大学病院感染症医療人育成センター副センター長・講師
柿内　聡志	長崎大学病院感染制御教育センター助教
黒田　裕美	長崎大学大学院教授
田代　将人	長崎大学大学院講師・長崎大学病院感染制御教育センター副センター長
田中　健之	長崎大学病院感染制御教育センター講師
角田こずえ	帝京大学講師
寺坂　陽子	長崎大学病院看護部・感染制御教育センター看護師長
古本　朗嗣	長崎大学病院感染症医療人育成センターセンター長・教授
古屋　洋子	帝京大学准教授
松浦　江美	長崎大学大学院教授
南川　雅子	帝京大学教授
山本　未央	日本赤十字看護大学助教

医学書院

発行履歴

1968年 3月25日	第 1 版第 1 刷		1995年 2 月15日	第 9 版第 1 刷
1969年 8 月15日	第 1 版第 3 刷		1998年 2 月 1 日	第 9 版第 5 刷
1970年 1 月 1 日	第 2 版第 1 刷		1999年 1 月 6 日	第10版第 1 刷
1972年 9 月 1 日	第 2 版第 4 刷		2002年 2 月 1 日	第10版第 5 刷
1973年 1 月15日	第 3 版第 1 刷		2003年 1 月15日	第11版第 1 刷
1976年 2 月 1 日	第 3 版第 4 刷		2007年10月15日	第11版第 8 刷
1977年 2 月 1 日	第 4 版第 1 刷		2008年 2 月 1 日	第12版第 1 刷
1978年 2 月 1 日	第 4 版第 3 刷		2011年 2 月 1 日	第12版第 7 刷
1979年 2 月 1 日	第 5 版第 1 刷		2012年 1 月 6 日	第13版第 1 刷
1982年 2 月 1 日	第 5 版第 5 刷		2015年 2 月 1 日	第13版第 4 刷
1983年 1 月 6 日	第 6 版第 1 刷		2016年 1 月 6 日	第14版第 1 刷
1986年 2 月 1 日	第 6 版第 4 刷		2019年 2 月 1 日	第14版第 4 刷
1987年 1 月 6 日	第 7 版第 1 刷		2020年 1 月 6 日	第15版第 1 刷
1991年 9 月 1 日	第 7 版第 6 刷		2024年 2 月 1 日	第15版第 5 刷
1992年 1 月 6 日	第 8 版第 1 刷			
1994年 2 月 1 日	第 8 版第 3 刷			

系統看護学講座　専門分野

成人看護学[11]　アレルギー　膠原病　感染症

発　　　行　2025年1月15日　第16版第1刷©

著者代表　泉川公一

発 行 者　株式会社　医学書院

　　　　　代表取締役　金原　俊

　　　　　〒113-8719　東京都文京区本郷 1-28-23

　　　　　電話　03-3817-5600(社内案内)

　　　　　　　　03-3817-5650(販売・PR 部)

印刷・製本　アイワード

本書の複製権・翻訳権・上映権・譲渡権・貸与権・公衆送信権(送信可能化権を含む)は株式会社医学書院が保有します.

ISBN978-4-260-05674-8

本書を無断で複製する行為(複写,スキャン,デジタルデータ化など)は,「私的使用のための複製」など著作権法上の限られた例外を除き禁じられています.大学,病院,診療所,企業などにおいて,業務上使用する目的(診療,研究活動を含む)で上記の行為を行うことは,その使用範囲が内部的であっても,私的使用には該当せず,違法です.また私的使用に該当する場合であっても,代行業者等の第三者に依頼して上記の行為を行うことは違法となります.

JCOPY 〈出版者著作権管理機構 委託出版物〉

本書の無断複製は著作権法上での例外を除き禁じられています.複製される場合は,そのつど事前に,出版者著作権管理機構(電話 03-5244-5088,FAX 03-5244-5089,info@jcopy.or.jp)の許諾を得てください.

＊「系統看護学講座／系看」は株式会社医学書院の登録商標です.

はしがき

● 発刊の趣旨

　1967 年から 1968 年にかけて行われた看護学校教育課程の改正に伴って，新しく「成人看護学」という科目が設けられた。

　本教科のねらいとするところは，「看護の基礎理論としての知識・技術・態度を理解し，これを応用することによって，病気をもつ人の世話あるいは健康の維持・増進を実践・指導し，看護の対象であるあらゆる人の，あらゆる状態に対応していくことができる」という，看護の基本的な理念を土台として，「成人」という枠組みの対象に対する看護を学ぶことにある。

　したがって，看護を，従来のように診療における看護といった狭い立場からではなく，保健医療という幅広い視野のなかで健康の保持・増進という視点においてとらえ，一方，疾患をもった患者に対しては，それぞれの患者が最も必要としている援助を行うという看護本来のあり方に立脚して学習しなければならない。

　本書「成人看護学」は，以上のような考え方を基礎として編集されたものである。

　まず「成人看護学総論」においては，成人各期の特徴を学び，対象である成人が，どのような状態のもとで正常から異常へと移行していくのか，またそれを予防し健康を維持していくためには，いかなる方策が必要であるかを学習し，成人の全体像と成人看護の特質をつかむことをねらいとしている。

　以下，「成人看護学」の各巻においては，成人というものの概念を把握したうえで，人間の各臓器の身体的あるいは精神的な障害がおこった場合に，その患者がいかなる状態におかれるかを理解し，そのときの患者のニーズを満たすためにはどのようにすればよいかを，それぞれの系統にそって学習することをねらいとしている。

　したがって，「成人看護学」の学習にあたっては，従来のように診療科別に疾病に関する知識を断片的に習得するのではなく，種々の障害をあわせもつ可能性のある 1 人ひとりの人間，すなわち看護の対象としての人間のあらゆる変化に対応できる知識・技術・態度を学びとっていただきたい。

　このような意味において，学習者は対象の健康生活上の目標達成のために，より有効な援助ができるような知識・技術を養い，つねに研鑽を続けていかなければならない。

　以上の趣旨のもとに，金子光・小林冨美栄・大塚寛子によって編集された「成人看護学」であるが，日進月歩をとげる医療のなかで，本書が看護学の確立に向けて役だつことを期待するものである。

● カリキュラムの改正

　わが国の看護・医療を取り巻く環境は，急速な少子高齢化の進展や，慢性疾患の増加などの疾病構造の変化，医療技術の進歩，看護業務の複雑・多様化，医療安全に関する意識の向上など，大きく変化してきた。それに対応するために，看護教育のカリキュラムは，1967 年から 1968 年の改正ののち，1989 年に全面的な改正が行われ，1996 年には 3 年課

程，1998 年には 2 年課程が改正された。さらに 2008 年，2020 年にも大きく改正され，看護基礎教育の充実がはかられるとともに，臨床実践能力の強化が盛り込まれてきた。

●改訂の趣旨

今回の「成人看護学」の改訂では，カリキュラム改正の意図を吟味するとともに，1999 年に発表され，直近では 2022 年に改定された「看護師国家試験出題基準」の内容をも視野に入れ，内容の刷新・強化をはかった。また，日々変化する実際の臨床に即し，各系統において統合的・発展的な学習がともに可能となるように配慮した。

序章「この本で学ぶこと」では，事例を用いて，これから学ぶ疾患をかかえた患者の姿を示した。また，本書で扱われている内容およびそれぞれの項目どうしの関係性が一見して把握できるように，「本書の構成マップ」を設けている。

第 1 章では，系統別の医療の動向と看護を概観したあと，患者の身体的，心理・社会的特徴を明確にし，看護上の問題とその特質に基づいて，看護の目的と機能が具体的に示されている。

第 2～5 章では，疾患とその医学的対応という視点から，看護の展開に必要とされる医学的な基礎知識が選択的に示されている。既習知識の統合化と臨床医学の系統的な学習のために，最新の知見に基づいて解説されている。今改訂では第 5 章の冒頭に各系統で学ぶ疾患の概要を新設し，疾患の全体像をつかめるように工夫をこらした。

第 6 章「患者の看護」では，第 1～5 章の学習に基づいて，経過別，症状別，検査および治療・処置別，疾患別に看護の実際が提示されている。これらを看護過程に基づいて展開することにより，患者の有する問題が論理的・総合的に理解できるように配慮されている。とくに経過別については「A. 疾患をもつ患者の経過と看護」として，事例を用いて患者の姿と看護を経過別に示すとともに，それらの看護と，疾患別の看護などとの関係を示してある。

第 7 章「事例による看護過程の展開」では，1～3 つの事例を取り上げ，看護過程に基づいて看護の実際を展開している。患者の有するさまざまな問題を提示し，看護の広がりと問題解決の過程を具体的に学習できるようにしている。

また，昨今の学習環境の変化に対応するために，成人看護学においても積極的に動画教材を用意し，理解を促すようにした。

巻末には適宜付録を設け，各系統別に必要となる知識を整理し，学習の利便性の向上をはかっている。

今回の改訂によって看護の学習がより効果的に行われ，看護実践能力の向上，ひいては看護の質的向上に資することをせつに望むものである。ご活用いただき，読者の皆さんの忌憚のないご意見をいただければ幸いである。

2024 年 11 月

著者ら

目次

■ アレルギー

序章 この本で学ぶこと

山本未央・南川雅子

アレルギー疾患をもつ患者の姿 …………… 4　　本書の構成マップ …………………………… 6

第1章 アレルギー疾患患者の看護を学ぶにあたって

古屋洋子

A 医療の動向と看護 ……………………… 8
  1 医療の動向 ……………………………… 8
    1 アレルギー疾患の患者数と有病率 … 8
    2 アレルギー疾患の治療の進歩 ……… 8
    3 アレルギー疾患対策の現状 ………… 9
  2 看護の目標 …………………………… 10
B 患者の特徴と看護の役割 ……………… 11
  1 身体的な問題とその援助 …………… 11

    1 身体的な特徴と問題 ………………… 11
    2 身体的な問題への援助 ……………… 11
    ◆ 症状のマネジメントの支援 ……… 11
  2 心理・社会的な問題とその援助 …… 12
    1 心理・社会的な特徴と問題 ………… 12
    2 心理・社会的な問題への援助 ……… 13
  3 家族への援助 ………………………… 14

第2章 免疫のしくみ

山口正雄

A 免疫反応と疾患 ………………………… 16
  1 生体防御のしくみ …………………… 16
    1 体表面の防御 ………………………… 16
    2 自然免疫と獲得免疫 ………………… 17
    ◆ 自然免疫 ……………………………… 17
    ◆ 獲得免疫 ……………………………… 17
  2 免疫と疾患 …………………………… 18
B 免疫担当細胞と伝達物質 ……………… 20
  1 免疫担当細胞 ………………………… 20
    1 B 細胞と T 細胞 …………………… 20

    2 抗原提示細胞 ………………………… 21
    3 マスト細胞，好塩基球 ……………… 21
    4 好中球 ………………………………… 22
    5 好酸球 ………………………………… 22
    6 NK 細胞と自然リンパ球 …………… 22
  2 化学伝達物質とサイトカイン ……… 22
    1 ヒスタミン …………………………… 23
    2 ロイコトリエン(LT)，プロスタグラ
    ンジン(PG) ………………………… 23
    3 サイトカインとケモカイン ………… 23

第3章 アレルギーのしくみと症状

山口正雄

A アレルギーのしくみ …………………… 26　　1 アレルギー反応の分類 ……………… 26

1 Ⅰ型アレルギー	26	**1** 呼吸器にみられる症状と病態生理	30
2 Ⅱ型アレルギー	27	**2** 鼻・眼・皮膚にみられる症状と	
3 Ⅲ型アレルギー	28	病態生理	31
4 Ⅳ型アレルギー	28	**3** 食物によるアレルギーの症状と	
2 アレルゲン	29	病態生理	32
1 アレルゲンの種類	29	**4** 全身にあらわれる症状	32
2 交差反応性	30	**2** アレルギーの経過	33
B アレルギーの症状と経過	30	◆ アトピー素因	33
1 アレルギーの症状と病態生理	30	◆ アレルギーマーチ	33

第4章 診察と検査・治療

山口正雄

A 診察の流れ	36	**2** 誘発試験・除去試験	39
1 問診	36	**C** 治療	39
2 診察・検査	36	**1** 生活習慣の改善	39
B 検査	37	**2** 薬物療法	40
1 抗原特異的 IgE および総 IgE	37	**1** 副腎皮質ステロイド薬	40
2 白血球検査	38	**2** 抗ヒスタミン薬	41
3 リンパ球刺激試験(LST)	38	**3** 抗ロイコトリエン薬	41
4 皮膚テスト	38	**4** アドレナリン	41
5 その他の検査	39	**5** 生物学的製剤・分子標的薬	41
1 呼吸機能および呼気に関する検査	39	**3** アレルゲン免疫療法	42

第5章 疾患の理解

山口正雄

A 本章で学ぶアレルギー疾患	44	**4** アニサキスアレルギー	53
1 アレルギー疾患の名称	44	**E** アナフィラキシー	53
2 アレルギー疾患の病態のパターン	44	**F** アトピー性皮膚炎	55
3 Ⅰ型以外の機序による		**G** 蕁麻疹	57
アレルギー疾患	46	**H** 接触皮膚炎	57
B 気管支喘息	47	**I** 薬物アレルギー	58
C アレルギー性鼻炎・結膜炎	49	◆ 重症薬疹	59
D 食物アレルギー	50	**J** ラテックスアレルギー	60
1 食物アレルギーの概要	50	◆ ラテックス-フルーツ症候群	60
2 食物依存性運動誘発		**K** 職業性アレルギー	60
アナフィラキシー	51	**L** ペット・昆虫アレルギー	61
3 花粉-食物アレルギー症候群	51	**M** 化学物質過敏症	62
plus 食物摂取に伴うさまざまな		**N** 血清病	62
アレルギー	52		

第6章 患者の看護

古屋洋子・角田こずえ

A 疾患をもつ患者の経過と看護 … 古屋洋子 64
1. 急性期の患者の看護 …………… 64
2. 回復期の患者の看護 …………… 66
3. 慢性期の患者の看護 …………… 67
4. 患者の経過と看護のまとめ …… 69

B 症状に対する看護 …………………… 70
1. 呼吸器症状がある患者の看護 …… 70
2. 消化器症状がある患者の看護 …… 71
3. 皮膚症状がある患者の看護 ……… 73
4. 眼症状がある患者の看護 ………… 74
5. アナフィラキシーショックの患者の看護 …………………………… 76

C 診察・検査を受ける患者の看護 …… 79
1. 診察を受ける患者の看護 ………… 79
2. 検査を受ける患者の看護 ………… 79
   a アレルギーの診断のための検査を受ける患者の看護 ……………… 80
      ◆検査前 …………………………… 80
      ◆検査中 …………………………… 80
      ◆検査後 …………………………… 81
   b 造影剤を使用する検査を受ける患者のアレルギー反応に対する看護 …… 81
      ◆検査前 …………………………… 81
      ◆検査中 …………………………… 81
      ◆検査後 …………………………… 82

D 治療を受ける患者の看護 …… 角田こずえ 82
1. アレルゲンの回避・除去のための日常生活の改善 …………………… 82
2. 薬物療法を受ける患者の看護 …… 82
   a 吸入薬 …………………………… 83
   b 点眼薬 …………………………… 84
   c 点鼻薬 …………………………… 84
   d 外用薬 …………………………… 84
   e 在宅自己注射 …………………… 85
3. アレルゲン免疫療法を受ける患者の看護 ………………………………… 86

E 疾患をもつ患者の看護 ……………… 88
1. 気管支喘息患者の看護 …………… 88
2. アレルギー性鼻炎患者の看護 …… 90
3. アトピー性皮膚炎患者の看護 …… 91
4. アナフィラキシー患者の看護 …… 93
5. 食物アレルギー患者の看護 ……… 96
6. 薬物アレルギー患者の看護 ……… 99
   ◆アレルギーの原因となりうる薬剤を使用する場合 ………………… 100
   ◆薬物でアレルギーをおこしたことがある場合 …………………… 100
7. ラテックスアレルギー患者の看護 … 100
   ◆患者がラテックスアレルギーの場合 …………………………… 101
   ◆医療従事者がラテックスアレルギーの場合 …………………… 101
   ◆ラテックス-フルーツ症候群の患者の看護 …………………… 102

第7章 事例による看護過程の展開

山本未央

A 気管支喘息患者の看護 …………… 104
1. 患者についての情報 ……………… 104
2. 看護過程の展開 …………………… 106
   1 アセスメント …………………… 106
      ◆喘息の状態 …………………… 106
      ◆喘息の増悪を引きおこす因子 … 107
      ◆セルフマネジメント能力 …… 107
   2 看護問題の明確化 ……………… 108
   3 看護目標と看護計画 …………… 108
   4 実施と評価 ……………………… 112
3. 事例のふり返り …………………… 114

膠原病

序章 この本で学ぶこと

石渡由貴

膠原病をもつ患者の姿 …………………… 118

本書の構成マップ …………………… 120

第1章 膠原病患者の看護を学ぶにあたって

石渡由貴

A 医療の動向と看護 …………………… 122
- 1 医療の動向 …………………… 122
  - 1 膠原病の患者数と有病率 …………………… 122
  - 2 治療の動向 …………………… 122
  - 3 難病対策 …………………… 123

- 2 看護の目標 …………………… 124

B 患者の特徴と看護の役割 …………………… 124
- 1 身体的な問題とその援助 …………………… 124
- 2 心理・社会的な問題とその援助 …………………… 125
- 3 家族への援助 …………………… 126

第2章 自己免疫疾患とその機序

川口鎮司

A 膠原病と自己免疫疾患 …………………… 128
- 1 膠原病の歴史 …………………… 128
- 2 自己免疫疾患としての膠原病 …………………… 129
- plus 自己炎症性疾患 …………………… 129

B 自己免疫と免疫トレランス …………………… 130
- 1 自己と非自己の区別 …………………… 130
- 2 免疫トレランス …………………… 130
  - 1 中枢性トレランス …………………… 131

- 2 末梢性トレランス …………………… 132

C 自己免疫疾患の分類 …………………… 132
- 1 臓器特異的自己免疫疾患と
  臓器非特異的自己免疫疾患 …………………… 132
- 2 自己抗体関連自己免疫疾患と
  細胞性自己免疫疾患 …………………… 133
  - 1 自己抗体関連自己免疫疾患 …………………… 133
  - 2 細胞性自己免疫疾患 …………………… 134

第3章 症状とその病態生理

川口鎮司

A 関節痛・関節炎 …………………… 136

B レイノー現象 …………………… 137

C 皮膚・粘膜症状 …………………… 138

D 発熱 …………………… 138

E 呼吸器症状 …………………… 138

F 精神神経症状 …………………… 139

G 筋痛・筋力低下 …………………… 139

第4章 検査と治療

川口鎮司

A 膠原病の診断の流れ …………………… 142

B 検査 …………………… 142

- 1 一般検査 …………………… 142

- 2 血清・免疫学的検査 …………………… 143

| 1 免疫グロブリン .... 143 | 2 生活習慣の改善 .... 148 |

1 免疫グロブリン 143
2 リウマトイド因子（RF） 143
3 抗CCP抗体 143
4 抗核抗体（ANA） 143
5 抗細胞質抗体 144
- 抗ARS抗体 144
- 抗好中球細胞質抗体（ANCA） 145
6 抗リン脂質抗体 145
7 補体 145
8 免疫複合体 145
9 血中サイトカイン 146
3 その他の検査 146
1 穿刺検査 146
2 病理組織学的検査 146
3 画像検査 147
4 筋電図検査・神経伝導速度検査 147
C 治療 147
1 膠原病の治療の目標 147

2 生活習慣の改善 148
3 薬物療法 148
1 非ステロイド性抗炎症薬（NSAIDs） 148
- プロスタグランジンの生成とシクロオキシゲナーゼ（COX） 148
- NSAIDsの副作用とその予防 149
2 アセトアミノフェン 149
3 副腎皮質ステロイド薬 149
- 副腎皮質ホルモンの生理作用 149
- 副腎皮質ステロイド薬の使用 150
- ステロイドパルス療法 150
- 副腎皮質ステロイド薬の副作用 150
4 免疫抑制薬 150
5 抗リウマチ薬 151
6 生物学的製剤 152
4 膠原病治療と妊娠 154

第5章 疾患の理解

川口鎮司

A 本章で学ぶ膠原病 156
B 関節リウマチ（RA） 157
1 病態生理 157
2 症状 157
3 診断と検査 159
4 治療 161
- 薬物療法 161
- 理学療法 162
- 手術療法 163
- 挙児を希望する患者への治療 163
- 予後 163

C 全身性エリテマトーデス（SLE） 164
plus 薬剤性ループス 167
D 抗リン脂質抗体症候群 168
E シェーグレン症候群 170
F 全身性強皮症 171
G 多発筋炎・皮膚筋炎 174
H 混合性結合組織病 176
I ベーチェット病 176
J 血管炎症候群 177
K リウマチ性多発筋痛症 180
L 成人発症スチル病 181

第6章 患者の看護

石渡由貴

A 疾患をもつ患者の経過と看護 184
1 急性期の患者の看護 184
2 回復期の患者の看護 185
3 慢性期の患者の看護 187

4 患者の経過と看護のまとめ 188
B 症状に対する看護 189
1 発熱のある患者の看護 189
2 関節症状のある患者の看護 190

8 目次

3 皮膚・粘膜症状のある患者の看護 …… 191
　plus 眼症状がある患者の看護 …………… 191
4 筋症状のある患者の看護 …………… 192
C 検査を受ける患者の看護 …………… 193
　◆ 血液検査を受ける患者の看護 …… 194
　◆ 尿検査を受ける患者の看護 ……… 194
　◆ 穿刺検査を受ける患者の看護 …… 194
　◆ 生検を受ける患者の看護 ………… 195
　◆ 画像検査 …………………………… 195

　◆ 筋電図検査・神経伝導速度検査 … 196
D 薬物療法を受ける患者の看護 ……… 196
E 疾患をもつ患者の看護 ……………… 200
1 関節リウマチ患者の看護 ………… 200
2 全身性エリテマトーデス(SLE)患者
　の看護 ……………………………… 204
3 全身性強皮症患者の看護 ………… 207
4 多発筋炎・皮膚筋炎患者の看護 … 208
5 血管炎症候群患者の看護 ………… 209

第7章 事例による看護過程の展開

石渡由貴

A 全身性エリテマトーデス患者の看護 … 212
1 患者についての情報 ……………… 212
2 看護過程の展開 …………………… 214
　1 アセスメント …………………… 214
　　◆ 身体的状況 …………………… 214
　　◆ 心理的状況 …………………… 215

　　◆ 社会的状況 …………………… 215
　2 看護問題の明確化 ……………… 216
　3 看護目標と看護計画 …………… 216
　4 実施と評価 ……………………… 219
3 事例のふり返り …………………… 222

感染症

序章 この本で学ぶこと

松浦江美・寺坂陽子

感染症をもつ患者の姿 ………………… 226

本書の構成マップ ……………………… 228

第1章 感染症患者の看護を学ぶにあたって

寺坂陽子

A 医療の動向と看護 …………………… 230
1 医療の動向 ………………………… 230
2 看護の目標 ………………………… 231
B 患者の特徴と看護の役割 …………… 232
1 身体的な問題とその援助 ………… 232

2 心理・社会的な問題とその援助 …… 233
　1 感染症の心理的影響 …………… 233
　2 人権の保護 ……………………… 233
　3 家族への援助 …………………… 234
　4 地域連携と多職種での連携 …… 234

第2章 感染の成立と感染予防

泉川公一・芦澤信之・井手昇太郎・古本朗嗣

A 感染症の成立 …………… 泉川公一 236
1 感染の原因と成立 ………………… 236

1 感染源(病原体) ………………… 236
2 宿主の免疫能 …………………… 237

◆非特異的防御機構 ………… 237
◆特異的防御機構 …………… 237
3 感染症の成立 ………………… 238
◆感染経路 …………………… 238
◆発症の要因 ………………… 238
2 感染症の経過 …………………… 239
3 感染症による組織障害 ………… 240

B 市中感染と医療関連感染 芦澤信之 **240**
1 市中感染と感染流行 …………… 241
1 市中感染 …………………… 241
2 感染流行 …………………… 241
2 医療関連感染（院内感染），医療器具
関連感染，職業感染 ………… 242
1 医療関連感染（院内感染）… 242
2 医療器具関連感染 ………… 243
3 職業感染 …………………… 243
3 感染症サーベイランス ………… 244
4 感染管理 ………………………… 244

C 新興・再興感染症と輸入感染症
………………………… 泉川公一 **245**
1 新興・再興感染症 ……………… 245
2 輸入感染症 ……………………… 247

D 感染症に関する法律 井手昇太郎 **247**
1 感染症の予防及び感染症の患者に
対する医療に関する法律（感染症法）… 247
1 感染症法の概要 …………… 247
2 感染症法に基づく疾患の分類 … 247
3 平時と感染症発生時の医療体制の
整備 ……………………… 250
2 予防接種法 ……………………… 251
3 学校保健安全法 ………………… 251
4 検疫法 …………………………… 251

E 感染予防と予防接種 古本朗嗣 **252**
1 予防接種総論 …………………… 252
1 予防接種とその目的 ……… 252
2 ワクチンの分類 …………… 252

◆生ワクチン（弱毒生ワクチン）……… 252
◆不活化ワクチン …………… 253
◆成分ワクチン（コンポーネント
ワクチン）………………… 253
◆ウイルスベクターワクチン … 253
◆ウイルス様粒子ワクチン … 253
◆核酸ワクチン ……………… 254
3 定期接種・臨時接種・任意接種 … 254
4 予防接種の対象者から除かれる者 … 255
5 予防接種による副反応 ………… 255
6 予防接種後健康被害救済制度 … 256
2 予防接種各論 …………………… 256
■A 類疾病 ………………………… 257
1 麻疹・風疹混合ワクチン
（MR ワクチン）…………… 257
2 5 種混合ワクチン（ジフテリア，
百日咳，破傷風，ポリオ，インフル
エンザ菌血清型 b）………… 257
◆ジフテリアワクチン ……… 257
◆百日咳ワクチン …………… 258
◆破傷風ワクチン …………… 258
◆ポリオワクチン …………… 258
◆インフルエンザ菌血清型 b（Hib）
ワクチン ………………… 259
3 日本脳炎ワクチン ……………… 259
4 BCG ワクチン …………………… 259
5 小児用の肺炎球菌ワクチン …… 259
6 HPV ワクチン …………………… 260
7 水痘ワクチン …………………… 260
8 B 型肝炎ワクチン ……………… 260
9 痘瘡ワクチン …………………… 261
10 ロタウイルスワクチン ………… 261
■B 類疾病 ………………………… 261
1 季節性インフルエンザワクチン … 261
2 高齢者用の肺炎球菌ワクチン … 261
3 新型コロナウイルスワクチン … 262

第**3**章 **症状・所見**

田中健之

A 発熱・不明熱 ………………… **264**

1 発熱の原因と熱型 ……………… 264

10　目次

2 不明熱 ……………………………… 264

B 各臓器にみられる特徴的な症状・所見
……………………………………………… 265

1 咳嗽・喀痰 ……………………… 265

1 咳嗽 …………………………… 265

2 喀痰 …………………………… 265

2 腹痛 ……………………………… 266

3 下痢 ……………………………… 266

4 意識障害 ………………………… 267

5 頭痛 ……………………………… 267

6 皮膚症状 ………………………… 268

第4章 **検査と治療**

田中健之・田代将人

A 感染症の診療の流れ ……… 田中健之 270

1 感染症の診断・治療の原則 …… 270

2 問診・検査・診断・治療の流れ … 271

1 問診 …………………………… 271

2 診察・検査と初期診断 ……… 272

◆ 診察 ……………………… 272

◆ 検査 ……………………… 272

3 確定診断と治療 ……………… 273

3 薬剤耐性菌と抗微生物薬の適正使用 … 274

1 薬剤耐性菌 …………………… 274

2 AMR に対する世界的なワンヘルス–
アプローチ …………………… 274

3 抗微生物薬の適正使用 ……… 275

B 検査 ………………………… 田代将人 275

1 塗抹・培養検査，薬剤感受性検査 …… 275

1 塗抹検査 ……………………… 275

plus　結核菌を調べる抗酸菌塗抹検査 … 276

2 培養検査 ……………………… 276

3 薬剤感受性検査 ……………… 277

4 検体採取時の注意点 ………… 277

2 抗原検査 ………………………… 278

3 抗体検査 ………………………… 278

4 毒素検査 ………………………… 279

1 毒素の種類 …………………… 279

2 CD トキシン ………………… 279

3 大腸菌ベロ毒素 ……………… 280

5 寄生虫検査 ……………………… 280

1 原虫の種類と検査 …………… 281

2 蠕虫の種類と検査 …………… 281

6 核酸増幅検査 …………………… 281

7 画像検査 ………………………… 282

1 単純 X 線検査 ………………… 282

2 CT 検査 ……………………… 282

3 MRI 検査 …………………… 282

8 感染症の検査における偽陽性と偽陰性
……………………………………… 283

1 感染症の検査前確率 ………… 283

2 検査の感度と特異度 ………… 283

C 治療 ………………………………… 285

1 抗菌薬 …………………………… 285

1 抗菌薬を投与する際の留意点 … 285

2 外来患者で使用頻度が高い経口
抗菌薬 ………………………… 286

◆ 経口ペニシリン系薬，経口 β–ラク
タマーゼ阻害薬配合ペニシリン
系薬 ……………………… 286

◆ 経口セフェム系薬 ……… 287

◆ 経口マクロライド系薬 … 287

◆ 経口フルオロキノロン系薬 … 287

3 入院患者で使用頻度が高い抗菌薬 … 288

◆ 静注抗菌薬による治療の留意事項
……………………………… 288

◆ 静注ペニシリン系薬，静注 β–ラク
タマーゼ阻害薬配合ペニシリン
系薬 ……………………… 288

◆ 静注セフェム系薬 ……… 288

4 重症患者で使用頻度が高い抗菌薬 … 289

◆ カルバペネム系薬 ……… 289

5 特定の病原体を対象とする抗菌薬 … 289

◆ 抗 MRSA 薬 …………… 289

◆ アミノグリコシド系薬 … 290

◆ テトラサイクリン系薬 … 290

◆ST合剤（スルファメトキサ
　ゾール・トリメトプリム製剤）…… 291
◆メトロニダゾール ………………… 291
◆クリンダマイシン ………………… 291
◆アズトレオナム …………………… 292
◆コリスチン ………………………… 292

2 抗真菌薬 …………………………… 292
◆トリアゾール系薬 ………………… 292
◆キャンディン系薬 ………………… 292
◆アムホテリシンB ………………… 293
◆フルシトシン ……………………… 293

3 抗ウイルス薬 ……………………… 293
◆抗ヘルペスウイルス薬 …………… 293
◆抗サイトメガロウイルス薬 ……… 293

◆抗インフルエンザウイルス薬 …… 294
◆抗SARS-CoV-2薬 ………………… 294

4 抗寄生虫薬 ………………………… 294
◆抗マラリア薬 ……………………… 294
◆イベルメクチン …………………… 295
◆アルベンダゾール ………………… 295
◆プラジカンテル …………………… 295
◆メベンダゾール …………………… 295

plus　希少な熱帯病に対する治療薬
（オーファンドラッグ）……………… 295
◆パロモマイシン硫酸塩 …………… 296

5 その他の治療法 …………………… 296
◆外科的治療 ………………………… 296

第5章　疾患の理解

井手昇太郎・古本朗嗣・田中健之・田代将人・芦澤信之・柿内聡志・泉川公一

A 本章で学ぶ感染症 ……… 井手昇太郎 298
B 感染症総論 ……………………………… 299
　1 呼吸器感染症の特徴 ………………… 299
　　1 上気道の感染症 …………………… 299
　　◆かぜ症候群 ……………………… 299
　　◆急性鼻副鼻腔炎と急性咽頭炎・
　　　扁桃炎 ……………………………… 299
　　2 下気道の感染症 …………………… 300
　　◆急性気管支炎 …………………… 300
　　◆肺炎 ……………………………… 300
　　◆抗酸菌症（結核，非結核性
　　　抗酸菌症）………………………… 300
　　◆真菌症 …………………………… 301
　2 頭頸部にみられる感染症の特徴 …… 301
　　**1 急性喉頭蓋炎，扁桃周囲膿瘍，
　　　深頸部膿瘍** ………………………… 301
　　2 眼感染症 …………………………… 301
　3 消化器感染症の特徴 ………………… 301
　　1 消化管の感染症 …………………… 301
　　◆急性胃腸炎と食中毒 …………… 302
　　◆クロストリジオイデス-ディフィ
　　　シル感染症（CDI）……………… 302
　　◆虫垂炎，憩室炎 ………………… 303

　　2 肝胆道系の感染症 ………………… 303
　　◆肝膿瘍 …………………………… 303
　　◆急性胆嚢炎と急性胆管炎 ……… 304
　4 尿路・生殖器の感染症の特徴 ……… 304
　　1 尿路感染症 ………………………… 304
　　2 性感染症 …………………………… 305
　5 脳・神経系の感染症の特徴 ………… 306
　　1 髄膜炎 ……………………………… 306
　　2 脳炎・脳症 ………………………… 307
　　3 脳膿瘍 ……………………………… 307
　6 菌血症・敗血症 ……………………… 307
　　plus　敗血症の早期発見のためのツール … 309
　7 日和見感染症 ………………………… 310
　8 動物由来感染症 ……………………… 311
　　1 動物由来感染症の概念 …………… 311
　　2 ダニ媒介感染症 …………………… 312
　　3 蚊媒介感染症 ……………………… 312
　　4 動物咬傷，ヒト咬傷 ……………… 314
　9 医療関連感染 ………………………… 314
　　1 カテーテル関連尿路感染（CAUTI） … 314
　　2 カテーテル関連血流感染（CRBSI） … 315
　　3 人工呼吸器関連肺炎（VAP） …… 315
　　4 手術部位感染（SSI） …………… 316

C 感染症各論 316

1 ウイルス感染症 316

1 風疹 .... 古本朗嗣 316

2 麻疹 318

3 水痘・帯状疱疹 ...... 田中健之 319

4 流行性耳下腺炎 320

5 インフルエンザ ...... 田代将人 320

6 新型コロナウイルス感染症
（COVID-19） 322

7 ウイルス性肝炎 ...... 井手昇太郎 324

◆A 型肝炎 324

◆B 型肝炎 325

◆C 型肝炎 326

◆E 型肝炎 326

◆EB ウイルス肝炎（伝染性
単核球症） 327

◆サイトメガロウイルス肝炎 327

8 HIV 感染症・AIDS 327

column 検出限界以下なら感染しない
（U＝U） 330

9 HPV 感染症 .... 芦澤信之 331

10 日本脳炎 332

11 デング熱 .... 柿内聡志 332

12 ジカ熱 333

13 重症熱性血小板減少症候群（SFTS）
.... 泉川公一 334

14 狂犬病 335

2 細菌感染症 .... 柿内聡志 335

1 結核 335

◆潜在性結核感染症 336

◆結核症 337

2 レジオネラ症 339

◆レジオネラ肺炎 339

◆ポンティアック熱 340

3 コレラ 340

4 腸管出血性大腸菌感染症 341

5 細菌性赤痢 342

6 梅毒 343

7 破傷風 346

8 リケッチア症 347

9 薬剤耐性菌感染症 348

◆カルバペネム耐性腸内細菌目細菌
（CRE）感染症 349

◆メチシリン耐性黄色ブドウ球菌
（MRSA）感染症，バンコマイシン
耐性黄色ブドウ球菌（VRSA）
感染症 350

◆バンコマイシン耐性腸球菌（VRE）
感染症 350

column ペニシリン耐性肺炎球菌（PRSP）
感染症 350

◆薬剤耐性緑膿菌（MDRP）感染症，
薬剤耐性アシネトバクター
（MDRA）感染症 351

◆基質特異性拡張型 β-ラクタマーゼ
（ESBL）産生菌感染症 351

3 真菌感染症 .... 芦澤信之 352

1 カンジダ症 352

2 アスペルギルス症 353

3 クリプトコックス症 354

4 ニューモシスチス肺炎 355

4 寄生虫感染症 356

1 マラリア 356

2 ジアルジア症 357

3 クリプトスポリジウム症 357

4 アメーバ赤痢 358

5 エキノコックス症 359

第6章 患者の看護

松浦江美・寺坂陽子・黒田裕美

A 疾患をもつ患者の経過と看護
.... 松浦江美・寺坂陽子 362

1 急性期の患者の看護 362

2 回復期の患者の看護 364

3 慢性期の患者の看護 365

4 患者の経過と看護のまとめ 367

B 症状に対する看護 ……………寺坂陽子 368	ⓑ カテーテル関連血流感染（CRBSI）の
1 発熱のある患者の看護 …………………… 368	予防 …………………………………………… 375
2 咳嗽・喀痰のある患者の看護 ………… 369	3 疾患に伴い隔離が必要な患者の看護 … 376
3 嘔吐・下痢のある患者の看護 ………… 370	E 疾患をもつ患者の看護 …………………… 378
4 尿に異常がみられる患者の看護 ……… 371	1 カテーテル関連尿路感染（CAUTI）患者
C 検査を受ける患者の看護 ………………… 372	の看護 ……………黒田裕美・寺坂陽子 378
D 治療を受ける患者の看護 ………………… 372	2 敗血症患者の看護 ………………………… 379
1 抗菌薬投与中の患者の看護 …………… 372	3 肺結核患者の看護 ………………………… 380
2 デバイスによる治療を受けている患者	4 HIV 感染症患者の看護
の看護と感染予防 ……………………… 373	………………………松浦江美・寺坂陽子 384
ⓐ カテーテル関連尿路感染（CAUTI）の	
予防 …………………………………………… 373	

第7章 事例による看護過程の展開

　　　　　　　　　　　　　　　　　　　　　　　　　　　黒田裕美・寺坂陽子

A 肺結核により隔離入院となった患者の	２ 看護問題の明確化 …………………………… 393
看護 ……………………………………………… 390	３ 看護目標と看護計画 ………………………… 393
1 患者についての情報 ……………………… 390	４ 実施と評価 …………………………………… 395
2 看護過程の展開 …………………………… 392	3 事例のふり返り …………………………… 397
１ アセスメント ……………………………… 392	

- 巻末資料　定期予防接種スケジュール ……………………………………………古本朗嗣 398
- 動画一覧 …………………………………………………………………………………………… 400
- 索引 ………………………………………………………………………………………………… 401

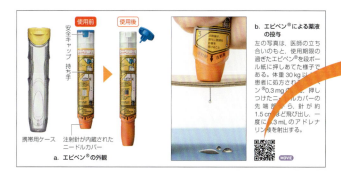

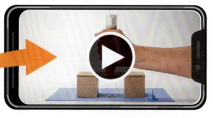

本文中または，巻末の動画一覧の QR コードから動画を視聴することができます

アレルギー

― アレルギー ―

序 章

この本で学ぶこと

アレルギー疾患をもつ患者の姿

　この本では，アレルギー疾患をもつ患者に対する看護を学ぶ。アレルギー疾患をもつ患者とは，どのような人なのだろうか。ある患者の例について，考えてみよう。

　Aさんは，21歳女性，看護学校の3年生で，ひとり暮らしをしている。講義のほかに学内演習や課題が増え，友人たちも神経質になっている。週に3日ほどアルバイトを行っており，睡眠不足の日々が続いている。

　ある日Aさんは，学内演習で，使い捨てのゴム手袋を着用した。演習中に少しかゆみを感じたが，そのまま着用を続けた。演習のあと，手背から手首までの発赤と軽度のかゆみがあったが，家に帰るころには消失していた。
　臨地実習が始まると，Aさんの生活はさらに不規則になった。ある日，実習中にゴム手袋を着用して患者さんのケアをしている途中で，息苦しくなった。同じグループの学生が異変に気づいて声をかけたが，その場に倒れこみ，しだいに応答が鈍くなり，そのまま救急外来へ搬送された。

　問診の過程で，小児科病棟の実習でゴム風船をふくらませたときに口唇がはれあがったこと，幼少のころから食物アレルギーやアトピー性皮膚炎があったことを話した。また，ひとり暮らしを始めてから食事管理が不十分であったこと，とくに今年になってからは多忙で部屋の掃除が十分に行えていなかったことが判明した。

　その後，検査の結果，ラテックスアレルギーと診断された。また，ハウスダストおよびダニにもアレルギー反応があることがわかった。医師から退院後の生活について，服薬を継続し，休息を十分にとること，アレルゲンを回避した生活を行うことについて説明を受けた。

　Aさんは，このようなアレルギー疾患をもったままでは，医療者であれば誰しも使っているゴム手袋を使えず，このまま看護師を目ざしていくことが可能なのか，今後の進路選択に悩んでいた。さらに，また同じような症状があらわれるのではないかと心配をしていた。

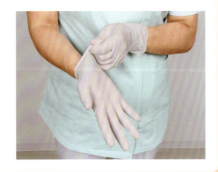

アレルギー疾患をもつ患者の姿　**5**

　看護師になったとき，皆さんもＡさんのような後輩に出会うことがある
かもしれない。そのとき，看護師である皆さんは，なにをすることができる
のだろうか。また，皆さんがＡさんの立場だとしたら，どのようなことを
考えるだろうか。

Ａさんや家族に対して，看護師はなにをすることができるだろうか。

- Ａさんや家族が，症状や治療について理解し，正しい知識をもてるように
  援助する。
- 再発を予防するために，アレルゲンと増悪因子を避けるといった日常生活
  習慣の改善を行い，退院後に外来通院を続けることができるように支援す
  る。
- Ａさんの職業・職場選択のための支援をする。
- Ａさんだけでなく，家族の不安も軽減できるように援助する。

　ほかにも，なにができるかを考えてみよう。

Ａさんが看護師として働くためには，なにが必要だろうか。

- 症状や治療についての正しい知識をもつ。
- 発症時の正しい対処法を習得する。
- アレルゲンを知り，発症の予防に必要な日常生活習慣を習得する。
- 看護師という職業を選択した場合，なにがアレルゲンになるのか，どのよ
  うに回避したらよいのかを知る。

　Ａさんのような患者に適切な看護を実践していくためには，アレルギー
疾患とその看護に関するさまざまな知識や技術，考え方を身につけていくこ
とが大切である。

Ａさんの看護を実践するために，次のことを学んでいこう。

- アレルギーのしくみ
- アレルギー疾患のおもな症状とその病態生理
- アレルギー疾患に対して行われるおもな検査・治療・処置
- アレルギー疾患の病態・診断・治療
- 患者の身体面・心理面・社会面のアセスメント
- 看護活動を展開するための方法論，看護技術

　アレルギー疾患をもつ患者の看護にあたっては，さまざまな知識や技術が
必要となる。これらを本書では次ページの「構成マップ」のように整理した。
患者のかかえる思いを理解し，根拠をもって看護を実践できるように学習を
進めてほしい。

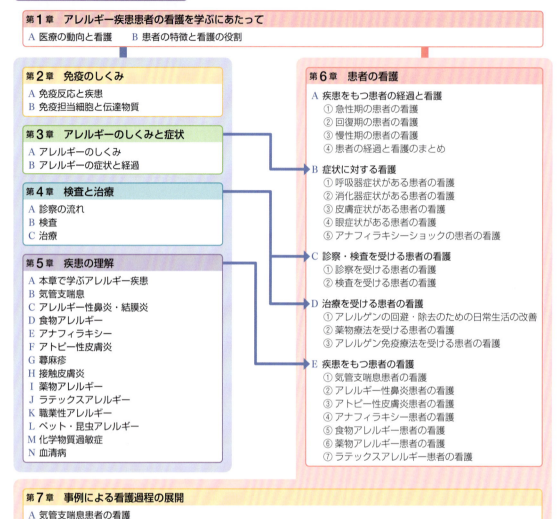

― アレルギー ―

第 1 章

アレルギー疾患患者の
看護を学ぶにあたって

本章の目標
- □ アレルギー疾患の動向と，疾患の原因・症状・経過の特徴を知る。
- □ アレルギー疾患患者の身体的問題と心理・社会的問題を考慮した支援の重要性を考える。

A 医療の動向と看護

1 医療の動向

1 アレルギー疾患の患者数と有病率

アレルギー疾患は，気管支喘息，アレルギー性鼻炎，アトピー性皮膚炎，アレルギー性結膜炎，花粉症，アナフィラキシー，食物アレルギー，薬物アレルギー，ラテックスアレルギーなど，病態が非常に多様である。また，乳幼児から小児，成人，高齢者まで，幅広い世代にわたって罹患する。

● **患者数・有病率**　アレルギー疾患は，症状の程度がさまざまで季節変動も大きいため，正確な患者数の把握は困難だが，医療機関を受診する患者数は，増加傾向にある。

アレルギー性鼻炎の有病率に関する全国調査[1]によると，有病率は全体で49.2%，そのうちスギ花粉症は38.8%で，年々増加傾向❶にある。

また，国内のIgE依存性の食物アレルギーの有症率は，乳児が7.6〜10%，2歳児が6.7%，3歳児が約5%，保育所児が4.0%，学童以降が6.3%とされており，全年齢を平均すると，推定1〜2%程度とされている[2]。

● **死亡者数**　一方，アレルギー疾患による死亡者数は減少傾向にある。気管支喘息では，患者数は増加しているものの，診療ガイドラインの普及と吸入ステロイド薬などによる治療法の進歩により，死亡者数は大幅に減少している。喘息で亡くなる患者の大部分は，吸入ステロイド薬を適切に吸入できない高齢者であり，このことは患者のセルフケアの重要性を示唆している。

アナフィラキシーショックによる死亡の原因として最も多いのはハチ刺傷および薬物によるものであり，食物アレルギーに伴うアナフィラキシーショックによる死亡者数は，年間0〜4人で推移している(▶53ページ，表5-3)。

NOTE
❶わが国で花粉症患者が増加した背景には，高度経済成長期の1950年代に，建築資材として大量に植林されたスギやヒノキが成長したにもかかわらず，安価な輸入木材におされて伐採されず，大量の花粉を飛散しはじめたことがある。

2 アレルギー疾患の治療の進歩

● **アレルギー疾患の対症療法**　これまでのアレルギー疾患に対する治療は，

1）松原篤ほか：鼻アレルギーの全国疫学調査2019(1998年，2008年との比較)：速報——耳鼻咽喉科医およびその家族を対象として．日本耳鼻咽喉科学会会報，123(6)：485-490，2020．
2）「食物アレルギーの診療の手引き2023」検討委員会：食物アレルギーの診療の手引き2023．(https://www.foodallergy.jp/wp-content/uploads/2024/04/FAmanual2023.pdf)(参照2024-07-30)．

アレルゲンの除去と回避，そして鼻水や瘙痒感といった症状を軽減するための対症療法が中心に行われてきた。症状を悪化させないためには，アレルゲン除去などの生活環境の改善と，内服薬・吸入薬・軟膏などによる薬物療法を，正しく継続して行うことが重要となる。2011 年に，アナフィラキシーショックに備えて患者がみずから投与できるアドレナリン注射液（エピペン®）が保険適用となり，患者のセルフケアがより一層求められるようになった。治療手段や薬物療法の進歩とともに，患者や家族，その周囲の人々への情報提供と教育が一層重要視されるようになり，患者が治療をより効果的に受けられる環境が整ってきている。

● **アレルゲン免疫療法**　近年，アレルゲン免疫療法によるアレルギーの根治療法が注目を集めている（●42 ページ）。アレルゲン抽出物を皮下注射することによりアレルギー反応を弱める手法は以前から行われていたが，頻繁に通院する必要があり，また重篤な副作用の問題もあった。近年では，副作用の少ない舌下投与の内服薬が開発され，スギ花粉症とダニアレルギー性鼻炎に対する舌下アレルゲン免疫療法が保険適用となり，着実に広がりつつある。

● **食物アレルギーについての新しい考え方**　食物アレルギーについての考え方は，近年，大きな転換を迎えた。かつて，食物アレルギーの発症予防のためには，鶏卵や牛乳，小麦，落花生といったアレルギーの原因となる食物を食べはじめる時期を遅らせて，乳児期ごろからにするとよいと考えられていた。しかし最近では，離乳早期からこれらの食品の摂取を開始することが，将来的に食物アレルギーの発症予防につながるとの研究結果が，国内外で相ついで報告された。これを受けて，日本小児アレルギー学会は，アトピー性皮膚炎のある児は湿疹を治療したうえで，生後 6 か月から少量の鶏卵を食べはじめることが鶏卵アレルギーの発症予防に効果があると提言している[1]。

● **情報リテラシー**　通信機器の普及により，健康情報や医療情報へのアクセスが簡単になり，新しい治療法や医療機関・専門医など，患者にとって有益な情報が得やすくなった。一方で，不確かな情報や，科学的根拠に乏しい治療法に接する機会も増えてきた。アレルギー疾患患者は，こうしたさまざまな情報にまどわされ，適切な診断に基づいた標準治療にたどりつくまでに時間がかかることも問題となっている。アレルギー疾患の病態はいまだ解明されていないことも多く，今後も新たなエビデンスが発見されて予防や治療のアプローチがかわることが予測される。そのため，正確な情報を得て活用する能力，すなわち患者の情報リテラシーの向上が求められている。

3 アレルギー疾患対策の現状

　日本人の約 2 人に 1 人がなんらかのアレルギー疾患に罹患しており，アレルギーはもはや「国民病」となった。アレルギー疾患は，一度発症すると治癒することなく，一生涯にわたり治療が必要となることも少なくない。

1）日本小児アレルギー学会：鶏卵アレルギー発症予防に関する提言. 2017 年 6 月（https://www.jspaci.jp/news/everyone/20171012-258/）（参照 2024-02-05）.

●**アレルギー疾患対策基本法**　2014（平成26）年に「アレルギー疾患対策基本法」が制定され，すべての国民がどこにいても良質なアレルギー医療が受けられることが目標として掲げられた。2017（平成29）年には，アレルギー医療の充実とともに，アレルギー疾患患者の生活の質を維持・向上するための「アレルギー疾患対策の推進に関する基本的な指針」が策定された。また，2015（平成27）年からは，「児童福祉法」の改正に伴い「小児慢性特定疾病制度」が開始された。アレルギー疾患は小児期に発症して，成人期まで継続する場合も少なくない。そのため，同年に開始された「小児慢性特定疾病児童成人移行期医療支援モデル事業」では，必要なケアを中断することなく，成人期までつなげていくことを目標とした，移行期医療❶の体制整備が進められている。

●**支援専門職の養成**　アレルギー疾患患者への長期にわたる専門的な支援のために，日本小児臨床アレルギー学会による「小児アレルギーエデュケーター」や，日本栄養士会の特定分野別認定制度による「食物アレルギー分野管理栄養士・栄養士」，日本アレルギー疾患療養指導士認定機構による「アレルギー疾患療養指導士」などの専門職の養成も行われている。小児アレルギーエデュケーターやアレルギー疾患療養指導士は，看護師も認定を受けることができる制度であり，活動のおもな対象は，患児とその家族である。

> **NOTE**
> ❶**移行期医療**
> 　小児期医療から成人期医療への移行は，トランジションともよばれる。

２　看護の目標

　アレルギー疾患患者の看護では，小児期から成人期までの長期的な病状コントロールの視点をもつことが重要である。長い療養生活のなかで，患者は進学・就職・結婚などの人生における重要な節目を迎える。新しい生活や仕事，環境の変化により，ストレスや疲労といったアレルギーの増悪因子や，患者が曝露するアレルゲンもかわっていく。看護師には，そのときの患者の病状やおかれている状況を的確に把握し，対応していくことが求められる。

　近年，注目されているアレルゲン免疫療法では，長期にわたる治療を続けながら，アレルゲンの除去・回避などの日常生活習慣の改善と対症療法を合わせて行う必要がある。そのため看護師は，患者や家族のセルフマネジメント能力の向上にはたらきかけることが大切である。

　喘息の急性増悪（発作）やアナフィラキシーなどの急性状態は，呼吸不全や血圧低下，意識障害を引きおこし，発症から数時間で死にいたることもある。よって看護師は，緊急時の対処法を身につけておく必要がある。退院時には，アナフィラキシーを回避するための生活上の注意点や，患者や家族にできる対処法について説明し，再発・重症化を予防することが重要となる。

　また，患者や家族がかかえやすい心理・社会的問題にも注意をはらい，心のケアを行っていくことが大切である。外来受診時には，限られた時間のなかで情報を効率的に収集し，問題点を整理したうえで，患者や家族のセルフマネジメント能力に応じた援助を行っていくことが求められる。

B 患者の特徴と看護の役割

1 身体的な問題とその援助

1 身体的な特徴と問題

　アレルギー疾患は，気管支喘息や花粉症，アナフィラキシーなどのさまざまな病態として認識され，症状も瘙痒感やくしゃみなどの軽症なものから，呼吸困難や血圧低下，意識消失などの重篤なものまで幅広い。

　アレルゲンへの感受性は，臓器や免疫機構の発達・成熟に応じて変化しやすい。また，成長に伴う行動範囲の広がりや，生活環境，習慣，食事の嗜好の変化に伴って，曝露されるアレルゲンの種類も増大する。大気汚染や衛生状態，天候，運動，喫煙，化学物質，ストレスなどの増悪因子が加わると，さらに発症しやすくなる。

● **アレルギーマーチ**　もともとアレルギーをおこしやすい体質の子どもでは，乳児期にアトピー性皮膚炎を発症し，成長とともに食物アレルギー，気管支喘息，アレルギー性鼻炎と，次々と異なるアレルギー疾患に罹患していく現象がみられることがある。これは，アレルギーマーチとよばれ，このような場合，治療は長期化する（●33ページ）。

　このようにアレルギー疾患は，複数の要因が複雑にからみ合って発症するため根治がむずかしく，患者は発症してから長期にわたって，皮膚症状・呼吸器症状・消化器症状などの全身に及ぶ複数の疾患に苦しむこととなる。

2 身体的な問題への援助

　アレルギー疾患患者の身体的な問題に対する看護目標は，① アレルゲンや増悪因子を除去・回避できること，② 急性状態に対応できること，③ 確実な服薬を継続できることである。患者は，疾患に伴うさまざまな症状と折り合いをつけながら療養生活を続けていく必要があるため，患者自身のセルフマネジメント能力を向上させることが重要となる。看護師は，患者自身が必要な療養行動を日常生活に取り入れて症状をマネジメントできるように支援する。

◆ 症状のマネジメントの支援

■ アレルゲンや増悪因子の除去・回避

　生活環境や習慣を整える具体的な方法を検討し，実践できることが重要である。たとえば，アレルゲンが食物であれば，原因食材の除去に努める必要がある❶。また，タバコの煙への長期的な曝露は，アレルギー症状を悪化させる。看護師は，患者が医師の指導のもとで適切にアレルゲンの回避および禁煙ができるように調整する。

NOTE

❶ただし，除去は必要最低限の原因食物のみとし，代用できる食物を取り入れるなどして，栄養バランスのよい食事を心がけることも大切である。

急性状態への対応

気管支喘息の急性増悪やアナフィラキシーなどの急性症状の出現時のために，患者や家族が緊急時の対処法を身につけておくことが重要である。看護師は，具体的な行動計画（アクションプラン）を示して，患者や家族が確実に実施できるように説明する。また，患者がアレルゲン負荷試験やアレルゲン免疫療法を行う場合には，看護師は患者が医師の指導のもとで，安全に安心して検査や治療が受けられるように支援する。

治療の継続

薬物療法で最大の効果を得るためには，治療薬の作用と副作用を正しく理解し，医師の指示による用法・用量をまもって使用することが重要である。看護師は，患者が治療方針について医師とよく話し合い，納得して治療を進められるように支援する。アレルギー治療に使用される薬物は多岐にわたり，剤形や投与経路もさまざまである。医師や薬剤師から治療薬に関する十分な説明が受けられるように調整したり，服薬方法や副作用の予防法を指導することも看護師の役割として重要である。

● **アドヒアランスの向上**　長期にわたる薬物療法では，副作用への対応や自己中断によるリスクなどについて十分に説明し，患者と家族が確実に治療を継続できるよう，薬物治療のアドヒアランスを維持・向上させるための支援を行う。

アドヒアランスを高める条件として，以下の3つがあげられる。

①**疾患の重大性の認識**　症状があらわれず安定していると，服薬は必要ないと患者は感じるかもしれない。しかし，治療薬の効果により症状がおさまっていることを伝え，症状がなくても服薬を中断しないことを十分に説明し，治療継続のための支援を行うことが大切である。

②**治療による将来の見通し**　治療効果が見えにくい場合，患者はいらだちやあせり，先の見えない長い治療に不安をいだくことがある。そのため，症状の改善に要する期間や，治療がもたらす効果，良好な状態を維持することが将来の悪化予防につながることなど，将来の見通しを患者と医療者の間で共有する必要がある。目標の共有により，治療へのモチベーションが高まる。

③**自己効力感の向上**　患者が治療の効果を実感できると治療行動が強化される。たとえば，定期的な吸入により喘息がおさまっていることに対して，肯定的なフィードバックが繰り返されると，徐々に自信が高まり，自己効力感（●68ページ）が向上する。自己効力感の向上は，治療行動を続けていくための強いモチベーションとなる。

② 心理・社会的な問題とその援助

1 心理・社会的な特徴と問題

気管支喘息の急性増悪やアナフィラキシーを発症した場合，重篤な全身症状により生命の危険にさらされる。患者は，「死んでしまうのではないか」

という命の危険を感じて緊張していることがある。また一度発作性の呼吸困難をおこした経験があると、「また発作がおきるのではないか」という不安やストレスが加わり、運動や食事を過度に制限したり、外食や友人との付き合いなどの社会生活を控えてしまうことがある。

　皮膚症状を伴うアレルギー疾患では、瘙痒感による身体的な不快感に加え、イライラやストレスなどを自覚しやすく、日常生活にも影響が及ぶことがある。皮膚症状による外見の変化はボディイメージに直結し、自信の喪失につながり、患者の社会生活に大きな影響を及ぼすこともある。

　また、ひとたび喘息が増悪すると、学校や仕事を欠席しなければならず、学習や業務の遅れ、進路やキャリアに関する問題が深刻化することがある。患者は、治療と学業・仕事を両立するために、周囲の理解や通院時間の確保、学校・職場環境の改善など、療養生活を取り巻く社会的環境をマネジメントする必要がある。

　さらに、昨今は、根拠に乏しい治療法がメディアにセンセーショナルに取り上げられることも少なくない。同じ疾患や症状でも、年齢や体質の違いにより治療効果や対処方法は異なる。そのため患者には、正しい情報を選択し、より自分にあった治療法を見きわめる力が必要となる。

2　心理・社会的な問題への援助

　アレルギー疾患患者の心理・社会的な問題に対する看護目標は、① 患者が感じているさまざまな不安やストレスが解消され、心の健康が維持できること、② 病気をかかえながらも患者が望む人生を歩めるように社会生活を調整できることである。看護師は、患者自身が社会生活と自分の感情をマネジメントできるように支援する。

■ 不安やストレスの解消と心の健康保持

　アレルギー疾患患者は、アレルゲンの除去・回避やセルフケアの継続に負担感や拘束感をつのらせ、不安やストレスを感じていることがある。患者がかかえる不安やストレスの解消には、感情の発散や気分転換も一時的には効果的である。しかし、長期的な心の健康状態を保つためには、感情をマネジメントする力❶を高めることが重要である。これにより、患者は病状の変化や治療への不確実性に柔軟に対応し、心の安定を保つことが可能となる。そのためには、リフレーミング❷が有益なことがある。

　さらに、問題解決のためには、どのような行動ができるかを考え、現実に即した思考をはたらかせることが、心のバランスを保つうえで大切となる。そのために看護師は、患者の話を支持的な態度でよく聴き、気持ちを受けとめて、よきパートナーシップを築く必要がある。患者自身がネガティブな感情を引きおこしている原因と向き合い、問題解決のための実現可能な方法を選び、対処できるように支援する。

　また、共通する悩みや経験をもつ者どうしのコミュニティはとても心強く、患者のニーズに即した実用的な情報が得られることも期待できる。そのため、患者会や患者支援団体などを適宜紹介し、必要があれば、精神科医師、看護

NOTE

❶感情をマネジメントする力
　病気であることに対して感じる不安やイライラ、落ち込みなどの感情と向き合い、対処する力である。

❷リフレーミング
　いまおかれている状況を冷静かつ現実的に見つめ直し、ものの見方やとらえ方をかえてみる作業である。

師，臨床心理士などからなるリエゾンチームなどによる専門的な指導や支援が受けられるように調整することも，看護師の役割である。

社会生活の調整

　病気をかかえながら社会生活を送るうえで大切なことは，治療の管理だけではない。患者には仕事や家事，育児，介護，友人との付き合いなど，病気になっても続けなくてはならないことや続けたいことがある。患者自身が望む人生を自由に追求し，自分らしい生き方ができるように，社会生活をマネジメントする力❶を強化する必要がある。

　そのためにはまず，患者が自分の病状をよく知り，セルフケアで解決できることとできないことを理解し，受け入れていく必要がある。解決できないことについては，適切な相手を選び，支援を求める必要がある。看護師は，必要な情報を提供し，ときに相談相手になり，患者が自分で社会生活をマネジメントできるように促すことが大切である。

> **NOTE**
> **❶社会生活をマネジメントする力**
> 　病気とうまく付き合いながら，学業や仕事，家事などの役割が遂行できるように対処することである。

3 家族への援助

　アレルギー疾患患者が，病気をかかえながらも自分らしく社会生活を送り続けるためには，家族のサポートが不可欠である。看護師は，家族が患者に対して適切にサポートできるように，家族を援助することが重要である。

●**食事・生活環境のサポート**　家族に対してアレルギー疾患に関する基本的な知識を提供し，アレルギーによる症状や増悪因子についての理解を深められるように援助する。

●**医療面のサポート**　発症時には，家族による応急処置も重要となる。家族が医師の指示や治療計画を共有し，必要なケアが適切に実践できるように援助する。

●**心理面のサポート**　患者がアレルギーによる制約やストレスに対処できるように，不安などの感情を共有し，支え合えるような家族関係を築くことが重要である。患者と家族が共通の目標をもち，ともに困難をのりこえ，協力して治療や生活環境の改善に取り組めるように援助する。

　アレルギー疾患は，小児期に発症して治療が奏効しないまま，ときにはかたちをかえて成人期に移行することも少なくない。患者の成長に伴い，ケアの主体は親から患者本人に移行する。そのため看護師は，患者が治療や生活における自己決定力を高め，セルフケアのスキルを向上させ，自己主導的なケアに移行できるように，患者と家族に理解と協力を求めることが重要である。

✎ work　復習と課題

❶ アレルギー疾患患者がかかえる身体的問題はなにか。
❷ アレルギー疾患患者がかかえる心理・社会的問題はなにか。

— アレルギー —

第 2 章

免疫のしくみ

> **本章の目標**
> □ 免疫反応は病原微生物や異物からからだをまもるはたらきをしている。
> □ からだをまもるはずの免疫反応が，生体を傷害する反応をおこしてしまうことをアレルギーとよぶ。

A 免疫反応と疾患

1 生体防御のしくみ

1 体表面の防御

　生体のまわりには，さまざまな病原微生物（病原体，○236ページ）や異物が存在している。生体は，それらの侵入を防ぐしくみを，つねに作動させている。

● **体表面や粘膜による防御**　皮膚の角質層や気道粘膜の上皮細胞，消化管粘膜の上皮細胞などは，バリア（防御）機能をもっており，外界から体内への異物侵入を防ぐとともに，生体の水分やタンパク質などの成分が体外にもれ出ないようにしている（○図2-1）。

　また，臓器によっては独自の生理的防御機能を備えているものもある。たとえば気道では，喀痰や咳嗽により異物を体外へ排出している。消化管では，胃酸による強い酸性環境下での殺菌作用や，下痢による排出を通じて，生体をまもろうとする。

● **常在細菌叢による防御**　皮膚表面や腸管内にはさまざまな細菌が常在している。これらの常在細菌叢は，生体の恒常性（ホメオスタシス）の維持にかかわるとともに，病原微生物が生体に定着するのを防ぐことに貢献している。

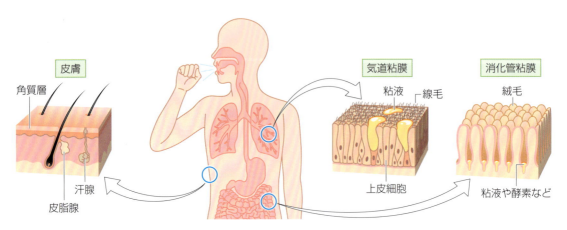

○図2-1　体表面や粘膜による生体防御

2 自然免疫と獲得免疫

体内には、侵入してきた異物や細菌、ウイルスなどから、生体をまもるための機能、すなわち**免疫**が備わっている。免疫にはさまざまな細胞や因子が関与しており、免疫にかかわる細胞は**免疫担当細胞**とよばれる（◯20ページ）。免疫担当細胞が中心となって、侵入物を体外へ排除したり、体内で破壊したりして処理する。このような免疫のしくみには、大きく**自然免疫** innate immunity と**獲得免疫** acquired immunity の2つがある（◯図2-2）。

◆ 自然免疫

自然免疫は、非特異的に異物を認識して、すみやかに反応する性質をもつ。マクロファージや好中球は、細胞表面のさまざまな受容体を用いて病原微生物や異物を細胞内に取り込む。このはたらきを**貪食**とよび、貪食作用をもつ細胞を貪食細胞とよぶ。貪食された病原微生物や異物は、細胞内の酵素のはたらきで分解・処理される。

また、侵入してきた微生物や異物に、抗体が結合すると、マクロファージや好中球の貪食作用が促進されて、処理がさらに進みやすくなる。このように、抗体が結合することにより貪食細胞による処理が速まることを、**オプソニン化**とよぶ。

◆ 獲得免疫

獲得免疫は、初回の侵入時にはすみやかに反応できないものの、ある種の免疫担当細胞が異物の特徴を記憶しており、2度目の侵入以降は特異的により速く強い反応を行うようになる。獲得免疫を誘導する原因物質を、**抗原**とよぶ。獲得免疫には**液性免疫**と**細胞性免疫**がある。

■ 液性免疫

液性免疫では、抗原特異的なB細胞（◯20ページ）が形質細胞に分化して、**抗体**（**免疫グロブリン** immunoglobulin〔**Ig**〕）を産生する（◯図2-3）。この抗体に

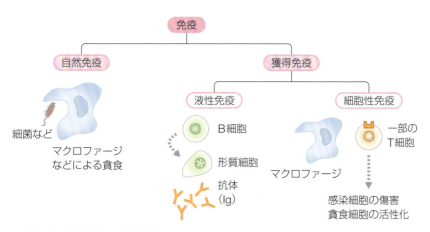

◯図2-2　自然免疫と獲得免疫

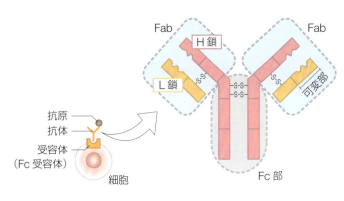

○図 2-3 抗体の構造
図は IgG を示している。
抗体は 2 本の長い H 鎖と 2 本の短い L 鎖からなり，Y 字型の構造をとる。抗原と結合するのは，Fab とよばれる可変部の一部であり，抗原特異性がある。
細胞の受容体（Fc 受容体）と結合するのは，Fc 部である。
Fc には補体と結合する領域も存在する。

○表 2-1 抗体の分類（クラス）と特徴

クラス	IgM	IgG	IgA	IgE	IgD
形状			分泌成分		
血清中濃度 (mg/dL)	男性：33〜190 女性：46〜260	870〜1,700	110〜410	0.03	9.0
アレルギー反応	Ⅱ型，Ⅲ型	Ⅱ型，Ⅲ型	—	Ⅰ型	—
特徴	・五量体を形成する。 ・感染初期に増加する。 ・赤血球や細菌を凝集させる作用が強い。	・血中で最も多い。 ・感染後，IgM に遅れて増加する。 ・唯一，胎盤を通過する。	・二量体を形成する。 ・血清中のほか，母乳や唾液などの分泌液や粘液に含まれ，生体防御を行う。	・マスト細胞や好塩基球の Fc 受容体に結合し，Ⅰ型アレルギーを引きおこす。 ・寄生虫感染で増加する。	・機能不明

より抗原が排除される。

　液性免疫において，B 細胞から産生される抗体は，IgM，IgG，IgA，IgE，IgD の 5 種類のクラスに大別される❶（○表 2-1）。抗原と，その抗原に特異的な抗体が結合することを**抗原抗体反応**とよぶ。

■ 細胞性免疫

　細胞性免疫では，マクロファージやキラー T 細胞といった免疫担当細胞により，抗原が排除あるいは処理される。

　生体が本来もっている物質を**自己**とよび，生体にとっての異物を**非自己**とよぶ。獲得免疫は，自己に対しては反応せず，非自己だけを認識して反応するような巧妙なしくみとなっている。T 細胞が異物の分子構造を見分ける役目を担っている（○131 ページ，図 2-1）。

2 免疫と疾患

　生体の防御機構が正常にはたらかない場合，疾病につながることになる。たとえば，咳反射が低下すると肺炎をおこしやすくなる。免疫機能が低下す

NOTE
❶たとえば，IgG は「アイ ジー ジー」，IgE は「アイ ジー イー」と読む。

ると易感染状態となる。アレルギーや自己免疫疾患は，免疫が過剰に反応することにより生じる。

■ 感染症・易感染

　感染症をおこす病原微生物に対して，生体は液性免疫や細胞性免疫によって対抗して，感染症をくいとめようとする。たとえば麻疹ウイルスに一度感染すると，生体は抗体を産生して感染症の悪化を防ぐとともに，抗体の作用により二度と同じウイルスに感染しないようになる。ワクチン接種は，重篤な感染症を引きおこすことなく，生体に抗体を産生させる効果がある（◎252ページ）。

　免疫機能が低下した状態は，からだが弱っていたり低栄養であったりする場合のほかに，遺伝や副腎皮質ステロイド薬の長期投与によっても引きおこされる。このような**易感染状態**では，抗体産生量の低下によりウイルス感染症がおきやすくなるとともに，細胞性免疫の低下により結核などの感染症が誘発されやすくなる。免疫機能の低下により，日和見感染症のように，正常時には問題とならないような微生物による感染症をおこしやすくなる（◎310ページ）。

■ アレルギー

　生体の免疫が異物を認識して排除する過程は，生体が常時行っているものであるが，排除する反応が強すぎて，逆に生体を傷害してしまうのが**アレルギー**である。代表的なアレルギー疾患として，花粉症やアレルギー性鼻炎，気管支喘息，食物アレルギー，接触皮膚炎，アナフィラキシーなどがある。

　なお，**過敏症**という用語がアレルギーと同義に使用されることが多いが，過敏症は厳密にはアレルギーだけでなく，光線過敏症などのように，免疫機構とは無関係に生じる反応も含む。

■ 自己免疫疾患

　本来は反応しないはずの自己の組織や分子に対して免疫反応がおきてしまい，あたかも異物に対するようにみずからの細胞や組織が攻撃されることがある。これを**自己免疫疾患**といい，関節リウマチや全身性エリテマトーデスに代表される**膠原病**のほか，バセドウ病や重症筋無力症など，さまざまな疾患が知られている（◎132ページ）。

■ 腫瘍免疫

　腫瘍（がん）は，生体の免疫により攻撃・破壊されないための巧妙なシステムを備えている。生体の免疫機能は腫瘍細胞（がん細胞）を異常と認識するものの，そこから先の段階，つまり異常細胞を攻撃するステージに進むことができず，免疫反応がとまってしまう。免疫チェックポイント阻害薬は，そのブレーキを解除することにより，免疫細胞が腫瘍細胞を攻撃できるようにした医薬品である。

B 免疫担当細胞と伝達物質

1 免疫担当細胞

　免疫担当細胞の多くは**白血球**がもとになっている。白血球と総称される血液細胞は，その分化の過程から，**リンパ球系**の細胞と，**顆粒球・単球系**の細胞に分けられる（○図2-4）。リンパ球系には，おもに獲得免疫に関与するB細胞・T細胞のほか，自然免疫に関与するNK細胞（○22ページ）がある。顆粒球・単球系には，細胞中に顆粒をもつ好塩基球・好酸球・好中球のほか，分化してマクロファージや樹状細胞になる単球や，ヒスタミンを含有するマスト細胞がある。

1 B細胞とT細胞

　リンパ球は**T細胞**（**Tリンパ球**）と**B細胞**（**Bリンパ球**）に大別される。
　さらにT細胞は，**ヘルパーT細胞**（**Th**）と**キラーT細胞**（**Tc**，**細胞傷害性T細胞**）などに分化する。ヘルパーT細胞には複数の種類が存在し，サイトカイン❶という化学伝達物質を産生する（○22ページ）。細胞ごとに，産生されるサイトカインは異なる。Th1は，細胞性免疫にかかわるさまざまな細胞を活性化する。Th2は液性免疫にかかわり，B細胞を刺激して形質細胞への分化を促し，IgEを産生することによりアレルギー疾患の発病にも関与する。
　B細胞は，抗原特異的に反応して形質細胞に分化し，抗体（Ig）を産生する（○17ページ）。

● **抗原特異性**　T細胞やB細胞は，1つ1つの細胞が，ある決まった分子構造のみを認識できるようになっている。この抗原を特異的に認識する性質

> **NOTE**
> ❶とくにインターロイキン（IL）とインターフェロン（IFN）が重要である（○23ページ）。

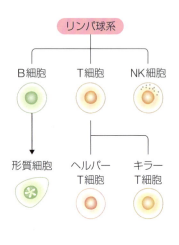
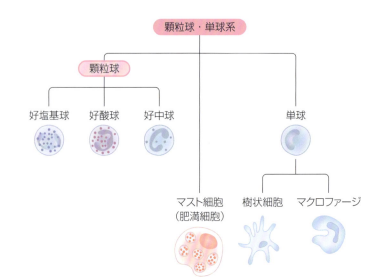

○図2-4　免疫担当細胞

を**抗原特異性**とよぶ。多様に分化したこれらの細胞により，あらゆる異物に対応することができる。

● **免疫の制御**　免疫系は，異物を完全に排除するまで強力にはたらきつづけ，排除後も抗原を記憶しておき，同じ異物が侵入するとすみやかに排除機構をはたらかせる。このしくみは重要であるが，自己免疫疾患（●132ページ）にもつながりやすい。**制御性T細胞**（Treg）は，免疫反応が過剰にならないように調節する機能をもっており，免疫寛容（●130ページ）を促し，自己免疫疾患だけでなく炎症やアレルギーを抑える作用を発揮する。

● **細胞表面分子（CD）**　それぞれの免疫担当細胞は，特有の**細胞表面分子**をもっているため，細胞の識別が可能である。細胞表面分子は，CD番号により表示される。たとえばヘルパーT細胞はCD4分子を表面にもつ。後天性免疫不全症候群（AIDS）では，血液中のCD4陽性T細胞が減少して免疫不全を生じる。B細胞はCD19やCD20をもつ。CD20を標的としたB細胞リンパ腫の治療薬が臨床で使われている。

2　抗原提示細胞

樹状細胞や**マクロファージ**は，自然免疫で貪食を行うだけでなく，異物を細かく分解して，異物の小片分子を，MHC分子（●130ページ）を介して細胞表面に提示する。これを**抗原提示**とよぶ（●図2-5）。樹状細胞やマクロファージは**抗原提示細胞**とよばれる。血液中の単球が組織に移行して，樹状細胞やマクロファージに分化する（●図2-4）。

これらの細胞により抗原提示された結果，T細胞のうち，提示された小片に結合する細胞だけが選ばれて活性化される。活性化したキラーT細胞が直接異物を攻撃する場合と，ヘルパーT細胞が特定のB細胞を選んで活性化させて抗体を産生させる場合がある。

3　マスト細胞，好塩基球

マスト細胞（肥満細胞）と**好塩基球**は，いずれの細胞も細胞質中に顆粒をたくさん有している。この顆粒中には**ヒスタミン**という物質がたくわえられている。細胞の表面にはIgEを結合するFc受容体を有し，IgEがその受容体に結合した状態で体内に存在している。抗原となる異物が到来して細胞表面のIgEにまたがって結合❶すると，細胞は活性化されて，ヒスタミンなどの

> NOTE
> ❶複数の分子にまたがって結合することを，架橋とよぶ。

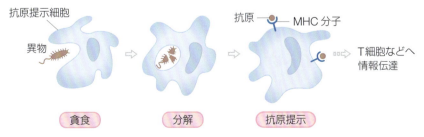

● 図2-5　抗原提示細胞による抗原提示

顆粒の内容物を細胞外に放出する(**脱顆粒**)。同時に細胞は，プロスタグランジンやロイコトリエンなどの化学伝達物質を産生して，アレルギー反応を引きおこす(●27ページ, 図3-1)。

好塩基球は血液中に存在する。一方，マスト細胞は未分化の細胞として血液中を通過したのち，組織に到達してから分化する。

4 好中球

好中球は白血球のなかで最も多い細胞であり，細菌感染の際に組織に集まってほかの免疫担当細胞とともに細菌を攻撃したり，細菌を貪食して分解するはたらきをもつ(●237ページ)。細胞質の顆粒には異物を処理するためのさまざまな酵素が格納されている。細菌感染症では血液中の好中球が増加する。抗がん薬投与により血液中の好中球が減少すると，細菌感染や敗血症がおきやすくなる。

5 好酸球

好酸球は喘息などのアレルギー疾患や寄生虫感染において血液中で増加する。局所の組織において，顆粒にたくわえられた組織傷害性の酵素を放出する。寄生虫に対しては殺虫・排除するのに役だつが，アレルギー疾患においては組織を傷害して疾病を悪化させる。

6 NK細胞と自然リンパ球

リンパ球のなかには，獲得免疫ではなく自然免疫ではたらくものがいくつかある。そのうち，早くから知られていたのが**ナチュラルキラー細胞(NK細胞)**である。NK細胞は，ウイルスに感染した細胞や，腫瘍細胞のように抗体が結合した異常細胞を傷害する。

近年，NK細胞のほかにも，自然免疫にかかわる複数の**自然リンパ球**innate lymphoid cell(ILC)が見つかっている。自然リンパ球は，大部分のリンパ球がもっている抗原特異性をもたず，ウイルスなどにより組織が傷害されることを感知して，すみやかに伝達物質を産生・放出して❶，組織の炎症を引きおこす。

①**ILC1**　インターフェロンγを産生してウイルスやがん免疫にかかわる。

②**ILC2**　インターロイキン(IL)-5, IL-13を産生して寄生虫免疫やアレルギー反応にかかわる。

③**ILC3**　IL-17やIL-22を産生して自己免疫疾患に関与していると考えられている。

2 化学伝達物質とサイトカイン

細胞と細胞どうしの情報伝達を仲介する物質には，化学伝達物質(ケミカルメディエーター)とサイトカインがある。

NOTE

❶自然リンパ球は，T細胞と似た物質を産生して免疫を発動させることがわかっている。ILC1, ILC2, ILC3が産生するサイトカインは，それぞれTh1, Th2, Th17に類似している。

1 ヒスタミン

ヒスタミンは，アレルギー反応で最も重要な化学伝達物質である。アミノ酸の一種であるヒスチジンから合成される。組織ではマスト細胞が，血中では好塩基球が貯蔵しており，細胞が活性化されると脱顆粒により細胞外に放出される（●27ページ，図3-1）。

組織を構成する細胞のヒスタミン受容体に結合し，すみやかに血管拡張や血管透過性亢進，気道平滑筋収縮を引きおこす。組織中に放出されたヒスタミンは，作用を発揮したのち，すみやかに分解される。

2 ロイコトリエン（LT），プロスタグランジン（PG）

ロイコトリエン leukotriene（LT）とプロスタグランジン prostaglandin（PG）は，細胞膜や細胞の内部構造を構成する脂質の一種であるアラキドン酸をもとに合成され，細胞外に放出される化学伝達物質である。**脂質メディエーター❶**ともよばれ，産生細胞として，マスト細胞，好塩基球，好酸球が重要である。

アレルギー反応においては，ロイコトリエンのうち LTC_4，LTD_4，LTE_4 がとくに重要であり，気道平滑筋の収縮や好酸球の遊走を強力に引きおこす。抗ロイコトリエン薬は喘息やアレルギー性鼻炎の治療に用いられる。

プロスタグランジンには PGD_2，PGE_2 などさまざまな種類があり，平滑筋収縮や末梢血管拡張などの作用をもち，炎症反応に重要なはたらきをするが，からだの正常な活動の維持にもかかわっている。

> **NOTE**
> ❶脂質メディエーター
> ロイコトリエン，プロスタグランジンのほか，血小板活性化因子 platelet activating factor（PAF）も脂質メディエーターの1つである。

3 サイトカインとケモカイン

サイトカインと**ケモカイン**はタンパク質であり，ヒスタミンやロイコトリエン，プロスタグランジンとは異なる物質群である。ケモカインは，サイトカインのうちでも比較的分子量が小さく特徴的な分子構造をもっており，細胞の遊走活性をおもな作用とするタンパク質のグループをさす。

サイトカインやケモカインはいずれも，正常な状態でも生命活動の調節にかかわっているものが多く，からだ全体の調節にかかわるものと，局所の組織で周辺の細胞にだけはたらくものがある。T細胞，マクロファージ，樹状細胞，マスト細胞，上皮細胞，線維芽細胞などが，おもな産生細胞である。

● **サイトカインの分類**　サイトカインは数百種類が知られており，次のように分類される。

1 **インターロイキン（IL）**　インターロイキン interleukin（IL）はおもにリンパ球から分泌され，リンパ球をはじめとしてさまざまな細胞の増殖・分化や機能を促進する。

2 **インターフェロン（IFN）**　インターフェロン interferon（IFN）は，病原微生物❷の増殖抑制や，マクロファージの活性化などにはたらく。

3 **腫瘍壊死因子（TNF）**　腫瘍壊死因子 tumor necrosis factor（TNF）はおもにマクロファージから分泌され，腫瘍細胞のアポトーシスや炎症反応に関与する。

> **NOTE**
> ❷とくにウイルス感染において重要である。

4 コロニー刺激因子(CSF) コロニー刺激因子 colony stimulating factor (CSF)は，免疫担当細胞の増殖・分化に関与する。

花粉症やアナフィラキシーなどのⅠ型アレルギー反応(●26ページ)に関与するサイトカインとしては，IgEの産生を誘導するIL-4やIL-13と，好酸球を増加させ機能を強めるIL-5，気道上皮から産生されてアレルギー反応を起動させるTSLP❶とIL-33❷，皮膚のかゆみを引きおこすIL-31が重要である。関節リウマチでみられる関節炎にはIL-6やTNF-αが重要である(●134ページ，表2-6)。

IL-1，IL-6，TNF-αなどは，炎症を強めたり，全身的には発熱を引きおこしたりする作用があるため，**炎症性サイトカイン**ともよばれ，肝臓に対してC反応性タンパク質(CRP)などの炎症反応物質の産生を誘導する。また，サイトカインが細胞内で活性化反応を伝達する際には，JAKやSTATというタンパク質がはたらいている。これらのサイトカインのはたらきを抑える抗体製剤や細胞内のJAKを阻害する薬は，関節リウマチや喘息，アトピー性皮膚炎や重症COVID-19感染症などの治療に用いられている。

● **ケモカイン** 好酸球に対してとくに強い遊走活性をもつエオタキシン，好中球の遊走活性をもつIL-8，ヘルパーT細胞2(Th2)の遊走活性をもつTARC(●56ページ)をはじめとして，約50種類のケモカインが知られている。

NOTE

❶ **TSLP**
　胸腺間質性リンパ球新生因子 thymic stromal lymphopoietin の略称である。

❷ **IL-33**
　上皮細胞や血管内皮細胞の核内に局在し，組織傷害に伴って細胞外に放出される。ILC2を強力に活性化させて，IL-5とIL-13の産生を促す。

📝 **work** 復習と課題

❶ 液性免疫と細胞性免疫について説明しなさい。
❷ マスト細胞とIgEについてまとめなさい。
❸ サイトカインについてまとめなさい。

― アレルギー ―

第 3 章

アレルギーのしくみと症状

本章の目標

□ 免疫反応を引きおこす原因物質を一般に抗原とよぶが，アレルギー反応においてはアレルゲンとよぶ。

□ アレルギー反応は 4 つの型に分類されている。そのうち I 型アレルギー反応では，B 細胞が産生した IgE 抗体がアレルギー反応を引きおこす。

A アレルギーのしくみ

　喘息やアナフィラキシーといった病態は紀元前から存在したことがわかっているが，「アレルギー」という言葉や考え方は 1900 年以降に形成されてきたものである。からだをまもるはずの免疫反応が，過剰にはたらいてからだを傷害し，ときには致命的となることもある。

1 アレルギー反応の分類

　アレルギー反応は，まず，体内に異物がはじめて侵入して，抗原提示細胞やリンパ球が反応し，抗体が産生されるところから始まる。この，免疫系が異物を抗原として認識する段階を**感作**とよび，この時点では一般的にアレルギー症状はみられない。多くの場合，抗原として認識された異物が次回以降に侵入した際，アレルギー反応がおこる。アレルギー反応の原因となる抗原をとくに，**アレルゲン**とよぶ。

　アレルギー反応は，1963 年にクームス Coombs とゲル Gell により I 〜 IV 型の 4 分類が提唱され，現在も用いられている。この分類は，感作のあと，組織の傷害とアレルギーの症状が生じるメカニズムに着目して作成されている。実際の疾患においては，複数の型が合わさっておこることも多い。

1 I型アレルギー

　I 型アレルギーは**即時型アレルギー**，または**アナフィラキシー型アレルギー**ともよばれ，抗体である IgE が重要なはたらきをする。マスト細胞と好塩基球の表面には高親和性 IgE 受容体が存在し，生体内では細胞表面に IgE を多数結合させた状態で存在している（●図 3-1）。

　IgE が細胞表面に結合しているだけではとくに不都合はない。しかし，アレルゲンが複数の IgE にまたがって結合し，IgE 架橋がおきると，細胞が刺激されて脱顆粒によりヒスタミンの遊離がおこり，さらにロイコトリエンやサイトカインの産生が始まる。ヒスタミンはただちに末梢血管拡張と血管透過性亢進をおこし，その結果，鼻においてはくしゃみや鼻汁が生じ，皮膚においては，15〜20 分後に局所の発赤と腫脹が生じる。これは**即時型皮膚反応**とよばれる。

●**疾患の例**　喘息や花粉症，アレルギー性鼻炎，急性蕁麻疹，アナフィラ

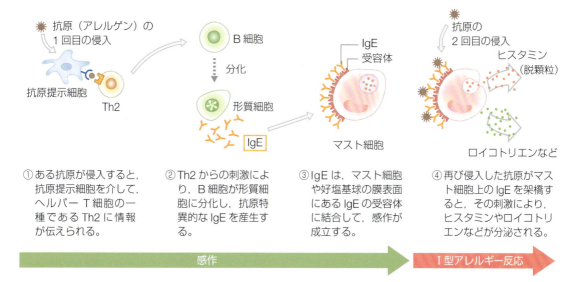

○図 3-1　I型アレルギー

キシー，食物アレルギーなどが I 型アレルギーの例であり，一般に「アレルギー疾患」とよぶ場合は，I 型アレルギーをさすことが多い。

● **遅発反応**　刺激されたマスト細胞が産生するロイコトリエンやサイトカインは，好酸球や T 細胞を徐々に局所組織によび込んで活性化させるため，4〜8 時間後から再び局所反応があらわれたり，アナフィラキシーの場合は全身症状が生じることがある。これは**遅発反応**とよばれる。

● **抗ヒスタミン薬とアドレナリン**　抗ヒスタミン薬（○41 ページ）を内服していると I 型アレルギー反応はおこりにくい。これに対し，アナフィラキシーで病院を受診した患者は，ヒスタミンが体内の酵素により分解されても，その作用による血管拡張や血管透過性亢進が遷延して続いている状態のため，抗ヒスタミン薬の効果は弱く，血管収縮作用のあるアドレナリン投与が優先される。

2　II 型アレルギー

II 型アレルギーは，IgG あるいは IgM が標的細胞上の抗原と結合して，細胞傷害と細胞融解を生じさせるものであり，**細胞傷害型アレルギー**あるいは**細胞融解型アレルギー**ともよばれる。自己細胞の細胞膜表面の物質が抗原となることが多い。

● **細胞融解反応**　**補体** complement は，タンパク質からなり，10 種類ほどが知られている。血清中に含まれている。抗体と結合することにより活性化され，細胞膜に付着して穴を空けるなどして，細胞を破壊する。抗体および補体が活性化されることにより細胞融解反応が引きおこされる（○図 3-2-a）。

● **食作用の促進**　抗原に対して抗体が結合してオプソニン化（○17 ページ）されると，それをきっかけとして，マクロファージや好中球による貪食が促進される（○図 3-2-b）。

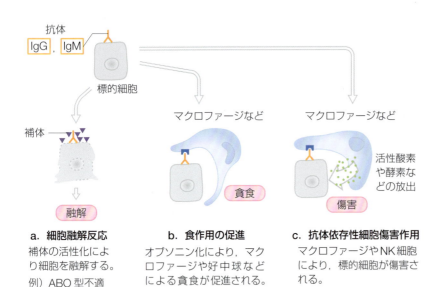

◯図 3-2　Ⅱ型アレルギー

● **抗体依存性細胞傷害作用**　抗体が結合した標的細胞や異物が大きくて貪食できない場合には、マクロファージなどの細胞内にあるリソソームから活性酸素や酵素が放出され、標的を破壊して融解する（◯図 3-2-c）。
● **細胞の機能障害**　自己細胞に対する抗体により、細胞の機能が障害されることもある（◯図 3-2-d）。バセドウ病では、自己の甲状腺刺激ホルモン受容体に対する抗体が生じ、慢性的に甲状腺が刺激される。重症筋無力症は、自己細胞のアセチルコリン受容体に対する抗体が生じることにより、神経伝達が遮断され、筋力低下がもたらされる。

3　Ⅲ型アレルギー

　Ⅲ型アレルギーは、抗体である IgG あるいは IgM が抗原とまざりあって結合して**抗原抗体複合体**とよばれる免疫複合体を形成し、組織や細胞に結合して補体を活性化し、組織傷害を引きおこす（◯図 3-3）。
● **疾患の例**　血清病や糸球体腎炎が代表的な疾患である。

4　Ⅳ型アレルギー

　Ⅰ～Ⅲ型アレルギーはおもに抗体が関与する液性免疫による反応だが、**Ⅳ型アレルギー**は細胞性免疫であり、抗体が関与せず、T細胞により引きおこされる（◯図 3-4）。抗原到来後、1～3 日たってから生じる反応であるため、**遅延型アレルギー**ともよばれる。キラーT細胞が活性化されることにより、組織が直接傷害される。炎症が長期化すると、マクロファージは類上皮細胞へと変化し、融合してラングハンス巨細胞となり、肉芽腫を形成する。
● **疾患の例**　結核検査に用いられるツベルクリン反応や、接触皮膚炎が代表例である。また、臓器移植の際にみられる移植片対宿主病（GVHD）は、Ⅳ

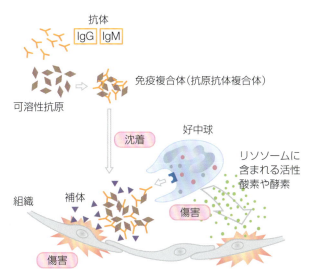

○図 3-3　Ⅲ型アレルギー
免疫複合体が組織に沈着すると，補体を活性化したり，好中球を誘導し，組織が傷害される。

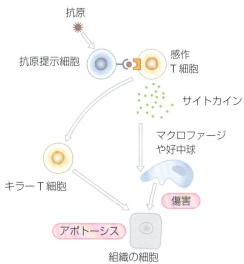

○図 3-4　Ⅳ型アレルギー
抗原に感作された感作 T 細胞により，サイトカインの放出やキラー T 細胞によるアポトーシスがひきおこされる。

型アレルギーによる機序で発症する。

2 アレルゲン

1 アレルゲンの種類

　アレルギー疾患の原因となる**アレルゲン**にはさまざまなものがある。また，1つのアレルゲンが複数のアレルギー疾患を引きおこすことも多い。

　①**吸入抗原**　気道を通って侵入してくる吸入性の抗原には，ダニ，花粉，真菌，動物の毛や皮屑などがある。

　ダニは，気管支喘息や通年性アレルギー性鼻炎，アレルギー性結膜炎の原因として最も重要である。アレルゲンとなるダニはヒョウヒダニという種類で，ヒトの皮膚に付着して吸血する種類のダニとは別種である。じゅうたんや畳，寝具の中にひそんでおり，糞や死んだ虫体は，家屋のチリやホコリの主要成分となり，**ハウスダスト**としてアレルゲンとなる。

　アレルゲンとなる花粉にはスギ，ブタクサ，カモガヤ（イネ科），ヨモギ（キク科），シラカンバなどがあり，花粉症の原因となる。

　②**食物抗原**　食物抗原（食物アレルゲン）は食物アレルギーやアナフィラキシーの原因となり，小児では牛乳や卵，成人では小麦や果物，エビ，ソバ，ナッツ類がおもなアレルゲンとなる（○97 ページ）。

　③**皮膚から侵入するアレルゲン**　皮膚から侵入する抗原としては，金属，ウルシ，化粧品，白髪染め，ラテックス（天然ゴム），ハチ毒などがある。湿疹があると抗原分子は皮膚から侵入しやすくなる。

　④**薬物**　薬物も抗原となりうる。ペニシリンなどの抗生物質やワクチン，

血液製剤を投与するうちに感作が成立し，アレルギー反応をおこすことがある。

2 交差反応性

ダニどうし，あるいは同じ種に属する植物の花粉どうしはタンパク質が類似しており，1つのタンパク質に反応する体質をもつ人は同種の生物のタンパク質にも反応することが多い。これを**交差反応性**とよぶ。

B アレルギーの症状と経過

1 アレルギーの症状と病態生理

アレルギー疾患の症状は，特定の臓器あるいは全身に，多彩なあらわれ方をする。1つの症状だけからアレルギーと判断するのではなく，1つの臓器における複数の症状の組み合わせやあらわれる順序，複数の臓器の症状との組み合わせを把握することによって，病名やアレルゲン，曝露経過を理解できるようになる。逆に，原因となるアレルゲンを知ることによって，症状の季節性や曝露の特徴，多彩な症状の統一的な理解ができるようになる。したがって，アレルギーの症状を深く理解するためには，病名やアレルゲン，さらには細胞や物質の相互関係といった病態生理についても知っておく必要がある。

1 呼吸器にみられる症状と病態生理

気管支喘息では呼息時の喘鳴，呼息延長，咳，痰などの症状が生じる。これらの症状は夜間や早朝に出現しやすく，いったん症状が生じると臥位よりも座位でする起座呼吸のほうが症状が軽減するため，ソファで座ったままで眠り，朝を迎えることも多い。また，ダニアレルゲンが多い環境で過ごしたり，水蒸気や線香・タバコの煙，香水の匂いなどを吸い込んだりするなど，健康な人では刺激と感じないようなものによっても，喘息の症状が誘発されるようになる。

● **病態生理** このような喘息の症状は，さまざまな背景により生じる。ウイルス感染や煙などの刺激により気道の上皮細胞が損傷されると，気道粘膜は炎症反応を起動させるサイトカインを産生する（●図3-5）。ダニなどのアレルゲンが到来するとマスト細胞は数分で反応して，ヒスタミンやロイコトリエン，サイトカインの放出を開始する。ロイコトリエンやサイトカインに反応して，好酸球やリンパ球が気道粘膜に集積して活性化し，局所の炎症や組織傷害を強める。さらに刺激に対して神経系が敏感に反応する。

ヒスタミンやロイコトリエン，神経系の刺激をきっかけに，平滑筋が収縮し，また粘膜の上皮内では粘液を分泌する杯細胞が増加して痰を産生するな

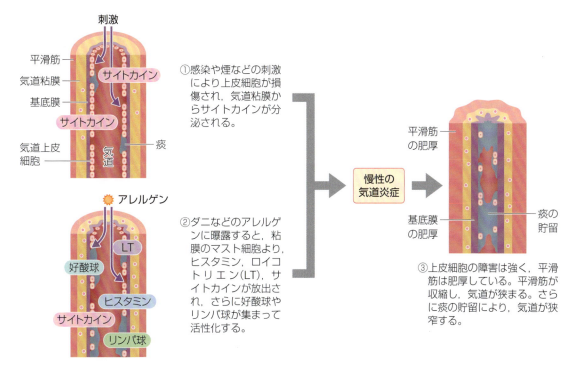

◯図 3-5 アレルギーによる呼吸器症状の病態

ど，複合的な異常反応が生じる。さらに，気道の平滑筋の収縮は気道内腔を狭窄させる。

　気道全体が狭窄すると呼息時に喘鳴や延長が生じる。これは，呼息時に胸部が収縮して気道の狭窄がより強まるためである。そのため，強制呼息によるフローボリューム検査やピークフロー測定（◯39ページ）では，気道狭窄はさらに顕著となり，異常値を示す。狭窄した気道の中では，空気の渦が生じて異常音が発生し，喘鳴となる。

　起座呼吸を行うのは，上半身を起こすことにより横隔膜の位置が下がり，肺全体と気道が広がって呼吸しやすくなるためである。

2 鼻・眼・皮膚にみられる症状と病態生理

　上気道のアレルギー症状は，くしゃみ，鼻漏（びろう），鼻閉が典型的である。ダニや花粉などのアレルゲンは鼻腔だけでなく眼粘膜にも到達するため，眼のかゆみ，流涙（りゅうるい）も伴う。鼻粘膜や眼粘膜といった粘膜症状と比べてバリア機能が備わっている皮膚では症状は生じにくいが，敏感な人では耳孔や頸部・前胸部のかゆみが生じることがある。アレルゲンを吸い込んで気管・気管支に達すると咳が誘発される。

● 病態生理　ダニや花粉のアレルゲンが鼻粘膜に達すると，粘膜上皮下のマスト細胞がアレルゲンと反応してヒスタミンを放出し，ついでロイコトリエンやサイトカインを分泌する（◯図3-6）。ヒスタミンが神経を刺激してくしゃみ中枢に伝わり，中枢からの指示により，まずくしゃみが出現し，次に

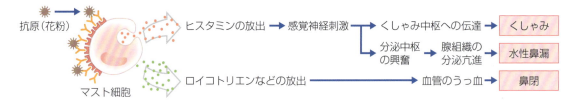
◎図3-6 アレルギーによる鼻炎症状の病態

分泌腺が刺激されて水性鼻漏を生じ，その後，粘膜が血管透過性亢進により膨張して鼻閉が生じる。

3 食物によるアレルギーの症状と病態生理

消化管を食物アレルゲンが通過することにより，食物アレルギーの症状が生じる。のどにおいてはかゆみやイガイガ感が生じる。消化管では，浮腫や蠕動運動の異常が生じて，腹痛，嘔きけ・嘔吐，下痢が引きおこされる。

●**病態生理** 食物アレルギーの症状は，粘膜上皮下および血管周囲のマスト細胞がアレルゲンと反応して，ヒスタミンなどの物質を分泌することにより引きおこされる。食物アレルゲンは気道に到達するアレルゲンと比べて量がはるかに多いため，アレルゲンが血流に入って全身に広がると，蕁麻疹（じんましん）やアナフィラキシー，鼻漏，喘鳴といった全身の臓器に症状が生じうる。

●**運動・薬物による誘発** 食物アレルギーの発症は，さまざまな要因の影響を受ける。食物に含まれるタンパク質は通常は分子量が大きく消化管粘膜を通過できないため，消化されて分子が小さくなってはじめて吸収され，アレルギー反応を引きおこすことになる。アレルゲンになりうる食物の消化・吸収に時間がかかる場合，摂食から発症までに時間がかかる。運動は腸管における吸収を促進させる。そのため，食物依存性運動誘発アナフィラキシー（◎51ページ）では，運動の有無が，アレルギー症状（アナフィラキシー）の発症の有無を決定する要因となる。

ペニシリンなどの内服薬は，消化は不要ですみやかに吸収されるため，アレルギー症状もすみやかに誘発される。

4 全身にあらわれる症状

アレルゲンが体内に侵入したのち，急速に全身性にアレルギー症状が引きおこされ，重篤化しうる反応をアナフィラキシーとよぶ（◎53ページ）。

ハチ刺傷や食物アレルゲン摂取などをきっかけに，全身にアレルゲンが拡散すると，血管近傍のマスト細胞が反応してヒスタミンを放出する。血管拡張と血管透過性亢進の結果，皮膚においては蕁麻疹や皮膚紅潮が生じる。心臓においては心拍が増加し，肺においては喘鳴，呼吸困難が生じる。そのほかにも消化器や上気道の症状も生じる。全身で血管拡張・血管透過性亢進が生じることにより，血液は極度に濃縮して血液量が減少し，末梢血管に血液が停滞するため，循環動態が悪化して血圧低下をきたし，ショックに陥る。

2 アレルギーの経過

アレルギー疾患は外界と接する臓器，つまり，鼻，眼，気道や肺，消化管，皮膚に生じやすい。食物アレルギーは，アレルゲンが吸収されるのは消化管であるが，吐きけ・嘔吐，下痢，腹痛といった消化器症状とともに，湿疹などの皮膚症状も引きおこす。また，循環器症状を含めて全身に反応がおこるアナフィラキシーもアレルギー疾患に含まれる。

◆ アトピー素因

おもに I 型アレルギーについて，特定の抗原に対して IgE を産生しやすい遺伝的な体質を，**アトピー素因**，いわゆるアレルギー体質という。アトピー素因があるとアレルギー疾患を発症しやすく，一卵性双生児の一方が喘息をもっていると，もう一方も喘息をもつ可能性が高い。しかし，一卵性双生児でも発症率が100%一致するわけではなく，アレルギーの発症には，遺伝的な素因に加えて，環境因子も関与することがわかっている。

◆ アレルギーマーチ

1人のからだのなかでアレルギー疾患は1つだけ生じるというわけではなく，とくにアトピー素因の人においては，複数のアレルギー疾患が生じやすい。このような患者では，成長過程においてアレルギー疾患が発症する順番は大まかに決まっている（図3-7）。

まず乳児期に湿疹や下痢が生じ，幼児期にはアトピー性皮膚炎や気管支喘息，食物アレルギーがおきやすく，学童期以降ではアレルギー性鼻炎・結膜炎を発症しやすくなる。このように，年代ごとにアレルギー疾患の様相が変

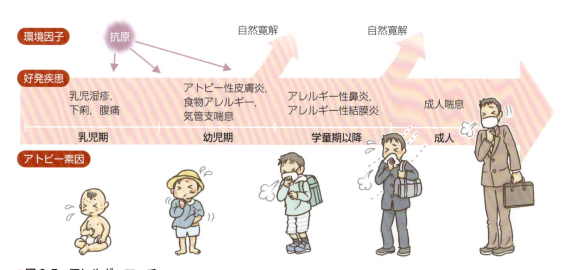

図3-7 アレルギーマーチ
乳児期や学童期に発症した疾患は，幼児期・学童期に自然寛解することもあるが，寛解せずに成長後も継続することもある。

化し，成長するにしたがってさまざまなアレルギー疾患を発症していくことを，**アレルギーマーチ**とよぶ。

　乳幼児や小児期に発症したアレルギーは，学童期にはある程度落ち着く場合もあるが，成人においても引きつづきアレルギー疾患に悩まされる患者も少なくない。また，いったんアレルギー症状が落ち着いたあと，数年〜数十年たったのち，環境などの変化により再びアレルギー疾患が出現することもある。成人になってもアレルギー疾患が続く場合，あるいは成人ではじめてアレルギー疾患を発症する場合には，寛解はおきにくく，長期にわたってアレルギー体質が続くことが多い。

✎ work　復習と課題

❶ Ⅰ型，Ⅱ型，Ⅲ型，Ⅳ型のアレルギー反応について説明しなさい。

❷ 吸入抗原と食物抗原についてまとめなさい。

❸ 呼吸器にみられるアレルギー症状について説明しなさい。

❹ アトピー素因について説明しなさい。

❺ アレルギーマーチについて説明しなさい。

― アレルギー ―

第 4 章

検査と治療

A 診察の流れ

1 問診

アレルギー疾患を診断するためには，まず詳細な問診により病態を正確に把握する必要がある❶。

アレルギー症状がいつ・どの部位に・どのような状況下で生じたのかを把握することはとても重要である。問診ではアレルギー症状の詳細と，症状が出現する前の食生活や行動の時間経過をまず聞くようにする。そして，症状出現前のできごとが，ふだんの生活と異なっていたかどうかについても合わせて聞く。症状が以前にも出現したことがあるなら，その症状が出現する直前の情報も詳細に把握する。

たとえば，春先に鼻炎と結膜炎症状が出現しはじめた場合には，まずスギ花粉症を考えるが，前年に症状がなければ，春限定の花粉症か，ダニによる通年性のアレルギー症状かは決められない。また，北海道であれば，スギ花粉ではなく，シラカンバなどのほかの植物の花粉を考慮する必要がある。

職場でのみ喘鳴や呼吸困難が発作的に生じるのであれば，職業性アレルギー（●60ページ）による喘息を疑って，職場環境中のアレルゲンの特定と患者におけるアレルゲン感作の証明，喘息の診断，職場において状態が悪化することの客観的証明❷を行う必要がある。自宅で症状がおこりやすい場合には，ペットや自宅環境のくわしい調査が必要である。

食事の数時間後にアレルギー症状が生じることもあるため，食事内容は症状出現の直前だけでなく，半日ほどさかのぼって問診する。ふだんの内服薬，かぜ薬などの臨時の内服薬，サプリメント，ペットや職業，喫煙歴も問診する。

このように，症状の詳細な調査を行い，学校や職場環境との照合を行うことを通じて，的確にアレルギー疾患の経過を把握したうえで，検査・診断・治療・生活指導を行うことが重要となる。

2 診察・検査

● **診察** 診察では，アレルギー症状を訴える部位の所見を把握するととも

本章の目標

☐ 問診により，アレルギー症状がいつ，どの部位に，どのような状況下で生じたのかを把握することが重要である。

☐ アレルギー疾患の検査の結果は，必ずしも症状の程度とは一致しない。

☐ アレルギー疾患の治療では，薬物療法とともに生活習慣の改善が重要である。

☐ 近年では，舌下免疫療法も普及しつつある。

NOTE

❶問診が不十分だと，その後の診察や検査は的外れなものとなり，正確な診断に到達できない。アレルギー専門施設において，問診を最初から取り直し，診察や検査をやり直すということもおこりうる。

NOTE

❷ピークフロー値が自宅と比べて職場で低下していることや，休日には低下しないといった，変動パターンの情報が有用である。

に，症状のない部位についても問題がないかを確認する。たとえば，喘鳴を訴える場合には，気道だけではなく，鼻腔や咽頭・喉頭，心臓の状態や下肢のむくみも確認する必要がある。また，顔面の湿疹を訴える場合には，顔面以外の皮膚の状態についても確認する。これらの情報は，接触皮膚炎などのように，症状が限局する疾患の診断や，喘息とうっ血性心不全のように症状が似ている疾患の鑑別診断に有用である。

● **検査** 臓器の状態を確認する検査と，IgE 検査や皮膚テストといったアレルゲンを調べる検査が行われる。喘息患者における呼吸機能検査などの臓器の検査は，定期的あるいは状態が変化したときにはそのつど行う。アレルゲンの検査は，一度調べておけばその後すぐに結果がかわることはないが，数か月あるいは数年後に再検査することはありうる。

● **診断** 問診からしぼりこまれる診断名と，診察および検査の結果を照合して，診断が決まってくる。アレルゲン検査では，複数のものが陽性となることもめずらしくない。たとえば，喘息患者でダニと動物の毛が陽性であったり，食物アレルギーの小児で卵白と牛乳が陽性であったりする。

ただし，血液検査や皮膚テストが陽性であったとしても，その結果は，大量にアレルゲンが体内に侵入した場合にアレルギー反応が生じる体質であることを示しているだけであり，実際にはそのアレルゲンをことさら避ける必要はないケースも多い。よって，検査結果を絶対視してはならない。問診による症状の経過の把握が重要であり，検査は問診を補助する情報であるという優先順位をまもることが大切である。

B 検査

アレルゲン検査には，血液などの検体を用いる検査と，生体に対して行う検査がある。皮膚テストや誘発試験などのように生体に抗原を負荷して反応をみる検査は，通常，専門施設で行われる。

1 抗原特異的 IgE および総 IgE

● **抗原特異的 IgE** ダニや花粉といった特定の抗原に対して生体が産生したIgE を**抗原特異的 IgE** とよぶ。微量ではあるが血清濃度を測定することができ，アレルゲンを調べるための検査として汎用されている❶。ただし，この検査で特定の抗原が陽性であったからといって，その結果のみで疾病の原因となるアレルゲンと決めつけてはいけない。食物アレルギーの乳幼児では，卵や牛乳の特異的 IgE の数値が高いほど，その食物を摂取した際のアナフィラキシー誘発の確率が高まることがわかっている。

● **総 IgE** さまざまな抗原に特異的な IgE の総和を測定したものが，**総IgE** である。アレルゲンを調べる検査ではなく，アトピー素因を推定するための検査であり，一部の疾患では病勢を敏感に反映することが知られている。

NOTE

❶アレルギー関連の抗体検査には，抗原特異的 IgGを検出するものもある。抗原特異的 IgG は，真菌や鳥の糞を原因とする過敏性肺炎でのみ有用である。また，アレルゲン免疫療法（❍ 42 ページ）による体質変化を確認する目的で，IgGのサブクラスのうち IgG4を限定して測定することがあるが，まだ研究段階である。

スギ花粉症のみを発症する患者においては，総IgE値は上昇しないことが多い。

抗原特異的IgEや総IgEの測定は，現在では蛍光色素などを用いる方法❶が主流で，蛍光酵素免疫測定法 fluorescence enzyme immunoassay（FEIA法）や化学発光酵素免疫測定法 chemiluminescent enzyme immunoassay（CLEIA法）がある。各アレルゲンごとの特異的IgEを測定するシステムのほか，30種類以上のアレルゲンの特異的IgEを一度に測定するセット検査も用いられている。

NOTE
❶かつては放射性同位元素を用いるRAST法が主流であった。

2 白血球検査

アレルギー疾患において，末梢血の白血球数は正常範囲であることが多い。しかし，気管支喘息やアトピー性皮膚炎，湿疹などでは，白血球のうち好酸球の増加がみられる。好酸球は，アレルギー性鼻炎患者の鼻汁や，気管支喘息患者の喀痰でも増加する。副腎皮質ステロイド薬の全身投与を行うと，好酸球数はすみやかに減少する。

3 リンパ球刺激試験（LST）

血液中のリンパ球を抗原とともに培養すると，抗原に感作されているリンパ球が増殖する。チミジン❷を放射性同位元素で標識して培養液に加えておき，増殖後の細胞が含有する放射線量を測定することにより，増殖率を判定することができる。この検査を，**リンパ球刺激試験** lymphocyte stimulation test（LST，リンパ球芽球化試験，リンパ球幼若化試験）とよぶ。LSTは，薬疹の原因薬剤を調べる検査として保険適用されており，抗原として薬剤を加えるので，**薬剤誘発リンパ球刺激試験** drug-induced lymphocyte stimulation test（**DLST**）ともよばれる。

NOTE
❷細胞増殖の際にDNAに取り込まれる物質である。

4 皮膚テスト

皮膚テストには，Ⅰ型（即時型）アレルギーの検査としてプリックテストと皮内テストがあり，Ⅳ型（遅延型）アレルギーの検査としてパッチテストがある。各種花粉や食物など，アレルゲンとなる物質の検査用試薬は，アレルゲン液または抗原液とよばれ，薬品メーカーから販売されている。

1 プリックテスト 背部や前腕屈側の皮膚にアレルゲン液を滴下して針を浅く刺す。15〜20分後に発赤（紅斑）および腫脹（膨疹）の径を測定する。また，針先で2〜3mmの傷をつけてアレルゲン液の反応をみる**スクラッチテスト**が行われることもある。アレルゲン液はないが，アレルギー反応をおこした原因食物は手もとにあるという場合には，プリックプリックテスト❸ prick to prick test が行われる。

2 皮内テスト アレルゲン液を0.02mL皮内注射し，15〜20分後に発赤

NOTE
❸プリックプリックテスト
アレルゲン液が製品化されていない食物について検査する場合は，その食物に針を刺して，ただちにその針を使って皮膚を浅く刺し，15〜20分後に判定する。刺激性のある物質の場合は誰にでも皮膚反応をおこすことがあるので，健常対照者でもテストする。別の人に検査を行う際には，新しい針を用いる。また，感染性のある食物を用いた検査は行わない。

（紅斑）と腫脹（膨疹）の径を測定する。プリックテストよりも皮膚に入る液量が多く、反応が強く生じることがあるので、注意する。

③ **パッチテスト**　接触皮膚炎の検査として有用である。専用の絆創膏（ばんそうこう）を用いて、液状や固形のアレルゲンを貼付し、48時間後にはがして皮膚反応を判定する。なお、はがしたあとも数日間反応を観察する。

5 その他の検査

1 呼吸機能および呼気に関する検査

喘息では、**呼吸機能検査**により気道狭窄の程度を調べる。換気機能として肺活量❶と1秒量❷が重要であり、スパイロメータを用いて測定する。フローボリューム曲線❸も参考になる。ピークフローメータを用いると、自宅でも最大瞬間呼気流量 peak expiratory flow rate（ピークフロー、PEFR）を測定して喘息日誌（●89ページ）に記録しておくことができる。

呼気一酸化窒素（**呼気NO**）は、専用の機器に10秒程度息を一定速度で吹きこむことで測定でき、アレルギー性気道炎症の程度を知るのに有用である。

2 誘発試験・除去試験

● **誘発試験**　アレルゲンが実際にアレルギー症状を引きおこすかを証明する**誘発試験**は、専門施設に限定して行われる。食物アレルギーでは、患者に少量の原因食物を摂取してもらい、症状の発現をみる**食物経口負荷試験**が行われる。喘息では、アレルゲン液を用いた吸入誘発試験が行われることがある。アレルギー性鼻炎では、アレルゲンをしみこませたディスクを鼻粘膜に貼付する。アレルギー性結膜炎では、アレルゲン液を下眼瞼（がんけん）に滴下して症状を誘発する。

● **除去試験**　食物アレルギーに対しては、アレルゲンを含むと考えられる食品を除去して症状の改善をみる**除去試験**も行われる。

C 治療

1 生活習慣の改善

● **規則正しい生活**　アレルギー症状は、不規則な生活やストレスの多い生活で悪化しやすい。まずは規則正しい生活を心がけることが大切である。

● **アレルゲンの除去**　アレルギー疾患は、身のまわりのアレルゲンが生体の免疫を活性化させた結果、生体にとってわずらわしい症状が生じたものである。したがって、こまめに寝具を洗い、ていねいに掃除機をかけてダニを減らしたり、マスクをしてスギ花粉の吸入量を減らしたり、有毛動物のペッ

NOTE

❶**肺活量**
最大限に息を吸った状態から完全に息を吐ききるまでに呼出できる空気の量。

❷**1秒量**
最大限の吸息後、できるだけ勢いよく息を吐いたときの最初の1秒間に吐き出すことができる空気の量を1秒量という。1秒量を肺活量で補正した1秒率が、気流制限の指標として用いられることが多い。

❸**フローボリューム曲線**
最大努力の呼息の経過を横軸 volume、縦軸 flow のグラフであらわしたものである。喘息では、気道が狭くて呼息が弱まることがグラフの形状から容易に読みとることができる。

40　第4章　検査と治療

トを飼わないなど，アレルゲンの曝露を極力減らすことが重要である（◖83ページ，表6-3）。

● **アレルギー反応の調節**　喘息やアトピー性皮膚炎においては，免疫がつねに活性化状態のまま持続しており，アレルゲンを回避するだけでは症状が消滅することはない。これらの疾患の治療の中心は，薬物療法などによりアレルギー反応を調節することである。

● **禁煙**　アレルギー疾患全般にとくに悪影響を及ぼすのは喫煙である。本人の喫煙だけでなく，間接喫煙も問題となる。喫煙は喘息の発症リスクを高め，喘息患者にとっては重症化因子となる。さらに喫煙は，最も重要な治療薬である吸入ステロイド薬の臨床効果を打ち消す。よって，禁煙が望ましい。

● **大気汚染物質を避ける**　大気汚染物質，とくにPM2.5❶も，タバコと同様に上・下気道や眼結膜の症状を悪化させるので，気象予報にはふだんから気をつけておく。

2　薬物療法

1　副腎皮質ステロイド薬

　副腎皮質ステロイド薬は，抗炎症作用，抗アレルギー作用，免疫抑制作用をもち，アレルギー治療において最も重要な治療薬である。細胞質の受容体に結合して核内に移動し，さまざまな炎症性の化学伝達物質やサイトカインの産生を抑制する。

● **副作用**　副腎皮質ステロイド薬を長期間内服した場合には，さまざまな副作用がおこる（◖表4-1）。副作用が重篤な場合には，減量・中止を必要とすることがある。

● **局所投与**　副腎皮質ステロイド薬は，局所投与に限定することにより，全身性の副作用を心配せずに，良好な臨床効果を得ることができる。たとえば，喘息においては吸入薬が，アトピー性皮膚炎では軟膏・クリーム・ローションなどの外用薬が，アレルギー性鼻炎では点鼻薬が汎用される。

● **全身投与**　喘息の増悪やアナフィラキシーが遷延する場合には，副腎皮質ステロイド薬の全身投与が行われる。全身投与により症状を早く改善させたい場合には，少量から使いはじめて増量するのではなく，効果が十分に期待できる量で開始し，症状の改善とともに減量・中止していく。

● **ステロイド治療の拒否の問題**　一部のマスコミの誤った報道を信じ込んだ結果，副腎皮質ステロイド薬の使用を一切拒否し，不適切な民間療法❷に

NOTE

❶ PM2.5
　PM2.5は微小粒子状物質の一種であり，大気中に浮遊する小さな粒子のうち，粒子径が2.5μm以下の非常に小さな粒子のことをさす。吸い込むと，細い気管支まで到達する。
　成分として，炭素成分，硝酸塩，硫酸塩，アンモニウム塩のほか，ケイ素，ナトリウム，アルミニウムなどが含まれる。地域や季節，気象条件などによって組成や量は変動する。

NOTE
❷不適切な民間療法などに基づく悪質な商法は，アトピービジネスとよばれる。

◖表4-1　副腎皮質ステロイド薬の全身性の副作用

• 糖尿病	• 精神症状（不穏，不眠，錯乱）	• 高血圧	• 多毛
• 消化器潰瘍		• 脂質異常症	• 座瘡
• 肥満	• 無菌性骨壊死	• 白内障	• 満月様顔貌
• 骨粗鬆症	• 筋萎縮	• 緑内障	• 皮下うっ血
• 易感染性			• 紫斑　など

ゆだねる患者の存在は現在でも問題となっている。副腎皮質ステロイド薬に対する誤った偏見を修正していくには根気強い説明が必要となる。

2 抗ヒスタミン薬

マスト細胞から放出されるヒスタミンは，体内で複数のヒスタミン受容体に結合してさまざまな機能を発揮する。ヒスタミン H_1 受容体が刺激されると，気管支収縮や血管拡張，血管透過性亢進を引きおこすほか，神経細胞の興奮も引きおこす。ヒスタミン H_2 受容体は胃酸分泌亢進，ヒスタミン H_3 受容体は中枢神経の活動に関与している。

アレルギーの治療に使われる**抗ヒスタミン薬**は，H_1 受容体の拮抗薬である。蕁麻疹や瘙痒感を伴う皮膚疾患，アレルギー性鼻炎・結膜炎に対して，内服あるいは局所薬として広く用いられる。第2世代抗ヒスタミン薬は，脳への移行が少なく，副作用である眠けが少ないため，現在主流となっている。

3 抗ロイコトリエン薬

マスト細胞や好酸球などが活性化されると，脂質メディエーターが産生されて放出される。そのなかで最も重要なのが，ロイコトリエンである LTC_4，LTD_4，LTE_4 である❶。ロイコトリエンは，平滑筋収縮や血管透過性亢進といったヒスタミンと類似した作用を発揮するが，喘息においては，気管支収縮や気道粘膜の浮腫・炎症をおこす原因物質として，ヒスタミンよりも重視されている。

抗ロイコトリエン薬(ロイコトリエン受容体拮抗薬)は，喘息や，とくに鼻閉を有するアレルギー性鼻炎に対して用いられる。

4 アドレナリン

アドレナリンは，副腎髄質ホルモンの一種であり，通常は強心薬やショック治療薬として用いられる。エピネフリンともよばれる。

アナフィラキシーショックでは，末梢血管拡張や血管透過性亢進による循環動態の悪化を阻止する目的で用いられ，第1選択薬と位置づけられている。筋肉内注射で投与される。自己注射用のアドレナリン注射液(エピペン®)が保険適用されており，患者自身が携帯して使用する(❶95ページ，図6-4)。

喘息の増悪では皮下注射で投与され，気管支平滑筋の収縮を解除させる目的で用いられる。

投与量は疾患ごとに厳格に決められており，過量投与は重篤な副作用を生じうることに注意を要する。

5 生物学的製剤・分子標的薬

重症のアレルギー患者に対しては，抗体製剤(生物学的製剤)の皮下注射や分子標的薬を選択することがある。

①**アトピー性皮膚炎** 抗 IL-4 受容体抗体(デュピルマブ)や抗 IL-31 受容体抗体(ネモリズマブ)，抗 IL-13 抗体(トラロキヌマブ，レブリキズマブ)，

NOTE

❶これらのロイコトリエンは，システインを含むことからシステイニルロイコトリエンともよばれる。

JAK 阻害薬(デルゴシチニブ, バリシチニブ, アブロシチニブ, ウパダシチニブ)の内服あるいは軟膏が用いられる。

②気管支喘息　抗 IgE 抗体(オリズマブ), 抗 IL-5 抗体(メポリズマブ), 抗 IL-5 受容体抗体(ベンラリズマブ), 抗 IL-4 受容体抗体(デュピルマブ), 抗 TSLP 抗体(テゼペルマブ)が用いられる。

③花粉症　抗 IgE 抗体(オリズマブ)が用いられる。

これらは高価な薬剤であるため, 通常の治療では症状がおさまらない重症患者が対象となる。多くの抗体製剤は, 自己注射用のペン型・シリンジ型製剤も販売されている(●86 ページ, 図 6-3)。

3　アレルゲン免疫療法

アレルゲン免疫療法❶は, アレルゲンを少量から開始して増量しながら投与して慣れさせていき, 症状の軽減をはかる治療法である。アレルゲンを誤って多量に投与すると, アナフィラキシーショックにより生命の危機に陥る危険性もあるので, 専門の医師のもとで慎重に行われる。免疫寛容(●130 ページ)の誘導や, アレルゲンを中和する IgG4 の産生, 制御性 T 細胞の誘導などの作用により, 体質改善の効果を発揮する。

アレルゲン免疫療法の施行方法には, 舌下錠による**舌下免疫療法** sublingual immunotherapy(**SLIT**)および, 皮下注射による**皮下免疫療法** subcutaneous immunotherapy(**SCIT**)がある。

● **舌下免疫療法(SLIT)**　現在広まっている治療は, ダニおよびスギ花粉アレルゲンの舌下免疫療法である。舌下アレルゲン免疫療法ともよばれる。アレルギー性鼻炎に対して適応がある。毎日 1 回舌下投与を行い, 最低 3 年は続ける必要がある。

● **皮下免疫療法(SCIT)**　皮下免疫療法は古くから行われているが, 体調によってはまれに全身アレルギー症状やアナフィラキシーをおこすことがあるので, 新規に導入することは減っている。ハチ毒については保険適用となる薬剤はなく, 一部の専門施設において注射法が選択されている。

● **経口免疫療法**　食物アレルギーの小児において, 卵や牛乳の経口免疫療法が注目されているが, 一部の専門施設に限定して行われる研究段階の治療法である。

NOTE
❶以前は減感作療法とよばれていた。

📖 work　復習と課題

❶ アレルゲン特定のための検査についてまとめなさい。
❷ アレルギー疾患の薬物療法で用いられる薬物についてまとめなさい。
❸ アレルゲン免疫療法について説明しなさい。

— アレルギー —

第 5 章

疾患の理解

A 本章で学ぶアレルギー疾患

1 アレルギー疾患の名称

● **臓器に着目した疾患名** アレルギー疾患の多くは，臓器ごとにおもなアレルゲンや発症様式が決まっているため，病名には，「気管支喘息」「アレルギー性鼻炎・結膜炎」「アトピー性皮膚炎」のように，おもな症状があらわれる部位を明記したものが多い。

● **アレルゲン・誘発因子に着目した疾患名** 近年，病態の理解が進み，「食物アレルギー」「花粉症」「薬物アレルギー」「ラテックスアレルギー」などのように，特有のアレルゲンに着目した診断名も普及している。

さらに，症状が複数臓器におよび，また複数のアレルゲンが原因となるなど，複雑な病態のアレルギーがいくつも明らかとなり，「花粉-食物アレルギー症候群」「ラテックス-フルーツ症候群」「食物依存性運動誘発アナフィラキシー」といった複雑な名称の診断名も登場してきている。

● **全身性のアレルギー** アレルギー疾患のなかには，アナフィラキシーのように，全身に症状があらわれるものもある。

2 アレルギー疾患の病態のパターン

一般的に「アレルギー疾患」とよぶ場合，多くはⅠ型アレルギーの機序による（●27ページ，図3-1）。Ⅰ型アレルギー疾患は，症状が出現してはじめて病気として自覚することになるが，その前段階として，① アレルゲンへの曝露，② 感作，③ アレルゲンへの再曝露，という段階を経る（●図5-1-a）。

基本パターン

一般的には，はじめに曝露して感作を成立させる物質と，再曝露により症状を誘発する物質は，同一であることが多い。たとえば，眼結膜や鼻粘膜がスギ花粉に曝露して，スギ花粉への感作が成立すると，毎年スギ花粉が飛散する時期になると，流涙や眼のかゆみ，くしゃみ，鼻漏，鼻閉が生じる。これがアレルギー性鼻炎・結膜炎（●49ページ）であり，いわゆる花粉症である（●図5-1-b）。

一般的な食物アレルギー（●50ページ）や薬物アレルギー（●58ページ），ラテックスアレルギー（●60ページ）も，同様の機序により生じる。

感作の原因物質とは異なる交差反応物質が症状を誘発するパターン

再曝露により症状を誘発する物質は，感作の原因となった物質と同じとは限らない。たとえば，シラカンバ・ハンノキ花粉に曝露して感作が成立すると，これらの花粉の飛散時期に花粉症の症状が生じるだけでなく，この花粉と類似したタンパク質を含有する食品，たとえばモモやリンゴ，豆乳を経口摂取した際にも，口腔アレルギー症状やアナフィラキシーが誘発されることがある（●図5-1-c）。これは，花粉アレルゲンに対する特異的IgEが，モモ・リンゴ・豆乳に含まれる物質と交差反応をおこすためであり，花粉-食

A. 本章で学ぶアレルギー疾患　45

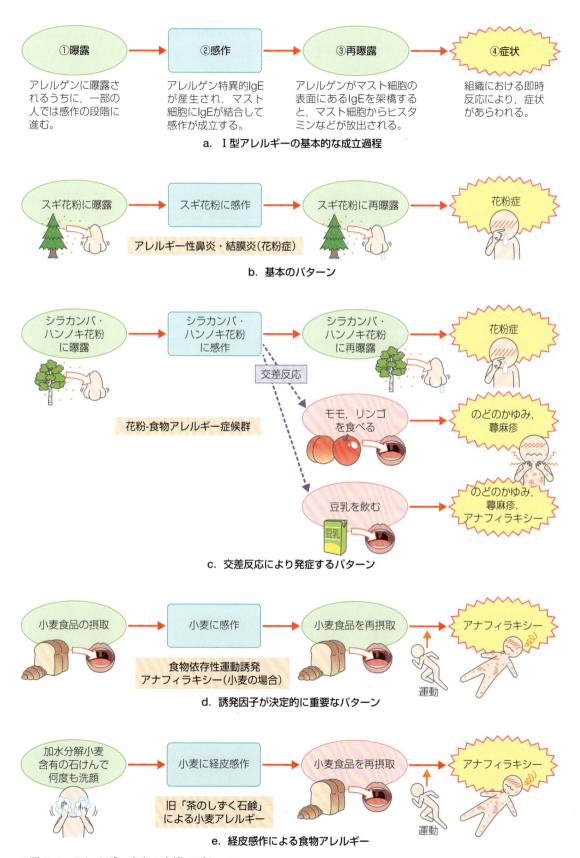

図 5-1　アレルギー疾患の病態のパターン

物アレルギー症候群とよばれる（●51ページ）。花粉に曝露される期間中は，身体の反応性が高まって，類似したタンパク質を含有する食品を摂取した際に，アレルギー症状がよりおきやすくなる。

ラテックス-フルーツ症候群（●60ページ）も同様の機序により，発症する。

■ 誘発因子により発症するパターン

症状の発現に，なんらかの誘発因子が関与するものもある。たとえば，食物アレルゲンに感作された人が，食物摂取後2時間以内に運動することで，アナフィラキシーを発症することがある（●45ページ，図5-1-d）。これは，運動により誘発される食物アレルギーとして，食物依存性運動誘発アナフィラキシーとよばれる（●51ページ）。成人の小麦アレルギーはこの病型をとることが多い。

運動のほかにも，アスピリンや非ステロイド性抗炎症薬（NSAIDs）の内服，入浴，月経，飲酒なども誘発因子となる。誘発因子に注意が向き，食物アレルギーであることに気がつかないこともある。

■ 感作の経路と症状誘発の経路が異なるパターン

同じ原因物質でも，最初に侵入して感作が成立したときの経路と，再曝露により症状が出現するときの経路が異なる場合もある。たとえば，小麦を加水分解した成分を含有した旧「茶のしずく石鹸」（愛称）による小麦アレルギー（●52ページ）は，この石けんで洗顔しつづけたために，顔面の皮膚を小麦タンパク質が通過して経皮感作により小麦アレルギー体質が成立し，小麦食品を経口摂取したあとに運動することでアナフィラキシーを発症するといった病態である（●45ページ，図5-1-e）。これは，2010年ごろに社会問題となった。

このほかにも，クラゲ刺傷が原因となるポリガンマグルタミン酸による納豆アレルギー（●52ページ）や，マダニ咬傷が原因となる α-Gal による牛肉アレルギー（●52ページ）など，近年になって感作経路が判明したものもある。

経皮感作が先行してさまざまなアレルギー疾患がおきやすくなることに注目が集まっている[1]。

NOTE

[1] 調理師など，手荒れを生じやすい職種におけるアレルギー疾患では，曝露物質を聞きとることが重要である。

3　Ⅰ型以外の機序によるアレルギー疾患

アレルギー疾患には，Ⅰ型以外の機序によるものも多くあり，また，複数の機序が関与する疾患もある。たとえば，接触皮膚炎（●57ページ）は，おもにⅣ型アレルギーの機序で生じるが，アレルギー反応とは関係なく生じる場合もある。また薬物アレルギーは，Ⅰ型アレルギーとして生じるケースもあるが，Ⅱ型・Ⅲ型・Ⅳ型アレルギーの機序で生じるものもある。

アレルギー疾患のなかには，原因物質や経路を判別することが困難であるものも少なくない。アレルギー患者が適切な診断・治療を受け，アレルゲンや誘発因子を回避してよりよい生活を送ることができるように，アレルギー疾患について，アレルゲン・感作経路・誘発因子・症状を整理して理解することが重要である。

B 気管支喘息

● **病態**　気管支喘息は，気管支が発作性に収縮することにより，気道が狭窄して喘鳴や呼吸困難を生じる疾患である。気管支が拡張している間は症状はないため，症状の変動がみられる。本態は気道のアレルギー性炎症であり，症状はなくとも炎症は持続していて，特性として気道過敏性の亢進がある。そのため，健常者では反応しない程度の弱い刺激でも，喘息患者では気道収縮反応がおこる（ ▶31 ページ，図 3-5）。

● **疫学**　わが国の喘息有病率は，『喘息予防・管理ガイドライン 2024』（日本アレルギー学会）によると，2000 年ごろの調査では，小児で約 7％，成人で約 4％と高く，近年まで増加していたが，小児では減少に転じている。厚生労働省「人口動態統計」によると，喘息による死亡者数は，1990 年代半ばまでは年間約 6 千人であったが，2010 年には約 2 千人，2023 年には 1,089 人と，減少傾向にあり，これは治療の進歩と普及が要因と考えられる。

● **分類**　気管支喘息は**アトピー型❶**と**非アトピー型**に分けられる。アトピー型は，ダニや真菌，動物の毛などがアレルゲンとなり，血液検査ではこれらに対する特異的 IgE が陽性となる。一方，アレルゲンが確認できないものは非アトピー型に分類される。小児の喘息のほとんどはアトピー型である。

　また，アスピリンなどの非ステロイド性抗炎症薬（NSAIDs）の内服により**喘息の増悪❷**が誘発されるものは**アスピリン喘息**とよばれ，成人の喘息患者の 1 割ほどでみられる❸。

● **病因**　アトピー型喘息の気道粘膜においては，アレルゲンによるマスト細胞の活性化により，ヒスタミン・ロイコトリエン・サイトカインが放出される。このような I 型アレルギー反応は病態に重要ではあるが，そのほかにも気道のウイルス感染やタバコの煙，気候変化，運動，ストレスなどのさまざまな要因が加わって気道の炎症が持続し，気道過敏性亢進と相まって喘息の増悪につながる。また，発病に対して遺伝的要因も一部で関係している。

● **症状**　症状が生じないときと，生じるときがあり，症状に変動がみられる。さまざまな要因に敏感に反応して気道狭窄がおこり，呼息時の喘鳴，呼気延長，胸苦しさ，咳，呼吸困難が生じる。夜間や早朝に症状が出現しやすい。臥位よりも起き上がっているほうが，横隔膜の位置が下がって肺および気管支が広がりやすくなるため，臥位を避けて起座呼吸を行うようになる。気道における粘液の産生も増加し，粘稠な痰を伴う。

　コントロールがわるいと，ふだんでも症状が続くようになる。症状がとくに悪化するときは，外来あるいは入院での治療を要する。長期にわたって気道炎症と症状が続くと，気道のリモデリング❹により気道狭窄が継続し，正常な気流に回復することができなくなる。

● **検査・診断**　喘息は診断基準が定まっておらず，症状や変動する気道狭窄，気道過敏性の亢進などをきっかけに喘息を疑い，必要に応じて検査も組み合わせて臨床診断を行う。

NOTE

❶アトピー型とは，アレルギー性と同義である。

❷**喘息の増悪**
　喘息の状態が急に悪化することをこれまで「発作」とよんでいたが，最近は学術的な用語の「増悪」を用いることが増えつつある。

❸アスピリン喘息患者には，アスピリンやそのほかのNSAIDs の投与はできないが，残り 9 割の患者では問題なく使用できる。なお，アスピリン喘息患者が，少なめの量のアセトアミノフェンを内服することは，おおむね安全といわれている。

NOTE

❹**気道のリモデリング**
　炎症が続くことにより，気道平滑筋の増加や基底膜部の肥厚，粘膜下浮腫などが引きおこされ，気道が組織的に変化してずっと持続することを気道リモデリングとよぶ。とくに平滑筋の増加により気道狭窄が固定したまま治らないことが問題となる。

● 表 5-1　喘息症状・増悪強度の分類（成人）

増悪強度[1]	呼吸困難	動作	検査値[3]			
			% PEF	SpO₂	PaO₂	PaCO₂
喘鳴／ 胸苦しい	急ぐと苦しい 動くと苦しい	ほぼ普通	80%以上	96%以上	正常	45 Torr 未満[4]
軽度 （小発作）	苦しいが 横になれる	やや困難				
中等度 （中発作）	苦しくて 横になれない	かなり困難 かろうじて歩ける	60〜80%	91〜95%	60 Torr 超	45 Torr 未満
高度 （大発作）	苦しくて 動けない	歩行不能 会話困難	60%未満	90%以下	60 Torr 以下	45 Torr 以上
重篤[2]	呼吸減弱 チアノーゼ 呼吸停止	会話不能 体動不能 錯乱，意識障害，失禁	測定不能	90%以下	60 Torr 以下	45 Torr 以上

＊1：増悪強度はおもに呼吸困難の程度で判定し，他の項目は参考事項とする。異なった増悪強度の症状が混在するときは増悪強度の重いほうをとる。

＊2：高度よりさらに症状が強いもの，すなわち，呼吸の減弱あるいは停止，あるいは会話不能，意識障害，失禁などを伴うものは重篤と位置づけられ，エマージェンシーとしての対処を要する。

＊3：気管支拡張薬投与後の測定値を参考とする。

＊4：喘息増悪時，通常は過換気となり PaCO₂ は低下する。PaCO₂ が正常域または上昇している場合は，気道狭窄が進んでいる可能性がある。

（日本アレルギー学会：喘息予防・管理ガイドライン 2024．p.9，表 1-8，協和企画，2024，一部改変）

(1) 喘鳴，呼吸困難，咳嗽：診察では呼息時の喘鳴を聴取する。症状のないときの呼吸音は正常である。ちょっとしたきっかけで症状が誘発される気道過敏性の亢進を確認する。また，喘息症状の増悪の強度は，呼吸困難の程度をもとに，軽度（小発作）・中等度（中発作）・高度（大発作）・重篤に分類される（● 表 5-1）。

(2) 気道狭窄：気道狭窄は変動することが特徴である。症状のあるときに，スパイロメータを用いて呼吸機能検査を行い，1 秒量低下，あるいはピークフロー値で 20%をこえる低下を確認する。気管支拡張薬の吸入といった速効性の治療により喘鳴や呼吸困難が改善したり，1 秒量が増加したりすることも，気道狭窄が可逆的に変動することを示す重要な所見である。

(3) 呼気一酸化窒素（呼気 NO），好酸球数：呼気 NO 値の上昇や，血液および喀痰中の好酸球数の増加は参考となる。

(4) 特異的 IgE：アレルゲンを調べるには，血清中の特異的 IgE の測定が役だつ。喘息において，日本で最も陽性率が高いアレルゲンはハウスダストおよびその主成分である屋内塵性ダニ❶である。

(5) 胸部 X 線：ふだんは異常はみられない。増悪時には，肺の過膨張がみられることが多いが，正常のこともある。

なお，喘息患者の一部で，喘鳴を呈さない咳喘息とよばれる病型がある。咳喘息では，呼吸機能検査を行っても 1 秒量・1 秒率の低下がみられないが，気管支拡張薬の吸入により，咳症状の改善がみとめられる。

＝NOTE

❶屋内塵性ダニ
　ヤケヒョウヒダニやコナヒョウヒダニといったヒョウヒダニがアレルゲンとなる。

● **病理学的所見**　気道粘膜の生検組織では，気道上皮の剝離や杯細胞の増加，粘膜上皮下の基底膜部の肥厚，粘膜上皮下の好酸球浸潤，気道平滑筋の肥厚・増生と収縮，気道内腔の粘液がみられる。剝離した気道上皮細胞が集塊となって喀痰中にみられる。アスピリン喘息では，好酸球を豊富に含む鼻茸❶をみとめる。

● **治療**　軽症から重症まで，吸入ステロイド薬が最も重要な治療薬であり，重症例には高用量を用いる。これに加えて，気管支拡張吸入薬，抗ロイコトリエン薬，気管支拡張作用をもつ徐放性テオフィリンを，重症度に応じて追加する。とくに重症な患者に対しては，生物学的製剤（▶41ページ，85ページ）や経口ステロイド薬を用いることがある。

　増悪時は，即効性の気管支拡張薬をまず吸入し，ステロイド薬やアミノフィリン水和物の点滴静注，アドレナリン皮下注を重症度に応じて追加する。

　喘息患者では，ダニを原因とするアレルギー性鼻炎を合併する率が高い。アレルゲン免疫療法はアレルギー性鼻炎に対して適応があるが，喘息との合併患者に適用することで，ダニアレルギー体質の改善が期待できる。

> **NOTE**
> **❶鼻茸**
> 　鼻腔内にみられる，鼻粘膜の浮腫性に垂れ下がった隆起のことで，鼻ポリープともよばれる。

C　アレルギー性鼻炎・結膜炎

● **症状**　アレルギー性鼻炎は，Ⅰ型アレルギー反応により鼻粘膜に炎症がおこり，くしゃみ，鼻漏❷，鼻閉といった症状が生じる（▶32ページ，図3-6）。アレルギー性結膜炎は，アレルギー性鼻炎と同様の原因・メカニズムで，眼結膜に炎症がおこり，流涙，眼の瘙痒感といった症状が生じる。鼻炎症状と結膜炎症状がそろって生じる場合は，アレルギー性であることが多い。

● **病因**　通年性アレルギー性鼻炎は，ダニアレルゲンを主成分とするハウスダストが原因である。季節性アレルギー性鼻炎は花粉がおもな原因であり，いわゆる**花粉症**とよばれるものである。春であればスギやヒノキ，一部の患者ではハンノキやシラカンバも原因となる。初夏から秋にかけてはイネ科の雑草，秋にはブタクサ・ヨモギ・カナムグラの花粉が原因となることが多い。

● **検査・診断**　血清中のアレルゲン特異的IgEあるいは皮膚テストが陽性で，アレルゲンに曝露されて症状が生じるという病歴から診断する。耳鼻科医は，鼻腔粘膜の観察と，鼻汁検査による好酸球の確認，鼻粘膜誘発試験を必要に応じて行う。アレルギー反応とは関係なく同じような症状を生じる疾患が複数あり，アレルゲンがはっきりしないときは専門医の診察が望ましい。

● **鼻炎の治療**　アレルゲンの除去や回避に努めるとともに，抗ヒスタミン薬の内服，ステロイド点鼻薬のいずれか，または両方を用いる。鼻閉が強い場合は抗ロイコトリエン薬の内服や即効性の血管収縮薬の点鼻を行う。血管収縮薬の点鼻は長期の連用で粘膜の萎縮を生じるので，2週間以内の使用にとどめる。とくに重症な季節性アレルギー性鼻炎では生物学的製剤を用いることがある。

　ダニやスギ花粉に関しては，舌下免疫療法（▶42ページ）も有効で，長期に

> **NOTE**
> **❷鼻漏**
> 　一般に鼻水とよばれているものは医学的には鼻漏に相当し，鼻腔に貯留している液体が鼻汁である。

わたり免疫系に効果をおよぼすが，即効性はない。薬物治療で改善しない場合は手術療法も行われる。

● **結膜炎の治療**　アレルギー性鼻炎と共通の経口抗ヒスタミン薬と点眼薬を用いる。点眼薬は，抗アレルギー薬や抗ヒスタミン薬をまず使用する。ステロイド点眼薬は，眼圧上昇作用があるため，症状の強いときに限定して，眼圧を確認しながら用いるのが望ましい。

D 食物アレルギー

1 食物アレルギーの概要

　食物アレルギーは，食物アレルゲンによってアレルギー反応が引きおこされて生じる症状をさす。経口摂取により生じるのどのかゆみや消化器症状[1]，アナフィラキシーを食物アレルギーとすることが多いが，広義には，食物アレルゲンが皮膚に接触して蕁麻疹や接触皮膚炎を生じたり，食物アレルゲンの吸入により喘息症状がおこる病態も，食物アレルギーに含まれる。

● **分類と病型・病因**　よく知られている病型は，特異的 IgE が関与し，摂取時に蕁麻疹やアナフィラキシーといった即時症状を生じるものである[2]。小児では卵や牛乳，成人ではエビ，カニ，小麦，果実，ソバ，ピーナッツなどがアレルゲンとなる[3]。近年は木の実類によるアレルギー患者が急増している。

　食物に対して感作が成立する過程は，食事として摂取する経路だけでなく，食物中のタンパク質が皮膚に付着して免疫系に認識される**経皮感作**の経路も重要である。乾燥肌や手指に湿疹がある場合，経皮感作がおこりやすい。

● **検査・診断**　さまざまな病型のどれに該当するのかを考え，特異的 IgE が関与する病型の場合は，血液検査により疑わしいアレルゲンに対する特異的 IgE を測定する。プリックテストや皮内テストなど，アレルゲン液を用いた即時型皮膚反応テストも有用である。

　特異的 IgE の値においては，症状が発現する閾値（カットオフ値）が決まっているわけではなく，数値が高いほど摂食時に即時症状やアナフィラキシーがおこる確率が高いことを意味する。かつては，特異的 IgE の数値だけを根拠に原因食物と断定され，除去が指示されていたが，現在は症状を重視して治療が判断される。

　小児においては，原因と推定される食物の微量摂取から開始して，15〜30分ごとに摂取量を段階的に増やして症状の発現をみる食物経口負荷試験が最も信頼性が高い。しかし，この検査は危険を伴うので専門施設において行われる。除去試験で症状改善をみることも診断に有用である。

● **治療**　症状を誘発することが明確な食物を回避する。たとえ特異的 IgE や即時型皮膚反応が陽性でも，症状が出ない食物については避ける必要はない。乳幼児では数か月の回避により体質が変化して摂取可能となることも多

NOTE

[1] 成人で，牛乳を飲むと毎回下痢が生じるので牛乳を避けているというタイプの患者の場合，消化酵素の分泌が少ないことによる乳糖不耐症であることが多い。これはアレルギーとは異なる。

[2] そのほかに，新生児や乳児において牛乳のタンパク質を原因として嘔吐や血便，下痢などの消化管のアレルギー症状を生じる病態があるが，これには IgE が関与しない。また，乳児期に卵や牛乳などを摂取するとアトピー性皮膚炎の湿疹が悪化する病態があり，これには IgE が関与している。

[3] 食品表示法により，アレルギーを引きおこす食品の表示が義務づけられている（●97ページ，表6-5）。2023年に表示義務項目にクルミが，2024年には表示推奨項目にマカダミアナッツが追加された。患者には加工食品の表示をよく確認するよう指導する。

いが，摂取の判断は小児科医の指示のもとで行われる。食物経口負荷試験は，除去してきた食物を食べても影響のない体質になったかの確認にも役だつ。

　原因食物を微量から毎日摂取して徐々に増量していき，免疫寛容を誘導する経口免疫療法は，一部の医療機関で行われている特殊治療である。現在のところ未就学児がおもな対象となっており，有効性が期待される年齢や，摂取・増量の方法，長期的な効果はまだ確定しておらず，研究段階である。

2 食物依存性運動誘発アナフィラキシー

　学童期から成人において，ある特定の食物を摂取後に運動❶を行うことにより，アナフィラキシーが誘発される病態があり，**食物依存性運動誘発アナフィラキシー**とよばれる(❯45ページ，図5-1-d)。食物アレルゲンに対する特異的IgEが陽性である。

　たとえば，小麦アレルギーの場合，パンやパスタなどの小麦食品を食べて2時間以内に運動すると，アナフィラキシーが生じることがある。エビやカニなどの甲殻類や果物も，一部の患者では原因となる。朝食後に，通勤のために駅まで早足で歩くといった程度の動作でも誘発されうる。

3 花粉-食物アレルギー症候群

　果物や野菜を摂取直後に口腔粘膜やのどの瘙痒感を生じるものは**口腔アレルギー症候群** oral allergy syndrome(OAS)とよばれ，幼児期から成人まで幅広くみられる。この病名は症状に基づいたものだが，近年，この症状は花粉アレルゲンに特異的なIgEが引きおこす交差反応であることが判明し，**花粉-食物アレルギー症候群** pollen-food allergy syndrome とよばれるようになった(❯45ページ，図5-1-c)。

　たとえば，シラカンバやハンノキの花粉は，リンゴ・モモ・サクランボなどの果物と交差反応性がある(❯表5-2)。つまり，シラカンバやハンノキの花粉による花粉症患者は，リンゴ・モモ・サクランボなどの食物がアレルゲ

> **NOTE**
> ❶運動により，腸管上皮の透過性が亢進してアレルゲンの吸収が促進されることが原因と考えられている(❯32ページ)。

❯表5-2　花粉-食物アレルギー症候群に関与する花粉と植物性食品

花粉		交差反応が報告されているおもな食物
科	種	
カバノキ科	ハンノキ オオバヤシャブシ シラカンバ	バラ科(リンゴ，モモ，サクランボ，ナシ，アンズ，アーモンド)，マメ科(大豆，ピーナッツ，緑豆もやし)，マタタビ科(キウイフルーツ)，カバノキ科(ヘーゼルナッツ)など
ヒノキ科	スギ	ナス科(トマト)
イネ科	オオアワガエリ カモガヤ	ウリ科(メロン，スイカ)，ナス科(トマト)，マタタビ科(キウイフルーツ)，ミカン科(オレンジ)，マメ科(ピーナッツ)など
キク科	ブタクサ	ウリ科(メロン，スイカ，ズッキーニ，キュウリ)，バショウ科(バナナ)など
	ヨモギ	セリ科(セロリ，ニンジン，スパイス類：クミン，コリアンダー，フェンネルなど)，ウルシ科(マンゴー)など

(日本小児アレルギー学会食物アレルギー委員会：食物アレルギー診療ガイドライン2021. p.205，表14-1，協和企画，2021より一部改変)

plus 食物摂取に伴うさまざまなアレルギー

●旧「茶のしずく石鹸」による食物依存性運動誘発アナフィラキシー

　小麦を加水分解した成分を含有した旧「茶のしずく石鹸」(愛称)の使用者のなかから,食物依存性運動誘発アナフィラキシーを発症する人が続出するというできごとがあった(45ページ,図5-1-e)。同商品は2004年から2010年まで販売され,国内で2千人をこえる女性が被害を受け,社会問題となった。

　この石けんで洗顔を行うことにより,石けんに含まれていた加水分解小麦タンパク質が顔面表皮を通過して体内に侵入し,小麦タンパク質に対する感作が成立した。この患者が,小麦食品を摂取したあとに運動を行うと,アナフィラキシーを発症するようになった。

　経皮感作により食物アレルギーが生じる実例として,世界的にも注目された。

●パンケーキ症候群

　欧米ではパンケーキで発症することが多いが,国内では,お好み焼きやたこ焼き,天ぷらでの発症が多い。家庭の台所において,一度開封した調理粉を数週間から数か月間,室温で保管している間に,屋内塵性ダニが入り込み,粉中で大量に増殖する。この調理粉を使用した料理を,ダニアレルギー体質をもつ人が食べることにより,アナフィラキシーがおこる。この病態は,**経口ダニアレルギー**ともよばれる。

　ほとんどは家庭でおこり,外食店でおこることはまずない。調理粉は一度で使い切るのが望ましく,残った場合は冷蔵庫で保管するよう指導する。

●α-Galによる牛肉アレルギー

　おもに西日本において,牛肉を摂取して数時間後にアナフィラキシーを生じる患者がときおりみられる。これは,牛肉だけでなく,豚肉や羊肉といった獣肉に含まれるα-Galがアレルゲンであることが判明しており,**α-Gal症候群**とよばれる。α-Galは,糖鎖の一種であるガラクトース-α-1,3-ガラクトースの略称である。患者は,血液がA型またはO型であり,イヌを飼っており,特定の抗体製剤を投与されるとアナフィラキシーをおこすという共通する特徴をもつ。

　発症の機序は次のとおりである。イヌの散歩に出かけた際に,草むらにひそんでいる吸血性のマダニに繰り返し刺されることにより,マダニの唾液に含まれるα-Galに感作が成立する(図)。この患者が,α-Galを含む食品を摂取することにより,蕁麻疹や血管性浮腫などの皮膚症状,下痢などの消化器症状があらわれ,場合によってはアナフィラキシーにいたる。経皮感作による食物アレルギーの一種と言える。

　一部の抗体製剤のなかには,製造過程でα-Galが分子構造に付加されるものがあり,これを投与された人に症状があらわれることがある。また,B型の血液型を示す赤血球表面の分子構造には,α-Galに類似した構造が含まれている。よって,B型の人の免疫系はα-Galを異物と認識せず,感作がおこりにくい。B型の糖鎖をもたない,A型もしくはO型の人に症状があらわれる。

●ポリガンマグルタミン酸による納豆アレルギー

　納豆を食べて約半日後に蕁麻疹や呼吸困難が生じる納豆アレルギー患者には,マリンスポーツ歴を有する人が多いことが知られていた。サーフィンなどのマリンスポーツの最中にクラゲに何度も刺されるうちに,ポリガンマグルタミン酸というクラゲ由来の物質に感作されることがある。ポリガンマグルタミン酸は,納豆のねばねばした成分にも豊富に含まれている。よって,こうした人が,納豆を食べたり,中華料理などの食材としてクラゲを食べたりした際に,アナフィラキシーを発症する。経皮感作により食物アレルギーが生じる事例の1つと考えられている。

　最近,ホタテ養殖に携わる漁師のなかに納豆アレルギー患者が多く発生しているが,これは,クラゲ刺傷とは別の機序で感作が成立していると考えられている。

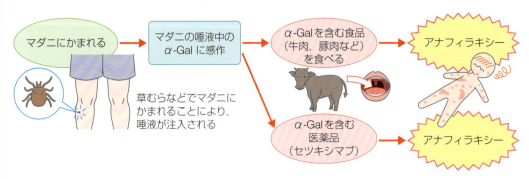

○図　α-Galによる牛肉アレルギー

ンとなって，食物アレルギー症状を生じることがある。

4 アニサキスアレルギー

　昔から，アジやサバなどのいわゆる青魚を食べると，蕁麻疹やアナフィラキシーといったアレルギーがおきやすいと言われていたが，これらのアレルギーは，寄生虫の一種であるアニサキスが原因で生じていることが多い[1]。アニサキス由来の成分に感作が成立している人が，アニサキスが寄生している魚介類[2]を摂取することにより，アレルギー症状が生じる。検査では，アニサキス特異的IgEが高値となる。

　生食後の発症が多いが，加熱調理したものでも発症することがある。生活指導では，アニサキスの寄生頻度の高い魚介類の摂取を控え，なるべく生食を避けるように指導することが多いが，寄生頻度が低い魚介類の摂取でも偶然の寄生により症状がおこることがある。

> **NOTE**
>
> [1]国内では，成人が魚肉を食べて生じるアレルギーの原因は，魚肉タンパク質によるものよりも，アニサキスによるものがはるかに多い。
>
> [2]アジやサバのほか，カツオ，イワシ，ブリ，ホッケ，イカなどへの寄生率が高い。

E アナフィラキシー

　アレルゲンが体内に侵入したのち，急速に全身性にアレルギー症状が引きおこされ，重篤化しうる反応を**アナフィラキシー**[3]とよぶ。食物アレルゲンに対する特異的IgEが陽性の人が，そのアレルゲンを含む食品を摂取して発症するものが最も多い。血圧低下・チアノーゼ・意識障害に陥ったものはとくに，**アナフィラキシーショック**とよばれる。

● **疫学**　2012年，東京都調布市で学校給食のチヂミを食べた小学生の女児がアナフィラキシーショックで死亡するといういたましい事例が発生した。わが国では，年間に50〜80人がアナフィラキシーショックで死亡している（▶表5-3）。死亡の原因となったおもなアレルゲンは，医薬品とハチ刺傷である。軽症も含めると，アナフィラキシー発症の原因として最も多いのは食物である。

● **病因・病態**　食物アレルゲンやハチ毒，ペニシリンなどの一部の薬物が体内に入ると，それらに対する特異的IgEとアレルゲンが反応してマスト細胞が活性化され，ヒスタミンなどの化学伝達物質が全身に広がり，全身の

> **NOTE**
>
> [3]アナフィラキシー
> 　アナフィラキシー anaphylaxis は，「防御機構 phylaxis」と，「反して ana」を意味するギリシャ語を語源として，1900年代初頭につくられた造語である。

▶**表5-3　アナフィラキシーショックによる死亡数の年次推移**

	2014	2015	2016	2017	2018	2019	2020	2021	2022	2023
総数（人）	52	55	69	50	51	62	54	55	79	68
医薬品	25	23	29	24	10	10	8	12	17	9
ハチ刺傷	14	23	19	13	12	11	13	15	20	21
食物	0	0	2	4	0	1	2	0	1	0
血清	1	1	0	0	1	0	0	0	0	0
詳細不明	12	8	19	9	28	40	31	28	41	38

（「人口動態統計」をもとに作成）

以下の2つの基準のいずれかを満たす場合，アナフィラキシーである可能性が非常に高い。

1. 皮膚，粘膜，またはその両方の症状（全身性の蕁麻疹，瘙痒または紅潮，口唇・舌・口蓋垂の腫脹など）が急速に（数分〜数時間で）発症した場合。

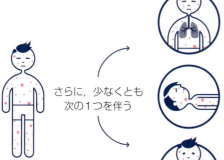

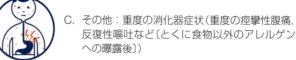

A. 気道／呼吸：重度の呼吸器症状（呼吸困難，呼気性喘鳴・気管支攣縮，吸気性喘鳴，PEF低下，低酸素血症など）

B. 循環器：血圧低下または臓器不全に伴う症状（筋緊張低下〔虚脱〕，失神，失禁など）

C. その他：重度の消化器症状（重度の痙攣性腹痛，反復性嘔吐など〔とくに食物以外のアレルゲンへの曝露後〕）

2. 典型的な皮膚症状を伴わなくても，当該患者にとって既知のアレルゲンまたはアレルゲンの可能性がきわめて高いものに曝露されたあと，血圧低下*または気管支攣縮または喉頭症状#が急速に（数分〜数時間で）発症した場合。

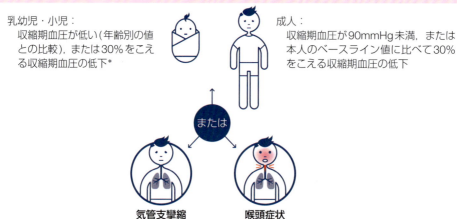

＊血圧低下は，本人のベースライン値に比べて30％をこえる収縮期血圧の低下がみられる場合，または以下の場合と定義する。
　i 乳児および10歳以下の小児：収縮期血圧が（70＋［2×年齢（歳）］）mmHg未満
　ii 成人：収縮期血圧が90mmHg未満
＃ 喉頭症状：吸気性喘鳴，変声，嚥下痛など。

図 5-2　アナフィラキシーの診断基準
（日本アレルギー学会：アナフィラキシーガイドライン 2022. p.2, 図 1, 2022.）

　末梢血管の拡張と透過性亢進，脈拍増加，気道粘膜の浮腫や分泌物増加，気管支収縮，消化管粘膜の浮腫と腸管蠕動の亢進が生じ，各臓器障害が生じる（図5-2）。全身の血管透過性が亢進した結果，血液量が減少するとともにヘマトクリット値が上昇して血液濃縮がおこり，血管拡張も相まって循環動態が悪化して血圧が低下し，ショック状態に陥り死亡にいたることもある。上気道の浮腫や気管支の閉塞による窒息も死亡につながる。
　造影剤やNSAIDsなどの薬物によるアナフィラキシーは，IgEとは関係なく引きおこされるが，全身でおこる病態や治療法において違いはない。

発熱・疲労・睡眠不足といった体調不良時や運動直後，月経直前などは，アナフィラキシーがおきやすくなる増強因子である。アナフィラキシー発症の最も多い原因は，小児では卵や牛乳の摂取だが，成人では，小麦やハチ毒をはじめとして，原因は多様である。

● **症状**　蕁麻疹，紅潮，粘膜浮腫といった皮膚・粘膜症状，呼吸困難，喘鳴，低酸素血症といった呼吸器症状，血圧低下，失神といった循環器症状，重度の腹痛・嘔吐といった消化器症状が組み合わさって出現する（◐76ページ，表6-1）。ショック状態になると意識レベルは低下する。

● **診断**　食事摂取やハチ刺傷，臨時薬など，アレルギー症状を誘発しうる物質に曝露してから通常30分〜1時間以内に発症することが多い。皮膚・粘膜症状に加えて，呼吸器症状，循環器症状，重度の消化器症状のいずれかが出現した場合は，アナフィラキシーと診断して治療を開始する（◐図5-2）。

● **検査**　アナフィラキシーが目の前の患者で出現している場合には，まずは治療を優先する。血液検査では赤血球数やヘマトクリット値の上昇がみられるが，そのほかに異常はみられない**❶**。

アレルゲンの特定には，特異的IgE測定が有用である。プリックテストや皮内テストといった即時型皮膚反応検査も有用だが，アナフィラキシーが軽快したのち，1か月以上時間を空けて，生体の反応性がもとどおりになってから行う**❷**。

● **治療**　ただちに周囲の医療スタッフを呼び集めるとともに，バイタルサインを確認する（◐78ページ，図6-1）。アナフィラキシーに対して第一に行う治療は，アドレナリンの筋肉内注射である。アドレナリンにより拡張した末梢血管を収縮させて透過性亢進を阻止し，気管支拡張および強心効果により，呼吸・循環動態の安定化をはかる。臥位にして脚を挙上させ，必要があれば酸素吸入を開始し，大量の輸液により血液量のすみやかな回復を目ざす。

重症例では副腎皮質ステロイド薬の点滴静注や，瘙痒感に対する抗ヒスタミン薬の投与も行うが，血圧低下が持続する場合は高度治療室（HCU）あるいは集中治療室（ICU）における全身管理を要する。

回復後は，アドレナリン自己注射液（エピペン®）を携帯させ（◐94ページ，表6-4），アナフィラキシー症状の出現時には，自己注射を行ったうえで，救急車を呼ぶように説明する（◐95ページ，図6-4）。

> **NOTE**
> **❶**血漿を保管しておき，後日，ヒスタミンやトリプターゼ（マスト細胞が放出する特異物質）を測定することは可能だが，特殊検査である。
> **❷**アレルゲンを，たとえ皮膚であっても負荷することは，アナフィラキシー誘発の危険がある。

F　アトピー性皮膚炎

● **病態**　アトピー性皮膚炎は，アトピー素因（アレルギー体質）を背景にもち，瘙痒感のある湿疹の増悪と寛解をくり返す疾患である。患者は，角質細胞間の脂質であるセラミドが減少していたり，皮膚水分量が低下して乾燥肌になったりするなど，皮膚のバリア機能が破綻していることが多い。バリア機能が低下した皮膚をアレルゲンが通過して感作が成立すると，局所のリンパ球やさまざまな細胞から化学伝達物質が放出され，瘙痒が増す。がまんで

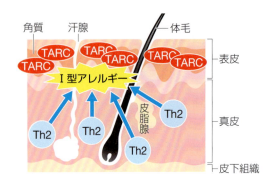

▶図5-3 アトピー性皮膚炎の病態

病変部の角質細胞が、ケモカインの一種であるTARCを産生し、Th2を誘導する。これによりⅠ型アレルギー反応が増強される。炎症が続くと、ほかにもさまざまなリンパ球が集まってきてⅣ型アレルギー反応も加わり、皮膚炎は慢性化する。

きずに繰り返し搔破(そうは)するなどの刺激が重なり、慢性の湿疹を形成する。

とくに、アトピー性皮膚炎では、病変部の表皮角化細胞からケモカインの一種であるTARC❶が分泌されることにより、ヘルパーT細胞2(Th2)を病変部によび込み、アレルギー反応を増強させる(▶図5-3)。

●**病因・経過**　アトピー素因が関連しており、本人あるいは家族にアレルギー疾患が多くみられる。アトピー性皮膚炎の患者の一部では、フィラグリン❷というタンパク質の遺伝子変異がみられる。

アトピー性皮膚炎はアレルギー疾患の1つではあるが、アレルゲンを除去するだけで症状が消失するわけではない。皮膚のバリア機能の異常に加えて、皮膚炎症と強い瘙痒感が持続し、湿疹は慢性の経過をたどる。食物アレルギーや発汗、搔破、細菌や真菌による皮膚感染症などは、悪化因子となる。

0歳児については、冬に生まれた児において発症率が高く、冬の乾燥期に皮膚が乾燥し、皮膚バリア機能の障害が生じやすいためと考えられている。乳幼児・小児期に発症するものは、成長とともに患者数は減少するが、一部は成人型のアトピー性皮膚炎に移行する。

●**症状**　湿疹は、急性のものと慢性のものがある。
(1)急性症状：浸潤性紅斑❸、漿液性丘疹、鱗屑(りんせつ)❹、かさぶた状の痂皮(かひ)など
(2)慢性症状：急性の病変に加えて、苔癬化(たいせんか)❺、痒疹❻など

前額や眼・口の周囲、耳介周囲、頸部や四肢関節部、体幹で好発し、左右対称におこりやすい。乳児期は頭・顔に始まり、体幹や四肢に下降するが、思春期・成人期では、顔・頸部・胸部・背部といった上半身に強く症状が出る傾向がある。

●**検査・診断**　血中のIgEや、必要に応じてTARCの測定を行う。
(1)総IgE、特異的IgE：8割の患者で血清の総IgEが高値である。皮膚を通過するアレルゲンに感作されやすいため、ダニ、食物、ペットなどの特異的IgEが陽性となりやすい。血液中の好酸球もしばしば増加する。
(2)TARC：アトピー性皮膚炎の病勢を鋭敏に示すため、専門施設においては、受診当日あるいは数日以内に判明する数値を治療薬の変更のための参考情報としている。瘙痒感が消失しても、TARC値が高いままであれば、治療は弱めずにきちんと続けるほうがよいとされる。

日本皮膚科学会の診断基準により、特徴的な症状・経過であれば診断は容

NOTE

❶ **TARC**
thymus and activation-regulated chemokineの略。ケモカインの一種であり、Th2を引きよせる作用をもつ。皮膚に集まったTh2が放出するIL-4、IL-5、IL-13などによりIgEが過剰に産生され、好酸球が浸潤するなどして、炎症が引きおこされる。

❷ **フィラグリン**
角質層の構成成分であり、バリア機能に重要な役割を果たす。

❸ **浸潤性紅斑**
炎症細胞が集まって盛り上がっている紅斑。

❹ **鱗屑**
角質が魚のうろこのようにがさがさになりはがれやすくなる状態。

❺ **苔癬化**
皮膚が厚くかたくなること。

❻ **痒疹**
激しい瘙痒を伴う丘疹や小結節がからだに広がる状態。

易である。症状や経過が合致しないときは皮膚科医の診断が必要である。

● **治療**　まずは，汗をかいたら洗い流し，瘙痒感に対する対策を行うなど，悪化因子に対する対策を指導する（◐73ページ）。皮膚の防御・保護機能を改善するためのスキンケアも同時に指導する（◐92ページ）。

　スキンケアと同時に薬物療法を行う。ステロイド外用薬や，免疫抑制薬であるタクロリムス軟膏などによる治療を中心とし，瘙痒感に対しては抗ヒスタミン薬の内服を補助的に用いる。血液検査で TARC 値をときどき確認する。重症難治例では生物学的製剤や分子標的薬を使うことがあり，効果が高い。

　近年では，長期にわたる症状コントロールには，寛解にいたったあともこれらの治療法を継続する**プロアクティブ療法**が有効とされている❶。具体的には，再燃を繰り返す皮疹に対して，ステロイド外用薬やタクロリムス軟膏などにより皮膚の状態を整えたあと，保湿剤によるスキンケアに加えて，抗炎症外用薬の塗布を，1日おき，次に週に1〜2回といったように間隔を広げながら実施し，寛解の維持を目ざす。

> **NOTE**
> ❶従来では，症状がいったん寛解したあとは，再び症状が生じたときに治療するというリアクティブ療法がおもに行われていた。

G　蕁麻疹

　蕁麻疹とは，膨疹が病的に出現する疾患であり，局所の病態としては血管拡張による紅斑と浮腫である。皮膚や粘膜の深部に同様の異常が生じた場合は，境界不明瞭な腫脹となり，**血管性浮腫**とよばれる。蕁麻疹はアレルギー反応を原因とする場合もあるが，日光や寒冷，温熱，搔破などの刺激で生じる物理性蕁麻疹など，アレルギー反応と無関係におこる場合もある。

● **病因**　アレルギー反応により生じる場合には，卵や牛乳，エビ，魚肉などに対する特異的 IgE が関与する。一部の患者では自己抗体が関与する。

● **治療**　発症原因の除去・回避に加えて，抗ヒスタミン薬の内服を行う。経口ステロイド薬を重症例に対して使うことがあるが，効果は確実とはいえない。作用機序は不明だが，原因不明の慢性蕁麻疹❷において，生物学的製剤である抗 IgE 抗体や抗 IL-4 受容体抗体が有効である。

> **NOTE**
> ❷6週間以上症状が持続しているものに適用される。

H　接触皮膚炎

● **病態**　**接触皮膚炎**は，外界のアレルゲンや刺激物質が皮膚に接触し，炎症が生じるものである。おもにⅣ型アレルギー反応の機序によりおこるが，アレルギー反応とは関係なく，皮膚の刺激でおこることもある。

　原因物質が塗られた皮膚に太陽光などの紫外線があたって生じるものは，**光接触皮膚炎**とよばれる。光接触皮膚炎では，光が皮膚を刺激して組織を損傷するとともに，T 細胞が関与してアレルギー反応を引きおこす。

● **原因物質**　アレルゲンは非常に多彩である。

（1）金属：ネックレスなどのアクセサリー，歯科金属，腕時計など

（2）植物成分：ウルシ，ラテックス（天然ゴム，●60 ページ）など

（3）化学物質：化粧品，毛染め液，軟膏や消毒液などの薬品

● **検査・診断**　パッチテストにより原因を確定させる。

● **治療・予防**　原因物質を回避することが治療および予防となる。皮疹に対してはステロイド外用薬を用いる。

I　薬物アレルギー

　薬物アレルギーは，薬物あるいはその代謝物がアレルゲンとなって感作が成立し，生体でつくられた抗体やリンパ球が，アレルゲンとなる薬物に対して免疫反応をおこすことにより，症状を生じるものである。

　通常では免疫反応をおこすとは考えにくい小分子であっても，アルブミンなどの体内のタンパク質と結合して抗原となり，感作が成立し，アレルギー反応が引きおこされることがある。その場合，結合するタンパク質を**キャリア**，小分子を**ハプテン**とよぶ。

　なお，造影剤や NSAIDs によるアナフィラキシーの場合，そのメカニズムは IgE と無関係であることが多い。しかし，生じた症状の経過や治療法はアレルギー性のものと同じであるため，薬物アレルギーに含めて述べる。

● **分類と病因・病態**　原因となる薬剤は無数にある。症状の生じる機序により，クームスとゲルのアレルギー分類が用いられる（●26 ページ）。

（1）Ⅰ型の例：ペニシリンを原因として特異的 IgE と反応し，蕁麻疹などの皮膚症状やアナフィラキシーといった即時型アレルギーが生じる。

（2）Ⅱ型の例：血液型不適合輸血による溶血反応や，ヘパリン起因性血小板減少では，体内の抗体を介した細胞傷害が関与している。

（3）Ⅲ型の例：血清病（●62 ページ）が知られている。

（4）Ⅳ型の例：薬剤を皮膚に塗布した際に接触皮膚炎を生じる場合には，Ⅳ型（遅延型）に分類される。

● **症状**　全身に症状を生じる場合と，1 つの臓器に症状を生じる場合がある（●表 5-4）。症状だけから薬物が原因と断定することは困難である。

● **表 5-4　薬物アレルギーの症状**

標的臓器	症状
全身性	アナフィラキシー，ショック，全身痙攣，発熱，血管炎
皮膚・粘膜	固定疹，播種状紅斑，蕁麻疹，血管性浮腫，湿疹，天疱瘡様皮疹，接触皮膚炎，光線過敏反応，剝脱性皮膚炎，紅皮症，多形紅斑，スティーヴンス-ジョンソン症候群（SJS），中毒性表皮壊死症（TEN），薬剤性過敏症症候群（DIHS），急性汎発性発疹性膿疱症（AGEP）
血液・造血器	汎血球減少症，白血球減少（顆粒球減少），血小板減少，溶血性貧血，好酸球増加，リンパ腫様反応
呼吸器	喘息の増悪，好酸球性肺炎，胸膜炎，間質性肺炎，グッドパスチャー症候群
肝臓	肝機能障害，胆汁うっ滞性肝炎，急性肝細胞壊死
その他の臓器	糸球体腎炎，間質性腎炎，ネフローゼ症候群，膜性腎症，心筋炎，多発神経炎，関節炎

I. 薬物アレルギー　　**59**

● **問診**　診断のために最も重要なのは問診である。投与された薬物と症状の正確な時間経過を把握する。もし，以前にも同じ薬物を投与した際に同様の症状が生じたのであれば，そのときの時間経過も参考になる。薬物による発熱は**薬剤熱**とよばれる。薬剤熱であれば，原因薬物を中止してから3日以内に解熱することが多い。

● **検査**　検査は，問診で得られた情報を補足するために行われる。アナフィラキシーなどの即時型アレルギー症状が生じたのであれば，プリックテストや皮内テストといった皮膚テストが有用であるが，高濃度の薬液を使うとアナフィラキシーを誘発する危険があるので慎重に行う。試しに通常量の薬剤を内服または注射してみることはさらに危険である。

　接触皮膚炎のようなⅣ型アレルギー反応が疑われる場合はパッチテストが有用である。また，薬疹に対しては，感作リンパ球を確認する目的でリンパ球刺激試験（LST，●38ページ）も行われる。

　原因薬物が確定していないが，治療のために薬物を使わざるをえないとき❶は，危険性の少ない薬剤を選んで慎重に負荷投与を行うことがある。ただし，強いアレルギー症状がおこる危険性があるので，外来ではなく入院において行うことが望ましい。

● **治療**　アナフィラキシーなど，薬物アレルギーの症状がある場面は，症状に対する救急治療を優先して行う。以後は，原因の薬物を避けつづける必要がある。

◆ 重症薬疹

　薬物アレルギーで最も多くみられるのは皮膚症状であり，まれに**重症薬疹**が生じることがある。なんらかの薬物による治療中の患者において，皮疹が広がり発熱や全身の消耗が進行する場合には，皮膚科医を受診する。重症薬疹は生命の危険があり，皮膚科医を中心とする集中治療を必要とする。

● **SJSとTEN**　全身の皮膚紅斑と口腔・粘膜の出血性びらんを示すものは，**スティーヴンス-ジョンソン症候群** Stevens-Johnson syndrome（**SJS**）❷とよばれる。SJSよりもさらに広範囲の紅斑や，体表面積の10%をこえる水疱，表皮剝離，びらんを呈するものは，**中毒性表皮壊死症** toxic epidermal necrolysis（**TEN**）とよばれる。

● **DIHS**　抗痙攣薬などを服用中の患者で，薬物アレルギー反応と体内のヘルペスウイルス属❸の再活性化により，発熱や全身性の紅斑，リンパ節腫大，血液中の異型リンパ球増加，好酸球増加，肝機能障害などが生じるものは，**薬剤性過敏症症候群** drug-induced hypersensitivity syndrome（**DIHS**）とよばれ，重症薬疹の1つである。

● **AGEP**　おもにペニシリン系抗菌薬などの投与をきっかけに，急速に発熱と全身に紅斑と小膿疱が多発するものは**急性汎発性発疹性膿疱症** acute generalized exanthematous pustulosis（**AGEP**）とよばれ，重症薬疹に含まれる。

NOTE

❶たとえば，鎮痛薬の使用によりアレルギー症状が生じるものの，月経痛の治療のため鎮痛薬を必要とする場合などが想定される。

NOTE

❷皮膚粘膜眼症候群とよばれることもある。

❸とくに問題となるのは突発性発疹の原因ウイルスとして知られるHHV-6である。

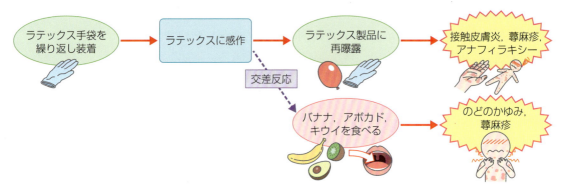

図 5-4　ラテックス-フルーツ症候群

J　ラテックスアレルギー

　ゴムノキの樹液（天然ゴム）あるいはその加工品をラテックスとよぶ。ラテックスはゴム手袋などの原料となる。皮膚を通過したラテックスタンパク質の感作が成立し，Ⅳ型アレルギー反応による接触皮膚炎やⅠ型アレルギー反応によるアナフィラキシー，急性蕁麻疹がおこることがある（図5-4）。
- **診断**　ラテックスを含まない合成ゴム手袋を使った場合は症状が生じないことが診断の参考になる。Ⅰ型アレルギー反応の場合には，血清中のラテックス特異的 IgE は陽性となる。
- **ハイリスク群**　手袋を頻繁に使う職種でおきやすく，医療従事者や調理師，二分脊椎患者などの医療処置を繰り返し受ける患者などがハイリスク群である。アトピー素因の人や，手に湿疹がある人は，感作がおこりやすい。

◆ ラテックス-フルーツ症候群

　ラテックス特異的 IgE が陽性の場合，バナナやアボカド，クリ，キウイフルーツといった一部の果物類（102ページ，表6-8）と交差反応をおこすことがあり，**ラテックス-フルーツ症候群**とよばれる。食品摂取後に口腔内や咽頭の違和感・ピリピリ感といった口腔アレルギー症候群の症状が生じたり，蕁麻疹のほか，アナフィラキシーなどの重篤な全身症状が生じることもある。
　ラテックス-フルーツ症候群の患者は，ラテックス製品との接触を避けるほか，症状を引きおこした食品およびその加工品を除去する必要がある。医療従事者が罹患した場合，医療用手袋だけでなく，輪ゴムや絆創膏，駆血帯，カテーテルなどのさまざまな医療用具に注意を要する（101ページ，表6-7）。

K　職業性アレルギー

　職場環境にある物質が原因となってアレルギー症状が生じるものは，職業性アレルギーとよぶ。生じる症状は，喘息，アレルギー性鼻炎・結膜炎，ア

L. ペット・昆虫アレルギー　**61**

○ 表 5-5　職業別の接触皮膚炎の原因

職種	接触皮膚炎の種類	原因
農業	急性刺激性皮膚炎	農薬(有機リン製剤, 除草剤), 農作物
	慢性刺激性皮膚炎 アレルギー性接触皮膚炎	農薬, 肥料, 農作物, 花粉, 界面活性剤
工業	急性刺激性皮膚炎	防錆剤, 灯油, 切削油, タール, フェノール
	慢性刺激性皮膚炎 アレルギー性接触皮膚炎	塗料, 金属(ニッケル, コバルト, クロム), 界面活性剤, エポキシ樹脂, ゴム剤, 切削油
美容師	刺激性皮膚炎	毛髪, 界面活性剤(コカミドプロピルベタイン〔CAPB〕), パーマネントウェーブ液(チオグリコール酸アンモニウム；ATG)
	アレルギー性接触皮膚炎	界面活性剤, 染毛剤(パラフェニレンジアミン〔PPD〕), パーマネントウェーブ液, 香料, ブリーチ剤(過硫酸アンモニウム), はさみ(金属), ゴム手袋(加硫促進剤), 殺菌防腐剤(ケーソンCG)
医療従事者	刺激性皮膚炎	手指洗浄剤・消毒剤(ポビドンヨード, ベンザルコニウム塩化物, グルコン酸クロルヘキシジン)
	アレルギー性接触皮膚炎	消毒剤, 歯科用材料(レジン), ゴム手袋(加硫促進剤)(接触蕁麻疹　ラテックス)
事務職従事者	アレルギー性接触皮膚炎	デスクマット(2,3,5,6-テトラクロロ-4-(メチルスルホニル)ピリジン〔TCMSP〕)

(日本職業・環境アレルギー学会：職業性アレルギー疾患診療ガイドライン 2016. 協和企画, 2016, 一部改変)

ナフィラキシーなど, さまざまである。接触皮膚炎も生じ, 特定の職業で多くみられる[1](○表 5-5)。

　工業の進歩に伴って新しい化学物質が人体に作用してアレルギーを生じることもあり, 職業性アレルギーをおこす原因物質は世界的に増加している。

▢ NOTE
[1]医療従事者においてラテックスアレルギーが生じた場合は, 職業性アレルギーに該当する。

L　ペット・昆虫アレルギー

● **ペットアレルギー**　ペットの毛や皮屑がアレルゲンとなって喘息や鼻炎・結膜炎をおこすことがある。また, ペットを室内で飼っているとダニが増加し, ダニアレルギーの症状もおきやすくなる。もともとアレルギー疾患をもつ人は注意する必要がある[2]。イヌやネコ, ウサギ, ハムスター, 鳥などの特異的 IgE 検査が診断に有用である。

▢ NOTE
[2]なかでもとくに喘息をもつ人は注意が必要である。

　ハムスターやモルモットを飼っている人は, これらのもつアレルゲンに強く感作されていることがある。このような人が, ハムスターやモルモットにかまれると, 唾液中のタンパク質が咬傷から微量に体内に侵入し, 重篤なアナフィラキシーショックをおこす例も報告されている。モルモットやラット, マウスに対するアレルギーは, 動物実験従事者に多く見られる。

　インコやアヒルでは, 羽毛や糞がアレルゲンとなり, 喘息の原因となる。これらのアレルゲンは過敏性肺炎の原因にもなる。

● **昆虫アレルギー**　ハチやガ(蛾), ヒアリ, ユスリカ, ゴキブリなど, 昆虫のもつ成分がアレルギーをおこすことがある。とくにハチ毒は, 養蜂業や

林業に従事する人において問題となる。ハチ刺傷によるアナフィラキシーショックで死亡する事例が，毎年国内で十数件の頻度でおきている（●53ページ，表5-3）。

　ガやユスリカ，ゴキブリについては，虫体や羽に含まれる物質を吸入することにより喘息症状をおこすことがある。これらの昆虫の特異的IgEが陽性であれば，アトピー型喘息（●47ページ）に分類される。

M　化学物質過敏症

　芳香剤や防虫剤などのさまざまなにおいの物質や有機溶媒により，目のチカチカする感じや咳，呼吸困難を生じる病態は，**化学物質過敏症**と総称される。健常な人ではまったく気にならないような低濃度の物質に対しても過敏症状を生じるため，日常生活上の支障が大きい。

　新築の建材から微量にもれ出るホルムアルデヒドなどの物質に限定して呼吸困難が生じるものは，**シックハウス症候群**とよばれる。気管支喘息をもっている人でおこりやすい。

　血液検査では異常はなく，検査には特殊な曝露用設備を必要とするため，総合病院や大学病院でもむずかしく，病歴に基づいて診断をすることになる。

N　血清病

　破傷風毒素やヘビ毒などの毒性を中和する目的で，ウマ血清を用いた抗血清製剤を筋肉内注射することがある。投与後約1週間で，異物であるウマタンパク質を排除するために抗体が産生されはじめ，投与されたウマタンパク質と抗体により免疫複合体が形成され，異物を処理する細胞に取り込まれて分解されていく。免疫複合体は免疫細胞を強力に活性化させるため，発熱や蕁麻疹様の皮疹，関節炎を生じることがあり，これは**血清病**とよばれる。免疫複合体は最終的には体内から除かれる。

　Ⅲ型アレルギー反応の典型例である（●28ページ）。異種タンパク質を皮膚局所に注射して3～8時間後に生じる発赤や硬結は，**アルサス** Arthus **反応**とよばれる。異種タンパク質の投与歴があると，陽性となることが多い。

▶ work　復習と課題

❶ 代表的なアレルギー疾患と，そのアレルゲンについてまとめなさい。

❷ 気管支喘息の原因と症状，検査と治療についてまとめなさい。

❸ 食物依存性運動誘発アナフィラキシーについて説明しなさい。

❹ 薬物アレルギーの症状についてまとめなさい。

― アレルギー ―

第 6 章

患者の看護

A 疾患をもつ患者の経過と看護

ここでは，食物アレルギーによりアナフィラキシーショックを発症し，初期治療を受ける急性期から，ラテックス-フルーツ症候群と診断されて退院し，通院治療を継続的に行う段階まで，患者がたどる経過を整理し，その健康レベルに合わせた看護のポイントを述べる。時系列にそって患者の変化をとらえ，本章B節以降の具体的な看護実践の学習に役だててほしい。

1 急性期の患者の看護

アレルギー疾患の急性期にあらわれる症状は，少しかゆみがあるといった軽度のものから，生死にかかわる重篤なものまでさまざまであり，症状が出現する部位や重症度も多様である。急性期の患者は，生体の恒常性が急激にくずれ，死にいたる危険性があるため，すみやかな情報収集に基づく適切なアセスメントと正確な処置が必要となる。また自覚症状が重度であればあるほど，患者の死への不安は高まるため，精神的な援助も重要となる。

急性期　アナフィラキシーショックで救急搬送されたAさん

Aさんの　回復期 66 ページ　慢性期 67 ページ

● 救急搬送までの経過

20歳のAさんは，子どものころから背中や肘・膝の関節部の乾燥や瘙痒感を自覚しており，皮膚科を受診してアトピー性皮膚炎と診断されていた。現在は看護大学の3年生で，家族とともに生活しており，自宅から通学している。

看護学科の臨地実習が始まると手あれがひどくなる。とくに，

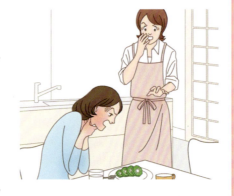

ゴム手袋を着用したときに症状が重くなり，かゆみが生じることに気づいていた。ある日，自宅でキウイフルーツを摂取した際に，のどのかゆみに続いて顔面の浮腫，呼吸困難感，動悸，全身にかゆみを伴う浮腫と蕁麻疹が出現し，家族に付き添われて救急搬送された。

● 搬送時の状況

搬送中，Aさんは，意識清明で呼吸22回/分，体温36.3℃，SpO₂ 93%，脈拍106回/分，病院到着前の血圧88/53 mmHgであり，この間，症状の変化はなかった。アドレナリンと抗アレルギー薬の投与および輸液では症状の改善が不十分であったため，そのまま入院して電解質輸液の点滴の追加と酸素投与が行われた。

Aさんはこれまで大きな病気をしたことがなかったため，命の危険を感じるような今回のエピソードは，Aさんと家族に大きな不安をもたらした。

A. 疾患をもつ患者の経過と看護　　**65**

「Aがひとりでいるときにアナフィラキシーショックがおこっていたらと思うとゾッとします」と家族は述べている。

▌看護のポイント

● **急性症状への対応**　症状の観察とショックへの対応を行う。

(1) 症状の観察・問診：急性期のアレルギー患者は，呼吸困難感・気道狭窄などの呼吸器症状や血圧低下・意識障害などの循環器症状，蕁麻疹などの皮膚症状が同時にあらわれることがある。アナフィラキシーでは，突然に複数の臓器に症状があらわれ，緊急受診することが多く，喉頭浮腫により呼吸困難から窒息に陥ったり，循環動態の急速な悪化により心停止となる危険性もある。そのため，迅速なアセスメントにより患者がアナフィラキシーによるショックであることを認識し，適切な治療をすみやかに開始することが重要となる。

(2) アナフィラキシーショックに対する救急処置：アナフィラキシーショックで搬送された患者には，アドレナリンの筋肉内注射以外にも，輸液ルートの確保，モニター管理，必要に応じて気管挿管や蘇生など，多くの処置が同時進行で行われる。そのため，医薬品や救急カートを事前に整備しておくとともに，緊急時の対応に備えてふだんからシミュレーションを行っておくことが大切である。看護師は，患者が不要なストレスを避け，安静が保てるように援助する。また，バイタルサインの測定やモニター管理を通じて経時的な変化を把握し，異常を察知したら医療チームのメンバーに報告して，迅速に対応する。

● **心理的支援**　アナフィラキシーショックの患者やその家族は，未知の状況に直面し，さまざまな不安や死への恐怖を強くいだきやすい。そのため看護師は，患者の苦痛を積極的に緩和し，不安や恐怖の軽減に努めることが重要である。同様に，家族が患者の急変状態をまのあたりにしたとき，家族も心理的危機状態に陥ることがある。患者だけでなく，家族への精神的ケアも必要となる。

本章で取り上げる急性期患者の看護

　アレルギー疾患のなかでもとくに，喘息の急性増悪やアナフィラキシーをきたした患者は，生命の危機に陥る危険性が高い。本章では，以下の疾患について急性期の看護を取り上げている。

- 気管支喘息患者の看護(▶88ページ)
- アナフィラキシーショックの患者の看護(▶76ページ)
- 食物アレルギー患者の看護(▶96ページ)
- 薬物アレルギー患者の看護(▶99ページ)
- ラテックスアレルギー患者の看護(▶100ページ)

2 回復期の患者の看護

この時期の患者は、急性状態から回復し、日常生活に戻るための準備を始める。自宅や学校、職場などの生活環境において、患者自身や家族がアレルゲンを除去・回避し、緊急時の対応ができるように、セルフケア❶能力を向上させるための援助が重要である。

> NOTE
> ❶セルフケア
> 本来、人間は自分で自分の世話をすること、すなわちセルフケアができる。しかし、けがや病気により、自分のニードを満たせないとき、セルフケア不足が生じる。看護師は、患者がどの程度のセルフケアができるのかを見きわめ、それに応じて援助する。

回復期 急性状態から回復し、日常生活に戻る準備を始める A さん

Aさんの 急性期 64ページ 慢性期 67ページ

検査・診断と治療

後日の検査で、ラテックスタンパク質とキウイフルーツに対するアレルギー反応が陽性となり、ラテックス-フルーツ症候群と診断された。医師からは、食事や生活上の注意が必要であるが、適切な治療や管理が続けられれば、病状はコントロール可能であることが伝えられた。また、アナフィラキシーの予防法と、緊急時に使用するアドレナリン自己注射液（エピペン®）の携帯と使用方法についても説明された。しかし、Aさんは、「また、アレルギーの発作がおこるかもしれないんですね。こわいです。」とアナフィラキシーの再発を心配している。

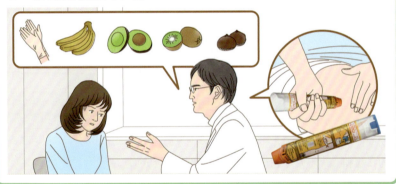

看護のポイント

● **アレルゲン特定のための援助** アレルゲンを特定するためには、患者が直前に曝露した可能性のある物質について詳細な問診が行われ、さらに血液検査や皮膚テスト、必要に応じて食物除去試験や食物経口負荷試験などの検査が行われる。看護師は、患者が安全に安心して検査を受けられるように援助する。検査によっては、アレルギー症状を悪化させたりアナフィラキシーを引きおこす可能性があるため、看護師は患者に検査内容をていねいに説明し、検査中・検査後は患者の状態を注意深く観察する。

● **アレルゲンの除去・回避のための生活指導** アナフィラキシーの再発を防ぐためには、適切なアレルゲン検査と正確な診断に基づいた、アレルゲンの除去・回避が不可欠である。Aさんの場合、ラテックス製品の使用を避けるだけでなく、ラテックスのアレルゲンと類似した抗原をもつ食物❷のうち、症状が生じるものの摂取を避けて生活することになる。食事指導では、

> NOTE
> ❷バナナやアボカド、キウイフルーツ、クリなどが該当する（102ページ、表6-8）。

栄養バランスがかたよらないように工夫することも大切である。

●**緊急時の対処法の指導**　アナフィラキシーの再発に備えて，患者自身が迅速に緊急時の対応ができることも重要である。アドレナリン自己注射液（エピペン®）が処方された場合は，つねに携行し，発症時に正しく使用し，使用後は必ず医療機関を受診することなどを患者と家族に説明する。

3 慢性期の患者の看護

この時期の患者は，適切な治療やケアを受けていれば，明らかな症状の変化はなく，病状は安定してくる。通常の社会生活を送ることができるが，適切な治療の継続や，アレルゲンや増悪因子の除去・回避を怠ると，急激に症状が悪化することがある。そのため，長期にわたる治療や生活管理の必要性について患者自身がよく理解して，長い経過のなかで変化する環境や生活に合わせて，セルフケアを続けていくためのセルフマネジメント能力を高め，薬物療法に対する**アドヒアランス**❶を向上させる必要がある。

慢性期　セルフマネジメント能力と薬物療法のアドヒアランスの向上に取り組むAさん

Aさんの　急性期 64ページ　回復期 66ページ

●**日常生活と将来に対する不安**

ラテックス-フルーツ症候群との診断を受けたAさんは，アレルゲンや増悪因子を除去・回避し，薬物療法を継続しながら日常生活を送るための指導を受けたが，アレルゲンが複数あることに不安を感じている。また，退院後の日常生活において症状に応じた対処ができるかどうか，Aさんも家族も心配している。

さらに，Aさんは看護師になるための勉強をしており，手袋以外にも，駆血帯や血圧計のマンシェット，車椅子の車輪などのラテックス製品に触れる機会がある。このまま実習を続けることができるのか，将来，看護師になることをあきらめなければならないのかと悩んでいる。

●**情報収集**

医師からは，病気をよく理解して生活習慣を整え，ラテックスフリーの製品を利用するなどの工夫で，看護師として働くことは十分に可能であることが伝えられた。Aさんは，病院で看護師として働く場合，特定のアレルゲンにさらされる危険性のある場面やその予防法について，アレルギー疾患に関する専門的な知識や経験をもつ看護師に，具体的に質問してみたいと考えている。

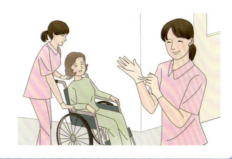

看護のポイント

●**症状マネジメントの支援**　適切なセルフケアにより，症状をマネジメントできるよう支援する。

NOTE

❶アドヒアランス

患者が医師の指示に従って，通院や服薬，食事，運動などの治療を遵守することをコンプライアンスという。

一方，アドヒアランスとは，患者が医師とコミュニケーションをとりながら治療内容や方法を選び，責任をもって治療を続けるといった，治療への積極的な参加を意味する。

近年は，患者が医師の指示を遵守することに着目するコンプライアンスよりも，患者主体のアドヒアランスが重要視されることが多い。

（1）アレルゲンや増悪因子の除去・回避：慢性期のアレルギー疾患患者は，退院後もアレルゲンや増悪因子の除去・回避と薬物療法を継続し，症状をマネジメントする力を身につける必要がある。看護師は，患者が症状を効果的にコントロールできるように援助する。症状を観察し，客観的に測定できるデータとともに記録するよう患者に促すことで，患者は自分の健康状態に関心をもち，病状悪化とアレルゲン・増悪因子との関係に気づくことができるようになる。また，観察した結果を医療者と共有し，解決策を一緒に考えることができるようになる。

（2）治療の継続：アレルギー症状に用いられる薬物は，種類も多くまた剤形もさまざまである。看護師は，患者が治療方針について医師とよく話し合えるように調整する。そして，その決定に従って治療を続けられるように，アドヒアランスの向上を促進し，患者が積極的に治療に参加できるよう支援する。

（3）自己効力感の向上：治療効果が実感できると，患者の治療行動は強化される。看護師は，確実な治療の継続によってアレルギー症状がおさまっていることを患者にフィードバックすることにより，患者の**自己効力感❶**を徐々に高め，治療に対するモチベーションを向上させることができる。患者との良好なパートナーシップを築きながら，ともに目標に向かって進む姿勢が大切である。

● **感情のマネジメントの支援**　アレルギー疾患患者は，長期にわたってアレルゲンや増悪因子を除去・回避する生活や服薬を続ける必要があるために，不安やイライラ，負担を感じていることがある。患者は，病気であることによって生じるネガティブな感情と向き合い，対処するために感情をマネジメントする力を身につけることが大切である。看護師は，患者が誤った情報により不安に陥らないよう，アナフィラキシーやその予防，アレルギー症状とその治療に関する正しい知識を幅広く学べるように協力する。

● **社会生活のマネジメントの支援**　Aさんのように，小児期から長くアレルギー疾患をわずらっている患者も多い。よって，環境や生活の変化に応じた症状のマネジメントが重要となる。また，患者自身が望む人生を自由に追求し，自分らしい生き方ができるように，社会生活をマネジメントする力を強化する必要がある。看護師は，患者にとって有益な情報が得られる場や方法について情報を提供する。

　患者会などのセルフヘルプグループ（自助グループ）などの社会資源（リソース）を紹介することも効果的である。同病者から得られる情報は，患者のニーズに即した実用的なものであることも多く，問題解決のヒントが得られることもある。また，Aさんのように，アレルギー疾患が，学業の継続や職業の選択に影響する可能性がある場合は，医師や専門的知識をもつ看護師への相談をすすめることも効果的である。

　患者が自分の病状をよく知り，自分にとって有益な情報を取捨選択しながら，本来の力を取り戻し，患者が望む生活や仕事を選び，歩んでいけるように，**エンパワメント❷**を支援することが大切である。

> **NOTE**
> **❶自己効力感**
> 　人間の行動は，それをどの程度うまく行えるかという効力予期と，それがどのような結果を生みだすかという結果予期に影響される。この効力予期を自己効力感といい，自分自身に対する自信や期待感のことであり，過去の成功体験や励まし，それによる高揚感などにより高められる。

> **NOTE**
> **❷エンパワメント**
> 　エンパワメントとは，けがや病気によって，みずからをコントロールしていく力を奪われた患者が，本来自分に備わっている力を取り戻していく過程である。エンパワメントには，患者の意志や自己決定が強く影響し，他者との相互関係によって強化され，患者-医療者間の信頼が必須であるといった特徴がある。

A. 疾患をもつ患者の経過と看護　　**69**

> **本章で取り上げる慢性期患者の看護**
>
> 　アレルギー疾患のほとんどは慢性的な経過をたどる。本章では，以下の疾患の看護について取り上げている。
> - 気管支喘息患者の看護（●88ページ）
> - アレルギー性鼻炎患者の看護（●90ページ）
> - アトピー性皮膚炎患者の看護（●91ページ）
> - アナフィラキシー患者の看護（●93ページ）
> - 食物アレルギー患者の看護（●96ページ）
> - ラテックスアレルギー患者の看護（●100ページ）

4 患者の経過と看護のまとめ

　アレルギー疾患の治療は，長期的な病状コントロールの視点をもつことが重要となる。急性状態を脱しても，再びアレルゲンに曝露してアナフィラキシーを発症する危険性があるため，アレルゲンや増悪因子を除去・回避し，治療薬を正しく服用して症状をマネジメントする必要がある。また患者は，不安やイライラなどの感情をマネジメントして治療を続け，自分が望む人生を自由に追求し，自分らしい生き方ができるように社会生活をマネジメントすることが大切である。つまり，患者のセルフマネジメント能力や薬物療法のアドヒアランスを向上させることが，看護の重要な役割である。

Aさんの経過のまとめ

急性期

救急搬送までの経過
- 子どものころから，アトピー性皮膚炎と診断されていた。
- 実習中にゴム手袋を着用した際，かゆみが生じるようになった。
- キウイフルーツの摂取によりアナフィラキシーショックが引きおこされ，救急搬送された。

搬送時の状況
- アドレナリンと輸液投与が行われたが症状が消失せず，入院により点滴の追加と酸素投与がなされた。

回復期

検査・診断と治療
- 各種検査により，ラテックス-フルーツ症候群と診断された。
- アレルゲン除去・回避のための日常生活指導と，薬物治療を受けた。
- 緊急時の対応について，エピペン®の投与方法などの指導を受けた。

慢性期

日常生活と将来に対する不安
- アレルゲンと増悪因子を除去・回避する生活を続けていけるように，セルフケア能力を向上するための支援を受けた。
- 退院後の日常生活や職業選択について，不安を感じている。

情報収集
- 症状のマネジメントを行いながら，将来の職業選択や人生設計に向けて，よりよい情報収集と意思決定ができるように支援を受けた。

B 症状に対する看護

1 呼吸器症状がある患者の看護

アレルギー疾患による呼吸器症状には，長引く咳や喀痰，咽頭の違和感，喘鳴，呼吸困難などが含まれる。3週間未満の急性咳嗽は感染症によるものが多いが，経過とともに非感染症の割合が増加し，8週間以上の慢性咳嗽では，気管支喘息やアトピー性咳嗽❶などのアレルギー疾患に伴う咳嗽が多くなる。

また，食物アレルギーや薬物アレルギーなどによりアナフィラキシーが引きおこされた場合には，急激な気道狭窄が生じ，激しい咳き込みや喘鳴，呼吸困難に陥り，死にいたることもある。

1 アセスメント

観察事項

(1) 気道狭窄の随伴症状
- 呼吸：呼吸困難(起座呼吸)，喘鳴，経皮的動脈血酸素飽和度(SpO_2)の低下など
- 循環：顔面蒼白，末梢冷感の有無，動脈触知ができないなど

(2) 呼吸数，努力呼吸などの呼吸の型，呼息・吸息の延長などの呼吸リズム，過呼吸，喘鳴などの呼吸音・肺雑音の有無

(3) 口腔粘膜や咽頭の瘙痒感・違和感・腫脹

(4) くしゃみ・鼻漏・鼻閉感

(5) 咳嗽の様子：いつから続くのか(急性か慢性か)，明け方・日中・夜など1日のうちで咳嗽の生じる時期，喀痰の有無と性状

(6) 努力呼吸による身体疲労や不穏

(7) アレルゲンや刺激物質への曝露：ハウスダスト，タバコの煙，アレルギー物質を含む食品など

(8) 増悪因子：喫煙歴，過去の病歴について増悪の回数と重症度，現在の症状コントロールの状況，治療薬の不適切な使用，合併症，アスピリンやNSAIDs服用の有無，アンギオテンシン変換酵素阻害薬(ACE阻害薬)服用の有無❷，大気汚染などの環境因子，食品・食品添加物，妊娠，アルコール，過労・ストレスなど

(9) 生活環境：ペットの飼育，洗濯・掃除の頻度，寝具・ソファー・カーペット・畳の使用，冷暖房・加湿器の使用，喫煙者の有無など

(10) 既往歴，家族歴：アレルギー疾患の有無，アトピー素因，遺伝因子

(11) アレルゲンに対する理解や回避行動

検査所見

(1) 血圧，脈拍

NOTE

❶ **アトピー性咳嗽**
　花粉などの原因により生じる，のどのイガイガ感を伴う乾性咳嗽のことである。

NOTE

❷ ACE阻害薬の副作用による空咳との判別のために行われる。

（2）胸部 X 線写真：感染症などとの判別，肺炎などの合併症の有無

（3）SpO_2，動脈血ガス分析

（4）呼吸機能検査：スパイロメトリー，ピークフロー，気道可逆性試験，気道過敏性試験（吸入試験，運動負荷試験）

（5）アレルゲン検査：総 IgE，特異的 IgE，プリックテストなど

2 看護目標

（1）呼吸器症状が緩和し，身体的苦痛がない。

（2）呼吸器症状に伴う精神的不安がない。

（3）呼吸器症状の出現の原因を考え，アレルゲン回避の予防行動がとれる。

3 看護活動

（1）気道の確保：気道閉塞があれば，すみやかに気道を確保する。

（2）安楽な呼吸の援助：喘息があれば起座位またはセミファーラー位をとる。深呼吸を促し，呼吸のバランスを整える。

（3）排痰：事前にネブライザーにより気道を加湿して，水分摂取を行い，体位ドレナージにより中枢の気道に分泌物を移動させる。ハフィング法❶を実演し，まねてもらう。必要に応じて気管内吸引を行う。

（4）与薬：医師の指示により，気管支拡張薬の吸入，副腎皮質ステロイド薬の全身投与（点滴・経口），アミノフィリン水和物点滴静注などの初期治療をすみやかに行い，効果と副作用を観察する。

（5）酸素療法：酸素療法が必要となった場合には，鼻カニューレや酸素マスクの装着を適切に管理し，呼吸状態を観察する。とくに安静指示が変更となる時期には，酸素量を管理して活動時に低酸素状態にならないよう留意する。低酸素状態が改善しない場合には，人工呼吸器による管理を行う。

（6）療養環境の整備：ナースコールなどの必要なものをすぐに手にとることができるよう，負担の少ない物品の配置を調整する。

（7）心理面への配慮：呼吸困難により，患者は不安が増強しやすいため，まずは呼吸をらくにしつつ，傾聴や共感により不安を軽減する。

（8）アレルゲンの特定と除去・回避：アレルゲンを特定するために十分な情報収集を行う。アレルゲンは，患者の生活環境や食習慣，年齢などにより異なる。症状出現の経緯を一緒にふり返り，原因を明らかにし，解決策を考える。

アレルゲンの除去・回避の指導については，「D-① アレルゲンの回避・除去のための日常生活の改善」（●82 ページ）を参照のこと。

> **NOTE**
> **❶ハフィング法**
> 　吸息をゆっくりと，呼息を強く速く行う。これを 3，4 回繰り返す。

2 消化器症状がある患者の看護

アレルギーによる消化器症状は，おもに食物によって引きおこされる。食物を摂取した際，軽症の場合は，口腔やのどのかゆみ，違和感，弱い腹痛，

吐きけ・嘔吐，下痢がみられるが，アナフィラキシーなどの重症例では，強い腹痛が持続し，嘔吐を繰り返すことがある。

1 アセスメント

観察事項

(1) 吐きけ・嘔吐，腹痛，便の異常❶，腹部膨満といった消化器症状の発症時期・部位，増悪・緩解の時期
(2) 原因と考えられる食物の摂取状況：いつ・どのくらい食べたら，何分（何時間）後に，どのような症状が，どのくらい続いたか
(3) 食事前後の運動の有無
(4) 増悪因子：過去の病歴について増悪の回数と重症度，治療薬の不適切な使用，合併症など
(5) 既往歴，家族歴：アレルギー疾患の有無，アトピー素因
(6) アレルゲンに対する理解や回避行動

検査所見

(1) 腹部 X 線，腹部 CT・MRI：感染症，慢性炎症性腸疾患などとの判別
(2) アレルゲン・血液検査：特異的 IgE，末梢血好酸球，CRP
(3) 便・吐瀉物検査：便粘液中好酸球，便潜血反応，感染症の有無など

> **NOTE**
> **❶便の異常**
> 　下痢便，軟便，膿・粘液便，血便を観察する。

2 看護目標

(1) 消化器症状が緩和し，身体的苦痛がない。
(2) 消化器症状に伴う精神的不安がない。
(3) 消化器症状出現の原因食物を考え，アレルゲン回避の予防行動がとれる。

3 看護活動

(1) 吐瀉物の処理：吐瀉物で汚染した寝衣や寝具は，患者の症状が落ち着いたらすばやく交換する。吐瀉物は患者の目にふれないように取り除き，換気する。吐瀉物を処理する際は，スタンダードプリコーション（標準予防策）を実施する。
(2) 体位を整える：吐きけが続く場合は，衣服の締めつけをゆるめ，膝下に安楽枕を入れ，腹壁の緊張をやわらげるなど，患者がリラックスできるように援助する。吐瀉物を誤嚥しないように顔を横に向け，側臥位をとるなど，体位の工夫も必要である。
(3) 口腔内の保清：嘔吐後は，吐瀉物の臭気や味，消化液などの逆流により口腔内が不快になるため，含嗽や口腔ケアを行う。
(4) 肛門周囲の保清：下痢を放置すると，肛門周囲の粘膜や皮膚がただれてしまうため，できるだけすみやかに肛門周囲を保清する。
(5) 与薬：アナフィラキシーの場合は，医師の指示によりアドレナリンの筋肉内注射を行う。症状が持続する場合は，腸管浮腫などによる循環血液量の低下からショック症状に進展しやすいため，生理食塩水や副腎皮質ステロイド薬の点滴を実施する。

（6）脱水予防：嘔吐や下痢の持続による脱水や電解質の異常に留意し，水分摂取を促す。経口摂取できない場合は，医師の指示により輸液を行う。

（7）アレルゲンの除去・回避：まずは，アレルゲンの特定のために十分な情報収集を行う。疑われる食物やその摂取状況，症状を一緒にふり返り，なにが原因となったのかを明らかにし，どのように解決できるかを考え，アレルゲンの除去方法について指導する（●82ページ）。

3 皮膚症状がある患者の看護

　アレルギー疾患で皮膚症状を呈するものは多い。アトピー性皮膚炎は，家族歴や既往歴にアレルギー疾患があり，IgEを産生しやすい体質の人に生じやすい。金属やウルシ科の植物などが原因となる接触皮膚炎も，代表的なアレルギー疾患である。

1 アセスメント

観察事項

（1）瘙痒感，蕁麻疹・湿疹，発赤・紅斑・熱感，疼痛，血管性浮腫，皮膚の乾燥・搔破・滲出液，鱗屑・痂皮といった皮膚症状の発症時期・部位，増悪・緩解の時期

（2）症状が出現したときの食事摂取状況：なにを食べて出現したか，どのような症状か，食べてからの経過時間はどのくらいか

（3）アレルゲンの曝露：ハウスダスト，ペット，花粉，タバコの煙，食品，発汗，衣類，化粧品，装飾品，整髪料，細菌・真菌，外用薬，香料，金属など

（4）増悪因子：過去の病歴について増悪の回数と重症度，現在の症状コントロールの状況，治療薬の不適切な使用，合併症，大気汚染や気候などの環境因子，食品・食品添加物，妊娠，搔破，精神的ストレス

（5）生活習慣
- 寝具や衣類の素材・タグや縫い目の刺激，柔軟剤・芳香剤などの化学刺激
- 食生活：アレルゲンとなりやすい食品や瘙痒感を増強させる食品の摂取状況，アルコール・甘味料・香辛料などの嗜好品の摂取状況
- 住環境：畳やカーペットの使用，ダニの繁殖の原因となるぬいぐるみ，ペットの飼育の有無，寝室環境

（6）既往歴，家族歴：アレルギー疾患の有無，アトピー素因，遺伝因子

（7）アレルゲンに対する理解や回避行動

検査所見

（1）血液検査：TARC，血中好酸球数，総IgE，特異的IgE

（2）皮膚テスト：皮内テスト，パッチテスト，プリックテスト

2 看護目標

(1)皮膚症状が緩和し，身体的苦痛がない。

(2)皮膚症状に伴う精神的不安がない。

(3)皮膚症状出現の原因を考え，アレルゲン回避の予防行動がとれる。

3 看護活動

瘙痒感は不快であり，イライラしやすく，不眠にもつながる。また，搔破により皮疹の悪化や感染のリスクも高まる。よって，早期に症状緩和をはかるために，原因を除去し，適切なスキンケアを行うことが重要である。

(1)瘙痒感の軽減：からだがあたたまると瘙痒感が増す。室内を清潔にし，適切な温度と湿度を保つ。皮膚の汚染により瘙痒感が増すので，皮膚を保清し，乾燥を防ぐために保湿クリームを塗布するなどのスキンケアを行う（●92ページ）。

(2)入浴時には以下の点に留意するように指導する。

- 入浴・シャワー浴時の湯の温度は38〜40℃がよい。
- 長時間の入浴は皮膚が乾燥して瘙痒感が増すため，入浴は短時間とする。
- 入浴後は皮膚の乾燥を防ぐために保湿クリームやワセリンを塗布する。
- 石けんや洗浄剤の使用は，皮膚の乾燥を助長し，また，成分として含まれる色素や香料などの添加剤は皮膚を刺激する可能性があるため，使用は最小限にとどめる。
- 石けんや洗浄剤を使用する場合は，皮膚を傷つけないようによく泡だて，優しくなでるように洗い，皮膚に残らないように十分洗い流す。

(3)衣類の素材：ウールや化学繊維は皮膚に刺激を与える可能性があるため，避ける。清潔で吸湿性の高いものを使用する。

(4)感染予防：無意識に搔破しないように爪は短く切り，やすりをかけ，綿の手袋を着用するなどの予防を行う。軟膏を毎日塗る部位や，皮膚感染症を繰り返す部位には，悪化を回避するために石けん・洗浄剤を使用し，清潔を保つ。

(5)与薬：スキンケアを行っても皮膚症状が改善しない場合には，医師の指示により，ステロイド外用薬やタクロリムス水和物の軟膏が使用される。決められた部位や回数，量をまもって使用することが大切である（●85ページ）。副作用を心配して薬を勝手に中止しないよう，安全で効果的な方法について説明する。

4 眼症状がある患者の看護

結膜は直接外界に接しているため，花粉やダニなどのアレルゲンが入りやすい。また，入ってきたアレルゲンの成分のなかには，眼表面をおおっている涙液にとけやすいものもある。結膜にはアレルギー反応を引きおこす免疫細胞が多く存在し，アレルギー症状が出現しやすい。アレルゲンへの曝露に

より，眼の瘙痒感や異物感，充血があらわれ，涙や眼脂が出ることもある。眼のアレルギー性炎症は，視力に影響する場合もあり，注意が必要である。

1 アセスメント

▌観察事項

(1) 瘙痒感，流涙，充血，眼瞼浮腫，視力低下といった眼症状の発症時期・部位，増悪・緩解の時期

(2) アレルゲンへの曝露：ハウスダスト，花粉，黄砂など

(3) 増悪因子：過去の病歴について増悪の回数と重度度，現在の症状コントロールの状況，治療薬の不適切な使用，合併症など

(4) 生活環境：ペットの飼育，洗濯・掃除の頻度，寝具・ソファー・カーペット・畳の使用の有無，冷暖房・加湿器の使用の有無など

(5) 既往歴，家族歴：アレルギー疾患の有無，アトピー素因

(6) アレルゲンに対する理解や回避行動

▌検査所見

(1) アレルゲン検査：総 IgE，特異的 IgE，プリックテストなど

(2) 視力検査

(3) 細隙灯顕微鏡検査：潰瘍・損傷の有無

2 看護目標

(1) 眼症状が緩和し，身体的苦痛がない。

(2) 眼症状に伴う精神的不安がない。

(3) 眼症状出現の原因を考え，アレルゲン回避の予防行動がとれる。

3 看護活動

(1) 瘙痒感の軽減：生理食塩水による眼洗浄や，人工涙液の使用，ゴーグル型の眼鏡や花粉防止用のマスクの着用を促す。水道水に含まれる塩素は，角膜を傷つける原因となるため，使用しない。

(2) 与薬：医師の指示により，洗眼後，抗ヒスタミン薬や副腎皮質ステロイド薬の内服や点眼を行う（●84ページ）。ステロイド点眼薬は眼圧の上昇を引きおこし，緑内障につながることがある。また，副腎皮質ステロイド薬は生体防御反応を抑制するため，角膜から細菌や真菌が侵入して増殖し，角膜潰瘍を引きおこす危険性がある。そのため，ステロイド点眼薬を処方された場合は，決められた時間と回数をまもり，定期的に眼科を受診し，検査を受けるように説明する。

(3) 角膜保護・感染予防：瘙痒感が強い場合，眼瞼や眼球をたたいたり，こすったり，不潔な手で触れたりすることにより，角膜が損傷し，細菌感染の原因となることがある。洗顔して眼のまわりを洗い，ぬれタオルで冷やすなどの対処を行う。点眼の際にはよく手洗いし，容器の先端が眼球や眼瞼に触れないようにする。使用後の点眼薬は清潔に保管し，指示がある場合は冷蔵保管する。コンタクトレンズを使用している場合は，

抗ヒスタミン薬の点眼薬を用いるか，あるいはコンタクトレンズの使用を中止し，眼鏡に切りかえる。

5 アナフィラキシーショックの患者の看護

アレルギー反応が急激に全身に引きおこされた場合，呼吸困難・気道狭窄・喘息などの呼吸器症状や，血圧低下などの循環器症状，意識障害などが複数同時にあらわれる（◯53ページ）。血圧低下を示す場合，アナフィラキシーショックとよび，神経関連症状も伴い危険な状態となる（◯54ページ，図5-2）。アナフィラキシーショックを誘発するアレルゲンとしては，食物，ハチ毒，薬物などがあげられる。

アナフィラキシーショックは，急激に発症し，緊急受診することが多く，呼吸困難から窒息に陥ったり，心停止となる危険性もある❶。そのため，患者がアナフィラキシーショックであることを迅速にアセスメントし，症状に応じた治療をすみやかに開始することが重要となる。また，患者や家族は，さまざまな不安や死の恐怖を感じるため，看護師は，患者の身体的苦痛を積極的にやわらげ，不安や恐怖の軽減に努める必要がある。

ここでは，急性期の対応を扱う。ショックの急性状態を脱したあとの回復期，ならびに自宅でのセルフケアについては，「E-4 アナフィラキシー患者の看護」を参照のこと（◯93ページ）。

> **NOTE**
> ❶重症例において，呼吸停止または心停止にいたる時間の中央値は，薬物によるアナフィラキシーショックでは5分，ハチ刺傷では15分，食物では30分とされている。

1 アセスメント

▌観察事項
（1）ショック症状（◯表6-1）：血圧低下・頻脈・頻呼吸・強い呼吸困難感
（2）前駆症状：しびれ感，冷汗，吐きけ・嘔吐
（3）意識レベルの低下
（4）便・尿失禁，下痢の有無
（5）皮膚・粘膜症状：紅潮，瘙痒感，唇・舌・口内・眼瞼の腫脹など
（6）アレルゲンの曝露：医薬品，ハチなどの虫刺され，食物摂取（小麦，果

◯表6-1　アナフィラキシーの臨床所見

皮膚・粘膜	紅潮，瘙痒感，蕁麻疹，血管性浮腫，麻疹様発疹，立毛，眼結膜充血，流涙，口腔内腫脹
呼吸器	鼻瘙痒感，鼻閉，鼻汁，くしゃみ 咽頭瘙痒感，咽喉絞扼感，発声障害，嗄声，上気道性喘鳴，断続的な乾性咳嗽 下気道：呼吸数増加，息切れ，胸部絞扼感，激しい咳嗽，喘鳴・気管支痙攣，チアノーゼ，呼吸停止
消化器	腹痛，吐きけ・嘔吐，下痢，嚥下障害
心血管系	胸痛，頻脈，徐脈(まれ)，その他の不整脈，動悸 血圧低下，失神，失禁，ショック，心停止
中枢神経系	切迫した破滅感，不安(乳幼児や小児の場合は，突然の行動変化，たとえば，短気になる，遊ぶのをやめる，親にまとわりつくなど)，拍動性頭痛(アドレナリン投与前)，不穏状態，浮動性めまい，トンネル状視野

（日本アレルギー学会：アナフィラキシーガイドライン2022．p.17，表10，2022．一部改変）

物，ナッツ類など）

（7）重症化・増悪因子：年齢関連因子，合併症，薬物・アルコール・嗜好性薬物の使用，運動，急性感染症，精神的ストレス，非日常的な活動，月経前（●93ページ）

（8）生活環境：ペットの飼育，洗濯・掃除の頻度，寝具・ソファー・カーペット・畳の使用の有無，冷暖房・加湿器の使用，喫煙者の有無など

（9）既往歴，家族歴：アレルギー疾患の有無，アトピー素因

（10）アレルゲンに対する理解や回避行動

▌検査所見

（1）12誘導心電図，心電図モニタ

（2）胸部X線写真：感染症，心不全などとの判別

（3）動脈血ガス分析：酸素状態や酸塩基平衡の評価

2 看護目標

（1）生命の危機的状況が回避される。

（2）精神的な不安がない。

3 看護活動

● **正確なアセスメント**　アナフィラキシーショックは，病院内で造影剤や麻酔薬などの薬物を投与した際に発症するケースのほか，山林でのハチによる刺傷や，自宅・外出先などでのアレルゲンを含む食事摂取などのさまざまな要因により発症し，医療機関外から緊急搬送されてくるケースがある。薬物投与が原因である場合は，ただちに原因薬物の投与を中止し，バイタルサインの測定と症状を観察し，患者の状態を正確にアセスメントする。

● **迅速かつ正確な初期対応**　アセスメントと並行して，気道確保やアドレナリン・輸液・酸素投与などの初期対応を迅速に行う（●図6-1）。医療機関ごとにマニュアルや緊急時用プロトコルが作成されている場合は，それに従う。緊急時の処置や治療がスムーズに行えるように，ふだんから技術力を高め，医薬品や救急カートの整備，シミュレーションなどを行っておくことが重要である（●表6-2）。

　アナフィラキシー発症時は，原則，仰臥位とし，下肢を挙上させ，嘔吐や呼吸促迫を呈している場合には，らくな体位にする。

● **精神的ケア**　アナフィラキシーショック時には，緊急時の処置が優先され，言葉がけや説明が不十分となることがある。精神的不安からパニックをおこす患者もおり，ケアを行うときには，患者や家族が不安や不信をいだかないよう発言には注意する。やさしい言葉がけも必要となる。

①アナフィラキシーを認識し，治療するための文書化された緊急時用プロトコールを作成し，定期的に実地訓練を行う。

②可能ならば，曝露要因を取り除く。
例：症状を誘発していると思われる検査薬や治療薬を静脈内投与している場合は中止する。

③患者を評価する：気道／呼吸／循環，精神状態，皮膚，体重を評価する。

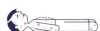

④⑤⑥ をすみやかに並行して行う

④たすけを呼ぶ：可能ならば蘇生チーム（院内）または救急隊（地域）。

⑤大腿部中央の前外側に**アドレナリン**（1:1,000［1mg/mL］溶液）**0.01mg/kgを筋注する**（最大量：成人 0.5mg，小児 0.3mg）。投与時間を記録し，必要に応じて5〜15分毎に再投与する。ほとんどの患者は1〜2回の投与で効果が得られる。

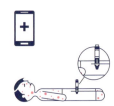

⑥**患者を仰臥位にする**，または呼吸困難や嘔吐がある場合はらくな体位にする。**下肢を挙上させる**。突然立ち上がったり座ったりした場合，数秒で急変することがある。

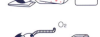

⑦必要な場合，フェイスマスクか経口エアウェイで**高流量**（6〜8L/分）の**酸素投与**を行う。

⑧留置針またはカテーテル（14〜16Gの太いものを使用）を用いて**静脈路を確保する**。0.9%（等張）食塩水1〜2Lの急速投与を考慮する（例：成人ならば最初の5〜10分に5〜10mL/kg，小児ならば10mL/kg）。

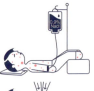

さらに

⑨必要に応じて胸部圧迫法で心肺蘇生を行う。

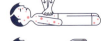

⑩頻回かつ定期的に患者の血圧，心拍数・心機能，呼吸状態，酸素濃度を評価する（可能ならば持続的にモニタリング）。

図 6-1　アナフィラキシーの管理
（日本アレルギー学会：アナフィラキシーガイドライン 2022，p.19，図 12，2022）

表 6-2　病院で準備すべき薬剤以外の医療備品

治療のための医療機器	測定のために必要な機器
・酸素（酸素ボンベ，流量計付きバルブ，延長チューブ） ・リザーバー付きバッグバルブマスク（容量：成人 700〜1,000 mL，小児 100〜700 mL） ・使い捨てフェイスマスク（乳児用，幼児用，小児用，成人用） ・経口エアウェイ：口角（前歯）から下顎までに対応する長さ（40 mm〜110 mm） ・ポケットマスク，鼻カニューレ，ラリンジアルマスク ・吸引用医療機器　・挿管用医療機器 ・静脈ルートを確保するための用具一式，輸液のための備品一式 ・心停止時，心肺蘇生に用いるバックボード，または平坦で硬質の台 ・手袋（ラテックスを使用していないものが望ましい）	・聴診器 ・血圧計，血圧測定用カフ（乳幼児用，小児用，成人用，肥満者用） ・時計 ・心電計，電極 ・継続的な非侵襲性の血圧および心臓モニタリング用の医療機器 ・パルスオキシメータ ・除細動器 ・臨床所見と治療内容の記録用フローチャート ・アナフィラキシーの治療のための文書化された緊急時用プロトコル

（日本アレルギー学会：アナフィラキシーガイドライン 2022，p.20，表 12，2022，一部改変）

C 診察・検査を受ける患者の看護

1 診察を受ける患者の看護

　アレルギーの診断と治療には，診察や問診による詳しい情報収集が不可欠である。アレルゲンを特定するため，患者や家族に対して，過去にさかのぼってアレルゲンの曝露や，増悪因子，生活環境，既往歴・生活歴などの詳細な問診を行い（●36ページ），アレルゲン除去・回避のケアに役だてる。

　アレルギーによる疾患は多岐にわたり，症状によって診察を受ける診療科が異なる。急激に生じた症状に対して救急科が治療にあたったり，内科・小児科・皮膚科・耳鼻科・眼科の各診療科が横断的に協力して，総合的に治療することもある。食物や薬物アレルギーを有する患者には，管理栄養士や薬剤師との連携による生活管理が必要となる。看護師には，医師によってマネジメントされる複数科・多職種との連携の必要性について，患者に理解を促すことが求められる。

1 看護目標

（1）アレルゲンの特定や回避のためには，詳細な情報が必要であることを理解し，協力できる。
（2）複数の診療科での治療の必要性を理解し，適切な受診行動がとれる。

2 看護活動

（1）診察や問診の必要性と流れを説明する。
（2）羞恥心への配慮：皮膚症状などの全身状態の診察には羞恥心と不安感を伴う。安心感を与えるような言葉がけを行い，カーテンを閉め，バスタオルなどを使用して不要な肌の露出を避ける。
（3）受診継続のための支援：アレルギー症状の回復には複数科での診療が必要であることを患者や家族に説明し，適切な診療科での診療が受けられるように予約方法や診療日時の調整などを支援する。

2 検査を受ける患者の看護

　アレルギーの検査には，総 IgE，特異的 IgE，血中好酸球数などを調べる血液検査のほか，皮膚テスト，食物除去試験・食物経口負荷試験などがある（●37ページ）。また，さまざまな診療科で行われる造影剤を用いた検査では，造影剤に対するアレルギー反応により重篤な病態に陥ることがある。

a アレルギーの診断のための検査を受ける患者の看護

　皮膚テストは，患者の皮膚症状が十分におさまってから行われる。医師が行うこともあるが，医師の監督下で看護師が実施を補助することもある。即時型皮膚反応を利用した皮膚テスト（●38ページ）は，検査液を負荷してから15～20分後の発赤（紅斑）や腫脹（膨疹）を観察する。侵襲が大きいほど感度が上がるため，皮内テストのほうがプリックテストよりも感度が高い。しかし，感度の高さはアナフィラキシーの生じやすさにつながるため，通常はプリックテストが最初に行われる。

　食物経口負荷試験などの人為的なアレルギー誘発検査は，信頼性は高いがアナフィラキシーなどの重篤な有害事象が生じる危険を伴うため，全身状態をつねに確認することが重要である。

1 看護目標

（1）検査の内容と目的を理解し，安心して検査を受けることができる。
（2）アレルギー症状の増悪やアナフィラキシーの危険性を理解し，安全に検査を受けることができる。

2 看護活動

◆ 検査前

（1）検査の目的と必要性，検査方法を説明する。
（2）内服薬の確認：アレルギー反応を抑制する薬物❶や，アレルギー反応を増強させる可能性のある薬物❷を服用している場合は，正確な判定のために，検査によっては数日前～終了までの間，服薬を中止することを事前に説明する。
（3）インフォームドコンセント：食物経口負荷試験など，アナフィラキシーをおこす危険がある検査は，検査の必要性や危険性を患者に十分に説明し，文書での同意を得る。
（4）緊急事態への備え：救急医薬品や気道確保に必要な医療器具を準備し，医師の処方に基づき，事前に輸液を行う。

◆ 検査中

（1）皮膚の清潔：皮膚テストを受ける場合には，事前に皮膚を清潔にする。
（2）全身状態の観察：院内で行う皮膚テストや負荷試験では，看護師は検査開始から判定までの時間を正確に計測し，テスト部位と全身状態を注意深く観察する。
（3）生活上の注意点の説明：パッチテストでは，自宅に帰ったあと，貼付した部位をこすったりしないように指導する。また貼付後は，汗をかいたり，入浴時にはった部分をぬらさないように伝える。

NOTE

❶副腎皮質ステロイド薬や抗アレルギー薬などは，アレルギー反応を抑制する。
❷アスピリンやβ遮断薬などはアレルギー反応を増強させる可能性がある。

C. 診察・検査を受ける患者の看護　　**81**

(4)副反応への対応：強い瘙痒感や発熱，腫脹感を感じた場合は，自己判断ではがさず，担当医に連絡するように伝える。

◆ 検査後

　皮膚テストを行った部位に水疱（すいほう）や強い発赤・瘙痒感がみられる場合は，薬物療法が行われることがある。内服薬や軟膏の使い方などを指導する。

b 造影剤を使用する検査を受ける患者の アレルギー反応に対する看護

　CT 検査で用いられるヨード造影剤と MRI 検査で用いられるガドリニウム造影剤の投与により，まれではあるが，アレルギー反応を生じることがある。その症状は，軽度の蕁麻疹（じんましん）や吐きけから，アナフィラキシーショックによる呼吸困難，意識障害までさまざまである。

1 看護目標

(1)検査の内容と目的を理解し，安心して検査を受けることができる。
(2)検査中の苦痛を最小限にし，安全に検査を受けることができる。

2 看護活動

◆ 検査前

(1)インフォームドコンセント：検査の必要性と流れを説明する。とくに侵襲が高く有害事象の危険性がある場合は，医師が十分に説明し，同意書を得る。
(2)既往歴：これまでに造影剤によるアレルギーがなかったか，気管支喘息やアトピー素因，心疾患などの既往を確認する。造影剤アレルギーや喘息の既往は重要な情報であるため，医師に伝えて指示を確認する。
(3)絶食の指示確認：検査前の1食が絶食となることがある。水分制限についても医師の指示を確認して患者に説明する。
(4)前投薬の確認：アレルギーの既往がある患者には，抗ヒスタミン薬や副腎皮質ステロイド薬などを前もって投与する場合があるため，医師の指示を確認して実施する。
(5)緊急事態への備え：アナフィラキシーなどの重大な有害事象に備え，輸液や医薬品・救急カートを準備し，迅速な対応ができるようにする。

◆ 検査中

(1)全身状態の持続的な観察：造影剤は急速投与されるため，アナフィラキシーは発症と同時に重篤化する。そのため，バイタルサインや意識レベル，アレルギー症状（●76ページ，表6-1）を持続的に注意して観察する。
(2)不安への対応：不安感によりアレルギー反応が増大し，検査を中断しなければならない場合もある。これから実施する検査や処置をよく説明し，

とくに造影剤注入中は，可能な限りそばに付き添って，不安を取り除き，安心できるように対応する。

◆ 検査後

アレルギー症状が出現した場合は，検査後も十分に全身状態を観察する。

D 治療を受ける患者の看護

1 アレルゲンの回避・除去のための日常生活の改善

アレルゲンはさまざまな経路で体内に侵入してくる。ここではおもに，気管支喘息やアレルギー性鼻炎の原因となる吸入アレルゲンを回避・除去する看護について述べる。

1 看護目標

日常生活に支障がない状態に自己管理することができる。

2 看護活動

患者自身の生活環境・生活状況を把握し，アレルゲンや増悪因子を除去・回避する具体的な方法を指導し，継続できるように援助する（▶表6-3）。

(1) 患者の自宅・生活・住環境，職場や活動範囲，移動手段を確認し，アレルゲンとの接触の有無や接触の可能性を検討する。

(2) 患者・家族の清潔習慣や清掃状況を把握し，患者が適切に住環境を整えられるように指導する。

(3) ペットや家畜などがアレルゲンとなっている場合，動物の飼育状況・接触状況を把握し，アレルギー症状による日常生活への影響を最小限にする方法を選択できるように援助する。

(4) アレルゲンの回避・除去方法を，患者・家族が継続・維持していくことがむずかしい場合も多い。生活に支障がない程度に維持・管理できている場合，外来診療の際にその成果を評価し，患者・家族にフィードバックすることで，患者・家族のアドヒアランスの向上につなげる。

2 薬物療法を受ける患者の看護

アレルギー疾患の薬物療法は，対症療法が中心となる。体質の改善をはかるアレルゲン免疫療法（▶42ページ）が行われる場合でも，症状がまったくみられなくなる患者は一部であり，また効果を得るまでには時間がかかるため，対症療法が併用される。薬物療法を正しく行って症状が軽減し，QOLが維持・向上するよう支援を行う。

表6-3 おもな抗原の除去方法

屋内塵ダニの除去	① 床面の掃除機がけは，吸引部をゆっくりと動かし，換気しながら1m²あたり20秒以上の時間をかけ，週に2回以上行う。 ② ふとんを天日干しやふとん乾燥機で乾燥させる。週に1回以上，ふとんに掃除機をかけ，表と裏の両面からていねいに吸い取る。 ③ シーツ類，カバー類，ベッドパッド類，毛布類はこまめに洗濯する。 ④ 高密度繊維の防ダニシーツやカバーを使用する。 ⑤ じゅうたんやカーペットは敷かず，布製のソファーはできる限り避ける。 ⑥ 定期的に窓を開けて換気し，部屋の湿度が60%をこえないようにする。除湿器なども活用する。 ⑦ フローリングなどのほこりのたちやすい場所は，ふき掃除のあとに掃除機をかける。 ⑧ ぬいぐるみやカーテンなどの，水洗いできるものはこまめに洗濯する。 ⑨ エアコンのフィルターを定期的に清掃する。 ⑩ 空気清浄機は浮遊しているアレルゲンの除去には有効である。
スギ花粉の回避	① 花粉情報に注意する。 ② 飛散の多いときの外出を控える。外出時にマスク・眼鏡を使う。 ③ 表面がけばだった毛織物などのコートの使用は避ける。 ④ 帰宅時，衣服や髪をよく払ってから入室する。手洗い・洗顔・うがいをし，鼻をかむ。 ⑤ 飛散の多いときは窓・戸を閉めておく。換気時の窓は小さく開け，短時間にとどめる。 ⑥ 飛散の多いときのふとんや洗濯物の外干しは避ける。 ⑦ 掃除を励行する。とくに窓枠を念入りに掃除する。
ペット(とくにネコ) 抗原の回避	① できれば飼育をやめる。 ② 屋内で飼う場合は，居住空間を分けるなどの対処を行う。 ③ 床のカーペットをやめて，フローリングにする。 ④ 布製のソファーはできる限り避ける。 ⑤ 通気をよくし，掃除を励行する。 ⑥ フローリングなどのほこりのたちやすい場所は，ふき掃除のあとに掃除機をかける。

(日本耳鼻咽喉科免疫アレルギー感染症学会：鼻アレルギー診療ガイドライン2024年版，改訂第10版，p.43，表14-16，金原出版，2024，一部改変)

a 吸入薬

　吸入薬は気管支喘息の患者に処方されることが多く，おもに副腎皮質ステロイド薬とβ_2刺激薬，両者の配合薬がある。さらに，抗コリン薬も含む3成分の吸入配合薬も登場している。

　ステロイド吸入薬は，局所に作用するため，内服薬でみられる全身性の副作用（● 40ページ，表4-1）は回避されるが，局所の副作用として口腔・咽頭カンジダ症，嗄声（させい）などが生じやすくなる。吸入した薬物が口腔内に残留しないよう，吸入後は必ず含嗽（がんそう）することを指導する。

　吸入器には，定量噴霧器❶とネブライザーがある。器具の特徴をふまえて，患者に適したものが選択される。ねらった治療効果を得るためには，正確な吸入手技の習得が重要となる。

（1）指示以上に吸入を行うと，効果が期待と異なるだけではなく，副作用のリスクが高まるため，用法・用量・回数を，患者が理解できるように説明する。

（2）吸入器の使用方法について，サンプルを用いて具体的に説明する。各学会や製薬メーカーが，イラストつきの資料や動画❷を用意しているため，

NOTE
❶定量噴霧器
　スプレー式の加圧噴霧式定量吸入器 pressurized metered dose inhaler（pMDI）と，粉末薬を吸入するドライパウダー定量吸入器 dry powder inhaler（DPI）などがある。
❷日本喘息学会は，効果的な吸入操作の方法の動画[1]をインターネットで公開している。

1）日本喘息学会：吸入操作ビデオ．（https://jasweb.or.jp/movie.html）（参照2024-10-29）．

活用するとよい。

(3) 吸入を継続しても症状が改善しない場合は，正確に吸入できていない可能性があるため，早めに医師や薬剤師に相談するよう指導する。

(4) 長く続けるうちに吸入手技が自己流となり，正しく吸入されていないこともある。定期的に手技の確認を行う。

(5) 呼吸困難が軽減すると自己判断で治療を中断する患者もいる。自己中断のリスクなどを説明し，セルフマネジメントできるように援助する。

b 点眼薬

アレルギー性結膜炎の薬物療法では，第一選択が抗アレルギー薬の点眼であり，重症度により内服薬やステロイド点眼薬，ステロイド眼軟膏，免疫抑制点眼薬などが使用される。確実な薬効を得られるように，点眼薬の種類と用量・回数を指導する。

冷所保存が必要な薬物もあるため，保存方法についても指導する。

c 点鼻薬

点鼻薬は，おもにアレルギー性鼻炎の患者に処方され，抗アレルギー薬，副腎皮質ステロイド薬，血管収縮薬がある。

(1) 抗アレルギー薬は，一定期間使用を継続することで効果が得られるため，予防的に早期から使用を開始することでより効果が期待される。

(2) 副腎皮質ステロイド薬には抗炎症作用があり，使用開始から数日で効果が出現する。全身の副作用の心配はほとんどなく，局所的な副作用としては，鼻粘膜の乾燥感や刺激感が生じることがある。

(3) 血管収縮薬は，強い血管収縮作用で速効性があり，使用直後から鼻閉感が改善される。しかし継続的に使用することにより効果が軽減し，多用により鼻粘膜が過剰に刺激され腫脹する場合もあるため，使用は短期間に限定される。

(4) 噴霧の方法を誤り，過剰に噴霧すると，鼻粘膜に炎症を生じ，鼻出血がおこりやすくなる。点鼻薬が鼻粘膜から十分に吸収されるように，点鼻薬使用の前に鼻をかみ，点鼻後すぐは鼻をかまないよう指導する。

d 外用薬

1日1度，入浴時などに石けんや流水で薬物を洗い流したあと，処方されている薬物を必要量塗布する。複数の外用薬を使用する場合，塗布する順序や部位も重要である。指示どおりに薬物を塗布できるように説明する。

■ ステロイド外用薬

アトピー性皮膚炎などの場合，副腎皮質ステロイド薬の軟膏やローション，クリームといった外用薬が処方されることがある。

(1) ステロイド外用薬の経皮吸収率は部位によって大きな差があるため，症状のみられる部位によって別々の軟膏が処方されることもある。部位による薬品の使い分けを患者が理解できるよう指導する。

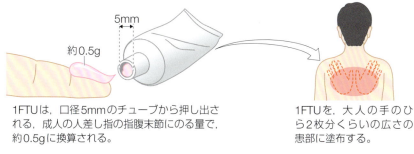

◯図 6-2 フィンガーチップユニット（FTU）

(2) 使用量が不十分な場合は、治療効果が期待できないだけでなく、症状の悪化につながることもあるため、適切な量を使用するように指導する。外用薬の使用量には、フィンガーチップユニット finger-tip unit（FTU）という目安がある（◯図 6-2）。

(3) 副腎皮質ステロイド薬について誤った知識をもち、嫌悪感を示す患者・家族も多く、塗布が不十分であったり、症状が軽くなると自己判断で塗布を中止することがある。副腎皮質ステロイド薬は副作用の少ない局所投与であり、塗布をやめてしまうと症状が急激に悪化することがあるため、決められたとおりに使用し、指示に従って減量する必要があることを説明する。

e 在宅自己注射

生物学的製剤（◯41ページ）のなかには、在宅自己注射が保険適用となり、自己注射用のキットが販売されているものがある[❶]。在宅自己注射による治療により、通院に伴う患者の経済的・身体的・時間的負担が軽減され、患者の喘息コントロールに対する意欲が向上することも期待できる。一方で、在宅自己注射の導入と継続には、適切な患者指導が重要となる[❷]。自己注射導入に際しては、患者向けの冊子や動画、医療者用チェックリストなどが製薬会社でも用意されており、説明や指導に活用できる。

自己注射の導入に向けたかかわり

自己注射用のキットには、ペン型とシリンジ型の製剤があり、患者に合わせて選択される（◯図 6-3-a, b）。メポリズマブ（ヌーカラ®）を例に、自己注射の導入に向けた看護師のかかわりのポイントをあげる。

(1) 生物学的製剤の適応となった理由や、受診間隔、コントロール評価の検査、治療期間、副作用などの自己注射治療の進め方については、医師から説明される。看護師は患者向け教育資材などを活用して、患者が理解できるように支援する。

(2) 医療費が高額になるため、具体的な医療費と医療費助成制度について説明し、同意を得る。

(3) 患者が自己注射の手技を習得できるように、看護師や薬剤師が指導する。

NOTE

❶現在では、デュピルマブ（デュピクセント®）、メポリズマブ（ヌーカラ®）、オマリズマブ（ゾレア®）、テゼペルマブ（テゼスパイア®）、ネモリズマブ（ミチーガ®）、トラロキヌマブ（アドトラーザ®）について、在宅自己注射が保険適用となっている。いずれも重症喘息の治療適応である。

❷在宅自己注射は、医療機関での指導のあと、医師により、適切に実施可能と判断された場合に適用となる。

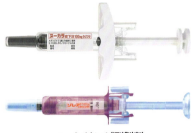
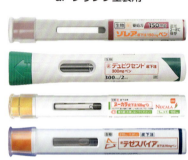

a. シリンジ型製剤
b. ペン型製剤
c. 一般的な注射部位

●上腕部
介助者が注射する場合。患者自身が注射する際には，この部位は避ける。

●腹部
臍周囲5cmは避ける。

●大腿部

○図6-3 在宅自己注射用キット製剤と注射部位
（写真提供：グラクソ・スミスクライン株式会社，ノバルティス ファーマ株式会社，サノフィ株式会社，アストラゼネカ株式会社）

注射薬の保管・管理方法の指導
次の内容について指導を行う。
(1) 冷蔵庫（2〜8℃）で保管する❶。遮光のため，箱に入れたまま保管する。
(2) 注射の30分前に冷蔵庫から取り出し，室温で30分以上待つ❷。
(3) 注射実施後は再使用しない。廃棄袋に入れ，クリニックや薬局に持ち込むなど，医療機関の指示に従って廃棄する。

注射の手技の指導
次の内容について指導を行う。
(1) 注射部位は，腹部・大腿部で，介助者がいれば上腕にも実施可能である（○図6-3-c）。
(2) 1度に複数本を注射する場合は，5cm以上離して注射する。
(3) 実施予定日に注射ができなかった場合は，医師または薬剤師に相談する。絶対に2回分を一度に注射しないことと，誤って多く注射した場合は医師または薬剤師に相談することを指導する。
(4) おもな副作用として，頭痛や注射部位の痛み，紅斑，腫脹，かゆみ，灼熱感などが報告されている。このような症状に気づいたら医師や薬剤師に相談する。まれにアナフィラキシー症状が出現する場合がある。このような場合はすぐに使用をやめて，医師の診療を受ける。

> **NOTE**
> ❶冷凍庫や野菜室は温度が適さない。冷蔵庫内でも冷気が直接当たらない場所に保管する。
> ❷箱から取り出した場合は，8時間以内に注射する。8時間以上経過した場合は薬剤を廃棄する。

3 アレルゲン免疫療法を受ける患者の看護

アレルゲン免疫療法は，アレルゲンを少量から投与し，徐々に量を増やし

て繰り返し投与することにより，からだをアレルゲンに慣らし，症状をやわらげる体質改善治療である（●42ページ）。皮下免疫療法と舌下免疫療法がある。ここでは舌下免疫療法を受ける患者の看護について述べる。

　舌下免疫療法は，アレルゲンを含む薬剤を舌下に投与する治療法であり，スギ花粉症やダニアレルギー性鼻炎に対して保険適用となり，近年急速に広がっている。定期受診は必要であるが，基本的には自宅で治療できるという利点があり，3年以上，毎日継続することが必要な治療法である。

　看護師は，患者が治療の目的・治療方法を理解し，正確な治療方法を自宅で継続できるように，アドヒアランスを高めるかかわりを行う。

1　看護目標

（1）アドヒアランスを高め，正確な治療を継続できる。
（2）自宅で副作用症状を確認し，適切に対処できる。

2　看護活動

（1）治療の目的・必要性，方法，期間について，患者が理解できるように援助する。
（2）初回は，アレルゲンの投与によるアレルギー反応に対応できるよう，必ず医療機関で行い，30分間は医師の監視下におくことになっている。2回目からは自宅で患者自身が実施するが，緊急事態に備えて，日中，家族がいる場所での投与が推奨されている。
（3）舌下錠の投与時は，錠剤が舌下で完全に崩壊するまで❶保持したあと，唾液で飲み込み，投与後5分間はうがいおよび飲食を控えるように指導する。投与の前後2時間程度は，入浴や飲酒，激しい運動を避けるように指導する。また，投与後の時間経過にかかわらず，激しい運動を行う場合は，アナフィラキシーなどの副作用に注意することを伝える。
（4）とくに投与後30分や投与開始の初期は，投与部位である口腔内に，副作用として腫脹や瘙痒感があらわれることが多い。これらの副作用は，投与後数時間で自然に回復することが多いが，症状が持続する場合は，医師に相談するように伝える。
（5）アナフィラキシーなどの重篤な副作用がおこることもある。アナフィラキシー症状がみられた場合，ただちに医療機関を受診するように伝える。
（6）投与量は徐々に増加され，維持量を長期間，継続して投与することになる。用量の変化や体調などにより，アレルギー症状が出現することもある。患者自身がモニタリングできるように指導する。
（7）定期的な受診により，適切な治療が継続できるように支援する。
（8）外来において，治療が適切に継続できていることをフィードバックし，アドヒアランスの向上を援助する。

> **NOTE**
> ❶約1〜2分間程度である。

E 疾患をもつ患者の看護

1 気管支喘息患者の看護

　気管支喘息は，慢性の気道炎症と気道過敏性により，発作性に気道狭窄がおこり，喘鳴や咳嗽，呼吸困難を繰り返す疾患である（●47ページ）。急性増悪（喘息発作）は日中にもおこりうるが，夜間から早朝におこることが多い。夜間の呼吸困難により患者の不安が増大しやすいため，精神面にも配慮した看護が必要となる。

1 アセスメント

（1）呼吸状態の観察，アレルゲンの曝露，増悪因子，生活環境，検査については，「B-①呼吸器症状がある患者の看護」を参照のこと（●70ページ）。
（2）セルフモニタリング能力・セルフマネジメント能力，疾患の受けとめ，悪化時の対処状況，セルフマネジメント継続に関する疲労感・負担感，自己肯定感，治療継続への意欲，など

2 看護目標

（1）呼吸状態が安定し，日常生活を支障なく過ごすことができる。
（2）患者および家族の自己管理能力が向上し，喘息の増悪を予防できる。

3 看護活動

◆ 急性増悪期

　気管支喘息の急性増悪時は，重症になると生命にかかわることもありうる。よって，呼吸状態を改善させることがなによりも優先される。急性期を早期に脱し，アレルゲンや増悪因子を把握し，セルフマネジメント能力を高めていくことが重要である。
　気管支喘息の急性増悪期の看護活動については，「B-1 呼吸器症状がある患者の看護」を参照のこと（●70ページ）。

◆ 慢性期・維持期

　気管支喘息は慢性疾患であり，成人において根治はむずかしい。薬物療法を適切に行い，アレルゲンや増悪因子を除去・回避して，増悪がおこらない状態を長期間維持することが，その人らしい生活を送ることにつながる。
●生活のふり返り　患者が急性増悪期を脱したあとは，増悪にいたった状況をふり返り，原因となったアレルゲンや増悪因子について，患者とともに確認する。また，アレルゲン除去の必要性など，患者や家族の疾患・治療に対する理解や受けとめ方を確認し，今後の療養の方向性を明確にする。

気管支喘息を長期間管理するなかで、次のような項目について確認し、必要時に患者・家族と対応を再検討する。

• 環境が大きく変化していないか。
• 薬物療法が適切に実施されているか。
• 睡眠と日中の活動のバランスが保たれているか。
• 仕事と日常生活を送るうえでの困難が生じていないか。

たとえば、家族や職場、地域社会との関係性のなかで困難が生じ、ストレスが増悪因子となり、そこにアレルゲン曝露が加わり、急性増悪をまねくこともある。

● **セルフケア能力の確認**　患者のセルフケア能力を確認し、アドヒアランスを高める支援を行うことが重要である。本人および家族のセルフマネジメント能力を客観的に評価し、患者・家族に必要な教育・指導を行う。

(1)喘息日誌の活用：**喘息日誌**には、夜間・早朝および日中の喘息症状や、喘息による生活への影響、増悪治療薬・長期管理薬の使用状況のほか、感冒、天候の変化、症状の詳細や懸念事項、医師に伝えたいことなどを記載する。

(2)ピークフロー測定：ピークフローは、力いっぱい息をはき出したときの息の強さ（速さ）の最大値（最大呼気流量）であり、気管支の状態の指標となる。患者が自宅で毎日決まった時間帯に測定し、喘息日誌に記録することにより、セルフマネジメントにつなげることができる。測定の必要性を理解し、継続して測定できているかどうかを確認する。

(3)吸入手技の確認：喘息治療の 要（かなめ）は、吸入薬を適切に使用し、気管支の状態を維持・管理していくことである。患者が吸入薬の使用方法に少しでも不安がある場合や、吸入を継続しても症状が改善されない場合には、手技を再確認するとともに、正確な手技を指導する。患者の状況に応じて、補助器具をすすめたり、別の吸入器への変更を医師に提案するなどの支援を行う（❍83ページ）。また、不安を傾聴して対処方法を確認する。

(4)生活への影響：呼吸困難などによる睡眠や日中のさまざまな活動への影響を確認する。たとえば、高度の増悪（大発作、❍48ページ、表5-1）がなくても、夜間に咳が続いていれば眠りが浅くなり、息苦しさや咳のため臥床して眠ることができず、目ざめがわるくなり、日中に疲労感を感じることがある。また、周囲の喫煙者のにおいや香水のにおい、煙や線香のかすかなにおい、冷気などにより咳が誘発されるため、混雑した場所や冷房の排気口の近く、冷房のきいた電車などに恐怖感をもっていることもある。喘息による日常生活への影響を関連づけ、指導につなげる。

● **アドヒアランスの向上**　症例がおさまると、自己判断で治療を中断する患者も多い。これにより気管支の状態が徐々に悪化し、アレルゲンや増悪因子により喘息の増悪を引きおこしやすくなる。看護師は、患者や家族のセルフケア能力やセルフマネジメントの状況を肯定的にフィードバックし、アドヒアランスを高め、セルフマネジメントが継続できるように援助する。

2 アレルギー性鼻炎患者の看護

アレルギー性鼻炎は，鼻粘膜のⅠ型アレルギー性疾患で，発作性・反復性のくしゃみ，鼻閉，水性鼻漏が３徴である（●49ページ）。通年性アレルギー性鼻炎と，季節性アレルギー性鼻炎（花粉症）に大別される。環境整備によりアレルゲンの曝露を避け，必要な治療を受けることにより，アレルギー症状による日常生活への影響が最小限となるように援助する。

1 アセスメント

（1）既往歴：アレルギー疾患とその治療内容・経過，副鼻腔炎
（2）出身地，居住地域
（3）アレルギー症状：口腔粘膜・咽頭・鼻腔の瘙痒感や違和感，くしゃみ，咳嗽，鼻汁，鼻閉感，頭重感・頭痛，重症度，日常生活への影響
（4）アレルゲン検査：特異的IgE，皮膚テスト，鼻汁検査など
 • 通年性：ホコリ・ダニ・カビ・ペットの毛や皮屑
 • 季節性：春先はスギやヒノキ，ハンノキ，シラカンバの花粉，春から秋はイネの花粉，夏から秋はブタクサやカモガヤなどの花粉。
（5）増悪因子：アトピー素因，疲労やストレスなど
（6）アレルゲンの曝露：ハウスダストや花粉に曝露される場所や時間帯，花粉の曝露に影響する天気や風速，職業，仕事の環境
（7）セルフモニタリング能力，セルフマネジメント能力，適切なアレルゲン除去方法の実施，悪化時の対処状況，セルフマネジメント継続に関する疲労感・負担感，アレルゲン除去継続への意欲

2 看護目標

日常生活に支障がない状態に自己管理することができる。

3 看護活動

● **アレルゲンと増悪因子の除去・回避**　おもなアレルゲンは，ダニを主成分とするハウスダストや花粉，カビなどである。患者・家族の生活環境を把握し，日常生活からアレルゲンを除去・回避できるように指導する（●82ページ）。

患者はアレルゲンに対して敏感になっている。また，長期的にアレルゲンを除去しつづけることにストレスを伴う場合もある。ストレスの増加は，アレルギー性鼻炎の増悪因子となるばかりか，ほかのアレルギーを誘発する因子にもなり，またアドヒアランスの低下につながる。環境整備について，負担を感じることなく継続する方法を，患者とともに検討する。

● **アドヒアランスの向上**　外来受診時には，アレルゲン除去・回避や症状のコントロールが適切に継続できていることを確認し，肯定的にフィードバックすることで患者のアドヒアランスを高めるようにかかわる。また，患

者や家族が困難をかかえている場合，患者が努力していることや困難に感じていることを否定せず，ともに解決策を考えることも重要なかかわりである。

● **薬物療法の援助**　アレルギー症状を緩和するため，内服薬や点鼻薬（●84ページ）など，必要な薬物療法を適切に自己管理できるようにサポートする。

● **舌下免疫療法**　対症療法のほかに，アレルゲン免疫療法が行われることがある。舌下免疫療法を行う患者の看護については，「D-③アレルゲン免疫療法を受ける患者の看護」を参照のこと（●86ページ）。

3　アトピー性皮膚炎患者の看護

　アトピー性皮膚炎は，瘙痒感のある湿疹を主病変とし，増悪・寛解を繰り返す（●55ページ）。患者のアトピー素因に環境要因が加わって発症する。

　瘙痒感は日中だけでなく夜間も続く。また，皮膚炎が顔や頸部などの外見に及ぶ場合は，ボディイメージの変容に対する心理的負担も大きい。症状をコントロールし，睡眠障害などの二次障害の予防に努めることが重要となる。

　また，アトピー性皮膚炎患者は，皮膚のバリア機能が低下しているため，水分が減少して乾燥しやすく，感染症や新たなアレルゲン感作にもつながりやすい。皮膚のバリア機能を正常化するためのスキンケアや薬物療法を適切に行い，アレルゲンや増悪因子を除去し，患者のQOLの向上をはかる。

1　アセスメント

（1）皮膚症状，アレルゲンの曝露，増悪因子，生活環境，検査については，「B-③皮膚症状がある患者の看護」を参照のこと（●73ページ）。
（2）ボディイメージの変容に関する受けとめ，対処行動
（3）セルフモニタリング能力，セルフマネジメント能力，アドヒアランスに関する認識，悪化時の対処状況

2　看護目標

（1）日常生活のアレルゲンや増悪因子を除去し，症状の悪化がみられない。
（2）瘙痒感に伴う睡眠障害や集中力の低下など，副次的症状が軽減する。
（3）適切なスキンケアと薬物療法を実践し，皮疹および皮膚のバリア機能が改善する。
（4）ボディイメージの変容を受けとめ，社会生活を送ることができる。

3　看護活動

● **日常生活への影響**　皮膚炎が日常生活へ及ぼす影響を確認する。瘙痒感に伴い睡眠への影響が生じていないかを把握することも重要である。

● **瘙痒感への対処**　アトピー性皮膚炎の患者は，強い瘙痒感のため，日中だけでなく睡眠中も皮膚を搔破することが多い。そのため，つねに爪を短く切っておくことを指導する。また，室内を清潔にし，適温・適湿に保ち，入浴は短時間とすることなどを説明する。その他，瘙痒感の軽減については，

「B-③皮膚症状がある患者の看護」を参照のこと（●73ページ）。

● **アレルゲンと増悪因子の除去**　症状を悪化させないためには，患者の生活環境から，アレルゲンや増悪因子を除去する必要がある。

（1）アレルゲンとなるダニ・カビ・花粉などを除去する。

（2）症状の悪化や，食物アレルギーをおこさない食事にする。禁煙し，飲酒を減らす。

（3）汗は皮膚を刺激するため，発汗時は可能な限りすみやかに洗い流す。

（4）化学繊維素材の衣類や衣類のタグなどによる接触刺激がアレルギー反応を引きおこすこともあるため，衣類は綿製にし，タグを取り外す。

（5）頭髪を束ね，毛髪による刺激を減らす。

● **スキンケア**　正しいスキンケアを指導し，皮膚のバリア機能を正常に保つ。1日2回，皮膚を清潔にし，外用薬を塗布することが推奨されている。

（1）皮膚を洗浄するときは，石けんをよく泡だてて洗い，素手で皮膚をこすらないようにする。

（2）関節の内側などの皮膚が重なる周囲は，皮膚のしわをよくのばして洗う。

（3）石けんが残らないよう，丁寧にすすぐ。

（4）温度やシャワーの水圧で痛みや瘙痒感が増す場合は，皮膚を手でまもり，直接シャワーの水圧がかからないようにする。

（5）湯温は37〜38℃とし，温熱刺激により瘙痒感を助長しないようにする。

（6）水滴は，やわらかいタオルで押さえてふきとり，摩擦を避ける。

（7）入浴後は皮膚が急激に乾燥するため，5分以内に外用薬を塗布する。

● **外用薬の適切な塗布**　外用薬は，症状や病変部位に応じたものを，適切なタイミングで，用法・用量を厳守して塗布することが重要である。外用薬には，皮膚の保湿・保護を目的とするもの❶と，皮膚病変を改善させる治療薬がある。保湿・保護を目的とする外用薬は皮膚の乾燥防止に有用であり，軽微な皮膚炎であれば，これらを適切に使用することで改善される。

　炎症を伴う病変の治療は，ステロイド外用薬が使用されることが多い❷。ステロイド外用薬には，さまざまな力価や形状❸のものがあり，皮膚炎の重症度や部位，経過，季節などに応じて使い分けされる。いずれも，皮膚を清潔にしたあと，外用薬を適量使用することが重要となる（●84ページ）。治療開始後1〜2週間を目安として重症度を評価し，薬物療法が見直される。

　さらに近年では，抗炎症外用薬の塗布により皮膚の状態が整ったあとも，保湿剤によるスキンケアに加えて，抗炎症外用薬を定期的に塗布して，皮膚の状態を保つ，プロアクティブ療法（●57ページ）が実施されることもある。

　副腎皮質ステロイド薬についての誤った知識から，治療に抵抗を示す患者もいる。指示された薬物治療法について，その目的や必要性と安全性を正しく理解できているかを確認する。正しい情報を提供し，必要時には医師からの説明を受けることを促し，適切な治療を継続できるように調整する。

● **心理的な援助**　適切なスキンケアと外用薬の使用により皮膚症状の悪化を防ぎ，瘙痒感による睡眠障害や心理的なストレスが低減するように援助する。また，皮膚炎を繰り返して瘢痕化し，ボディイメージの障害があると，

NOTE

❶ヘパリン類似物質，尿素製剤，ワセリン，亜鉛華軟膏などがある。

❷近年では，ステロイド外用薬以外にも，JAK阻害薬（●152ページ）の軟膏など，抗炎症作用を有する新規の外用薬も広く使われるようになってきた。

❸軟膏やクリーム，ローションなどがある。

E. 疾患をもつ患者の看護　**93**

他者の視線にストレスを感じ，ストレスからさらに皮膚炎が悪化することにもつながる。心理的な援助が重要である。

● **セルフケア能力とアドヒアランスの向上**　患者や家族のセルフケア能力を把握し，必要な援助をする。セルフケア能力は，通常の皮膚ケアの状況や悪化時の対処法の妥当性を評価して判断する。長期的に管理された状況が続くため，外来時には患者・家族の状況を把握し，努力していることをフィードバックし，アドヒアランスが向上するようにかかわることが重要である。

4　アナフィラキシー患者の看護

　アナフィラキシーは，アレルゲンなどの侵入により，急激に全身性にアレルギー症状が引きおこされた状態である（◉53ページ）。ショックにいたると，血圧低下や意識障害を伴い，重度では短時間で呼吸停止または心停止にいたることがある。アナフィラキシーショックの患者が搬送されてきた場合，看護師はまず，患者を生命の危機から回避させることが最重要となる。このような患者の急性期の看護については，「B-⑤アナフィラキシーショックの患者の看護」（◉76ページ）を参照のこと。

　アナフィラキシーショックをおこしたことがある患者は，急性期を脱したあとも，つねに生命の危険性を感じながら生活を送ることになる。適切にアレルゲンや増悪因子を除去してアナフィラキシーを回避し，また必要時にはアドレナリン自己注射薬を使用するなどの適切な対処法がとれるように，本人だけでなく家族や職場などの周囲の人の理解と協力が必要である。

1　アセスメント

(1) 既往歴：アナフィラキシーショックの有無と重症度，通院・治療状況，アレルギー疾患❶，アトピー素因

(2) 職業，居住地域

(3) 血液・アレルゲン検査：血算，総 IgE，特異的 IgE，プリックテスト，皮内テスト

(4) アナフィラキシーを重篤化・増幅させる因子[1]の確認
  • 併存疾患：喘息やほかの呼吸器疾患，アレルギー性鼻炎および湿疹，心血管疾患，マスト細胞症❷など，うつ病などの精神疾患
  • 併用薬：アドレナリン β 遮断薬，アンギオテンシン変換酵素阻害薬（ACE 阻害薬），NSAIDs
  • アルコール，鎮静薬，睡眠薬，抗うつ薬，嗜好性薬物：アナフィラキシーの誘因や症状の認識に影響を及ぼす可能性がある。
  • アナフィラキシーを増幅させる促進因子：運動，感冒や発熱といった急性感染症，情動性ストレス，旅行などの非日常的な行動，月経前状態

(5) ショックへの対応：アドレナリン自己注射液（エピペン®）の携帯・管

NOTE

❶とくに喘息の既往を把握することが重要である。

❷**マスト細胞症**

　マスト細胞が組織・器官において増殖する病態の総称である。瘙痒感を伴う斑点や丘疹，紅潮，消化不良，繰り返す誘因不明のアナフィラキシー様反応などの症状がみられる。国内の患者数はきわめて少ない。

1）日本アレルギー学会：アナフィラキシーガイドライン 2022．p.18，図 10，日本アレルギー学会，2022．

理・使用法の習得，軽度症状出現時の対処状況，周囲の理解・協力

(6) 疾患の理解，適切なアレルゲン回避方法の理解と実施の継続，セルフマネジメント能力，セルフマネジメント継続に関する負担感，治療継続への意欲，日常生活状況

2 看護目標

(1) アレルゲンと増悪因子を除去・回避し，アナフィラキシーを予防しながら生活できる。

(2) アナフィラキシーショック時に，適切な対応ができる。

3 看護活動

● **アレルゲン回避** アナフィラキシーの予防には，アレルゲンの回避が最も重要である。患者自身が自分のアレルゲンとアレルゲンを含むものを把握し，曝露しないように注意して生活する必要がある。

● **増悪因子の除去** 一部の薬物や嗜好品の摂取，疲労や感冒，月経などにより，アナフィラキシーが誘発されやすくなる。誘発・増悪因子を把握し，可能な限りそれらを避けるよう日常生活を自己管理することが必要である。

● **自宅での緊急時の対応** アナフィラキシーが生じた場合，いつでも対応策を実施できるよう指導する。

(1) アナフィラキシーの危険性がある場合，アドレナリン自己注射液(エピペン®)が処方される。エピペン®を使うべき症状について，患者が理解できるように説明する(▶表6-4)。必要時には説明書を見なくても正確に使用できるように，デモ器❶を用いるなどして指導を行う(▶図6-4)。

(2) エピペン®は，自宅では手の届きやすいところに置き，外出時もつねに携帯するよう指導する。ただし，子どもや他人が誤って使用することのないよう，配慮する。

(3) 家族や職場にアナフィラキシーをおこす危険性があることを伝え，原因となるアレルゲンや，自己注射薬の使用方法について理解を得ておく。

(4) エピペン®使用によるアドレナリンの血中濃度は，筋注後10分で最高になり，40分程度で半減する。そのため，エピペン®を自己注射した場合でも，救急車を呼び，医療機関を受診する必要があることを伝える。

> **NOTE**
> ❶エピペン®に関する実習や教育訓練の目的のため，医療関係者やエピペンン®を処方された患者とその家族，教職員や学生，保育士を対象として，メーカーが「練習用エピペン®トレーナー」を無償貸与している(▶図6-4-d, e)。医療従事者は，いつでも適切に患者に使用できるよう，また正しい手技指導ができるように，訓練しておくことが重要である。

▶表6-4　一般向けエピペン®の適応

消化器の症状	呼吸器の症状	全身の症状
• 繰り返し吐きつづける • 持続する強い(がまんできない)腹痛	• のどや胸がしめつけられる • 声がかすれる • イヌがほえるような咳 • 持続する強い咳込み • ゼーゼーする呼吸 • 息がしにくい	• 唇や爪が青白い • 脈を触れにくい・不規則 • 意識がもうろうとしている • ぐったりしている • 尿や便をもらす

エピペン®が処方されている患者でアナフィラキシーショックを疑う場合，上記の症状が1つでもあれば使用すべきである。
(日本アレルギー学会：アナフィラキシーガイドライン2022. p.30, 表20, 2022, 一部改変)

E. 疾患をもつ患者の看護　95

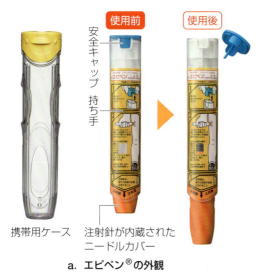

a. エピペン®の外観

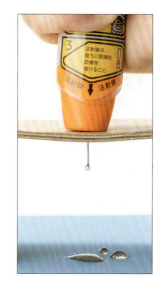

b. エピペン®による薬液の投与

左の写真は，医師の立ち合いのもと，使用期限の過ぎたエピペン®を段ボール紙に押しあてた様子である。体重30 kg以上の患者に処方されるエピペン®0.3 mgの場合，押しつけたニードルカバーの先端部から，針が約1.5 cmほど飛び出し，一度に0.3 mLのアドレナリン液を射出する。

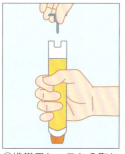

① 携帯用ケースから取り出す。
② オレンジ色のニードルカバーを下に向け，利き手で「グー」ににぎる。
③ 反対側の手で青い安全キャップを外す。

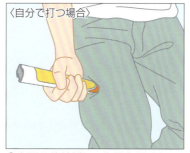

④ 大腿の前外側に，先端を軽くあて，カチッと音がするまで強く押しあて，そのまま5つ数える。
※注射したあと，すぐに抜かない。
※衣類の上からでも注射できる。
※介助者がいる場合は，大腿の付け根と膝をしっかり押さえ，動かないように固定する。

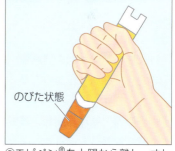

⑤ エピペン®を大腿から離し，オレンジ色のニードルカバーがのびているかを確認する。
※のびていない場合は，④に戻る。
⑥ 使用済みエピペン®をケースに戻す。ケースのふたは閉まらない。
⑦ ただちに医療機関を受診して，医師の診察を受ける。

c. エピペン®の使い方

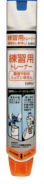

d. 練習用エピペン®トレーナー

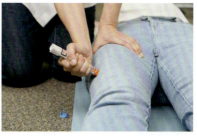 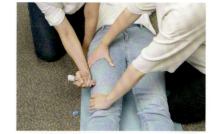

e. 練習用エピペン®トレーナーを用いた訓練
左：介助者が1人の場合，右：介助者が2人の場合
トレーナーには，針や薬液は取りつけられていない。実際の製剤は，一度使うと，のびたニードルカバーはもとに戻らないが，トレーナーはニードルカバーをもとに戻して，何度でも練習することができる。

▶図6-4　エピペン®の使い方と練習用エピペン®トレーナーを用いた訓練
（写真提供〔a, d〕：ヴィアトリス製薬合同会社）

（5）処方されたエピペン®には使用期限があるため，定期的な受診の際には，保管しているものが使用期限内であるかを確認する。

5 食物アレルギー患者の看護

　食物やその成分がアレルギーの誘発に関連する場合，侵入経路にかかわらず食物アレルギーという（●50ページ）。侵入経路は，経口，経皮，吸入，経粘膜，注射が考えられる。全身性にアナフィラキシーがおこることもある。また，食後の運動が症状の誘発にかかわることがある。

　食物アレルギーの治療は，アレルゲンを除去した除去食による食事療法が中心となる。除去は必要最小限とし，除去品目が多いときは代替品を利用して栄養所要量を確保することが重要となる。アレルゲンを含む食物の除去に対する精神的な負担や，社会生活への影響にも配慮する必要がある。患者のみならず家族が，適切な食生活を送ることができるようにかかわる。

1 アセスメント

（1）皮膚・粘膜症状：蕁麻疹，紅斑，瘙痒感，湿疹
（2）消化器症状：腹痛の有無・程度，吐きけの有無，嘔吐の回数，下痢の有無・性状
（3）呼吸器・循環器症状：咳嗽，鼻漏・鼻閉，嗄声，呼吸困難，のどの瘙痒感，頻脈，ショック
（4）症状出現の経緯：いつ・なにを食べたか，摂取の何分（時間）後から，どのような症状が出たか，症状の持続時間，症状出現前の運動の有無
（5）既往歴：花粉症，アトピー性皮膚炎などのアレルギー疾患，家族の既往歴，アトピー素因
（6）血液・アレルゲン検査：好酸球数，総IgE，特異的IgE，プリックテスト，皮内テスト
（7）増悪因子：アトピー素因，湿疹，疲労やストレスなど
（8）ショックへの対応：アドレナリン自己注射薬（エピペン®）の携帯・管理・使用法の習得，軽度の症状の対処状況，周囲の理解・協力体制
（9）アレルゲン除去食の状況：除去が正しく実行できているか，除去失敗の有無，食生活に関する満足感・充足感，アレルゲン除去に対する不安・疲労感・不満感，食事摂取内容・量，栄養状態
（10）アレルゲンの除去・回避およびアレルゲン表示に関する理解，セルフマネジメント能力

2 看護目標

（1）アレルゲンを正確に把握し，アレルゲンを適切に除去・回避した食生活を送ることができる。
（2）症状出現時に，適切な対応をとることができる。
（3）不足する栄養素を代替品で補い，ゆたかな食生活を送ることができる。

E. 疾患をもつ患者の看護 **97**

3 看護活動

検査に伴う異常の早期発見・対処

アレルゲン検査によりアレルギー反応が誘発されることがあるため，医師の指示に従って慎重に実施するとともに，つねに全身状態の確認を行う(◉80ページ)。食物経口負荷試験は専門医療機関で行われ，小児のみ保険適用であり，成人で行われることは少ない。

栄養食事指導

アレルゲン除去食の栄養食事指導は，① 必要最小限の除去，② 安全性の確保，③ 栄養面への配慮，④ 患者と家族の QOL の維持，の 4 点がポイントとなる。食べられる範囲を定期的に確認しながら，食生活の幅を広げることができるように援助する。

● **必要最小限の除去** アレルゲンを含んでおり，摂取により症状を生じる食品だけを除去する。たとえば，鶏卵アレルギーであっても，鶏肉や魚卵は避ける必要はない。食物経口負荷試験で陽性となった食品であっても，医師の判断のもと，症状を誘発しない範囲であれば摂取してよいものもあることや，加熱・調理によりアレルゲン性が低下するものは摂取できることなどを指導する。必要に応じて管理栄養士の指導を受けられるように調整する。

食品表示法では，容器包装された加工食品および添加物について，アレルギーを引きおこす可能性のある特定原材料 8 品目が微量でも含まれている場合，表示が義務づけられている(◉表6-5)。患者には，加工食品の食品表示の見方を指導し，表示を習慣的に確認するように伝える。表示推奨品目については，必ずしも表示されていないことがあるので，注意が必要である。

● **安全性の確保** ふだんは摂取できている量のアレルゲンであっても，患者の体調や運動負荷により重篤なアレルギー反応がおこることがある。安全に摂取できる量や運動について，指導医に確認できるように調整する。また，誤食によりアレルギー症状が生じた場合の対応を指導する。

● **栄養面への配慮** 除去により不足する栄養素やエネルギー量は，代替品で補うことを指導する。たとえば，鶏卵を除去してホットケーキをつくる際には，牛乳にバターを入れることで栄養価や風味を代替できる。

● **患者・家族の QOL の維持** 市販品をうまく活用するなどして負担を減らし，患者と家族が楽しくゆたかな食生活を送ることができ，食生活の幅を広げることができるように援助することも重要である。

不適切な食事や不必要な除去は，栄養面に悪影響を及ぼすだけでなく，標準治療を遠ざけ，症状の悪化につながる。専門医による適切な診察・診断に

◉表6-5 食品表示法に基づくアレルギー表示

特定原材料(必ず表示される 8 品目)	卵，乳，小麦，落花生(ピーナッツ)，エビ，ソバ，カニ，クルミ
特定原材料に準ずるもの(表示が推奨されている 20 品目)	いくら，キウイフルーツ，大豆，バナナ，ヤマイモ，カシューナッツ，モモ，ゴマ，サバ，サケ，イカ，鶏肉，リンゴ，マカダミアナッツ，アワビ，オレンジ，牛肉，ゼラチン，豚肉，アーモンド

基づいた正しい治療を継続できるように支援する。

■ 食物アレルゲンを含む薬剤・ワクチン

　医療用医薬品や一般医薬品のほか，口腔ケア製品や化粧品，入浴剤や石けんといった生活用品のなかには，食物由来の成分を原料や添加物，基剤として含有しているものがある。食物アレルギー患者がこれらを摂取し，アレルギー症状を呈することがある。食物アレルギー患者に対して，禁忌薬が処方されていないか，原因成分を含有する医薬品や生活用品を摂取していないかを確認する必要がある。また，食物アレルギー患者が注意すべき製品・医薬品に関する情報を伝えて，セルフマネジメントができるように支援する。

● 鶏卵　卵白由来の塩化リゾチームは，医療用医薬品のほかにも，一般用医薬品であるかぜ薬や鼻炎用内服薬，鎮咳去痰薬，トローチなどの口腔咽頭薬，歯痛・歯周病治療薬などにも含まれている。

● 牛乳由来　経腸栄養剤には牛乳由来のカゼインが含まれているものが多く，これらの医薬品は牛乳アレルギーの患者に禁忌である。止瀉薬であるタンニン酸アルブミンも，カゼインを原料とした医薬品であり，禁忌である。また，医薬品の調合に用いられることの多い乳糖は，牛乳を原材料として作成されており，微量ではあるが牛乳タンパク質が含まれている。乳糖は，吸入薬やカプセル，錠剤，散剤，静注用製剤などにも添加されており，まれに牛乳アレルギー患者で症状を誘発することがある❶。

● ゼラチン　医薬品の添加物や，カプセル・坐薬などの原材料として，ゼラチンを使用しているものがある。ワクチンの安定剤として含まれるゼラチンに対してアレルギーの既往がある患者には，禁忌となる。

■ アナフィラキシーへの対応

　食物によるアナフィラキシーは，自宅で発症する頻度が最も高い。原因となる食物は，日本では鶏卵，乳製品，小麦，木の実類(クルミなど)，ピーナッツが多い(◎図6-5)。アナフィラキシー症状が出現した場合，ただちにエピペン®を使用し，使用後はすぐに救急車を呼んで病院を受診するといった緊急時の対応について指導する(◎78ページ，図6-1)。

■ 食物依存性運動誘発アナフィラキシーの予防

　食物依存性運動誘発アナフィラキシーは，食事から運動開始までは2時間以内，運動開始から発症までは1時間以内におこることが多い(◎51ページ)。

> NOTE
> ❶内服薬により重症アレルギーが誘発されることはまれであるが，吸入ステロイド薬やインフルエンザ治療薬などのドライパウダー式吸入薬のほか，静脈内注射製剤の使用により，重症症状を誘発した報告がある。

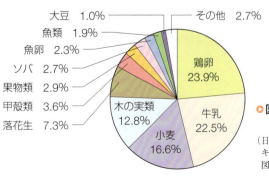

◎図6-5　ショック症状を誘発した原因食物
(日本アレルギー学会：アナフィラキシーガイドライン2022．p.12，図7，2022，一部改変)

原因食物は小麦と甲殻類が多いが，最近は果物や野菜の報告も増加している。原因食品の摂取のみ，または運動のみでは症状が出現しない。症状は即時型食物アレルギーと同様であり，皮膚症状はほぼ全例で出現し，呼吸器症状は70％，ショック症状は50％にみとめられる。半数以上は再発を経験する。

次の内容について指導する。

(1) 運動前に原因食物を摂取しない。

(2) 原因食物を摂取した場合，食後最低2時間，可能であれば4時間は運動を避ける。

(3) NSAIDs の内服時や，そのほかの誘発因子が存在する状況下では，原因食物を摂取しない。

(4) ヒスタミン H_1 受容体拮抗薬とエピペン® を携帯する。

(5) 皮膚の違和感などの前駆症状が出現した段階で安静にし，必要に応じて薬物を使用し，医療機関を受診する。

6 薬物アレルギー患者の看護

薬物そのものにアレルギーを引きおこしやすい特性をもつものがあり（◉表6-6），生体側のアトピー素因などが誘因となって薬物アレルギーがおこる。薬物アレルギーの症状として最も多いのは皮疹であるが，ほかにも肝障害や肺障害，アナフィラキシーなどがおこりうる。

実際にはアレルギー反応ではなく，薬物の一般的な副作用であるのに，患者自身が薬物アレルギーと自己判断している場合もある。今後の医療処置の弊害にもなるため，適切な診断により，アレルギー反応を引きおこす薬物を同定しておくことが重要となる。

1 アセスメント

(1) 過去の薬物の使用歴，薬物アレルギーの有無・重症度，通院・治療状況

(2) 検査結果：好酸球数，リンパ球刺激試験（LST，DLST）

◉表6-6 薬物アレルギーによるアナフィラキシーを引きおこしやすい医薬品

造影剤	X線造影剤や MRI 造影剤により，数千件に1件の割合でアナフィラキシーがおこる。
生物学的製剤	投与直後に限らず，投与数時間後にもおこりうる。
輸血等	血漿製剤だけでなく，血小板や赤血球製剤でもおこる。
抗腫瘍薬	白金製剤，タキサン系など
抗菌薬	βラクタム系抗菌薬（セフェム系，ペニシリン系，カルバペネム系），ニューキノロン系抗菌薬
解熱鎮痛薬	アスピリンなどの非ステロイド性抗炎症薬（NSAIDs）
筋弛緩薬	全身麻酔中のアナフィラキシーの原因として最多
局所麻酔薬	リドカインなど
アレルゲン免疫療法	皮下注射法において，とくに増量過程でアナフィラキシーが生じる可能性がある。維持療法においても，投与量の誤りや注射間隔の極端な延長などによって，アナフィラキシーがおこることがある。

（日本アレルギー学会：アレルギー総合ガイドライン 2022. pp.38-39, 協和企画，2022，一部改変）

（3）セルフマネジメント：疾患の理解，原因となった薬物に関する本人および周囲の理解
（4）増悪因子：アレルギー疾患，アトピー素因，疲労やストレスなど
（5）原因薬物の回避に関する不安

2 看護目標

（1）薬物アレルギーの症状の観察・確認ができ，適切な対処行動がとれる。
（2）原因薬物を把握し，それらを使用しないよう医療者へ情報伝達ができる。

3 看護活動

◆ アレルギーの原因となりうる薬剤を使用する場合

　患者・家族に，これまで該当の薬剤を使用したことがあるか，その薬物を使用する処置や検査を受けたことがあるかを確認する。使用経験がある場合は，使用した際にアレルギー反応と考えられる体調不良（●58ページ，表5-4）がなかったかを確認する。体調不良があった場合，該当薬剤の使用の是非について医師に確認する。体調不良がなかった場合でも，今回の使用でアレルギー反応がおこる可能性を考え，全身状態の観察を行う。

◆ 薬物でアレルギーをおこしたことがある場合

　薬物アレルギーの既往があった場合は，原則的にはその薬物の使用は回避し，必要な場合は代替薬を使用することになる。
（1）患者・家族と薬物アレルギーの症状と原因薬についての情報を共有する。原因薬の使用目的や作用など，必要な情報を患者・家族に提供する。
（2）今後も原因薬を避けて医療を受けることができるように，お薬手帳などを活用して，ほかの医療機関とも情報を共有することを指導する。

7 ラテックスアレルギー患者の看護

　ラテックスアレルギーは，天然ゴムに含まれるラテックスタンパク質によるアレルギー反応である（●60ページ）。ハイリスクグループは，① 天然ゴム製品（とくに手袋）と接触する機会が多い医療従事者やそのほかの職種，② アトピー素因および手湿疹のあるもの，③ 手術や医療処置を繰り返している患者❶，である。

> **NOTE**
> ❶手袋の使用やカテーテル挿入が多い二分脊椎症の患者などが該当する。

1 アセスメント

（1）既往歴：アレルギー疾患とその重症度，手の湿疹の有無，通院・治療状況，果物によるアレルギー症状誘発の有無
（2）アレルギー症状：瘙痒感・発赤・膨疹・水疱形成などの皮膚症状，鼻・結膜症状，呼吸器症状，アナフィラキシーなどの全身症状
（3）アレルゲンの曝露：いつ・なにに触れたのか，何分後から，どのように

アレルギー症状が出現したのか，症状の持続時間，対処方法

(4) アレルゲン検査：特異的 IgE，プリックテスト，パッチテスト

(5) 増悪因子：アトピー素因，手の湿疹，疲労やストレスなど

(6) 疾患・アレルゲンの理解と認識，アレルゲン曝露防止の理解，セルフマネジメント能力，アドヒアランス，アレルゲン除去継続に関する不安・疲労感，周囲の人の理解・協力

2 看護目標

天然ゴム製品の曝露を避け，ラテックスアレルギー反応をおこさない。

3 看護活動

天然ゴム製品を把握し，生活・仕事のなかで曝露しないように環境を整えることが必要となる。医療現場では，さまざまな天然ゴム製品が使用されている。看護師は，医療現場や家庭で使用されている天然ゴム製品について，把握しておく必要がある（●表6-7）。

◆ 患者がラテックスアレルギーの場合

患者がラテックスアレルギーの場合，さまざまな医療用具において，天然ゴム製品を避ける必要がある。使い捨て手袋を使用する際は，合成ゴムやビニール製のものを使用する。とくに手術室や救急では，使い捨ての天然ゴム製品が医療用具として使用されていることが多い。手術や救急での対応時には，全身状態を観察し，患者のアレルギー反応の有無を確認する。

◆ 医療従事者がラテックスアレルギーの場合

医療従事者は，ゴム手袋などのラテックス製品に触れる機会が多く，ラテックスアレルギーを発症しやすいハイリスクグループである。医療者がラテックスアレルギーに罹患した場合は，職場において天然ゴム製品を避けて従事することになる。アトピー素因があったり，手に湿疹があったりする場合は，とくに感作されやすく，また症状が出現しやすくなるため，スキンケアに努めることが重要である。手袋の原料として天然ゴムを含まなくても，

● 表6-7 天然ゴム（ラテックス）を含有する代表的な製品

医療現場で使用する製品		家庭で使用する製品	
• 天然ゴム製手袋 • 駆血帯 • 止血帯 • 絆創膏 • 蘇生用のマスク・バッグ回路 • カテーテル類 • ドレーン類 • 血圧測定用のカフ • 聴診器 • 経口・経鼻の吸引管	• 歯科用ラバーダム • 超音波検査機器のプローブカバー • 特殊な気管チューブ • シリンジ • 電極パッド • 注射ポート • 薬液バイアルのゴム蓋 • 天然ゴム製のエプロン • 輪ゴム　など	• 風船 • おしゃぶり • 炊事用手袋 • 玩具 • コンドーム • 自動車や自転車 • 工具などのハンドルグリップ • スポーツ用品	• 靴底 • 伸縮性の織物 • カーペット • 下着のゴム • 哺乳びんの乳首 • ゴムバンド • 輪ゴム • 消しゴム • タイヤ　など

（日本ラテックスアレルギー研究会：ラテックスアレルギー安全対策ガイドライン 2018. 協和企画，2018，一部改変）

表6-8　これまでラテックス-フルーツ症候群として報告されたおもな食品

ハイリスク群	アボカド，バナナ，クリ，キウイフルーツ
その他	イチジク，パイナップル，パパイア，パッションフルーツ，モモ，西洋ナシ，クルミ，ヘーゼルナッツ，アーモンド，グレープフルーツ，メロン，イチゴ，ジャガイモ，トマト，ホウレンソウ，レタス，セロリ，多種スパイスなど

（日本ラテックスアレルギー研究会：ラテックスアレルギー安全対策ガイドライン 2018. 協和企画，2018，一部改変）

さまざまな化学物質が添加されており，その物質がアレルギーを引きおこすこともあるので注意する。

◆ ラテックス-フルーツ症候群の患者の看護

　ラテックスタンパク質は特定の果物や野菜のアレルゲンと交差反応性を示し，ラテックス-フルーツ症候群と診断されることもある（●60ページ）。ラテックスアレルギー患者の 30〜50％は，アボカドやバナナ，クリ，キウイフルーツといった植物性食品により，蕁麻疹や口腔内違和感，アナフィラキシーなどの即時型アレルギー反応をおこすことが知られている（●表6-8）。逆に，アボカド，バナナ，キウイなどの果物にアレルギーのある患者のうち約1割は，ラテックスアレルギー症状をおこすことが知られている。

(1) 果物や野菜を摂取した際，口腔内違和感や蕁麻疹，喘鳴などの症状を経験したことがないかを確認する。

(2) ラテックス-フルーツ症候群が疑われる場合は，血液検査や皮膚テストによるアレルゲン検査を行う。

(3) 現状においては果物で症状がみられなくても，今後，ラテックス-フルーツ症候群にいたる可能性がある。とくに，アボカド，バナナ，クリ，キウイフルーツといった交差リスクの高い食品により，アレルギー症状がみられる場合には受診するように指導する。

✍ work　復習と課題

❶ 各種アレルゲンの除去方法についてまとめなさい。

❷ 喘息患者のセルフマネジメントを評価する方法についてまとめなさい。

❸ アナフィラキシーショックの患者の初期対応について，まとめなさい。

❹ 食物アレルギー患者の食事指導のポイントについてまとめなさい。

❺ 医療現場における天然ゴム製品についてまとめなさい。

― アレルギー ―

第 7 章

事例による看護過程の展開

A 気管支喘息患者の看護

　気管支喘息(以下,喘息)は,気道の慢性炎症,気道過敏性の亢進,可逆性の気流制限を特徴とする疾患である。喘息の発症には,アトピー素因や遺伝的要因などの個体因子とアレルゲンや感染,大気汚染などの環境因子が関与している。環境因子には,喘息になりやすい人の発症に影響を与える因子と,すでに発症した人に対して増悪させる因子があり,両因子には共通するものがある。

　喘息治療は,増悪(発作)時の治療と安定期のコントロールとに大きく分けられる。増悪時は,増悪の強度を評価し,すみやかで適切な対処により,安楽な呼吸ができるような援助が必要となる。安定期は,患者自身が正しく疾患と治療を理解するとともに,増悪の誘因となるアレルゲンや刺激を回避し,治療を継続し,症状およびその背景にある気道炎症をコントロールしながら生活をしていくことが重要となる。

　喘息の病態は自覚症状がなくても持続しているため,適切な治療が実施されないと,重症化して死にいたることもある。そのため,患者が適切な自己管理を実施し,増悪を予防するための看護援助が必要となる。

　ここでは,はじめて急性増悪により発作性の呼吸困難に陥り,入院となった患者を事例として取り上げ,看護過程を用いて展開する。

1 患者についての情報

1 患者のプロフィール
- **患者**：A さん(55 歳,女性,身長 160 cm,体重 60 kg)
- **既往歴**：スギ花粉症(35 歳より)
- **家族歴**：父が花粉症,母が高血圧,弟がアトピー性皮膚炎
- **家族構成**：夫(56 歳,公務員,他県にて単身赴任中),長男(26 歳,社会人,近郊にてひとり暮らし),次男(22 歳,大学 4 年生,同居,アルバイトで多忙のため帰りは夜遅くなることが多い),ペット(室内犬)
- **職業**：医療事務(週に 3 日のパート勤務)
- **性格**：めんどうみがよい。職場では,責任感があり真面目と評価されている。
- **嗜好品**：喫煙なし,機会飲酒
- **家族関係**：7 か月前より夫が他県へ単身赴任となり,帰宅するのは月 1 回である。長男が帰宅するのは 6 か月に 1 回で,次男とは同居しているが夕食をともにするのは週に 1 回程度である。孤独を感じた A さんは,ペットとして室内犬を飼い始めた。ペットが最も身近な家族となり,仕事以外の外出や就寝時も含め,つねにペットとともに生活していた。

2 入院までの経過
　20 年前より,春になると,くしゃみや鼻汁,眼のかゆみの症状があり,

近医でスギ花粉症の診断を受けた。それ以降，毎年春になると抗アレルギー薬を処方してもらい内服していた。

3〜4年前ころから，季節のかわり目にかぜをひき，咳が2〜3週間続くことが年に数回あった。近医で気管支喘息かもしれないと言われていたが，日常生活に影響はなかったため，検査・治療をすることなく過ごしていた。

本年夏，3週間ほど咳が続き，かぜだと思い近医を受診したところ，感冒と気管支炎と診断され，抗菌薬と鎮咳薬を処方された。その後も咳が続いたが，2週間ほどで治まった。11月になり気温が下がると，軽い咳と喉の痛みがあったが，かぜと考え放置していた。その後も1か月以上，咳と痰は毎日出るものの悪化する様子はなかった。

ところが週明けの勤務予定日の朝方，ゼーゼーという呼吸音と息苦しさで目がさめた。38.5℃の発熱と倦怠感があり，かぜの悪化と考えて仕事を休んだ。夜になっても解熱せず，次男に市販の解熱鎮痛薬を購入してきてもらい内服した。30分経過後，息をするとゼーゼー，ヒューヒューという音がさらに激しくなり，苦しくて横になって眠ることもできなくなったため，かかりつけの病院に連絡したうえで，次男とともに救急外来を受診した。

3 来院時の状況

次男に支えられ，かろうじて歩行可能であった。

体温37.5℃，血圧128/78 mmHg，脈拍100回/分（洞調律，整脈），呼吸数26回/分，呼気中一酸化窒素濃度（呼気NO）126 ppb（咳嗽と喘鳴が強いため参考値），咳嗽あり，喘鳴あり，呼気延長あり，聴診にて呼息時に全肺野で高調性連続性副雑音（笛音）聴取，起座呼吸あり，肩呼吸あり，チアノーゼなし，SpO_2 90〜93%（室内気）。

看護師が状況を確認すると，Aさんは答えようとするが呼吸困難が強く，言葉が途切れがちだった。そのため，次男が自宅での状況を説明した。酸素2 L/分（鼻カニューレ），短時間作用性β_2刺激薬のネブライザー吸入と副腎皮質ステロイド薬の点滴を実施したところ，肩呼吸と喘鳴はやや緩和したが，高調性に加えて低調性連続性副雑音（いびき音）も聴取し，酸素2 L/分，SpO_2 93%となり，会話が困難な状態が継続したため，入院となった。

入院翌日には酸素2 L/分でSpO_2 98%と呼吸状態の改善がみられ，酸素1 L/分に減量された。

4 検査データ

- **血液検査（救急外来受診時）**：白血球数（WBC）8,000/μL，好酸球（Eos）12%，C反応性タンパク質（CRP）1.1 mg/dL
- **特異的IgE**：ハウスダストで陽性，ダニで陽性，イヌ皮屑（ひせつ）で陰性
- **動脈血ガス分析（室内気）**：pH 7.45，PaO_2 67 mmHg，$PaCO_2$ 35 mmHg，SaO_2 93%
- **胸部X線検査**：横隔膜が低下しており肺は過膨張。肺炎を示す浸潤影はみられない。
- **インフルエンザ咽頭迅速検査**：陰性

5 医師からの説明と患者・家族の受けとめ方

- **入院時の医師から患者への説明**：喘息の急性増悪，すなわち喘息発作です。救急外来で治療を行いましたが，改善が不十分なので入院して治療を継続

します。日常生活での喘息管理の方法の学習もしていきましょう。

- **患者の受けとめ方**：苦しいです。これが喘息発作なんですか。早く横になって眠りたいです。
- **次男の受けとめ方**：母がとても苦しそうにしているので驚きました。入院してきちんと治療をしてよくなってほしいです。

⑥ 入院当日〜翌日に収集した情報

- **病気に関する認識**：スギ花粉症の季節以外は，健康に過ごしていた。「喘息かもしれないと言われたこともありましたが，症状がなかったし，喘息は子どもの病気だと思っていたので，検査や治療も必要ないと思っていました。入院は長くなるのでしょうか。いまはイヌが一番身近な家族なので，イヌのことが心配です。それから，日常生活での管理ってなんでしょうか。家族に迷惑をかけたくないのでしっかり勉強したいと思っています。発作を繰り返す場合は，注射を始めましょうと医師に言われました」と話した。
- **居住環境**：自宅は木造家屋，築 10 年。リビングにはじゅうたんを敷いている。
- **睡眠・休息**：咳嗽が 1 か月程度持続しており，発熱・倦怠感で熟睡できていない。ペットのイヌとともに就寝する。

✔ 情報収集のポイント

- ☐ **入院までの経過**：A さんの背景と生活環境から，増悪因子はなにと考えられるか。
- ☐ **喘息の状態**：身体所見・検査結果・治療から，A さんはどのような病態だと考えられるか。
- ☐ **疾患の受けとめ方**：はじめて喘息の急性増悪を経験した A さんとその家族が，疾患や治療についてどのように受けとめているか。
- ☐ **セルフマネジメント支援**：喘息の増悪を回避するための治療とその副作用，日常生活での注意点はなにか。それを A さんが継続していくためにはどのような支援が必要か。家族の理解や協力体制は整っているか。

---

2 看護過程の展開

1 アセスメント

◆ 喘息の状態

　呼気 NO はアレルギー性気道炎症を反映しており，健康な成人は 37 ppb 以下である。A さんの来院時の呼気 NO は 126 ppb（参考値）と高値であることから，気道炎症の存在や喘息の可能性が示唆される。おそらく 3〜4 年前から喘息がおこりはじめており，無治療で数年が経過し，気道炎症が持続して気道過敏性が亢進したと考えられる。また，救急外来で実施した治療により，肩呼吸と喘鳴はやや緩和して若干の効果がみられたこと，胸部 X 線検

査で他疾患の所見はないことから，Aさんは喘息の急性増悪の状態と考えられた。

『喘息予防・管理ガイドライン2024』と照合すると，Aさんは呼吸困難で苦しくて横になれず，起座呼吸が見られており，さらに会話困難であることから，増悪強度は高度（大発作，●48ページ，表5-1）と判断できる。また，1か月以上，咳と痰は毎日出るものの悪化することなく過ごしていたことから，ふだんの状態は同ガイドラインの「未治療患者の症状と目安となる治療ステップ」の「中等症持続型相当」であると判断できる。酸素2L/分でSpO₂93%であることから，血中酸素飽和度は酸素吸入していても低めの状態である。

よって，入院により治療を継続して重篤な増悪や生命の危機を回避し，呼吸状態の改善をはかる必要がある。

◆ 喘息の増悪を引きおこす因子

● **温度差**　喘息では，気道過敏性が亢進しており，季節のかわり目や日ごとの気温の変化，冷房が増悪の誘因となりやすい。数年前から続く季節のかわり目の咳嗽は，喘息によるものであった可能性がある。

● **アレルゲン**　Aさんはスギ花粉症の既往があり，家族歴からもアトピー素因があると考えられる。アトピー素因がある場合，ダニやハウスダストに対する特異的IgEが高値を呈することが多い。Aさんは，イヌ皮屑は陰性であるものの，ハウスダストとダニでは陽性である。室内でイヌを飼うと，落ちたイヌの毛や皮屑が原因となって，ダニが増殖する。温暖多湿の日本では，ダニはハウスダストの重要な成分の1つである。

　Aさんはイヌと長時間密接に過ごしていたこと，それに加えてリビングにはじゅうたんを敷いていたことにより，室内のダニやハウスダストなどのアレルゲンが増加し，アレルゲンに長時間曝露されることで気道炎症が悪化し，気道過敏性亢進と気道狭窄にいたったと考えられる。

● **NSAIDs**　さらに，解熱鎮痛を目的とした非ステロイド性抗炎症薬（NSAIDs）の服用を契機としてさらに気道が狭窄して気流制限をきたすことで，喘鳴と呼吸困難で覚醒してしまうほどの急性増悪が引きおこされたと考えられる。NSAIDsの服用で症状が悪化しており，アスピリン喘息の可能性も念頭におく必要がある。そのため，治療ではNSAIDsを避ける必要がある。

　今後Aさんが，アレルゲンとその他の増悪因子を回避し，日常生活を送ることができるような教育的かかわりが必要である。

◆ セルフマネジメント能力

　Aさんは急性増悪をはじめて経験し，喘息の病態や増悪因子，急性増悪時の対処方法，日常の治療を含めて正しい知識が不足している。それらの知識を獲得してセルフマネジメント能力を向上させていく必要がある。

　Aさんの喘息の増悪は，アレルゲンや気象による影響が大きいと考えら

れる。そのため，それらの増悪因子を避ける方法を習得していく必要がある。Aさんが，毎日の気象や日常生活の内容と，自身の喘息の症状を記した喘息日誌(◯89ページ)を記載することで，悪化の徴候や増悪因子との関係を把握できると考える。また，最大瞬間呼気流量(ピークフロー)を測定することにより，自己の気道閉塞状態を把握でき，異常の早期発見や対処行動につながり，症状の悪化を防ぐことができる。

　Aさんは，家族に迷惑をかけず，自分自身で管理していきたいと考えており，喘息の病態や退院後の生活について積極的に質問する様子があることから，セルフマネジメントへの意識の高さがうかがえる。しかし，喘息治療を継続するうえでは，増悪時の不安感や恐怖感をかかえながら日々の管理を行っていかなければならず，Aさんひとりではなく同居家族の支えが重要となる。そのため，Aさんの疾病の状態や今後の治療の必要性について，家族にも理解してもらい，家族の協力を得る方法について考えていく必要がある。

　適切な自己管理が実施できない場合，増悪を繰り返して重症化したり喘息死にいたる危険性がある。そのためAさんが，自覚症状がないときにも治療を継続し，安定した日常生活を送ることができるように援助していく必要がある。

2 看護問題の明確化

　以上のアセスメントより，次の看護問題を明らかにした。

#1 気道炎症と気道過敏性亢進を伴う急性増悪(喘息発作)に関連した呼吸困難

#2 喘息に関する知識不足に伴うセルフマネジメント能力の不足

3 看護目標と看護計画

　Aさんは，喘息の急性増悪を引きおこしているため，生命の危機状態を回避するとともに呼吸状態の改善をはかり，安楽な呼吸を確保する必要がある。また，増悪状態が改善したあとには，再び増悪をおこさないように，喘息に関する知識やセルフマネジメント能力を獲得したうえで退院することが目標となる。

#1 気道炎症と気道過敏性亢進を伴う急性増悪(喘息発作)に関連した呼吸困難

■ 看護目標

(1) 全肺野で，喘息に伴う高調性連続性副雑音(笛音)と，気道内の痰を反映する低調性連続性副雑音(いびき音)の聴取がない。

(2) 横になって眠ることができる。

(3) 歩行時の呼吸困難がない。

(4) SpO_2 95％以上で過ごすことができる。

　期限は入院3日目までとする。

看護計画

● 観察項目

(1) 意識レベル

(2) 呼吸状態：呼吸数，リズム，起座呼吸の有無，呼吸補助筋使用の有無，
呼吸困難の有無と程度，チアノーゼの有無，喘鳴の有無と程度，副雑音
（高調性連続性副雑音と低調性連続性副雑音）の有無と程度

(3) 体温：発熱の有無

(4) 咳，喀痰の有無と性状

(5) SpO_2 値，動脈血ガス分析

(6) 正確な薬物投与（医師の指示どおりか，薬剤の血管外漏出の有無）

(7) 内服薬開始後は内服薬が正しく自己管理できているか

(8) ネブライザー，吸入薬の使用状況

- 短時間作用性 β_2 刺激薬のネブライザー：正しく吸入できているか，副
作用（動悸，手指振戦）の有無
- 吸入ステロイド薬：手技は正しいか，使用したあとの含嗽の実施状況，
副作用（口腔・咽頭カンジタ症，嗄声）の有無

(9) 日常生活動作（ADL）とそれに伴う呼吸困難出現の有無

(10) 夜間の入眠状態

(11) 増悪や疾患についての不安の有無

● 直接的看護援助

(1) ベッドの背もたれを上げ，オーバーテーブルの高さを調節したり，タオ
ルや安楽枕を使用することによって，安定した安楽な起座位を保持して，
呼吸困難を軽減できるように工夫する。

(2) 活動による酸素消費に伴う呼吸困難を防ぐため，ベッドサイドの物品を
Ａさんの使用しやすい位置に配置する。

(3) 会話による呼吸困難を防ぐため，クローズドクエスチョンを使用する。

(4) 副腎皮質ステロイド薬の全身投与時の管理（滴下速度，刺入部の観察，
副作用）を適切に行う。

(5) 吸入薬を正しい時間と手技で吸入することができるように，説明しなが
ら一緒に実施する。

(6) 喀痰の粘稠度を下げるため，こまめな水分摂取を促して，脱水になら
ないようにする。

(7) 喀痰の喀出を促すため，呼吸音を聴取し，喀痰の貯留している部位を確
認し，体位ドレナージを実施する。

(8) 呼吸状態の改善に合わせて，徐々に ADL を自立して行うことができる
ように，できることとできないことを確認しながら，日常生活の援助を
行う。

(9) どのようなときに呼吸困難が生じるのかを Ａ さんと一緒に確認して，
呼吸困難を生じないような行動を考える。

(10) 看護ケアは少しずつ分割して実施する。

(11) 室内の空調を調整し，保温や保湿に努めるとともに，風が Ａ さんに直

接あたらないように配慮する。

● **教育計画**

(1) 腹式呼吸，深呼吸，口すぼめ呼吸の方法を説明しながら，実施する。

(2) 呼吸筋の疲労を抑えた咳嗽の方法について，説明しながら実施する。

(3) 脱水予防と痰の喀出のため，適度に水分を摂取することについて説明する。

(4) 吸入薬の使用方法(時間，回数，手技)と副作用について説明する。吸入ステロイド薬は，自覚症状の有無にかかわらず，指示どおりに毎日使用するように説明する。口腔・咽頭カンジダ症，嗄声の副作用の予防のため，使用後は含嗽を実施するように説明する。

(5) SpO_2 の基準値と，どのようなときに値が低下するのかについて説明する。

(6) ゆっくり動くように説明する。

#2　喘息に関する知識不足に伴うセルフマネジメント能力の不足

▌ **看護目標**

(1) 喘息の病態について説明できる。

(2) 喘息の増悪時の対処方法について説明できる。

(3) 喘息の安定期の治療方法を実施できる。

(4) 喘息の増悪因子(ハウスダスト，ダニ，上気道感染，気象，多忙など)について説明でき，生活習慣の改善方法について説明できる。

(5) セルフモニタリングの必要性について説明できる。

(6) ピークフロー測定および喘息日誌への記録や，日々の体調管理の方法について説明できる。

期限は退院までとする。

▌ **看護計画**

● **観察項目**

(1) 喘息の病態についての発言

(2) 日常生活での増悪誘発因子と対処法についての発言

(3) 吸入ステロイド薬使用後の含嗽の実施状況

(4) 喘息日誌の記入状況

(5) ピークフロー測定の実施と記録の状況

(6) 呼吸法の実施状況

(7) 安楽な体位が保持できているか

● **直接的看護援助**

(1) これまでの生活をふり返り，増悪因子について一緒に考える。

(2) 退院後の生活で，変更や改善が必要なことを提案する。

(3) 生活の変更に伴うAさんの思いや退院後の生活に関する思いを確認し，どのような生活方法がよいかを一緒に考える。

(4) 症状が改善し，医師の指示のあと，ピークフロー測定を一緒に実施する。

(5) 家族同席のもと，次の教育計画を実施し，家族に協力が得られるように

調整する。

● **教育計画**

(1) 喘息の病態についての説明と情報提供を行う。

- 喘息の病態・治療について，資料を渡して説明する。
- 信頼できる情報源や，安心して相談できる組織・患者会などの情報を提供する。

(2) 安定期の治療について説明する。

- 症状がなくても治療薬を継続し，自己中断しないように説明する。
- 定期受診の必要性について説明する。
- 長期管理薬の使用方法を確認する。吸入ステロイド薬については，#1 の教育計画(4)を参照のこと。長時間作用性 β_2 刺激薬の吸入薬については，自覚症状の有無にかかわらず指示どおりに使用することと，副作用(動悸，手指振戦)について説明する。
- 副作用出現時は，医療機関に連絡するように説明する。

(3) 急性増悪(喘息発作)時の対処法について説明する。

- 短時間作用性 β_2 刺激薬の吸入薬を使用する。
- 使用方法：息苦しいときに1〜2吸入し，効果が不十分であれば20分おきに1時間まで吸入を繰り返す。効果がない場合は受診する。
- 副作用として動悸や手指振戦が出現することがある。副作用が出現した際には医療機関に連絡する。

(4) 増悪の予防について説明する。

- じゅうたんを使用すると，ダニやハウスダストといったアレルゲンが増加するため，使用の中止を提案する。
- イヌとの接触時間を短くすること，就寝時はケージに入れてイヌとは別に眠ること，イヌの抜け毛や皮屑が栄養源となってダニが増えやすいので掃除を入念に行うこと，定期的なトリミングを行うこと，イヌを触ったあとは手を洗うことを説明する。症状悪化の徴候があるときには，イヌの世話は家族にまかせることを提案する。
- 掃除の際はマスクを着用し，アレルゲンの曝露を避けることを説明する。
- 上気道感染予防のため，手洗いと含嗽を実施する。
- 気象や気温の変化が症状の悪化につながることを説明する。
- 多忙な生活は症状の悪化につながるため，無理な計画はたてず，適度に休息をとるよう伝える。
- NSAIDs の処方は避けてもらうよう医師に伝え，そのことを，お薬手帳と喘息カードに記載する。市販薬の総合感冒薬や湿布薬にも同様の成分が含まれているため，購入時には注意するよう伝える❶。

(5) セルフモニタリングの方法について以下を説明する。

- 喘息日誌の記入方法について説明する。
- ピークフローは，毎日2回，決まった時間に測定して記録する。日内変動が20%❷以内になるように目標設定する。日内変動が20%以上では，コントロール不良で増悪がおこる可能性が高まる。

◻ NOTE

❶ なお，NSAIDs を内服しても問題ないことがわかっている患者は使用してよい。

❷ 日内変動(%)は，(最高値−最低値)÷最高値×100で算出される。

（6）喘息カードを携帯し，他院を受診する際には提示することを伝える。とくに造影剤を使用する検査を受ける際は，喘息カードを提示し，喘息であることを必ず伝えるよう説明する。

（7）（1）〜（6）について，家族にも説明し，協力を得る。

4 実施と評価

#1 気道炎症と気道過敏性亢進を伴う急性増悪（喘息発作）に関連した呼吸困難

● **呼吸状態の観察**　A さんは，高度の増悪（大発作，●48ページ，表5-1）の状態で，酸素 2 L/分で SpO_2 93％，起座呼吸を行い，会話により呼吸困難を呈していた。ベッドの高さや角度の調整，安楽枕の利用で，安楽な起座位を整えた。入院時の A さんの状態から，安楽な呼吸と有効なガス交換を行うためには起座位の保持は有効であったと考えられる。

　また，A さんは来院時から血中の酸素濃度が低値であり，わずかな体動がさらなる酸素濃度の低下を引きおこす可能性があったため，ベッドサイドの物品の位置や環境を整え，看護ケアは数回に分割して実施し，クローズドクエスチョンによる会話を行った。状態の改善とともに，半座位からベッドの角度を徐々に下げていった。その結果，呼吸状態の悪化をおこさず経過しており，看護ケアは有効であった。

● **薬物投与の援助**　副腎皮質ステロイド薬の投与中は，医師の指示どおりの滴下速度で，薬剤の血管外漏出のないことを観察し，薬物投与を正確に実施した。投与後は効果判定のため，呼吸状態や SpO_2 値を確認した。副作用である不眠や精神症状についても注意して観察した。確実な薬物投与が安全に実施されたことによって，呼吸状態の改善と再増悪の抑制につながったと考えられる。

　また，今回の入院ではじめて使用するネブライザーや吸入薬については，見本を用いて実演しながら使用方法を説明した。はじめは吸入のタイミングが合わない様子であったが，実演しながら説明を繰り返すことで正しく吸入できるようになった。その結果，現在では呼吸困難は軽減し，喘鳴や高調性連続性副雑音は消失している。実演による説明を繰り返したことは効果的であったと考えられる。

● **呼吸法の説明**　呼吸困難を回避してガス交換が有効に行えるように，腹式呼吸・深呼吸・口すぼめ呼吸の方法を説明し，体動時には呼吸法を実施するように声かけをした。説明後は，ベッド上でみずから呼吸法を練習する姿や笑顔がみられた。呼吸法の習得により，有効なガス交換が行われるだけでなく，リラックス効果も得られたと考える。

　また，過度な活動によって引きおこされる呼吸困難を軽減するため，SpO_2 値の確認や呼吸法を実施し，その結果，A さんの ADL は拡大された。呼吸法の有効活用により，歩行時でも呼吸困難の増強はみられず，酸素 1〜2 L/分で SpO_2 96％以上を保つことができた。

● **喀痰喀出の援助**　喀痰と脱水予防のために，適度な水分摂取を行うよう

説明したところ，食事のあとに水分を摂取する様子がみられた。喀痰の粘稠度も下がり，自己喀出もできており，低調性連続性副雑音は聴取されなくなった。

これらの看護計画の実施によって，Aさんの呼吸状態は悪化することなく経過し，回復に向かっている。Aさんは，初回の喘息の急性増悪時には不安な様子がみられたが，看護師が訪室時に必ず共感的に接する態度を示すことで，少しずつ自身の疾患や体調に関心を向けるようになってきている。

したがって，看護目標の(1)～(4)は達成したと考える。

#2　喘息に関する知識不足に伴うセルフマネジメント能力の不足

● **病態理解のための援助**　喘息の病態理解のため，確かな情報が掲載されているパンフレットや教材を使用した。当初は不安な様子であったが，資料に目を通し，教材に記載されているウェブサイトで学習していた。学習が進むと，症状を管理することで悪化が防げることを理解できた。喘息の病態に関する質問や，「症状がなくても空気の通り道が狭いから，気をつけないといけないですね」といった発言から，疾患への関心が示され，知識が習得できていると判断できる。患者が安心して情報を入手できる情報源を提供したことによって，主体的な学習が進んでいることから，効果的であったと考えられる。

● **安定期と増悪時の対処法の指導**　喘息は，症状がなくても治療を継続する必要があることや，吸入ステロイド薬使用後の含嗽，増悪時の短時間作用性 β_2 刺激薬の使用時期・使用回数について指導した。はじめは，「むずかしいですね。うまく吸えないです」と，心配な様子であったが，声かけを行いながら繰り返し実施することでコツをつかみ，「うまく吸えるようになったでしょう」といった発言が聞かれるようになった。Aさんは初回の増悪であり，治療方法についてはじめて学習することをふまえ，学会や製薬メーカーが作成したイラスト入りのパンフレットや動画を用いて，平易な言葉を用いて説明し，実演しながら吸入指導を行ったことが効果的であったと考える。

● **生活のふり返りと，増悪因子を回避するための援助**　Aさんは入院当初，「イヌは飼えないの？」と不安な様子がみられた。回復の過程で看護師と一緒に生活をふり返り，増悪の誘因回避の必要性と回避の方法について一緒に考えた。また，感冒などの上気道感染の予防方法や，イヌとともに過ごす方法について，主体的に考える様子がうかがえた。休日には，単身赴任中の夫や息子たちが来院し，喘息に関する知識を共有する様子がみられた。その結果，同居している次男が中心となり，Aさんが増悪をおこさずに生活できるように協力を得られることとなった。Aさんの意思を尊重して共感的に接したことで，主体的に考えることができたと考える。

● **セルフモニタリング**　ピークフロー測定は，喘息の客観的判断のために有効であるため，Aさんが今後，気管支喘息を自分で管理していけるように使用方法や確認方法を説明したところ，実際に記録していた。喘息日誌に

ついても，自己管理するうえで必要であることを理解し，入院中から体調を書き込む様子がみられた。喘息日誌には詳細にその日の症状が記載されており，真面目なＡさんの性格から，退院後も継続が期待できる。

看護目標(1)〜(5)は，解決したと判断するが，退院後の生活における自己管理のアドヒアランスについては，外来受診時に体調の管理状況や喘息日誌の記載状況を含めて確認し，継続してＡさんの喘息の自己管理に介入していく必要があると考える。

3 事例のふり返り

喘息は慢性疾患であるため，患者は，長期間にわたる継続的な治療と自己管理を余儀なくされる。そのため，患者のこれまでの生活や今後望んでいる生活，疾病治療が生活に及ぼす影響を含めたアセスメントが必要となる。看護師は，患者に寄り添い，患者が喘息の病態や治療，増悪因子を理解し，セルフモニタリングを継続し，増悪をおこさず安定した日常生活を送ることができるように支援する必要がある。

参考文献
1. 日本アレルギー学会：喘息予防・管理ガイドライン 2024. 協和企画，2024.
2. 山口正雄：気管支喘息とその周辺. 日本内科学会雑誌 107(10)：2055-2058，2018.
3. 宮本昭正編：ナース・患者のための喘息マネージメント入門. 技術評論社，2017.

膠原病

― 膠原病 ―

序 章

この本で学ぶこと

膠原病をもつ患者の姿

　この本では、膠原病の患者に対する看護を学ぶ。膠原病という疾患をもつ患者とは、どのような人なのだろうか。ある患者の例について、考えてみよう。

　Sさんは34歳の女性で、営業職としてフルタイムで勤務している。ひとり暮らしをしており、来年入籍予定のパートナーがいる。6年前に全身性エリテマトーデス（SLE）と診断され、大学病院に入院して治療を行った。退院後は近医で通院治療を継続して、体調を維持していた。3か月前より仕事が忙しくて生活が不規則となり、治療薬を飲み忘れることがあった。しだいに微熱や浮腫・全身倦怠感が強くなり、近医を受診したところ、大学病院での精密検査と加療をすすめられ、入院することとなった。

　検査の結果、SLEの再燃であることが判明した。看護師の同席のもと、医師が治療計画について説明した。はじめに副腎皮質ステロイド薬による点滴治療を行い、次にシクロホスファミド水和物の点滴療法を行う計画が推奨された。しかし、Sさんは子どもをもつことを希望しており、治療薬による妊孕性の低下を心配していたため、シクロホスファミド水和物ではなく、ミコフェノール酸モフェチルを使用することとなった。

　副腎皮質ステロイド薬による治療の開始後は、解熱して倦怠感は軽減したが、不眠や抑うつなどの精神症状が生じた。「夜は全然眠れない。仕事もあるし、もう退院したい」との訴えがあったため、担当医より精神科へのコンサルテーションが行われ、精神科医より不眠症治療薬が処方された。不眠が解消され、倦怠感が緩和されたころより、廃用性症候群の予防と、早期退院・早期社会復帰のために、体力の維持・回復を目的とした理学療法が開始された。

　治療開始から3週間ごろには、副腎皮質ステロイド薬の副作用による満月様顔貌がみられ、「ここまで顔が別人になるとは思わなかった。ショックです」と、不安を訴えた。Sさんやパートナーの希望もあり、治療状況と治療薬の影響について、医師から説明を行ったところ、パートナーは、「治療薬の影響についてよくわかりました。Sが退院したあと、なにか自分にできることはありますか？」と積極的に質問していた。

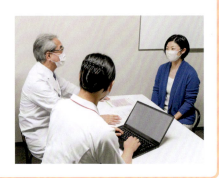

　退院が近くなると、「仕事は続けたいけど、もとの部署で働けるかしら」「入院費用はだいじょうぶかな」と、不安そうに訴える姿がみられた。

看護師になったとき，皆さんもSさんのような患者に出会うことがあるかもしれない。そのとき，看護師である皆さんは，なにをすることができるのだろうか。

> **Sさんや家族に対して，看護師はなにをすることができるのだろうか。**
>
> - Sさんや家族・同居人が，病状や治療について理解できるように援助する。
> - Sさんだけでなく，家族や同居人の話を傾聴し，不安を軽減できるように援助する。
> - Sさんが，治療を継続しながら社会生活を送れるように援助する。
>
> ほかにも，なにができるかを考えてみよう。

Sさんのような患者に適切な看護を実践していくためには，膠原病とその看護に関するさまざまな知識や技術，考え方を身につけていくことが大切である。

> **Sさんの看護を実践するために，次のことを学んでいこう。**
>
> - 膠原病の病態
> - 疾患によりもたらされる症状
> - 膠原病に対して行われるおもな検査と治療
> - 看護活動のためのアセスメント
> - 看護活動を展開するための方法論，看護技術

確立された検査や治療が行われる一方で，同じ疾患であっても，1人ひとりの患者は異なる身体的・心理的・社会的問題をかかえている。病状によっては，その症状による影響が一時的であったり長期的であったりすることがある。膠原病患者の年齢層は広く，心理・社会的背景も多様であるため，個別性にそった全人的な看護が重要となる。

膠原病の患者の看護にあたっては，さまざまな知識や技術が必要となる。これらを本書では次ページの「構成マップ」のように整理した。患者のかかえる思いを理解し，根拠をもって看護を実践できるように学習を進めてほしい。

本書の構成マップ

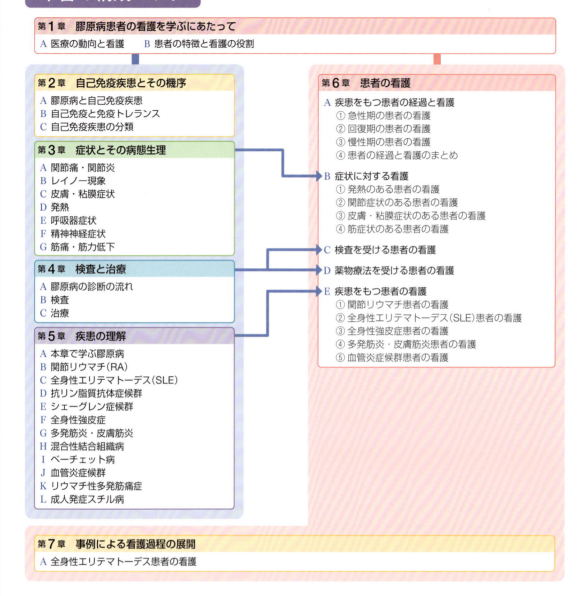

— 膠原病 —

第 1 章

膠原病患者の
看護を学ぶにあたって

A 医療の動向と看護

1 医療の動向

1 膠原病の患者数と有病率

　膠原病は，原因不明の免疫異常により，患者自身の免疫系が正常な臓器や組織を攻撃する疾患である。関節リウマチや全身性エリテマトーデス（SLE），シェーグレン症候群，全身性強皮症，多発筋炎・皮膚筋炎，混合性結合組織病，ベーチェット病，血管炎症候群のほか，抗リン脂質抗体症候群やリウマチ性多発筋痛症，成人発症スチル病など，膠原病は多くの疾患を包含しており，国内に約 100 万人以上の患者がいると推定されている❶。

● **発症年齢**　膠原病は，疾患ごとに発症する年代がある程度決まっているものが多い。関節リウマチと SLE は 20〜60 代❷，全身性強皮症は 30〜50 代，多発筋炎・皮膚筋炎は小児期と 40〜60 代に好発する。

● **性差**　膠原病の発症率には性差があることも知られている。発症の男女比は，関節リウマチは 1：3，SLE は 1：9，全身性強皮症は 1：12 と，一般的に女性に多い印象であるが，実際には発症年代によりその比率は異なる。

● **予後**　膠原病疾患の生命予後は，治療法の開発や早期診断・早期治療が進んだことにより改善傾向にある❸。しかし，慢性的な経過をたどる膠原病では，不可逆的な臓器・組織の損傷が蓄積するため，機能予後❹がよいとは限らない。膠原病そのものよりも，併発する日和見感染症や，急速進行性間質性肺炎などの呼吸器疾患，悪性腫瘍などが，死因に影響するとされている。

2 治療の動向

　自己免疫疾患である膠原病の治療は，自己組織の損傷による症状に対する対症療法と，自己免疫を抑える免疫抑制療法が中心となる。1980 年代までは有効な治療薬が乏しく，副腎皮質ステロイド薬や非ステロイド性抗炎症薬（NSAIDs）などを用いて，組織の炎症や，それに伴う疼痛に対処するほか有効な治療法がなかった。とくに関節リウマチでは，経過とともに進行して関節の滑膜が肥厚し，関節変形をきたすと，最終的には手術により滑膜を切除したり，人工関節置換術を行ったりすることが多かった。しかし，1999 年に免疫抑制薬の一種であるメトトレキサートが登場したことで，薬物療法による滑膜肥厚の抑制が可能となり，手術件数は減少傾向となった。

　このころより関節リウマチの治療目標は，関節破壊の進行を抑制することが主となっていった。2003 年より生物学的製剤が使用され，2010 年以降は JAK 阻害薬（◉152 ページ）などが主力となったことで，症状を抑えて機能を

NOTE

❶最も患者数の多い関節リウマチに関しては，82.5万人が罹患しているとされる[1]。

❷関節リウマチの発症年代は，高齢化に伴い，近年では 60 代が最も多くなっており，発症年齢分布に変化がみられつつある。

❸たとえば，SLE では，副腎皮質ステロイド薬による治療が導入される以前の1950 年代の 3 年生存率は50％以下であったが，現在では 5 年生存率は 95％以上，10 年生存率も 90％以上に改善している。

❹**機能予後**
　ある疾患による身体機能の障害が，今後の日常生活や社会生活に及ぼす影響のことである。

---

1 ）日本リウマチ学会：関節リウマチ診療ガイドライン 2024 改訂．p.212，診断と治療社，2024．

A. 医療の動向と看護　**123**

維持することが可能となり，股関節などの大きな関節の手術件数が減少し，高い社会活動が可能となった。近年では，QOL や日常生活動作（ADL）をより一層改善するために，足趾・手指などの末梢部の関節機能再建術が増加傾向にある。ライフステージに応じた治療とともに，治療の長期化に伴い，リハビリテーションや社会資源の活用も重要となってきている。

3 難病対策

難病とは，① 発病の機構が明らかでなく，② 治療法が確立しておらず，③ 希少な疾患であり，④ 長期の療養を必要とする，という 4 つの条件を満たす疾患と定義されている。膠原病とその関連疾患の多くは，厚生労働省によって難病に指定されている（●表 1-1）。

● **難病対策要綱**　1972（昭和 47）年，心身の負担かつ経済的な問題の大きい難病に対し，難病対策要綱が策定された。これをもとに，厚生労働省による難病調査研究や医療施設の整備，医療費の公費負担（医療費助成）が開始された。しかし，対象疾患の増加に伴い，研究費・公費負担が増加して国の財政を圧迫することとなり，都道府県・指定都市の負担が増加することとなった。これにより対象疾患の認定や手続き方法などにおいて地域格差が生じた。

● **難病法**　この状況を克服するため，2014（平成 26）年に**難病の患者に対する医療等に関する法律（難病法）**が成立した。これにより，難病の患者に対する医療費助成に消費税などの財源があてられることとなり，安定的な医療費助成の制度が確立した❶。また，前述の難病の 4 つの条件に加えて，⑤ 国内の患者数が一定の人数（人口の 0.1％程度）に達しないこと，⑥ 客観的な診断基準あるいはそれに準ずるものが確立していること，という 2 つの条件をみたすものを**指定難病**とし，医療費助成の対象とした❷。

関連法に基づき，普及・啓発の取り組みもなされている。各都道府県・指定都市には**難病相談支援センター**などが設置され，日常生活での不安の解消や就労支援が行われている。また，インターネット専用サイトである「難病情報センター」では，医療費助成の対象となる疾患の解説や各種制度の概要および各相談窓口・連絡先などの関連情報を収集し，提供している。

● **他の関係法規**　関節リウマチのように，指定難病に認定されていなかったり，指定難病であっても条件を満たさず，医療費助成などの支援対象とならない疾患もある。そのような疾患の患者に対しては，**障害者の日常生活及び社会生活を総合的に支援するための法律（障害者総合支援法❸）**に基づき，

NOTE

❶療養生活の環境整備事業の実施なども，本法律の制定によって，継続的かつ安定的に可能となった。

❷これまでは医師であれば誰でも難病の診断が可能であったが，難病法の施行以降は，難病指定医の診断が必要となった。
　指定難病は，2024（令和 6）年時点で 341 疾患におよぶ。

❸障害者総合支援法では，障害者に加えて，難治性疾患克服研究事業の対象である 130 の難病と，関節リウマチが支援の対象とされている。

● **表 1-1　指定難病として認定されている膠原病（2024 年現在）**

• IgG4 関連疾患	• 強直性脊椎炎	• 全身性強皮症
• 高安動脈炎	• 悪性関節リウマチ	• 混合性結合組織病
• 巨細胞性動脈炎	• バージャー病	• シェーグレン症候群
• 結節性多発動脈炎	• 原発性抗リン脂質症候群	• 成人発症スチル病
• 顕微鏡的多発血管炎	• 全身性エリテマトーデス	• 再発性多発軟骨炎
• 多発血管炎性肉芽腫症	• 皮膚筋炎・多発筋炎	• ベーチェット病
• 好酸球性多発血管炎性肉芽腫症		• 若年性特発性関節炎

身体機能の障害度に応じて，**身体障害者手帳**の取得や，介護保険による社会福祉サービスが検討される。経済的負担に関しては，医療費控除や高額療養費制度が設けられている。

2 看護の目標

膠原病の治療においては，疾患そのものが完治することは望めない。再燃と寛解❶を繰り返す過程で，疾患が進行したり，複数の膠原病が併発したり，合併症が生じたりすることもある。再燃による急性期には，入院治療（キュア cure）により短期的な QOL の改善が重要となり，寛解期では外来通院により長期的な QOL の継続支援（ケア care）が重要となる。看護師は，どの時点においても，患者が生涯にわたって QOL を保ちつつ，疾患とともに生活できるよう，意識して援助する。そのためには，多面的な情報の把握と，疾患の特性をふまえたアセスメントならびに看護実践が求められる。

> **NOTE**
> ❶寛解
> 　症状を抑えて機能を維持することである（ ◯ 147 ページ）。

B 患者の特徴と看護の役割

1 身体的な問題とその援助

● **日常生活の問題**　疾患活動性❷の高い急性期は，とくに ADL に支障をきたす。ふだん行っていたなにげない動作が困難となり，日常生活においてさまざまな制限や苦痛が生じる。こうした能力の低下は，自尊心の低下につながり，治療への理解や積極性が乏しくなる原因にもなりうる。

> **NOTE**
> ❷疾患活動性
> 　病気の勢いや症状の程度のことである（ ◯ 148 ページ）。

● **症状の緩和**　膠原病は病態の実体がとらえにくく，確定診断がなされるまでに時間を要するケースも少なくない。診断が確定するまでは対症療法となるため，苦痛をかかえながら，複数の医療機関を受診し，何度も検査を受けざるをえないこともある。看護師は的確な観察と，根拠に基づいた症状別の援助を行いつつ，検査や処置に伴う苦痛の緩和に努める必要がある。

● **ADL の維持・拡大**　低下した身体機能を改善するためには，疾患活動性に応じたリハビリテーションが有効である。これにより，廃用症候群が予防され，身体機能の改善や治療効果を実感することができ，自己効力感も向上する。看護師は，患者が残存機能を最大限にいかして日常生活が送れるように，自助具の活用や，ボディメカニクス❸を活用した動作などを指導する。また，適度な休息をとれるように調整することも重要である。

> **NOTE**
> ❸ボディメカニクス
> 　人間の身体構造や機能を，力学的視点からとらえることをボディメカニクスとよぶ。これを利用して，よい姿勢を保ち，無理のない動作を行うことを，ボディメカニクス技術とよぶ。

● **合併症の予防**　膠原病の治療薬は，免疫機能を抑制するものが多いため，免疫抑制に伴う副作用のマネジメントが重要となる。通常では感染しないような微生物に感染するため，感染予防の指導を行う必要がある。また寛解期は，患者は疾患の増悪因子を回避しつつ，合併症予防の必要性を理解して実践していく必要がある。看護師は，日常生活における課題を明確化し，状況

に応じて薬剤師や管理栄養士などの多職種で連携して，対処方法の習得を支援することが重要である。できることから始めて習慣化し，セルフマネジメント能力が向上するように指導する。また，合併症の早期発見や予防のために，定期的な受診の必要性を説明する。

2 心理・社会的な問題とその援助

膠原病は慢性的な経過をたどるため，患者の各ライフステージに応じた段階的な支援が重要となる。

● **不安の軽減**　急性期は，発病による苦痛や，完治困難な難病にかかってしまったという絶望感から，自尊心の低下をきたすことがある。膠原病の疾患名は聞きなれないものも多く，診断後に不安に陥りやすい。また，診断にいたったことに対して，安心する一方で，治療への不安や葛藤が生じるなど，患者の心理状況は複雑である。看護師は，患者が状況をどのようにとらえているかを適切に理解し，看護実践につなげる必要がある。患者の言動を批判せずに傾聴し，患者との信頼関係の形成に努めることが重要である。

● **SDMの推進**　患者のこれまでの生活や価値観を，患者と医療者間で共有し，治療内容や目標をともに決定していくプロセスを，**共同意思決定**shared decision making（**SDM**）とよぶ。膠原病に限らず治療の決定においては，治療成績のみに基づく医療ではなく，患者の価値観についても十分に検討したうえで，最善の治療法を決定していくことが重要である。看護師は，患者が治療目標を正しく認識し，行動変容できるように援助する。また，インフォームドコンセントにおいては，患者が自分自身の意見や行動について医療者へ伝えることができるよう，援助することも必要である。

● **アドヒアランスの向上**　生涯にわたりセルフマネジメントを行っていくためには，治療に対するアドヒアランス❶が重要となる。そのためには，自己効力感を高める支援を行うことが重要である。

　①**急性期**　苦痛を伴うため，ケアは医療者へ大きく依存するが，治療効果が得られることで自己効力感が高まる。苦痛の軽減や検査結果の改善などについて，患者とともにふり返る機会を設けるとよい。そこでは，患者の発言を肯定的にとらえ，これまでの努力を支持する態度で接する。

　②**入院療養期**　退院支援や地域連携が円滑に進むよう，早期から他職種との調整を開始することが重要である。

　③**寛解期**　治療による寛解を患者自身が実感し，将来について考えられるよう促す。治療の継続に必要な知識や技術を患者が身につけ，増悪因子を排除しながら，解決方法や折り合いのつけ方を見いだせるように援助する。

● **結婚・妊娠・出産の問題**　膠原病患者には女性が多く，結婚・妊娠・出産といったライフイベントに対して，SNSやインターネットなどから不確定な情報を得て誤った認識をもち，うしろ向きになる場合もある。疾患活動性の程度や治療法によっては，妊孕性や妊娠継続に影響するため，プレコンセプションケア❷が重要となる。また，出産により症状が悪化することもあ

NOTE

❶**アドヒアランス**

　患者が病気を十分に理解し，治療内容や方法を納得したうえで実施するといった，治療方針への積極的な参加を意味する（●67ページ）。

NOTE

❷**プレコンセプションケア**

　女性やカップルを対象として，将来の妊娠のための健康管理を促す取り組みのことで，次世代を担う子どもの健康にもつながるとして，国際的にも推進されている（●187ページ）。

り，出産後の家庭での役割遂行の制限が，心理的負担となりうる。

● **社会資源の活用** 膠原病による症状は，日常生活だけでなく，社会生活へも影響するが，疾患による心理・社会的な影響の程度は，患者によって異なる。治療が長期となれば，医療費の経済的負担も大きい。疾患によっては，完全な機能の回復が困難で，就労に影響するケースもあり，医療費だけでなく，生活費の確保にも影響する。よって，疾患や年代に応じた社会資源について情報提供を行い，選択・活用ができるように支援する必要がある。

● **ヘルスリテラシー** 現代では，通信機器の発達により疾患や治療に関する情報を簡単に得やすくなった一方で，根拠の乏しい治療法や，健康を害するおそれのある民間療法などの情報に触れる機会も増えた。一生にわたり治療を継続する必要のある膠原病患者は，たくさんの情報のなかから適切な情報を見きわめ，意思決定に活用し，適切な健康行動につなげる能力，すなわちヘルスリテラシーの向上が重要となる。早期から患者へ正しい知識を提供し，セルフケア能力を向上させることで，ヘルスリテラシー強化が期待できる。

3 家族への援助

　寛解と再燃を繰り返す過程で，セルフケアが不十分となる場合は，家族や同居人など❶による援助が重要となる。身近な家族や同居人が患者の疾患を理解し，患者をはげますことは，患者が困難をのりこえるための原動力となりうる。病状や治療方針の説明の際には，患者の了承のもと，家族などの同席を促して，疾患や治療についての理解を深める機会を設けることも，看護師にできる支援の1つである。

　一方で，わが国では，患者の介助を家族が義務として行っている現状があり，介助が長期にわたる場合，家族の身体的・精神的な負担となりやすい。核家族化や高齢化により，ケアの担い手が減り，さらに高齢化するなかで，家族の負担は一層増大している。看護師は，家族関係や家族のおかれている状況を理解し，不安や悩みに寄り添いつつ，必要な援助を行う必要がある。身体的介助の支援だけでなく，治療費・生活費といった経済的支援に関する情報を提供し，また，家族自身の時間を確保できるよう調整する。さらに，患者だけでなく，家族や同居人に対しても，社会資源や患者会・家族会などの情報提供を行う。

> **NOTE**
> ❶独居生活者や高齢者などでは，家族以外のものが，意思決定のキーパーソンとなる場合もある。看護師は，患者との信頼関係を構築しながら，家族関係とキーパーソンを慎重に把握し支援する必要がある。

✍ work 復習と課題

❶ 膠原病患者の特徴と，身体的，心理・社会的問題点をあげなさい。

❷ 膠原病患者に対する看護の役割について述べなさい。

— 膠原病 —

第 2 章

自己免疫疾患とその機序

128 第 2 章　自己免疫疾患とその機序

本章の目標	☐ 膠原病は，代表的な自己免疫疾患の 1 つであることを学ぶ。
	☐ 自己と非自己の区別には，主要組織適合抗原が関与していることを学ぶ。
	☐ 自己免疫疾患の発症には，免疫トレランスの破綻が重要であることを理解する。
	☐ 自己免疫疾患には，臓器特異的に発症するものと，臓器非特異的に発症するものがあることを理解する。

A 膠原病と自己免疫疾患

1 膠原病の歴史

　膠原病という疾患概念が使用されるようになったのは，いまからまだ 80 年ぐらい前のことである。かつて疾患は，心臓病や腎臓病などといったように，臓器単位で分類され，治療が行われてきた。しかし 20 世紀に入ってから，全身性エリテマトーデス（SLE）や強皮症をはじめとするいくつかの疾患では，病変が 1 つの臓器にとどまらずに，皮膚や関節，腎臓，肺，心臓などの多数の臓器に及ぶことがわかってきた。

　1942 年，ニューヨークの病理学者ポール=クレンペラー Paul Klemperer は，これらの疾患を病理組織学的に検討し，全身にくまなく分布している膠原線維（コラーゲン線維）が病変の主座であり，フィブリノイド変性という病理組織学的所見が共通してみられることを報告した。そして，これらの疾患群を**膠原病** collagen disease と命名し，その概念を提唱した（▶表 2-1）。

　クレンペラーが膠原病の概念を最初に提唱したとき，膠原病に分類された疾患は，SLE，多発筋炎・皮膚筋炎，全身性強皮症，結節性多発動脈炎，関節リウマチ，リウマチ熱の 6 つであった（▶表 2-2）。これらは**古典的膠原病**とよばれ，難病と考えられて，治療方法はないとされていた。現在では，リウマチ熱[1]は溶血性レンサ球菌の感染後に生じる過剰な免疫異常であることが病態としてわかっており，膠原病から除外されている。

　一方，古典的膠原病以外にも膠原病の概念にあてはまる疾患があることがわかっており，これらは**膠原病類縁疾患**とよばれている（▶表 2-3）。膠原病類縁疾患のうち，混合性結合組織病，シェーグレン症候群，抗リン脂質抗体

NOTE

❶リウマチ熱

　多関節炎，紅斑，発熱，リンパ節腫脹などの症状がみられる炎症性疾患であり，抗菌薬治療が十分でなかった時代には，原因不明の膠原病の 1 つと考えられていた。

▶表 2-1　クレンペラーの膠原病の概念

1. 原因不明
2. 全身炎症性疾患：発熱・体重減少・倦怠感・易疲労感をみとめる。
3. 多臓器疾患：皮膚・関節・腎臓・肺・心臓・神経・筋・消化器・眼・血液などがおかされる。
4. 慢性疾患：再燃と寛解を繰り返す。
5. 結合組織のフィブリノイド変性
6. 自己免疫の関与

▶表 2-2　古典的膠原病

- 全身性エリテマトーデス（SLE）
- 強皮症
- 多発筋炎・皮膚筋炎
- 結節性多発動脈炎
- 関節リウマチ
- リウマチ熱

A. 膠原病と自己免疫疾患　**129**

○表 2-3　膠原病類縁疾患

• 混合性結合組織病	• 血清反応陰性脊椎関節症：強直性脊椎炎,
• シェーグレン症候群	乾癬性関節炎, 潰瘍性大腸炎およびク
• 血管炎症候群：巨細胞性動脈炎, 高安	ローン病に伴う関節炎, ライター症候群
動脈炎, 好酸球性多発血管炎性肉芽腫	など
症, 多発血管炎性肉芽腫症	• リウマチ性多発筋痛症
• 再発性多発軟骨炎	• 回帰性リウマチ
• 好酸球性筋膜炎	• フェルティ症候群
• 抗リン脂質抗体症候群	• ベーチェット病　など

症候群，血管炎症候群などは膠原病そのものであるが，それぞれの疾患の病態は必ずしも均一ではない。

2　自己免疫疾患としての膠原病

　多くの膠原病患者の血液中には，自己のからだの構成成分と反応する抗体，すなわち**自己抗体**や自己反応性リンパ球（組織傷害性リンパ球）が見いだされており，膠原病の病態に関与している。つまり，自己の組織に対する過剰な免疫反応が引きおこされることにより，病態が形成されている。したがって，膠原病は**自己免疫疾患** autoimmune disease に含まれる。

　欧米では現在，「膠原病 collagen disease」という疾患名は用いられておらず，**結合組織病** connective tissue disease（CTD）と称されている。フィブリノイド変性は，結合組織に沈着したフィブリンや免疫グロブリンから形成されるものであり，膠原線維の異常によるものではないからである。

　近年では，自己抗体が検出されない**自己炎症性疾患** autoinflammatory disease（○plus）の概念も提唱されている。

---

plus	自己炎症性疾患

　自然免疫系の異常により，周期的に発熱や関節炎，皮疹，消化器症状などをおこす症候群を，自己炎症性疾患とよぶ。1999 年にカストナー Kastner, D. L. らによって提唱された。

　自己炎症性疾患では，自己免疫疾患の特徴である自己抗体や自己抗原反応性リンパ球はみとめられない。近年，原因となる遺伝子変異が発見され，遺伝性自己炎症性疾患が注目されている。若年で原因不明の発熱や関節炎をおこすため，関節リウマチなどの膠原病との鑑別が重要である。

　代表的な遺伝性自己炎症性疾患としては，家族性地中海熱，クリオピリン関連周期熱症候群，TNF 受容体関連周期性症候群，高 IgD 症候群などがある。遺伝子が同定されておらず遺伝性に乏しい自己炎症性疾患には，膠原病類縁疾患とされる成人発症スチル病，ベーチェット病などが含まれている。

　家族性地中海熱は，地中海沿岸で有病率が高い疾患であるが，国内の患者数は約 500 人で，遺伝性自己炎症性疾患のなかで最も症例数が多い。治療が行われずに炎症が遷延する場合には，多臓器にアミロイドとよばれる特殊なタンパク質が沈着してアミロイドーシスとなり，臓器障害が引きおこされる。そのため，早期の遺伝子診断と治療が重要である。

B 自己免疫と免疫トレランス

　正常な免疫は，多くの外来性の抗原には反応するが，自分自身の細胞やタンパク質，すなわち**自己抗原**には反応しない。自己抗原に対するこうした非応答性は，**免疫トレランス** immunologic tolerance（**免疫寛容**）とよばれる。

　興味深いことに，自己抗原を認識するT細胞（Tリンパ球）はつねに生み出されているにもかかわらず，正常な状態では，自己と非自己を認識して免疫応答を制御している。しかし，免疫トレランスがはたらかなければ自己を攻撃することとなり，このような反応を**自己免疫**とよぶ。**自己免疫疾患**とは，自己免疫により引きおこされる疾患を総称したものである。

　膠原病は，自己免疫疾患の代表的な疾患であり，免疫トレランスの破綻がその発症に重要であると考えられている。

1 自己と非自己の区別

　他人からの臓器移植によって拒絶反応がおこることからもわかるように，生体には自己と非自己を識別する機序が備わっている。

● **HLA**　自己と非自己の識別には，主要組織適合遺伝子複合体 major histocompatibility complex（MHC）とよばれる遺伝子領域によりコードされている**MHC分子**（**主要組織適合抗原**）と，それが提示する抗原が関与している。MHC分子はT細胞に抗原を提示する細胞表面分子であり，T細胞は自己のMHC分子によって提示された抗原以外は認識しない。MHC分子はクラスⅠとクラスⅡの2つのクラスに分類される。

　MHCクラスⅠ分子は，生体内のほとんどの細胞に発現し，細胞に内在する抗原（内在性抗原）をキラーT細胞（細胞傷害性T細胞，●20ページ）に提示する機能をもつ。MHCクラスⅡ分子は，樹状細胞やマクロファージ，B細胞などの抗原提示細胞におもに発現し，取り込んだ抗原（外来抗原）をヘルパーT細胞に提示する機能をもつ（●21ページ，図2-5）。

　ヒトにおけるMHC分子は，**ヒト白血球抗原** human leukocyte antigen（**HLA**）とよばれる[1]。複数の遺伝子座[2]の組み合わせにより少しずつアミノ酸配列の異なるタイプのHLA分子がつくられる。HLAクラスⅠの遺伝子座としては，A，B，C座があり，HLAクラスⅡの遺伝子座としては，DR，DQ，DP座がある。さらに，遺伝子座の個々の遺伝子の組み合わせを加味すると，成立するHLA分子のタイプは無数にあり，個人間で一致することは非常にまれとなる。同時に，このことが自己と非自己の認識の根本をなしている。

2 免疫トレランス

　自己免疫の成立機序の詳細はいまだ明らかではないが，免疫トレランスの破綻あるいは反応性の低下が大きな影響を与えている。免疫トレランスは免

NOTE

[1] 白血球の表面に存在する型として発見されたためこの名がついた。

[2] **遺伝子座**
　特定の遺伝子が存在する染色体上の特定の位置。

疫制御の中心となるT細胞やB細胞において確立される。ここではとくに重要となるT細胞における免疫トレランスについて解説する。

免疫トレランスは，骨髄で発生したT細胞が胸腺に移行し，自己抗原に遭遇したときに誘導される**中枢性トレランス**と，末梢組織において自己抗原に遭遇したときに誘導される**末梢性トレランス**によりなりたつ。

1 中枢性トレランス

T細胞は胸腺内で成熟する。未熟なT細胞は，自己のHLA分子にまったく結合しないものから，自己の抗原を強く認識する受容体をもつものまで幅広い細胞集団で構成される。

胸腺では，まず自己のHLA分子にまったく結合しないものは，生存のためのシグナルを受け取ることができず，アポトーシス❶により排除される（◎図2-1）。また，自己のHLA分子に提示された自己抗原と強く反応するものも，同様にアポトーシスが誘導されて排除されるという**負の選択**がなされる。これにより，自己のHLA分子を認識するものの，自己抗原に強く反

□ NOTE
❶アポトーシス
　壊死と違い，細胞内でプログラムされた細胞死のことである。

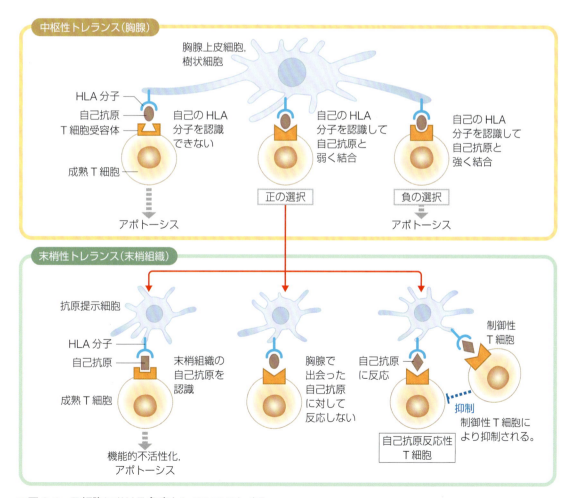

◎ 図2-1　T細胞における免疫トレランスのしくみ

応しない T 細胞だけが末梢に出ていくという**正の選択**がなされることになる。

　この機構により，胸腺に存在する自己抗原に対する寛容を獲得するが，末梢には中枢リンパ器官に存在しない自己抗原も存在する。それらの抗原に対するトレランスは，次に述べる末梢性トレランスにより誘導される。

2 末梢性トレランス

　中枢リンパ器官で選択を受けた成熟 T 細胞は，末梢組織において，中枢リンパ器官には存在しなかった自己抗原を提示される（●131ページ，図2-1）。T 細胞が自己抗原を認識すると，機能的に不活性化（アナジー）するか，アポトーシスが導かれる。自己の抗原に反応するものは自己抗原反応性 T 細胞となるが，そのはたらきは制御性 T 細胞により抑制される。この2つの過程により，末梢性トレランスが誘導される。

　末梢性トレランスは，主として末梢組織に存在して中枢リンパ器官には存在しない自己抗原に対する応答を防ぐためにきわめて重要である。つまり，中枢性トレランスの不完全な機構を補塡する機構であるといえる。

C 自己免疫疾患の分類

　T 細胞や B 細胞は，中枢リンパ組織における厳しい選択により，自己に反応性のあるものは排除される。また，末梢リンパ組織においても，自己に対して激しく免疫応答するものは排除あるいは抑制され，自己免疫の発生を防ぐ機構をもっていることはこれまで述べてきたとおりである。

　しかし，中枢リンパ組織や骨髄において，自己抗原の提示に問題が生じたり，末梢において自己反応性の細胞の排除・抑制の機構に問題が生じることなどによって，免疫トレランスが破綻すると，自己免疫疾患の発症へとつながっていく。

1 臓器特異的自己免疫疾患と臓器非特異的自己免疫疾患

　自己免疫疾患は，**臓器特異的自己免疫疾患**と**臓器非特異的自己免疫疾患**に分類される。臓器特異的自己免疫疾患は標的となる臓器が限られる。1型糖尿病，甲状腺機能亢進症，甲状腺機能低下症，ギランバレー症候群，クローン病などがこれにあたる（●表2-4）。

　膠原病の多くは，全身の臓器を標的として自己免疫反応を引きおこす。よって，膠原病は臓器非特異的自己免疫疾患の代表である（●表2-5）。

C. 自己免疫疾患の分類 **133**

○ 表 2-4　臓器特異的自己免疫疾患と自己抗体の対応抗原

臓器	疾患	対応抗原
内分泌腺	橋本病 バセドウ病 糖尿病	サイログロブリン，甲状腺ペルオキシダーゼ 甲状腺刺激ホルモン受容体(TSH 受容体) ランゲルハンス島細胞，インスリン受容体
血液	溶血性貧血 血小板減少症 悪性貧血	赤血球 血小板 内因子，壁細胞
消化器	潰瘍性大腸炎 クローン病 自己免疫性萎縮性胃炎	大腸上皮リポ多糖体 リンパ球 壁細胞
肝臓	自己免疫性肝炎 原発性胆汁性胆管炎	ヒストン，平滑筋，肝腎マイクロソーム ミトコンドリア，平滑筋，細胆管上皮
腎臓	グッドパスチャー症候群 尿細管間質性腎炎	糸球体，肺胞基底膜 尿細管基底膜
神経・筋肉	重症筋無力症 多発性硬化症 ギランバレー症候群	アセチルコリン受容体 アクアポリン 4(AQP 4)，ミエリンオリゴデンドロサイト糖タンパク質 ガングリオシド
心筋	心筋梗塞後症候群	心筋
皮膚・眼球	尋常性天疱瘡 交感性眼炎	皮膚扁平上皮有棘細胞膜 ぶどう膜，網膜色素上皮

○ 表 2-5　臓器非特異的自己免疫疾患と自己抗体の対応抗原

疾患	対応抗原
全身性エリテマトーデス(SLE)	核タンパク質，赤血球，リンパ球，好中球，血小板
関節リウマチ	IgG，核物質
多発筋炎・皮膚筋炎	アミノアシル tRNA 合成酵素
全身性強皮症	核小体関連物質
混合性結合組織病	リボ核タンパク質(U1-RNP)
シェーグレン症候群	核タンパク質(SS-A，SS-B)，外分泌腺導管上皮，ムスカリン受容体

2 自己抗体関連自己免疫疾患と細胞性自己免疫疾患

　自己免疫疾患は，その機序から，自己抗体関連自己免疫疾患と細胞性自己免疫疾患に分けられる。

1 自己抗体関連自己免疫疾患

　自己抗体関連自己免疫疾患は，自己抗体が組織や細胞を抗原として結合することにより組織傷害や機能異常を引きおこす。IgM も疾患の発症に関与するが，おもにクラススイッチ❶による IgG が原因となることが多い。自己の抗原と抗体が結合することにより，補体の活性化や免疫担当細胞のさらな

📋 **NOTE**

❶クラススイッチ
　細胞が抗原の刺激を受けると，はじめは IgM を産生するが，その後の抗原刺激により，IgM の抗原に対する特異性を保ったまま，IgG などのほかのクラスの抗体を産生するようになる。この現象をクラススイッチ（免疫グロブリンクラススイッチ）とよぶ。

表2-6　膠原病にかかわるサイトカインとケモカイン

サイトカイン・ケモカイン		産生細胞	作用
サイトカイン	IL-1β	T細胞，マクロファージ，滑膜細胞	発熱，T細胞活性化，マクロファージ活性化，マトリックスメタロプロテアーゼ(MMP)誘導
	IL-6	T細胞，滑膜細胞	B細胞の分化誘導，急性期タンパク質産生，発熱，MMP誘導
	IL-17	T細胞	IL-6・IL-8・プロスタグランジンE_2(PGE$_2$)誘導
	IL-18	マクロファージ	IFN-γ産生，MMP誘導
	IL-33	滑膜細胞	IL-1産生，MMP誘導
	TNF-α	マクロファージ，T細胞	IL-1・IL-2・IL-6・IL-8産生，MMP誘導，PGE$_2$誘導
ケモカイン	MCP-1(CCL2)	滑膜細胞，T細胞	単球の遊走，IL-1・TNF-α産生
	IL-8(CXCL8)	T細胞	好中球，リンパ球の遊走
	フラクタルカイン(CX3CL1)	マクロファージ	単球の遊走，滑膜の増殖作用

る誘導が生じ，組織傷害や機能異常，炎症などが生じる。

　抗2本鎖DNA抗体によるSLE，抗好中球細胞質抗体による顕微鏡的多発血管炎，抗甲状腺刺激ホルモン(TSH)受容体抗体による自己免疫性甲状腺機能亢進症(バセドウ病)，抗甲状腺ペルオキシダーゼ抗体と抗サイログロブリン抗体による橋本病がこれに該当する。

2　細胞性自己免疫疾患

　関節リウマチや結節性多発血管炎，リウマチ性多発筋痛症，乾癬性関節炎などは，細胞性免疫が関与する細胞性自己免疫疾患と考えられている。これらの多くの膠原病においても，自己抗体の産生が知られており，その自己抗体の発現が診断に有用であることがしばしばある。しかし，その自己抗体が病態に関与していることは証明されていない。

　細胞傷害性T細胞や単球によるⅣ型アレルギー反応が病態形成にかかわっていることが多い。この場合，病変の局所において，インターロイキン(IL)などのサイトカインやケモカインが重要な役割を担っている(表2-6)。その病態に関与する重要なサイトカインを生物学的製剤によって抑制する画期的な治療法が開発されている。

---

work　復習と課題

❶ 免疫トレランスとは，どのようなしくみかを説明しなさい。
❷ 自己反応性T細胞が産生される機序を説明しなさい。
❸ 自己免疫疾患を臓器特異的な疾患と臓器非特異的疾患に分けて説明しなさい。

― 膠原病 ―

第 3 章

症状とその病態生理

136　第3章　症状とその病態生理

本章の目標

- □ 膠原病で高頻度にみとめられる，関節炎，レイノー現象，皮膚症状，発熱などの症状について学ぶ。
- □ 関節炎の機序について，関節内でさまざまなサイトカインが産生され，それらのサイトカインにより炎症が生じることを理解する。
- □ レイノー現象の機序と特徴を理解する。

　膠原病は，全身の臓器に異常を呈する疾患である。そのため，多種多様な臨床症状を示し，特異的な臨床症状はない（▶表3-1）。しかしそのなかでも，関節痛や関節炎，皮膚・粘膜症状，発熱，レイノー現象，肺疾患に伴う呼吸器症状，脳血管障害に伴う精神神経症状，筋炎による筋力低下は，比較的頻度の高い臨床症状である。これらの臨床症状は，膠原病以外の疾患でもみられるため，膠原病以外の疾患との鑑別が必要である。

A　関節痛・関節炎

　膠原病患者は，最初の症状として，関節の痛みやこわばり感を訴えることが多い。**関節痛**には，関節を動かさなくても痛みを発する自発痛，関節を動かしたときにだけみられる運動痛，ほかの人が関節を押したときに痛みを感じる圧痛がある。

　理解しなければならないのは，関節炎と関節痛の違いである。関節炎には，多くの場合，関節痛が伴う。しかし，関節痛には関節炎を伴わないことも多い。

● **機序**　関節炎は，自己免疫反応により関節内の滑膜にT細胞やマクロファージが浸潤し，サイトカインが産生されることにより引きおこされる（▶157ページ，図5-2）。炎症の徴候は発赤・腫脹・熱感・圧痛である。

▶表3-1　膠原病のおもな身体症状および臓器障害

部位	症状・臓器障害
全身性	発熱，体重減少，食欲低下，易疲労感，こわばり，貧血，リンパ節腫脹，白血球減少，血小板減少，脱毛，易感染性など
骨・関節・筋	関節痛，関節炎，筋力低下，筋痛
皮膚・粘膜	皮疹，紅斑，レイノー現象，潰瘍（口腔・陰部・皮膚），皮膚硬化，結節，乾燥
腎・泌尿器	タンパク尿，血尿，ネフローゼ症候群，腎炎，腎不全
呼吸器	息切れ，呼吸困難，咳，喀痰，胸痛，間質性肺炎，肺線維症，肺高血圧，胸膜炎
循環器	不整脈，胸痛，心膜炎，心筋炎
消化器	胸やけ，げっぷ（曖気），嚥下障害，腹痛，便秘，下痢
神経	頭痛，痙攣発作，感覚異常・麻痺などの中枢・末梢神経障害，精神症状
眼	乾燥，眼痛，羞明，異物感，ぶどう膜炎，強膜炎

関節炎が進行し、サイトカインにより滑膜増殖が引きおこされると、結果として**関節破壊**が生じる場合がある。活性化した滑膜から、各種のマトリックスメタロプロテアーゼ（MMP）という骨や軟骨を分解する酵素が産生され、軟骨・骨の破壊が生じる。また、過剰なサイトカイン産生の結果、破骨細胞が過剰に活性化され、骨の吸収が亢進することとなる。

● **関節痛・関節炎がみられる疾患**　関節破壊が生じる最も有名な疾患は、関節リウマチである。関節リウマチでは、関節液や血清にマトリックスメタロプロテアーゼが著明に増加している。関節リウマチ以外の膠原病でも、関節炎や関節痛がしばしば生じるが、マトリックスメタロプロテアーゼの増加がみとめられることは少ない。関節リウマチの関節炎は、関節破壊が生じないほかの膠原病の関節炎とは病態が異なるようである。

B　レイノー現象

関節痛・関節炎について多くみられる臨床症状は、手指の**レイノー現象**である（●図3-1）。レイノー現象とは、手指あるいは足趾が蒼白になり、その後、赤紫色に変色して、もとの色調に戻るという、3相性の色調変化を示す現象である。手指の血管が異常に収縮することにより末梢が循環不全となり、生じる。

● **機序**　発症の機序は不明であるが、血管内皮細胞から産生される血管収縮因子であるエンドセリン1 endothelin-1 が、血漿中に増加している。したがって、血管内皮細胞が傷害されたとき、エンドセリン1が過剰に産生されて血管の収縮が生じると考えられる。エンドセリン1による血管の収縮は、一酸化窒素などの血管拡張因子の産生を亢進する。そのため、蒼白のあとに、赤紫色に変化していく。

● **レイノー現象がみられる疾患**　全例にレイノー現象がみられる疾患として混合性結合組織病があり、全身性強皮症においても90％以上でみとめられる。また、頻度は50％以下となるが、全身性エリテマトーデス（SLE）、シェーグレン症候群、炎症性筋疾患、血管炎症候群でもみられる。

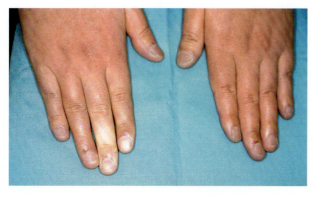

●図3-1　レイノー現象

C 皮膚・粘膜症状

● **皮疹** 多くの膠原病では初発症状として**皮疹**がみられる。皮疹は，アレルギーでも主要な症状であったように，膠原病に特異性が高い症状ではないが，特異性が高いものもある。たとえば，**蝶形紅斑**とよばれる顔面にみとめられる紅斑は，SLE に特異性が高い（○165 ページ，図 5-5）。

また，紅斑だけでなく，**紫斑**も膠原病が疑われる所見である●。それぞれの疾患に特異性の高い皮疹に関しては第 5 章で説明する。

● **粘膜症状** 粘膜症状として重要な症状は口腔内の炎症である。膠原病では，**口内炎あるいはアフタ性口内炎**がしばしばみとめられる。口腔粘膜の乾燥症状も口内炎を引きおこす重要な病態である。そのほか，陰部潰瘍も重要な所見である。これらの粘膜病変は，SLE やベーチェット病でみとめられる。口腔内乾燥を呈する疾患としてはシェーグレン症候群が有名である。

● **機序** 蝶形紅斑は，自己抗体により形成される免疫複合体が血管に沈着し，皮膚でⅢ型アレルギー反応が誘導され，皮膚の表層にリンパ球が浸潤して炎症が引きおこされたものである。

紫斑は，微小血管が破綻して出血した結果，生じる。

□ NOTE

● 紅斑と紫斑の鑑別は，指圧により行うことができる。圧迫して色調が退色するものが紅斑で，退色しないものが紫斑である。

D 発熱

不明熱の原因疾患として，膠原病が重要である。**不明熱**とは，38.3℃ 以上の発熱が 3 週間以上続き，入院あるいは外来で精密検査を行っても原因が明らかにされないものをいう。発熱の原因として最も多いのは感染症である（○264 ページ）。しかし，明らかな感染源がないときには膠原病が疑われる。

SLE では，発熱しても炎症の血清学的指標である C 反応性タンパク質（CRP）が上昇しないことが多い。一方，CRP が高値を呈するものとして，成人発症スチル病，リウマチ性多発筋痛症，キャッスルマン病，血管炎があげられる。

E 呼吸器症状

膠原病では，呼吸器症状を呈するものも少なくない。

● **乾性咳嗽** 膠原病における呼吸器症状として最も多いのは乾性咳嗽である。間質性肺疾患に特異性が高い。ウイルスや細菌感染による肺炎とは異なり，線維化にかかわるサイトカインの放出や，リンパ球・マクロファージの浸潤により，肺間質において炎症と線維化が生じる。線維化が進行すれば，肺活量の減少が生じ，その結果，労作性の呼吸困難が生じる。

間質性肺疾患は，関節リウマチや全身性強皮症，シェーグレン症候群，多

発筋炎・皮膚筋炎，混合性結合組織病，ANCA 関連血管炎などで頻度が高い合併症である。つまり，多くの膠原病に合併する可能性がある重要な病態である。

● **胸膜炎**　急性胸膜炎では，突然の胸痛と息切れ，発熱などの症状があらわれる。胸膜にリンパ球などの免疫担当細胞が浸潤して炎症を引きおこすことが病態と考えられる。SLE，混合性結合組織病，関節リウマチに合併することが多い。

　一方，慢性胸膜炎を呈する膠原病もある。この場合は，胸痛の症状は軽いことが多いが，息切れや呼吸困難が生じてくる。頻度は高くないが，全身性強皮症や関節リウマチに合併する。病態として，胸膜の線維化が示唆されている。そのため，免疫抑制薬での治療に抵抗性である。

● **肺動脈性肺高血圧症**　咳嗽を伴わない労作時の息切れや胸痛，歩行困難などの症状がみられたときには，肺動脈性肺高血圧症（PAH，●173ページ）の合併が疑われる。咳嗽がみられないことが間質性肺疾患との鑑別に重要である。まれではあるが，SLE，混合性結合組織病，全身性強皮症には 10% 程度に合併する。病態としては，肺動脈の血管内腔の狭小化により，肺血管圧が上昇し，右心不全となり，心機能の低下が慢性的に進行することにより，労作時の息切れや，運動耐応能力の低下が生じる。

F　精神神経症状

　膠原病のなかでもとくに SLE には，重篤な合併症として精神神経症状がある。頭痛，痙攣，見当識障害，不安障害，気分障害，認知機能障害がみられることがある。また，抗リン脂質抗体症候群では，動脈血栓の形成により，脳血管障害が生じ，頭痛，痙攣，てんかん，片頭痛，見当識障害が引きおこされる。これらの疾患では，精神神経症状は，多種多様であるが，膠原病以外の疾患により生じる精神神経症状との鑑別はむずかしい。SLE や抗リン脂質抗体症候群が診断されている場合には，その関連を考える。

G　筋痛・筋力低下

　膠原病により筋炎が引きおこされ，体幹の筋肉や四肢の近位筋に，筋痛および筋力低下が生じることがある。初発症状としては，階段昇降時に疲労感や下肢に痛みを伴うような症状をおぼえることが多い。症状が進行すると起き上がるときに苦痛を感じたり，寝返りが打てなくなったりする。

　膠原病に伴う筋炎の特徴は，筋力の低下が生じる部位が，三角筋，上腕二頭筋，上腕三頭筋，大腿四頭筋，殿筋群などの近位の筋肉に限定されることである。

● **機序**　筋線維に活性化された T 細胞が浸潤して，免疫反応を誘導する。

140 第3章　症状とその病態生理

また，筋線維内の血管周囲に単核球の浸潤がみとめられることもあり，筋細胞の栄養血管に生じる血管炎が病態を形成している可能性もある。

work 復習と課題

❶ 関節炎にかかわるサイトカインについてまとめなさい。

❷ レイノー現象を示す膠原病にはなにがあるかを述べなさい。

❸ 膠原病で頻度の高い呼吸器症状についてまとめなさい。

— 膠原病 —

第 4 章

検査と治療

142 第4章 検査と治療

本章の目標	□ 膠原病の診断の流れを学ぶ。
	□ 自己抗体と疾患との関連について学ぶ。
	□ 免疫抑制療法と副腎皮質ステロイド薬による治療について学ぶ。
	□ サイトカインやリンパ球活性化を抑制する生物学的製剤について学ぶ。

A 膠原病の診断の流れ

　膠原病の診断では，診察と検査が重要な決め手となる（●図 4-1）。

● **問診・診察**　まず，膠原病を疑う所見があるかどうかを問診する。膠原病として多い主訴は，関節痛，易疲労感，発熱，皮疹，レイノー現象，呼吸困難，精神神経症状，筋痛などである。それらの症状が，いつから，どの程度の頻度であるかを聞きとる。また，日内変動があるか，症状のみられる部位が変化するかを確認することも重要である。膠原病の発症には，特定の遺伝子の関与も報告されているため，家族歴も重要なポイントである。

● **検査**　膠原病で頻度の高い臨床症状や原因不明の線維化，血管炎の所見がある場合には，炎症反応，自己抗体などの血清学的指標や尿所見の測定などを行い，診断を行う。

● **鑑別診断**　膠原病の診断では，ほかの臓器特異的な疾患との鑑別が非常に重要となる。膠原病の**診断基準**の多くは，他疾患との鑑別に有用であることがわかっている**分類基準**に，臨床症状や特異的な検査結果を合わせて作成されている❶。さまざまな臨床症状・所見をもとに，ほかの疾患が除外され，診断や病期が下される。

NOTE
❶これらは，今後も新しく改訂されていくことが予想される。

B 検査

1 一般検査

　赤血球沈降速度（赤沈）・末梢血検査・尿検査が，最も一般的である。

▮1▮ **赤血球沈降速度** erythrocyte sedimentation rate（赤沈，ESR）　炎症反応

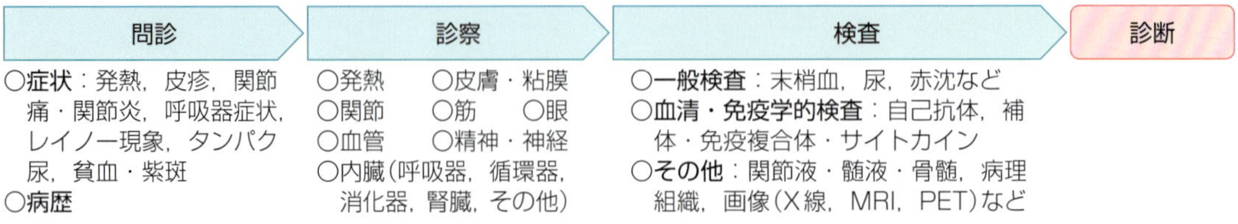

問診	診察	検査	診断
○症状：発熱，皮疹，関節痛・関節炎，呼吸器症状，レイノー現象，タンパク尿，貧血・紫斑 ○病歴	○発熱　○皮膚・粘膜 ○関節　○筋　○眼 ○血管　○精神・神経 ○内臓（呼吸器，循環器，消化器，腎臓，その他）	○**一般検査**：末梢血，尿，赤沈など ○**血清・免疫学的検査**：自己抗体，補体・免疫複合体・サイトカイン ○**その他**：関節液・髄液・骨髄，病理組織，画像（X線，MRI，PET）など	

●**図 4-1　膠原病の診断までの流れ**

の最も基本的な検査である❶。膠原病では免疫グロブリンが増加するため，炎症がなくとも免疫グロブリンがフィブリノゲンと同様のはたらきをして，沈降は速くなる。

② 末梢血検査　白血球数・赤血球数・血小板数の低下がないかを確認する。膠原病では，血球減少が生じることが多く，自己免疫性血球減少とよばれる。一方，自己抗体が関与せず，高サイトカイン血症が病態である場合には，サイトカインにより血球が増加することがある。

③ 尿検査　腎病変を伴う膠原病を疑うときには，尿中のタンパク質と潜血の検査が重要である。タンパク尿がみとめられる場合は，24 時間の蓄尿を行い，1 日の尿中タンパク質量を定量する。

2　血清・免疫学的検査

膠原病が疑われるときは，各種の自己抗体の測定が行われる（❷表 4-1）。疾患により，生じている自己抗体の種類や頻度に特徴がある。

1　免疫グロブリン

膠原病では，免疫グロブリンが正常範囲より増加していることが多い❷。とくに，自己抗体が病態形成に重要な疾患において，免疫グロブリンの値は増加する。

2　リウマトイド因子（RF）

リウマトイド因子 rheumatoid factor（RF）は，変性したヒト IgG の Fc 部（❷ 18 ページ，図 2-3）に対する抗体であり，大部分は IgM である。最もよく知られている自己抗体の 1 つである。関節リウマチの患者では 80％以上が陽性になるが，健常人でも 5％程度で陽性となる。また，ほかの膠原病でも陽性率が上昇することが知られている。膠原病以外でも，肺結核や慢性活動性 B 型肝炎，特発性肺線維症で 10％以上の陽性率を示す。

3　抗 CCP 抗体

抗環状シトルリン化ペプチド抗体 anti-cyclic citrullinated peptides antibody（**抗 CCP 抗体**，ACPA）は，関節リウマチ患者の 80～90％で陽性となる。健常人やほかの膠原病患者での陽性率が低いため，リウマトイド因子よりも診断に有用性が高いとされる。特異性は，90％以上とする報告がある❸。

4　抗核抗体（ANA）

細胞の核内に存在するタンパク質に対する自己抗体を総称して**抗核抗体** antinuclear antibody（ANA）とよぶ。ヒトの有核細胞を用いて間接蛍光抗体法を行い，その染色パターンにより，周辺型・均質型・斑状型・核小体型・離散斑状型に分類されて，対応している抗原が予測される。

周辺型や均質型であれば抗 DNA 抗体や抗ヒストン抗体，斑状型であれば

NOTE

❶炎症が生じると，血漿中のフィブリノゲンが増えて赤血球どうしの反発を抑制し，赤血球の沈降する速度は上昇する。赤沈が上昇する病態には，炎症，高ガンマグロブリン血症，貧血がある。

NOTE

❷自己抗原に対する自己抗体だけでなく，感染症に対する防御反応の因子としても，免疫グロブリンは存在する。

NOTE

❸2007 年に抗 CCP 抗体測定検査が保険適用となり，多くの患者で測定されるようになったことから，その疾患特異性は低下している。つまり，関節リウマチ以外での膠原病でも陽性となる症例が散見されるようになった。

144　第4章　検査と治療

● 表4-1　膠原病の原因となるおもな自己抗体

自己抗体		対応抗原	発生率の高い膠原病	頻度
リウマトイド因子（RF）		ヒト変性 IgG	関節リウマチ	80%
抗 CCP 抗体		環状シトルリン化ペプチド	関節リウマチ	90%
抗核抗体（ANA）	抗2本鎖 DNA 抗体（抗 dsDNA 抗体）	不明	SLE	65〜90%
	抗1本鎖 DNA 抗体	ヒストンタンパク質	薬剤性ループス	不明
			限局性強皮症	不明
	抗 U1-RNP 抗体	リボ核タンパク質	混合性結合組織病	100%
			SLE	10〜20%
			全身性強皮症	10〜20%
	抗 Sm 抗体	リボ核タンパク質	SLE	10〜20%
	抗 Scl-70 抗体（抗トポイソメラーゼ I 抗体）	トポイソメラーゼ I	全身性強皮症	15〜25%
	抗セントロメア抗体	セントロメアタンパク質	全身性強皮症	20〜30%
	抗 RNA ポリメラーゼ抗体	RNA ポリメラーゼ I，III	全身性強皮症	5〜8%
	抗 SS-A 抗体	リボ核タンパク質	シェーグレン症候群	60〜70%
	抗 SS-B 抗体	RNA ポリメラーゼ転写終結因子	シェーグレン症候群	20%
	抗 Ku 抗体	DNA-PK 活性化因子	全身性強皮症	5%
抗細胞質抗体	抗 Jo-1 抗体	ヒスチジン tRNA 合成酵素	多発筋炎，皮膚筋炎	10〜20%
	抗 ARS 抗体	アミノアシル tRNA 合成酵素	多発筋炎，皮膚筋炎	30〜40%
	抗 MDA5 抗体	メラノーマ分化誘導関連遺伝子5	無筋症性皮膚筋炎	5%
	抗 Mi-2 抗体	ヘリカーゼタンパク質	皮膚筋炎	5〜10%
	抗 TIF-1γ 抗体	TIF-1γ	皮膚筋炎	10〜20%
	抗好中球細胞質抗体（ANCA）	P-ANCA（MPO-ANCA）	好中球ミエロペルオキシダーゼ（MPO）	顕微鏡的多発血管炎	60〜80%
		C-ANCA（PR3-ANCA）	好中球プロテイナーゼ3（PR3）	多発血管炎性肉芽腫症	70%
抗リン脂質抗体	ループスアンチコアグラント（LA）	不明	抗リン脂質抗体症候群	70〜80%
	抗カルジオリピン-β₂-GPI 複合体抗体	不明	抗リン脂質抗体症候群	70〜80%

抗 U1-RNP 抗体，抗 Sm 抗体，抗 Scl-70 抗体（抗トポイソメラーゼ I 抗体），
核小体型であれば抗 RNA ポリメラーゼ抗体，離散斑状型であれば抗セント
ロメア抗体が疑われる。

5　抗細胞質抗体

◆ 抗 ARS 抗体

多発筋炎や皮膚筋炎といった原因不明の筋炎疾患においては，抗核抗体と

は異なる細胞質タンパク質に対する自己抗体が出現する[1]。抗細胞質抗体として, タンパク質翻訳にかかわるアミノアシル tRNA 合成酵素(ARS)に対する自己抗体が最も高頻度にあらわれる。これらの自己抗体は, **抗 ARS 抗体**とよばれる。6種類のアミノ酸に対する ARS の自己抗体が知られている。そのなかで抗 Jo-1 抗体[2]が有名であり, 発現の頻度も高い。

抗好中球細胞質抗体(ANCA)

抗好中球細胞質抗体 anti-neutrophil cytoplasmic antibody(**ANCA**)は代表的な抗細胞質抗体の1つである。ANCA は, 好中球の細胞質の染色型により, 2種類の抗体に分類される。核周辺型を示す **P-ANCA** と, 細胞質型を示す **C-ANCA** である。それぞれの対応抗原が同定されており, P-ANCA の対応抗原は好中球の細胞質にある**ミエロペルオキシダーゼ**(MPO)であり, C-ANCA の対応抗原は**プロテイナーゼ3**(PR3)である。そのため, P-ANCA は MPO-ANCA, C-ANCA は PR3-ANCA とよばれることが多い。

MPO-ANCA は, 顕微鏡的多発血管炎や好酸球性多発血管炎性肉芽腫症[3]という中小動脈の血管炎においてみとめられる。PR3-ANCA は, 多発血管炎性肉芽腫症においてみとめられる。

6 抗リン脂質抗体

現在のところ, 抗リン脂質抗体としては, 抗カルジオリピン抗体(IgG, IgM), 抗 β_2-グリコプロテイン I(GPI)抗体, 抗 β_2-GPI 依存性カルジオリピン抗体, ループスアンチコアグラント(LA), 抗ホスファチジルセリン/プロトロンビン抗体が報告されている。

カルジオリピンは, 生体膜を構成するリン脂質の一種である。抗カルジオリピン抗体は, 梅毒や結核などの感染症においても出現し, 特異性は低い。これらのなかで, 抗リン脂質抗体症候群の分類基準に含まれる検査は, 抗カルジオリピン抗体, 抗 β_2-GPI 抗体, LA の3種類である。わが国では, 抗 β_2-GPI 依存性カルジオリピン抗体(抗カルジオリピン-β_2-GPI 複合体抗体)の測定が汎用されている[4]。

7 補体

II 型あるいは III 型アレルギーの形態をとり, 自己抗体が関連する病態では, 抗原抗体反応の結果として補体が活性化され, 消費される。そのため, これらの疾患では, 血漿中の補体が低下する。補体の低下は, 自己免疫反応が生じていることを意味している。

8 免疫複合体

免疫複合体により組織傷害をおこす III 型アレルギーでは, 血中の免疫複合体が増加する。検査では, C_{1q}[5]に結合する免疫複合体のみが測定できる。

NOTE

[1] そのため, 多発筋炎や皮膚筋炎では, 抗核抗体陽性率は 20% 程度と低い。

[2] 抗ヒスチジル tRNA 合成酵素抗体ともよばれる。

NOTE

[3] アレルギー性肉芽腫性血管炎あるいはチャーグ-ストラウス症候群ともよばれる。

NOTE

[4] 抗 β_2-GPI 抗体の測定方法が標準化されておらず, 日常診療に適用されていないためである。

NOTE

[5] C_{1q}
補体の第1成分である C_1 は, C_{1q}, C_{1r}, C_{1s} の3種成分の複合体として存在する。補体に結合する免疫グロブリン IgG と IgM が C_{1q} に結合することにより, 補体による反応経路の活性が開始される。

9 血中サイトカイン

　医療保険では認められていないが，さまざまなサイトカインの測定が病態の解析に役だつ。関節リウマチでは，TNF-α，IL-1β，IL-6 の増加があり，高値を呈する症例では，その抑制効果がある生物学的製剤の使用を考慮する。全身性エリテマトーデス(SLE)では，中枢神経障害を合併する場合に，髄液中の IL-6 が高値を呈する。頭蓋内での IL-6 の産生亢進も病態形成に関与している。全身性強皮症では，血清中に IL-6 の増加がみられ，線維化との関与が示唆される。成人発症スチル病では，血清中の IL-18 の増加がみとめられ，疾患活動性との相関がすでに報告されている。

3 その他の検査

1 穿刺検査

　1 関節液検査　関節腫脹がみとめられる関節から関節液を採取する。色，細胞数，粘稠度，結晶の有無，細菌の有無を検索する。関節リウマチ，結晶誘発性関節炎，感染性関節炎，変形性関節症の鑑別が可能である。

　2 腹水・胸水検査　滲出性か漏出性かの鑑別を行う。滲出性であれば，感染症，悪性腫瘍，膠原病の鑑別に役だつ。漏出性であれば，心不全，腎不全，低タンパク質血症，肝障害などの鑑別を行う。

　3 髄液検査　SLE による中枢神経障害と，ウイルス感染あるいは細菌感染❶による髄膜炎の鑑別に必要である。

　4 骨髄検査　血液疾患との鑑別を行うために実施される。

2 病理組織学的検査

　皮膚，腎臓，肝臓，筋肉，小唾液腺などの生検を行い，病理組織学的に検索を行う。診断基準に生検結果が必要とされる疾患は，血管炎と炎症性筋疾患である。

　1 筋生検　筋力低下があり，後述する MRI 検査や筋電図において筋炎が疑われる場合には，筋生検を行い，炎症性筋症の診断を行う。筋ジストロフィーの鑑別や，炎症性筋症の分類のためにも重要である。

　2 腎生検　腎生検が必要となる膠原病の病態は，SLE におけるループス腎炎，全身性強皮症の強皮症腎，ANCA 関連血管炎の糸球体腎炎である。まれではあるが，関節リウマチのアミロイドーシスや，シェーグレン症候群の間質性腎炎などでも，鑑別のために腎生検が行われることがある。

　3 側頭動脈生検　リウマチ性多発筋痛症では，側頭動脈炎に代表される巨細胞性動脈炎が合併することがある。診断時に側頭動脈の怒張や疼痛がある場合には，側頭動脈生検が検討される。巨細胞性動脈炎を合併した場合には，治療に必要な副腎皮質ステロイド薬の使用量が異なってくるため，重要な検査である。

NOTE
❶とくに結核感染が重要である。

3 画像検査

1 X線検査 単純X線検査や高分解能CT（HRCT）が行われる。造影剤を用いて，血管病変やリンパ節病変，悪性腫瘍を検索することもある。

2 磁気共鳴画像法（MRI） 頭部のMRIは，SLEの中枢神経病変を早期の段階から描出できる。また，炎症性筋疾患の炎症や関節リウマチの滑膜炎の観察にも有用である。また，中・小動脈などの血管を描出することができるため，血管炎の診断にも有用である。

3 ポジトロン（陽電子）放射断層撮影（PET） 悪性腫瘍やその転移の検索に有用だが，全身の大動脈の血管炎の診断にも用いられる。PETにより，早期の高安動脈炎などの大血管炎が，容易に診断されるようになった。

4 筋電図検査・神経伝導速度検査

1 筋電図検査 筋電図検査では，筋線維から発生する活動電位を測定することにより，疾患が筋原性であるか，神経原性であるかの鑑別を行う。

2 神経伝導速度検査 末梢神経を電気刺激して，その伝導速度を測定することで，神経や筋肉の障害の有無や程度を評価する。感覚神経伝導速度検査と運動神経伝導速度検査がある。血管の炎症に伴う末梢神経障害は，軸索の障害であり，SLEやシェーグレン症候群，ANCA関連血管炎，結節性多発動脈炎などで生じる❶。

> **NOTE**
> ❶これらの疾患では，感覚神経の活動電位の振幅が低下し，運動神経においては複合筋の活動電位の振幅が低下する。

C 治療

1 膠原病の治療の目標

膠原病は，いまだに原因が同定されていない。そのため，経験に伴って有効性が確認された治療法が用いられてきた。近年，病態の解明は進んでおり，リンパ球の異常や，サイトカインやケモカインの異常が病態形成に関与していることがわかってきた。その結果，関節リウマチでは，TNF-α，IL-1，IL-6などを抑制した分子標的治療が有効であることが示された。そのため，新たな治療法として，その異常にはたらいている分子を抑制する生物学的製剤や低分子化合物であるキナーゼ阻害薬が考案され，治療に画期的な変革をおこした。その結果，関節リウマチの治療においては，症状・徴候が消失した状態を維持することができるようになった。

● **治療目標** 疾患をコントロールして症状・徴候を軽減・消失した状態を**寛解**という。関節リウマチをはじめとする膠原病に対して，完全な治癒を可能とする治療薬・治療方法はまだない。よって，膠原病の治療においては，生活習慣を改善したうえで，適切な薬物療法を行うことにより，寛解を保つことが目標となる。

● **疾患活動性の評価**　病気の勢いや症状の程度のことを，疾患活動性[1]とよぶ。治療方針を決定するための疾患活動性の評価には，患者の主観的な評価が重要となる。患者の訴える症状の程度を数値化した指標として，**患者報告アウトカム** patient-reported outcome（**PRO**）が確立されている。同時に，臨床症状・検査所見という他覚的な項目から作成された疾患活動性指標も，原因不明の膠原病の活動性を把握するために重要である。

2 生活習慣の改善

　膠原病という疾患や治療の特性について，十分な患者教育を行うことが重要となる。そのうえで，過労やストレス，紫外線といった疾患の増悪因子を適切に除去し，栄養状態を改善し，必要な安静と運動，リハビリテーションを適切に行えるように指導する。

3 薬物療法

　膠原病の薬物療法は，自己免疫反応に対する治療と，炎症症状に対する治療に分けられる（●図4-2）。自己免疫反応に対しては，副腎皮質ステロイド薬や免疫抑制薬，生物学的製剤を用いて免疫反応を抑制する。各組織に生じた炎症に対しては，副腎皮質ステロイド薬や非ステロイド性抗炎症薬を用いて炎症の抑制を行い，症状の改善を図る。

1 非ステロイド性抗炎症薬（NSAIDs）

　発熱や疼痛を引きおこす生体分子として，**プロスタグランジン** prostaglandin（**PG**）が最も重要である。**非ステロイド性抗炎症薬** nonsteroidal antiinflammatory drug（**NSAIDs**）は，プロスタグランジンの生成を抑制することにより，鎮痛・解熱，ならびに抗炎症作用を発揮する薬物である。

◆ プロスタグランジンの生成とシクロオキシゲナーゼ（COX）

● **プロスタグランジンの作用**　細胞膜のリン脂質が加水分解されて放出されたアラキドン酸は，**シクロオキシゲナーゼ** cyclooxygenase（**COX**）の作用により，プロスタグランジンやトロンボキサンなどに変換される[2]。プロスタグランジンには複数の種類があり，血管拡張や発熱のほか，子宮収縮や胃粘膜分泌増加，気管支拡張，利尿，血小板凝集，中枢作用などをもたらす。

NOTE

❶疾患活動性
　たとえば関節リウマチの場合，疾患活動性が高いときには，多くの関節で炎症反応が強く生じ，疼痛や腫脹が生じる。

NOTE

❷この一連の合成経路は，アラキドン酸カスケードとよばれる。

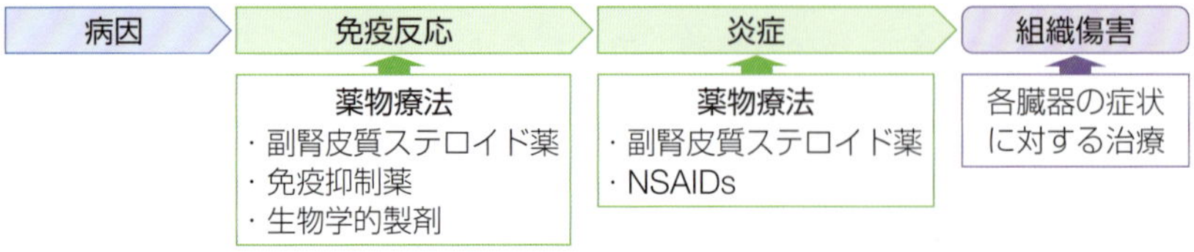

病因	→	免疫反応	→	炎症	→	組織傷害
		薬物療法 ・副腎皮質ステロイド薬 ・免疫抑制薬 ・生物学的製剤		**薬物療法** ・副腎皮質ステロイド薬 ・NSAIDs		各臓器の症状に対する治療

●図4-2　膠原病の治療

● **NSAIDs の COX 阻害作用** NSAIDs は，COX を阻害することによりプロスタグランジンの生成を抑制する。COX には COX-1 と COX-2 の 2 種類がある。COX-1 阻害では，血管系障害，胃腸粘膜の血流低下と増殖抑制，腎臓の血流低下がもたらされる。一方，COX-2 阻害では，炎症の抑制，疼痛の緩和，腫瘍の増殖抑制がもたらされる。つまり，NSAIDs は，おもに COX-2 抑制による鎮痛・抗炎症作用を期待して用いられる。しかし，多くの NSAIDs は，COX-2 と同時に COX-1 も抑制するため，胃腸障害や腎障害が副作用としてもたらされることになる。こうした副作用を避けるために，現在では，**COX-2 選択的阻害薬**が多く用いられている。

◆ **NSAIDs の副作用とその予防**

● **上部消化管障害** NSAIDs を用いた薬物治療の副作用では，上部消化管障害が最も頻度が高く，内服後早期に生じる。COX-1 阻害作用が強い NSAIDs には，胃炎や胃・十二指腸潰瘍などの副作用が生じることが多い。そこで，これらの副作用を予防するために，プロスタグランジン製剤やプロトンポンプ阻害薬❶が併用されてきた。近年では，COX-2 選択的阻害薬の使用により，胃・十二指腸潰瘍の副作用の発現頻度は半減した。

● **腸管病変** COX-1 阻害作用は，小腸の血流にも影響を及ぼすため，NSAIDs の服用により，小腸病変も高頻度に生じていたが，COX-2 選択的阻害薬の使用により減少している。

● **腎障害** NSAIDs の服用により，腎臓の血流低下に伴う腎障害がもたらされる。この副作用においては，COX-2 選択的阻害薬と非選択的 NSAIDs で発症頻度に差がないことが報告されている。腎障害のある患者や，腎機能の低下した高齢者に NSAIDs を使用する際には，とくに副作用のリスクを十分に考慮して注意する必要がある。

> **NOTE**
> ❶ **プロトンポンプ阻害薬**
> 　胃の壁細胞にあるプロトンポンプを阻害することで，胃酸分泌を抑制する。

2 アセトアミノフェン

　アセトアミノフェンには，鎮痛・解熱作用はあるが，抗炎症作用はない❷。つまり，関節炎には有効ではないため，膠原病に伴う関節炎治療には用いられない。変形性関節症に伴う疼痛などに対して，鎮痛効果を期待して用いられる。NSAIDs や副腎皮質ステロイド薬と比較すると，鎮痛効果は弱い。

　アセトアミノフェンには NSAIDs のような胃腸障害や腎障害といった副作用がほとんどない。NSAIDs によりもたらされる消化器障害・腎障害の副作用のために，副腎皮質ステロイド薬以外の鎮痛薬が使用できない患者に対して，近年ではアセトアミノフェンが用いられる機会が増えてきている。

> **NOTE**
> ❷ アセトアミノフェンの作用機序は，いまだすべて解明されていない。中枢性 COX 阻害に加えて，カンナビノイド受容体やセロトニンを介した下行性抑制系を活性化することにより，鎮痛効果を発揮すると推定されている。

3 副腎皮質ステロイド薬

◆ **副腎皮質ホルモンの生理作用**

　生体内で分泌されている副腎皮質ステロイドは，生命維持に不可欠なホルモンの一種である。副腎皮質ホルモンが体内で不足すると副腎不全となり，

恒常性が維持できなくなる。副腎皮質ホルモンは，**グルココルチコイド** glucocorticoid（**糖質コルチコイド**，GC）と**ミネラルコルチコイド** mineralocorticoid（**電解質コルチコイド**，鉱質コルチコイド，MC）に分けられる。

コルチゾルは，グルココルチコイドの1つで，抗炎症作用と免疫抑制作用❶のほか，細胞増殖抑制作用と血管収縮作用を有し，さらに，糖代謝・脂質代謝・骨代謝にも重要なはたらきをしている。コルチゾルは，視床下部-下垂体からの中枢性ホルモンによって，副腎での合成量が調整されている。

◆ 副腎皮質ステロイド薬の使用

合成副腎皮質ステロイドは，強力な抗炎症作用と免疫抑制作用を有する薬物であり，古くから炎症性疾患に対する治療薬として用いられてきた。プレドニゾロンのほか，コルチゾン，デキサメタゾン，ベタメタゾンなど，さまざまな種類のものがある。また，経口薬・注射薬以外にも，点眼薬・坐薬・吸入薬・皮膚用薬などの外用薬として，多様な剤型のものがあり，効力もさまざまである。

現代においても，SLE をはじめとする膠原病では第一選択薬として用いられる❷。関節リウマチでも使用されるが，近年では，少量の使用が推奨されている。

◆ ステロイドパルス療法

副腎皮質ステロイド薬を短期間に大量点滴静注する治療を，ステロイドパルス療法という。1,000 mg のメチルプレドニゾロンを点滴静注にて2〜3時間程度かけて行う。この治療を3日間行うのが標準的な治療方法である。とくに SLE に伴うびまん性増殖性糸球体腎炎においては，第一選択の治療方法となる。

◆ 副腎皮質ステロイド薬の副作用

副腎皮質ステロイド薬の使用により，多様な副作用が生じる。早期の副作用としては，食欲亢進，消化器障害，不眠，精神障害，糖尿病，高血圧があり，やや遅れて，満月様顔貌，骨粗鬆症，易感染性があらわれてくる（●40ページ，表4-1）。発現の時期は患者によってさまざまである。

4 免疫抑制薬

副腎皮質ステロイド薬の長期にわたる高用量投与は，副作用の面で困難である。そこで近年では，免疫抑制薬の併用が汎用されている（●表4-2）。シクロホスファミド水和物が最も強力な作用を発揮するが，免疫が抑制されることによる感染症の併発や，出血性膀胱炎，性腺機能抑制，膀胱がんの発症などといった副作用が問題となる。

● **シクロホスファミドパルス療法** 近年では，従来行われていたシクロホスファミドの長期内服治療ではなく，シクロホスファミドパルス療法が行われることが多い。これは，体表面積あたり 0.5〜0.75 g のシクロホスファミ

NOTE

❶副腎皮質ステロイドの作用機序には，細胞膜を介して情報伝達を行う非ゲノム作用と，細胞内へ侵入して細胞内の GC 受容体と結合し，遺伝子発現を調節するゲノム作用の，2種類の経路がある。

ゲノム作用においては，GC-GC 受容体複合体が標的転写因子となり，DNA に結合して，特定の遺伝子の転写を阻害あるいは増強する。リンパ球や単球においては，サイトカインの産生抑制や炎症反応抑制，免疫抑制をもたらすことが知られている。

❷抗炎症作用は，プレドニゾロンに換算して，10〜30 mg/日で十分に発揮されるが，免疫抑制作用を期待する場合は，40 mg/日以上を用いるのが原則である。

ドの点滴静注を4週間に1度行い，疾患や症状にあわせて，3〜6回程度繰り返す治療方法である。

5 抗リウマチ薬

　関節リウマチに用いる免疫調節薬や免疫抑制薬を**抗リウマチ薬** disease modifying anti-rheumatic drug（**DMARD**）とよび，次の3つに分類される。

　1 csDMARD　従来から用いられてきた抗リウマチ薬 conventional synthetic DMARD である（●表4-3）。

　2 tsDMARD　標的分子だけを選択的に抑制する抗リウマチ薬 targeted synthetic DMARD である（●表4-3）。近年用いられるようになってきた。

　3 bDMARD　抗リウマチ作用を示す生物学的製剤 biological DMARD である。

●表4-2　免疫抑制薬の副作用

免疫抑制薬		特徴的な副作用	共通する副作用
アルキル化薬	シクロホスファミド水和物	出血性膀胱炎，性腺機能抑制	胃腸障害，肝障害，骨髄抑制，易感染性，脱毛
代謝拮抗薬	アザチオプリン	皮疹，膵炎，間質性肺炎	
	ミゾリビン	高血糖	
	メトトレキサート	間質性肺炎，口内炎，生殖器障害，リンパ腫	
	ミコフェノール酸モフェチル	血栓症	
情報伝達阻害薬	シクロスポリン	腎障害，歯肉肥厚，多毛，高尿酸，高血圧	
	タクロリムス水和物	腎障害，高血圧，高血糖，高カリウム血症	

●表4-3　csDMARDとtsDMARDの有効性と副作用

分類	薬物名	有効性	頻度の高い副作用
csDMARD	オーラノフィン	低	下痢，皮疹，口内炎
	アクタリット	低	肝障害，腎障害，皮疹
	ミゾリビン	低	肝障害，皮疹，高血糖
	金チオリンゴ酸ナトリウム	中	口内炎，味覚異常，皮疹，タンパク尿
	ブシラミン	中	皮疹，タンパク尿，黄色爪
	サラゾスルファピリジン	中	肝障害，皮疹，光線過敏症，口内炎
	タクロリムス水和物	高	腎障害，高血圧，高血糖，高カリウム血症
	メトトレキサート	高	肝障害，間質性肺炎，血球減少，生殖器障害，口内炎
	イグラチモド	高	肝障害，血球減少，上気道感染症
tsDMARD	トファシチニブクエン酸塩 バリシチニブ ペフィシチニブ臭化水素酸塩 ウパダシチニブ水和物 フィルゴチニブマレイン酸塩	高	上気道感染症，帯状疱疹，脂質異常症，高血圧，血栓症，心血管障害

csDMARD

●**メトトレキサート**　関節リウマチの治療に汎用されるのは，csDMARDである**メトトレキサート**である。サラゾスルファピリジンとブシラミンは，免疫抑制効果が小さいため効果は劣るが，感染症に罹患する危険性が低い。

●**タクロリムス**　使用が増えてきている薬物に**タクロリムス**がある。カルシニューリンとよばれる酵素を阻害することにより免疫抑制を発揮するため，カルシニューリン抑制薬とよばれる。副作用には，腎障害，高血圧，糖尿病という特殊なものがある。現在，重症の関節リウマチに対して，メトトレキサートとの併用療法が行われている。

●**イグラチモド**　イグラチモドは，近年開発された新規の経口抗リウマチ薬で，単球やマクロファージ，滑膜細胞に作用して，サイトカインの産生を抑制する。副作用として，まれに重篤な汎血球減少❶がある。また，ワルファリンカリウムを投与中の患者では，相互作用により出血の危険性があり，併用は禁忌である。

tsDMARD

　tsDMARDは，経口分子標的薬である。トファシチニブクエン酸塩は，抗リウマチ薬としてはじめてのヤヌスキナーゼ阻害薬（JAK阻害薬❷）である。メトトレキサート単独では有効性に乏しい患者に対し，併用療法が有効とされている。免疫抑制効果があるため，感染症に留意する必要がある。

6　生物学的製剤

　生物学的製剤とは，生物が産生するタンパク質などを応用した薬剤である。膠原病の治療においては，遺伝子操作されたマウスによって産生される抗体製剤がおもに用いられる（◐表4-4）。

> **NOTE**
> ❶**汎血球減少**
> 　白血球・赤血球・血小板のすべてが減少した状態をさす。
> ❷**JAK 阻害薬**
> 　サイトカインが細胞のサイトカイン受容体に結合すると，ヤヌスキナーゼ（JAK）を介して核へ情報が伝えられ，さらなる炎症性物質が合成され，炎症が亢進する。

◐**表 4-4　膠原病の治療に用いられる生物学的製剤**

分類		薬物名	投与方法
TNF-α 阻害薬	抗 TNF-α 抗体製剤	インフリキシマブ	点滴静注
		アダリムマブ ゴリムマブ セルトリズマブペゴル オゾラリズマブ	皮下注射
	可溶性 TNF-α 受容体抗体製剤	エタネルセプト	皮下注射
IL-6 阻害薬		トシリズマブ	点滴静注・皮下注射
		サリルマブ	皮下注射
CTLA-4 製剤		アバタセプト	点滴静注・皮下注射
CD20 阻害薬		リツキシマブ	点滴静注
IL-5 阻害薬		メポリズマブ，ベンラリズマブ	皮下注射
BLyS 阻害薬		ベリムマブ	点滴静注・皮下注射
Ⅰ型 IFN 阻害薬		アニフロルマブ	点滴静注

関節リウマチに用いられる生物学的製剤は，合成抗リウマチ薬である csDMARD と tsDMARD との比較で，bDMARD とよばれる。

TNF-α阻害薬

関節リウマチの病態には，多くの炎症性サイトカインが関与している。そのなかでも，TNF-α は関節リウマチに関与する重要なサイトカインである。現在では，5 種類の抗 TNF-α 抗体製剤❶と，1 種類の可溶性 TNF-α 受容体抗体製剤❷が使用可能である。抗 TNF-α 抗体製剤は，関節リウマチだけでなく，炎症性腸疾患や尋常性乾癬の治療抵抗性の高い症例において，有用性がみとめられている。

IL-6 阻害薬

IL-6❸の作用は多岐にわたり，炎症を誘導して関節破壊に関与することで，関節リウマチの病態形成において重要な役割を担っている。その IL-6 の作用を阻害する生物学的製剤が，抗 IL-6 受容体抗体であるトシリズマブとサリルマブである。抗 IL-6 受容体抗体は，成人発症スチル病やキャッスルマン病，高安動脈炎にも有効性がある。

CTLA-4 製剤

T 細胞は，抗原提示細胞からの抗原提示刺激に加え，さらに補助的な副刺激が加わることにより，活性化あるいは抑制される。CTLA-4 は，抗原提示細胞上の分子と結合することで副刺激を細胞内に伝える。CTLA-4 と同じ構造をもつ分子がアバタセプトで，これを血液中に導入すると，抗原提示細胞上の副刺激を伝える分子である CD80/86 と結合し，本来の副刺激経路を阻害する。こうして T 細胞の活性化を抑制し，抗リウマチ作用を示す。

CD20 阻害薬

CD20 阻害薬は，B 細胞にある表面分子 CD20 に結合する抗体製剤である。血管炎に適応があるリツキシマブは，B 細胞の CD20 に結合して補体を活性化させ，その結果 B 細胞が傷害される。さらに，CD20 に結合したリツキシマブの一端を，マクロファージや NK 細胞などが認識し，B 細胞を傷害する。加えて，B 細胞の傷害や減少を介して，ほかの血球系細胞にも影響を与え，免疫抑制効果を示す。

IL-5 阻害薬

IL-5 は，ヘルパー T 細胞の一種である Th2 により産生されるサイトカインである。好酸球の増殖や分化，活性化にかかわる。また，Ⅰ型アレルギーに関与している。抗 IL-5 抗体と抗 IL-5 受容体抗体は，どちらも好酸球の増殖・活性化を抑制する。抗 IL-5 抗体としてメポリズマブがあり，気管支喘息と好酸球性多発血管炎性肉芽腫症に適応される。近年，抗 IL-5 受容体 α 抗体であるベンラリズマブが承認され，重症気管支喘息の治療薬として使用されている。

BLyS 阻害薬

B リンパ球刺激因子 B lymphocyte stimulator（BLyS❹）は，単球やマクロファージ，樹状細胞，活性化 T 細胞の細胞膜に発現する。BLyS は，SLE などの自己免疫疾患で過剰発現している。血清中濃度と SLE 症状の活動性

NOTE

❶抗 INF-α抗体製剤

TNF-α の抗体製剤は，血中や組織に存在する TNF-α に対して中和作用を呈し，TNF-α の作用を抑制する。

❷可溶性 TNF-α 受容体抗体製剤

TNF-α の可溶性受容体は，三量体を形成して血中の TNF-α をとらえることができる。この TNF-TNF 受容体複合体は，TNF-α の情報を細胞内に伝達することはできないので，結果として TNF-α の抑制となる。

❸IL-6

IL-6 は，活性化 B 細胞を抗体産生細胞である形質細胞に分化させる因子として同定された。

NOTE

❹BLyS

腫瘍壊死因子（TNF）リガンドスーパーファミリーに属する B 細胞刺激因子 B cell activating factor of the TNF family として，B 細胞のアポトーシス阻害，免疫グロブリン産生細胞への分化に関与しており，BAFF ともよばれる。

154 第4章 検査と治療

が相関することが知られており，SLE の病態形成および疾患活動性とも関連性を示唆する報告も多い。ベリムマブは，可溶型 BLyS に対する抗体製剤で，自己反応性 B 細胞を含めた B 細胞の生存を阻害し，また B 細胞の形質細胞への分化を抑制する。この作用により，SLE にみられる抗2本鎖 DNA 抗体などの自己抗体依存性の細胞傷害を抑制する。

IFN-α阻害薬

インターフェロン α（IFN-α）は，形質細胞様樹状細胞から産生される。IFN-α が標的細胞上に発現した IFN-α 受容体に結合すると，細胞内情報伝達が開始される。その結果，好中球の活性化や単球やマクロファージによるサイトカインの産生，T 細胞と B 細胞による自己免疫応答の亢進，自己反応性 B 細胞の増加がもたらされる。IFN-α は，SLE で過剰に産生されており，SLE の自己抗体産生および臨床症状の発現に関与している。アニフロルマブは，IFN-α 受容体に対する抗体製剤で，標準治療薬と併用することにより，SLE の活動性を抑制することができる。

4 膠原病治療と妊娠

膠原病の治療で用いられる抗リウマチ薬や免疫抑制薬のほとんどは，催奇形性のリスクのため，妊娠が禁忌となる。

数少ない妊娠可能な薬剤として，csDMARD であるサラゾスルファピリジンとタクロリムス水和物がある。tsDMARD は妊婦には禁忌である。bDMARD においては，明らかな催奇形性を示唆する結果はないが，妊娠した場合には中止することが安全とされている。しかし，疾患活動性がうまくコントロールできない場合には，胎児への移行が少ないとされるセルトリズマブペゴルまたはエタネルセプトを単独で用いる治療が行われている。この場合，有益性と胎児への副作用の危険性を十分に考慮したうえで，患者とよく相談して用いられる。

免疫抑制薬であるアザチオプリンやタクロリムス水和物，シクロスポリンは，個々の患者において有益性と危険性を十分に考慮したうえで用いることが可能である❶。

NOTE
❶ 2018 年に妊娠希望あるいは妊娠中の使用が禁忌ではなくなった。

✎ work 復習と課題

❶ 膠原病が疑われた場合に行う検査をまとめなさい。
❷ 自己抗体の種類と，それぞれの自己抗体に関連する疾患を述べなさい。
❸ 関節リウマチに用いられる薬物に関してまとめなさい。

― 膠原病 ―

第 5 章

疾患の理解

A 本章で学ぶ膠原病

● **膠原病の病態**　膠原病は原因不明の全身性の自己免疫疾患である。自己の生体分子に反応するさまざまな自己抗体や自己反応性リンパ球が産生され、関節・筋肉・皮膚・血管などの結合組織を中心に、全身の臓器に慢性の炎症が引きおこされる❶。また、膠原病には、自己抗体が検出されないものや、自然免疫の異常によりひきおこされる自己炎症性疾患も含まれる。

膠原病の初発症状は、関節痛をはじめ、発熱、紅斑・紫斑などの皮疹、レイノー現象、眼にかかわる病態、口腔内病変、副鼻腔病変、心疾患、肺病変、腎臓病、消化器病変、肝臓・胆嚢疾患、膵疾患、精神神経障害などの、全身の症状・病変であり、これらが膠原病の病態を形成している（▶図5-1）。つまり、これらの多様な病変があらわれた場合、膠原病を否定できない。

● **診断**　よって、膠原病の診断では、ほかの臓器特異的な疾患との鑑別が非常に重要となる。さまざまな症状・所見をもとに、分類基準を用いてほかの疾患を除外し、血清学的検査により自己抗体が検出されれば自己免疫疾患が疑われ、関連のない多臓器に病変がおよび、生検にて原因不明の炎症がみとめられれば、膠原病が強く疑われることとなる。

● **治療**　膠原病の治療目標は寛解を維持することであり、対症療法が中心となる。患者自身の主観的な評価（患者報告アウトカム）と同時に、臨床症状・検査所見という他覚的な項目をもとに疾患活動性が評価され、治療方針が決定される。よって、膠原病の診断と治療においては、患者の臨床症状・所見の把握が大変重要となる。

> **NOTE**
> ❶関節リウマチや全身性エリテマトーデス(SLE)のように、病態の発生と経過に、自己抗体の関与がある程度判明しているものもあれば、全身性強皮症のように、自己抗体と病態の関係がいまだ不明のものもある。

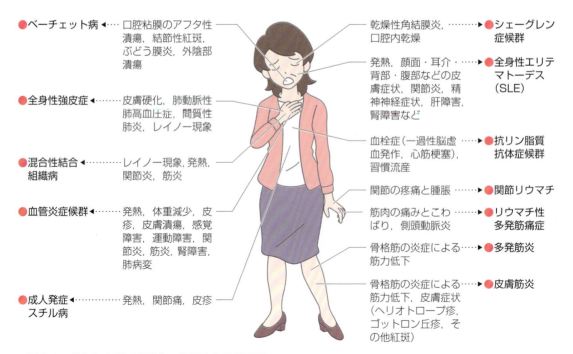

▶図5-1　おもな症状・所見と、診断される膠原病

B 関節リウマチ（RA）

関節リウマチ rheumatoid arthritis（**RA**）は，全身の関節に疼痛と腫脹を呈する原因不明の膠原病の1つである。

発症時期は，40〜60代をピークとして広範に分布し，男女比は1：3と女性に多い。つまり閉経前後の女性に好発する。正確な全国調査は行われていないが，国内に70万〜80万人の患者がいると推定されており，近年増加傾向である。150人に1人は関節リウマチ患者であり，女性の100人に1人は発症すると推定されている。また，70歳以上の高齢発症の関節リウマチ患者では，男女比はほぼ1：1となることもわかってきている。

1 病態生理

関節症状の病態は，関節内にある滑膜の炎症であることがわかっている（◯図5-2）。病理組織学的には関節滑膜にリンパ球の浸潤があり，その周囲に新たな血管が誘導され❶，滑膜が増殖し，さまざまなサイトカインやプロテアーゼが産生される。そのなかには，TNF-αやIL-1β，IL-6のほか，関節あるいは軟骨破壊にかかわる**マトリックスメタロプロテアーゼ3** matrix metalloprotease（**MMP-3**）の産生もみとめられる。これらの炎症性の液性因子を抑制することが，関節および軟骨破壊を抑制することにつながる。

なお，関節リウマチの発症においては，遺伝的素因に加えて，なんらかの環境的素因も関与していると考えられている。

> **NOTE**
> ❶新しい血管が誘導されることを，血管新生という。

2 症状

関節症状

● **手指のこわばり**　関節所見として最も初期にみられるものは，起床時の

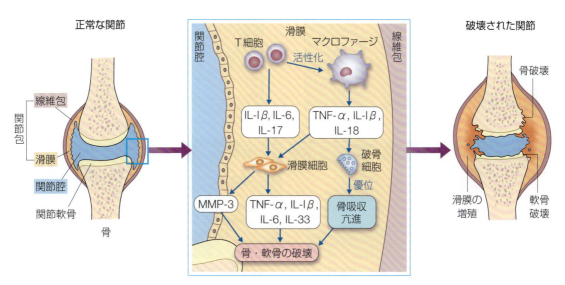

◯図5-2　関節リウマチにおける滑膜炎の発症機序

手指のこわばり感である。関節を動かしはじめるときに関節部に違和感が生じ，関節腫脹時には関節可動域の制限を感じる。早期の段階では，1時間以内に改善するが，活動性の関節炎がみとめられる場合は，1時間以上こわばりが続き，午前中はそれが継続する患者も珍しくない。ただし，関節リウマチに特異的な症状ではない。

● **関節腫脹**　初期には関節の腫脹もみられる（●図5-3-a）。典型例では左右対称性にみとめられるが，左右対称性でない場合も多い。初発症状としてあらわれる部位は，手指と手関節が最も多く，次は膝関節である。関節炎はゆっくりと進行して，慢性の経過をとることが多い。

● **関節破壊と変形**　炎症が持続すると，プロテアーゼなどにより軟骨が分解され，軟骨が薄くなる。また，炎症下において破骨細胞の分化が誘導されることにより，骨吸収が亢進し，**骨破壊**がおこる（●図5-3-b）。こうして**関節破壊**が進行し，放置すると**変形**をきたす（●図5-3-c～f）。

● **回帰性リウマチ**　未治療で，関節炎症状が出たり，消失したりする患者もみられるが，症状が固定しない場合には，関節破壊を示さないことが多い。このように症状が固定しない関節炎を**回帰性リウマチ**とよぶ。

● **関節周囲の所見**　関節炎の周囲の皮膚に紅斑が生じることがある。また，肘や膝に結節が生じることがあり，**リウマトイド結節**とよばれる。

● **急性の関節炎**　慢性の経過をとらずに，急性の関節炎症状を呈する場合には発熱を伴うこともある。非常に炎症所見が強く，肺病変や胸膜炎などを合併することがある。

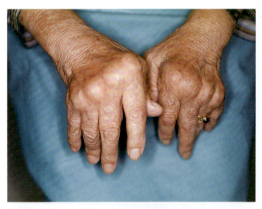

a. 関節腫脹

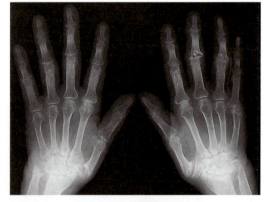

b. 骨破壊

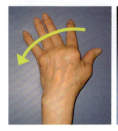

c. 尺側偏位

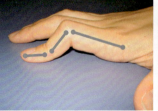

d. ボタン穴変形

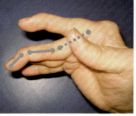

e. スワンネック変形

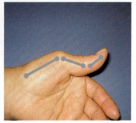

f. Z変形

●図5-3　関節リウマチの手指の病態

関節外症状

関節外症状を呈する関節リウマチもある。最も多いのは，間質性肺疾患である。上強膜炎，皮膚潰瘍，末梢神経症状，心膜炎，胸膜炎もしばしばみられる関節外症状である。これらの症状は，病理学的には血管炎を呈しており，血管炎を伴った関節リウマチに分類され，**悪性関節リウマチ**とよばれる。

3 診断と検査

分類基準

2010 年，アメリカリウマチ学会 American College of Rheumatology（ACR）とヨーロッパリウマチ学会 European League Against Rheumatism（EULAR）が合同で，関節リウマチの分類基準を提唱した（▶表 5-1）。ここでは，腫脹のみられる関節の箇所数に加えて，血液検査による炎症の程度と，症状の持続期間をスコア化して，総合点により関節リウマチを確定している。

さらに，疾患活動性，関節病変の病期，機能障害・身体障害については，以下のような評価法がある。

1 DAS28 28 関節による疾患活動性評価 disease activity score of 28 joints

▶表 5-1 アメリカリウマチ学会・ヨーロッパリウマチ学会による関節リウマチの分類基準

適応対象集団 1. 1 か所以上の関節に明確な臨床的滑膜炎（腫脹）がみられる。 2. 滑膜炎をより妥当に説明するほかの疾患がみられない。	
関節リウマチの分類基準 **（A〜D のスコアを加算する。関節リウマチ確定例への分類にはスコア 6/10以上が必要）**	**スコア**
A．罹患関節 　大関節 1 か所 　大関節 2〜10 か所 　小関節 1〜3 か所（大関節罹患の有無を問わない） 　小関節 4〜10 か所（大関節罹患の有無を問わない） 　11 か所以上（1 か所以上の小関節を含む）	0 1 2 3 5
B．血清学的検査（分類には 1 回以上の検査結果が必要） 　RF 陰性かつ ACPA 陰性 　RF 低値陽性または ACPA 低値陽性 　RF 高値陽性または ACPA 高値陽性	0 2 3
C．急性期反応物質（分類には 1 回以上の検査結果が必要） 　CRP 正常かつ ESR 正常 　CRP 異常または ESR 異常	0 1
D．症状の持続期間 　6 週間未満 　6 週間以上	0 1

注：大関節：肩関節，肘関節，股関節，膝関節，足関節
　　小関節：中手指節関節，近位指節関節，第 2〜5 中足趾節関節，母指趾節関節，手関節
注：血清学的検査低値陽性：正常上限をこえ正常上限の 3 倍以下
　　血清学的検査高値陽性：正常上限の 3 倍をこえる

（Aletaha, D. et al.: 2010 Rheumatoid arthritis classification criteria: an American College of Rheumatology／European League Against Rheumatism collaborative initiative. *Arthritis & Rheumatism*, 62（9）: 2569-2581, 2010.〔著者訳〕）

▶表5-2　スタインブロッカー分類

Stage Ⅰ	初期	X線上，骨変化はないか，骨粗鬆症のみ
Stage Ⅱ	中等度	軽度の軟骨破壊
Stage Ⅲ	高度	骨の破壊，関節変形が存在するもの
Stage Ⅳ	末期	線維性あるいは骨性強直がある

(Steinbrocker, O. et al.: Therapeutic criteria in rheumatoid arthritis. *The Journal of the American Medical Association*, 140：659-662, 1949.〔著者訳〕)

▶表5-3　アメリカリウマチ学会による関節機能障害の分類

クラス1	通常の日常生活，身のまわり，仕事，遠出などが可能
クラス2	通常の身のまわり，仕事は可能であるが，遠出などに制限がある
クラス3	通常の身のまわりは可能であるが，仕事と遠出などに制限がある
クラス4	通常の日常生活，身のまわり，仕事，遠出などに制限がある

(Hochberg, M. C. et al.: The American College of Rheumatology 1991 revised criteria for the classification of global functional status in rheumatoid arthritis. *Arthritis & Rheumatism*, 35：498, 1992.〔著者訳〕)

のことである。28関節[1]の圧痛・腫脹関節数に加えて，視覚的評価尺度 visual analogue scale（VAS[2]）を用いた患者による疾患全般評価，赤血球沈降速度（ESR）を，次の式にあてはめて計算する。簡便な計算器も入手可能である。

$$DAS28 = 0.56 \times \sqrt{圧痛関節数} + 0.28 \times \sqrt{腫脹関節数} + 0.70 \times \ln(ESR) + 0.014 \times 患者による全般的評価(VAS)$$

2 スタインブロッカー分類　骨関節のX線写真の所見に基づいて，関節破壊の程度を4段階に分類したものである（▶表5-2）。

3 アメリカリウマチ学会による関節機能障害の分類　日常生活の遂行能力の程度を，4段階で分類したものである（▶表5-3）。

4 HAQ　質問票による身体障害の指標 health assessment questionnaire として HAQ がある。日本人にあてはめられた JHAQ も作製されている。

■ 検査

● **RF と ACPA**　診断基準に含まれている検査項目としては，リウマトイド因子（RF）と抗 CCP 抗体（ACPA）がある（▶143ページ）。これらの自己抗体は，診断には有用であるが，疾患活動性の指標としては不向きである。患者によっては，治療が奏効すると自己抗体値が低下することもあるが，まったく変化がみられないこともある。

● **ESR と CRP**　疾患活動性と最も関連があるのは，炎症反応の指標である ESR と C 反応性タンパク質（CRP）である。これらの炎症反応の指標は，関節リウマチに特異性は低いため，感染症などによる炎症との鑑別が重要である。

● **MMP-3**　関節リウマチに特異性が高く，また治療効果との関連がある検査所見としては，MMP-3 がある。MMP-3 の上昇は，滑膜細胞からの産生量を反映していて，滑膜炎の評価に有効である。

NOTE

❶ 28関節
　左右の近位指節間（PIP）関節・中手指節（MCP，MP）関節，手，肘，肩，膝について観察する。

❷ VAS
　長さ10cmの水平な線上で，左端を0「症状がない」，右端を100「過去最大の症状」とした場合，現在の症状がどの程度かを，患者みずから評価するものである。

B. 関節リウマチ(RA)　**161**

● **関節液検査**　関節液の検査は，変形性関節炎および感染性関節炎との鑑別に有用である。関節リウマチでは，細菌や結核培養は陰性であり，淡黄色からやや混濁がみられることがある。急性期には好中球が優位であり，慢性期にはリンパ球が優位となる。粘稠度は疾患活動性に比例して低下する。

4 治療

　現在の治療の目的は，炎症を抑えて，関節変形を防ぎ，日常生活に復帰させることである。つまり，薬物療法を行いながら寛解を保ち，通常の生活を維持できるようにすることである。関節リウマチの治療戦略において，関節炎の消失のことを**臨床的寛解**，関節破壊の阻止を**構造的寛解**，機能障害の改善を**機能的寛解**とよぶ。この３つの寛解を目標として，目標達成に向けた治療 treat to target(**T2T**)が行われる。治療は薬物療法が主体となる。

◆ 薬物療法

▌非ステロイド性抗炎症薬(NSAIDs)

　薬物療法の開始時には関節痛が強いことが多い。この場合には，非ステロイド性抗炎症薬(NSAIDs)を用いて疼痛を除去する。NSAIDs はシクロオキシゲナーゼ(COX)活性阻害薬であり，プロスタグランジンの抑制により，鎮痛作用を発揮する(●148ページ)。しかし，NSAIDs には抗リウマチ作用はなく，関節破壊を抑制することはできないため，疼痛コントロールの目的だけで用いられており，近年では，使用頻度は減少している。

　また，NSAIDs は，胃炎などの消化器障害の副作用が問題となるため，現在では，胃粘膜障害を軽減できる COX-2 選択的阻害薬が汎用される。

▌副腎皮質ステロイド薬

　疾患活動性の非常に高い症例では，NSAIDs だけでは関節痛が制御できない。そのような症例には副腎皮質ステロイド薬(●150ページ)が用いられる。関節破壊に対して短期の使用では抑制効果がみとめられるが，長期の使用では抑制効果はないと考えられている。また副作用の問題もある。関節リウマチの治療薬として用いる場合には，少量から中等量のプレドニゾロンを，できるだけ短期に用いることが推奨される。しかし，血管炎を伴う関節リウマチでは第一選択となる。

▌抗リウマチ薬(DMARD)

　関節リウマチの治療では，早期から抗リウマチ薬(DMARD，●151ページ)を積極的に用いることが推奨されている。従来型の csDMARD，分子標的薬である tsDMARD，生物学的製剤である bDMARD のうち，csDMARDと tsDMARD は経口薬である。

● **csDMARD**　治療ではまず csDMARD が考慮される❶。現在では**メトトレキサート(MTX)**が最も汎用されている。免疫抑制薬である**タクロリムス水和物**も用いられる。これらの抗リウマチ薬により関節破壊の抑制が可能となる。しかし，MTX とタクロリムス水和物はともに免疫抑制薬であり，感染症の合併や重症化の危険性がある。とくに結核菌や B 型肝炎ウイルスの

NOTE

❶これまで，csDMARDである金製剤やブシラミン，サラゾスルファピリジンが多く用いられてきたが，効果が弱いことから使用頻度は減少している。

再活性化には十分に注意が必要である。

　MTX 使用中の患者では，10%以上で肝障害がみとめられる。肝障害を抑制する目的で，MTX 投与の患者には，葉酸（フォリアミン®）を併用することが多い。MTX は，休薬日が必要な薬物であり，連日内服させることは禁止である。週に 1～2 日の間に 12 時間間隔で内服させ，最後に MTX を内服してから，24～48 時間後に葉酸を内服させるのが推奨されている。

● **tsDMARD**　トファシチニブクエン酸塩，バリシチニブ，ペフィシチニブ臭化水素酸塩，ウパダシチニブ水和物，フィルゴチニブマレイン酸塩の 5 種類があり，MTX との併用で用いることが推奨されている。関節炎抑制の効果は生物学的製剤と同等であり，高い寛解率を達成する。しかし，まだ，副作用の頻度は検討中であり，とくに帯状疱疹の危険性が高い。

● **bDMARD**　MTX を十分用いても，患者の 20～30%は治療に抵抗性を示し，その場合は bDMARD が推奨される❶。インフリキシマブは，MTX の併用が条件であり，MTX の使用ができない症例では用いることができない。一方，可溶性 TNF 受容体製剤であるエタネルセプトと，抗 TNF 抗体製剤であるアダリムマブは，MTX の併用が推奨されてはいるが，MTX が使用できない症例でも用いることができる。しかし，その場合は，効果が減弱する。

　現在ではゴリムマブとセルトリズマブ ペゴル，オゾラリズマブが追加され，6 種類の TNF-α 阻害薬が使用されている（●152 ページ，表4-4）。ゴリムマブとセルトリズマブ ペゴル，オゾラリズマブは，MTX の併用なしでも治療効果がみとめられている。

　また最近では，抗 IL-6 受容体抗体製剤であるトシリズマブとサリルマブや，T 細胞と B 細胞の相互作用を抑制する可溶性 CTLA-4 製剤であるアバタセプトが使用可能である。ともに MTX との併用は必須ではなく，単独で使用できる。

> **NOTE**
> ❶感染症や悪性腫瘍を合併する場合は，適応外となる。

◆ 理学療法

　薬物療法の効果があらわれるまでの間も，できるだけ関節可動域 range of motion（ROM）を保つことが重要である。また，疼痛緩和の目的で関節の安静を保つと，筋力の低下や筋萎縮が生じることがあり，それらの予防も重要である。

▌物理療法

　温熱療法・水治療法・寒冷療法がある。

● **温熱療法**　疼痛閾値の上昇，血流循環の改善，代謝亢進により，痛みを緩和する。筋緊張をやわらげる作用もある。温泉療法も行われる。

● **水治療法**　水の浮力・水圧・抵抗を利用して，全身性の筋肉の攣縮を軽減し，マッサージ効果を得る。心理的リラクセーションをはかる。

● **寒冷療法**　炎症部位の熱感・腫脹を軽減するために用いる。

▌運動療法

　関節の拘縮や筋力の低下を防ぎ，筋力の強化を目的とする。

● **関節可動域訓練**　関節の拘縮や変形の改善，線維性強直の防止を目的に行う。温熱療法やマッサージ後に行うと，より効果的である。

● **筋力強化訓練**　筋力の低下は，歩行や日常生活の制限をまねくため，継続して行う。関節運動を伴う筋収縮運動（等張性運動），関節を動かさない筋収縮運動（等尺性運動）などが行われる。

● **起立・歩行訓練**　関節に負担がかからないよう，立位・歩行時の姿勢やバランスの状態を確認し，階段の昇降時のアドバイスなどを行う。

■ 作業療法

機能改善や，日常生活動作（ADL）改善の訓練を行う。

● **作業療法的機能改善訓練**　ADL 低下の原因となる機能障害の改善に重点をおいた訓練である。上肢では，肩・肘・手関節・指の機能改善のため，肩から手指へのリラクセーションマッサージと，関節運動学的アプローチが行われる。

● **ADL 訓練**　作業療法では，訓練でできるようになる動作と，自助具・介助などを必要とする動作を判別し，指導内容を選択する。また，日常生活で繰り返し関節に負担がかかると関節変形をおこすため，関節保護をしながら身のまわりの動作ができるよう指導する。

■ 装具療法

関節の変形予防と矯正，機能改善，固定・支持，疼痛の軽減，免荷❶を目的として用いられる。

◆ 手術療法

炎症が激しい場合，かつては滑膜切除術が行われていたが，近年では，薬物療法だけで滑膜肥厚の抑制や炎症の改善が可能になったため，手術療法が行われるケースは減ってきた。しかし，薬物療法に抵抗性で，大関節が破壊された場合は，膝・股関節の人工関節置換術が行われる。人工関節の耐用年数がのびたことにより，日常生活の維持に関しても，手術の有用性がみとめられている。また，近年では手指や足趾の関節形成術も進歩しており，機能の回復に貢献している。

◆ 挙児を希望する患者への治療

関節リウマチの活動性が高い状態では，妊娠の維持は困難となる。疾患活動性が低下し，妊娠時に使用可能な治療薬（◐154 ページ）のみで状態を維持できる場合は，妊娠可能と考える。bDMARD が用いられることが多く，医療費が高額になることについてもよく相談する必要がある。

◆ 予後

関節症状が主であり，生命予後にかかわることはないと考えられている。しかし，関節リウマチの活動性が高い症例では，動脈硬化病変がより高頻度で生じることが判明している。

NOTE

❶免荷
　松葉杖などの装具を用いて，関節や下肢などに荷重がかからないようにすること。

C 全身性エリテマトーデス（SLE）

全身性エリテマトーデス systemic lupus erythematosus（**SLE**）は，全身の臓器が自己免疫反応の対象になり，多臓器が同時に障害される疾患である。原因不明だが，遺伝因子に環境因子が関与して発症すると考えられている。

指定難病であり，国内に約6～10万人❶の患者がいると考えられている。男女比は，1：9であり，女性に圧倒的に多い。好発年齢は20～40歳で，出産適齢期と一致する。

> **NOTE**
> ❶ 2021年に難病申請をしている患者は約6万4千人である。

病態生理

家族内発症の報告があり，以前より遺伝子の関与は推測されていた。発症しやすい遺伝子を有し，そのうえに環境因子がかかわって発症すると考えられている。環境因子として，紫外線や感染症が重要である。精神的あるいは身体的ストレスがどのようにかかわっているかは，まだ不明である。

病態の形成には，自己抗体（●144ページ，表4-1）が重要な役割を担っている。数種類の自己抗体がSLEに特異的にみられ，それによるⅡ型あるいはⅢ型のアレルギーが病態を形成している（●図5-4）。そのほか，リンパ球の直接的な攻撃によるⅣ型アレルギーも関与していると考えられている。

症状

全身の臓器に症状があらわれる。

● **発熱** 日内変動のある弛張熱を呈することがある。初発症状となることもあり，活動性のあるSLEにみられる。感染症などとの鑑別では，CRPが有用である。SLEに伴う発熱では，CRPの上昇がなく正常範囲であることが多い。関節炎や漿膜炎などを合併しているときには，CRPは上昇する。

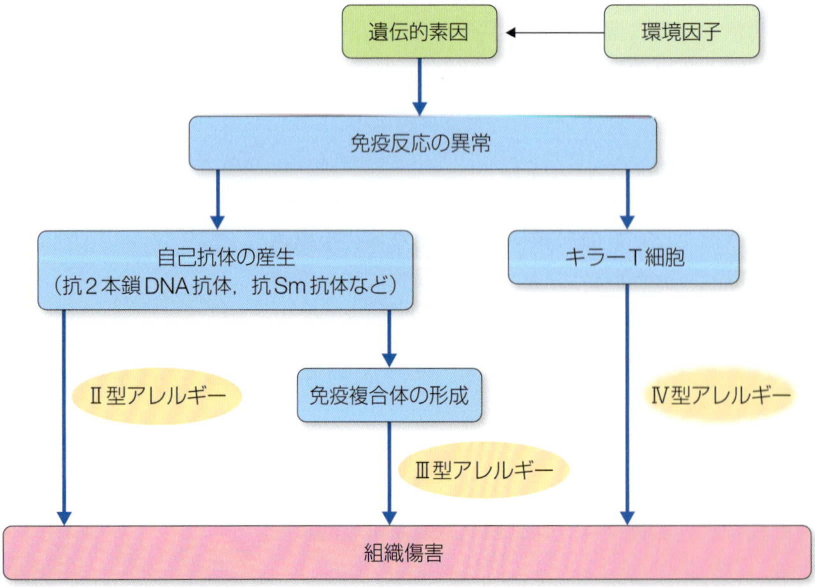

● **図5-4 SLEの病態生理**

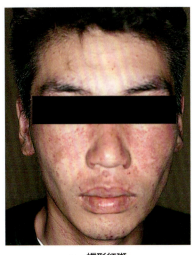 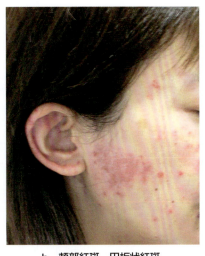 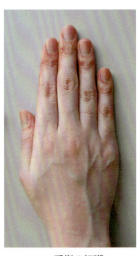

a. 蝶形紅斑　　b. 頰部紅斑，円板状紅斑，耳介部にみられる紅斑　　c. 手指の紅斑

◯図 5-5　SLE の皮膚症状

● **皮膚症状**　典型的な皮疹は，顔面の蝶形紅斑(◯図 5-5-a)や円板状皮疹（ディスコイド皮疹）である。顔面以外にも，耳介部や背部，腹部，手指にも紅斑がみられることがある(◯図 5-5-b, c)。皮膚生検にて IgG の沈着を示すループスバンドがみられるものは特異性が高い。日光曝露で増悪する。

● **関節炎**　手指などの小関節を中心に多発性の関節炎がみられる。関節リウマチとは異なり，関節破壊をともなわないのが特徴である。

● **漿膜炎**　胸膜炎や心外膜炎，心内膜炎を合併する。頻度はかなり高く，30〜40％にみとめられる。

● **精神神経障害**　頻度は報告により異なるが，20〜40％程度の患者に中枢神経障害がみられる。精神症状，脳梗塞，脳内出血，脳浮腫，脳萎縮などは，**中枢神経ループス(CNS ループス)** とよばれる。そのほか，末梢神経障害もみとめられる。

● **肝障害**　SLE にともなう肝炎は，自己免疫によるものである。頻度は 10％以下で，軽症のものから劇症肝炎にいたるものまである。

● **腎障害**　50〜60％の患者にみられ，腎不全にいたれば生命予後にかかわる重要な合併症である。ほとんどの腎障害は糸球体腎炎であり，**ループス腎炎**とよばれる。糸球体に免疫複合体が沈着することにより III 型アレルギー反応が引きおこされて，腎炎が生じる。臨床症状としては，タンパク尿がみとめられ，糸球体障害を示唆する異常円柱❶が尿中に出現する。

● **血球減少**　白血球減少，自己免疫性溶血性貧血，自己免疫性血小板減少症が同時に，あるいは単独で合併する。とくに血栓性血小板減少性紫斑病と血球貪食症候群(◯334 ページ)は，ステロイド抵抗性の難治性の病態であり，強力な免疫抑制治療が必要となる。

このように，SLE の臨床症状は非常に多彩である。最も生命予後にかかわる臓器病変は，精神神経障害と腎障害である。

NOTE

❶異常円柱
　糸球体組織から形成される円柱状の物質である。

表5-4　ヨーロッパリウマチ学会・アメリカリウマチ学会によるSLEの分類基準（2019年）

少なくとも1回の抗核抗体80倍以上が必須で，7つの臨床項目と3つの免疫項目のうち，臨床項目1つを含み，点数の合計が10点以上でSLEと分類する。

必須	抗核抗体80倍以上	

臨床項目		点数
①全身症状	38.3℃をこえる発熱	2
②血液所見	4,000/μL未満の白血球減少 10万/μL未満の血小板減少 自己免疫性溶血	3 4 4
③精神神経	せん妄 精神障害 痙攣	2 3 5
④皮膚粘膜	非瘢痕性脱毛 口腔内潰瘍 亜急性皮膚ループスや円板状ループス 急性皮膚ループス（蝶形紅斑や斑状丘疹状皮疹）	2 2 4 6
⑤漿膜	胸水または心囊液 急性心外膜炎	5 6
⑥筋骨格	関節症状（2個以上の滑膜炎もしくは関節圧痛と30分以上の朝のこわばり）	6
⑦腎臓	0.5 g/日以上の尿タンパク 腎生検でクラスⅡまたはVのループス腎炎 クラスⅢまたはⅣのループス腎炎	4 8 10

免疫項目		点数
①SLE自己抗体	抗dsDNA抗体または抗Sm抗体	6
②補体	C3またはC4の低下 C3およびC4の低下	3 4
③抗リン脂質抗体	抗カルジオリピン抗体，抗β_2-GPI抗体またはループスアンチコアグラント陽性	2

（Aringer, M. et al.: 2019 European League Against Rheumatism/American College of Rheumatology Classification Criteria for Systemic Lupus Erythematosus. *Arthritis & Rheumatology*, 71 (9): 1400-1412, 2019. *Annals of the Rheumatic Diseases*, 78(9): 1151-1159, 2019.〔著者訳〕）

■ 診断・検査

2019年，ヨーロッパリウマチ学会（EULAR）とアメリカリウマチ学会（ACR）から，新しい分類基準が提言され，おもにこれが活用されている❶（◯表5-4）。

● **自己抗体**　SLEでは，多彩な自己抗体がみとめられる（◯144ページ，表4-1）。SLEに特異性が高い自己抗体は，抗2本鎖DNA抗体（抗dsDNA抗体）と抗Sm抗体である。この2つの抗体は，分類基準にも含まれている。とくに，抗2本鎖DNA抗体はSLE患者の65〜90％で陽性となり，診断に重要である。

● **補体**　分類基準には含まれていないが，自己抗体によるⅡ型アレルギー反応や免疫複合体によるⅢ型アレルギー反応が誘導されているときには，血中の補体が消費され，その結果，補体価の著しい低下がみられる。この補体の低下はSLEの活動性を反映する。

● **血液**　自己免疫性血球減少もしばしばみとめられる。

　①白血球減少　とくにリンパ球が自己抗体により破壊される。この自己抗体はまだ確定されていないため，検査方法は確立されていない。

　②赤血球減少　自己免疫性溶血性貧血が生じ，この場合には，直接クームス試験❷が陽性となる。

　③血小板減少　血小板の表面分子に対する自己抗体が血小板を破壊する。

NOTE

❶それまでは，1997年に改訂されたアメリカリウマチ学会の分類基準が用いられていた。

NOTE

❷**直接クームス試験**
赤血球に結合している自己抗体を検出する試験である。患者の赤血球に，抗ヒトグロブリン抗体を加えて，凝集の有無をみる。

C. 全身性エリテマトーデス（SLE）　167

検査所見としては，血小板上に結合しているヒト IgG（血小板関連 IgG，PAIgG）の定量を行う方法が，自己免疫性血小板減少症の指標とされる。

● **腎生検**　腎障害を疑う場合は腎生検を行い，その組織分類から治療方法を選択する。組織分類には，ISN/RPS❶によるループス腎炎の組織分類（2003 年）が用いられる。クラスⅠ〜Ⅵ型までの 6 つの分類のうち，クラスⅢやⅣの増殖性ループス腎炎の場合は，ステロイドパルス療法も含めた強力な免疫抑制治療を行う。

▐ **治療**

誘因である紫外線の曝露を避けることと，感染症予防が重要である。また，精神的あるいは身体的なストレスを避けることも重要である。

薬物療法には，副腎皮質ステロイド薬が用いられる。臓器病変の重症度に合わせて，ステロイドパルス療法を含む大量療法を行うこともある。副腎皮質ステロイド薬の単独療法では，その減量に伴い再発がみられることが多いため，シクロホスファミドパルス療法など，免疫抑制薬による治療の併用が推奨される（●表 5-5）。

> **NOTE**
> ❶国際腎臓学会/腎病理学会 international society of nephrology/renal pathology society の略称である。

● **表 5-5　SLE に対する免疫抑制薬**

免疫抑制薬	作用機序	治療対象	特徴的な副作用
シクロホスファミド水和物	DNA 合成阻害作用	ループス腎炎，中枢神経障害などの重篤な合併症	出血性膀胱炎，性腺機能抑制
アザチオプリン	プリン代謝拮抗作用	シクロホスファミド中止後の維持療法	皮疹，膵炎，間質性肺炎
タクロリムス水和物	カルシニューリン阻害作用	ループス腎炎	腎障害，歯肉肥厚，多毛，高尿酸，高血圧
ミコフェノール酸モフェチル	核酸代謝拮抗作用	ループス腎炎	骨髄抑制，血栓症，消化器症状
ヒドロキシクロロキン	Toll 様受容体（TLR）7 または 9 の機能阻害	すべての SLE に対する基礎治療	網膜症
ベリムマブ	可溶型 B リンパ球刺激因子（BLyS）阻害作用	関節炎，皮疹	感染症
アニフロルマブ	Ⅰ型 IFN 阻害作用	既存の治療で効果が不十分な症例	感染症

---

plus　薬剤性ループス

特定の薬剤を用いた治療により，治療後数か月で抗核抗体などの自己抗体が出現し，SLE に類似の症状を呈する疾患を，薬剤性ループスとよぶ。抗不整脈薬であるプロカインアミド塩酸塩やキニジン硫酸塩水和物，降圧薬であるヒドララジン塩酸塩やメチルドパ水和物，向精神薬であるクロルプロマジン塩酸塩などで引きおこされることが知られている。

症状は軽度であり，関節炎や皮疹，発熱，胸膜炎の発症が多い。SLE の重篤な合併症である中枢神経障害や腎障害は，薬剤性ループスではきわめてまれである。抗核抗体は陽性となるが，抗 2 本鎖 DNA 抗体は陰性で，抗 1 本鎖 DNA 抗体が陽性となる（●144 ページ，表 4-1）。原因薬剤の中止で症状は改善することが多い。症状が改善しなければ，少量の副腎皮質ステロイド薬を用いることもある。

内服薬として，ミコフェノール酸 モフェチルとヒドロキシクロロキン硫酸塩の使用も可能である。また，生物学的製剤であるベリムマブも使用可能となっており，自己抗体の産生抑制にはたらく。

▍妊娠管理

出産適齢期の女性患者も多く，妊娠の是非が検討されることも多い。この場合，心肺機能・腎機能などの臓器障害が考慮され，さらに，妊娠禁忌の内服治療を受けなくとも活動性が低いと判断された患者において，妊娠が可能となる。ただし，妊娠によりSLEの再燃がおこる危険性もあり，そのことについて十分に説明する必要がある。

▍予後

5年生存率は約95％，10年生存率は90％以上とされている[1]。中枢神経障害（CNSループス）と腎障害の合併症は，生命予後に関与する。

D 抗リン脂質抗体症候群

抗リン脂質抗体症候群 antiphospholipid syndrome（APS）は，凝固因子あるいは血小板の機能異常により，動脈系にも静脈系にも血栓症が生じる疾患である。原発性のものもあるが，全身性エリテマトーデス（SLE）に合併することが多い。指定難病であり，国内には1万〜2万人の患者がいると推定されている。

SLEでは，抗リン脂質抗体症候群の概念が提唱される前から，習慣流産や動脈・静脈血栓症がよく合併することが知られていた。これらの臨床症状は，SLEに抗リン脂質抗体症候群が合併して形成されたものである。

▍病態生理

抗リン脂質抗体により，凝固系の異常がおこると考えられている。抗リン脂質抗体として，抗カルジオリピン抗体，抗 β_2-GPI 抗体❶，ループスアンチコアグラント（LA），抗 β_2-GPI 依存性カルジオリピン抗体，抗ホスファチジルセリン/プロトロンビン抗体がみつかっている（●145ページ）。

現在のところ，細胞質の主要な酸性リン脂質であるホスファチジルセリンとプロトロンビンとの複合体抗体に対する抗体が，抗リン脂質抗体症候群の血栓症と強い相関があることがわかっている。

▍症状・合併症

全身の臓器に血栓症を引きおこす。

● **血栓症** 血栓症を中心とした抗リン脂質抗体症候群の主要臨床症状を●表5-6に示す。全身の動脈および静脈のいずれにも血栓を生じる。若年性の一過性脳虚血発作や心筋梗塞をみたときには，抗リン脂質抗体症候群の存在を疑う必要がある。

> **NOTE**
> ❶抗 β_2-GPI 抗体
> β_2-グリコプロテインI（GPI）は，凝固系内因性経路の抑制や，プロトロンビン分解酵素に対する拮抗作用，プロテインCの活性化，ヘパリンとの相互作用，血小板凝集の抑制などの作用をもつ。抗 β_2-GPI 抗体が β_2-GPI の抗凝固作用を阻害して血栓が形成されると考えられていた。

1）Mak, A. et al.: Global trend of survival and damage of systemic lupus erythematosus: meta-analysis and meta-regression of observational studies from the 1950s to 2000s. *Seminars in Arthritis and Rheumatism*, 41(6): 830-839, 2012.

D. 抗リン脂質抗体症候群　**169**

●表 5-6　抗リン脂質抗体症候群の臨床症状

血栓症	静脈系	四肢	深部静脈血栓症，血栓性静脈炎
		肺	肺血栓塞栓症，肺高血圧症
		皮膚	網状皮斑
		肝臓	バッド-キアリ Budd-Chiari 症候群
		腎臓	腎静脈血栓症
		副腎	副腎機能低下症
		眼	網膜中心静脈血栓症
	動脈系	脳・神経	脳梗塞，一過性脳虚血発作，片頭痛，てんかん，横断性脊髄症
		心臓	心筋梗塞，狭心症，心筋症
		腎臓	腎梗塞，血栓性微小血管障害，腎性高血圧
		肝臓	肝梗塞
		大動脈	大動脈弓症候群，間欠性跛行
		四肢	虚血，壊疽
		骨	無菌性骨壊死
		眼	網膜動脈血栓症
妊娠合併症			習慣流産，子宮内胎児発育不全，子癇
その他			血小板減少，心臓弁膜症

●表 5-7　抗リン脂質抗体症候群の分類基準

臨床所見の 1 項目以上が存在し，かつ検査項目のうち 1 項目以上が存在するとき，抗リン脂質抗体症候群とする。

臨床基準	1. 血栓症	画像診断あるいは組織学的に証明された明らかな血管壁の炎症を伴わない動静脈あるいは小血管の血栓症
	2. 妊娠合併症	妊娠 10 週以降で，ほかに原因のない正常形態胎児の死亡 または，子癇，重症の妊娠高血圧腎症 または，胎盤機能不全による妊娠 34 週以前の正常形態胎児の早産 または，3 回以上つづけての，妊娠 10 週以前の流産
検査基準	1.	ループスアンチコアグラントが 12 週間以上の間隔をおいて 2 回以上検出される。
	2.	IgG 型または IgM 型の抗カルジオリピン抗体が，12 週以上の間隔をおいて 2 回以上検出される。
	3.	IgG 型または IgM 型の抗β_2-GPI 抗体が，12 週以上の間隔をおいて 2 回以上検出される。

(Miyakis, S. et al.: International consensus statement on an update of the classification criteria for definite antiphospholipid syndrome(APS). *Journal of Thrombosis and Haemostasis*, 4：295-306, 2006.〔著者訳〕)

● **妊娠合併症**　妊娠に伴う合併症としては，習慣流産が最も頻度が高いが，子宮内胎児発育不全や子癇[1]の頻度も高い。染色体異常とならんで，抗リン脂質抗体症候群は流産の重要な原因の 1 つである。

● **血小板減少**　抗リン脂質抗体症候群の 20〜40％に血小板減少がみとめられる。1 万/μL 以下に減少することは少なく，多くは，5 万/μL 程度の減少にとどまる。重症例では，自己免疫性血小板減少症が疑われる。

● **劇症型抗リン脂質抗体症候群**　重症感染症や外科的侵襲，抗凝固薬の中止などを契機に発症し，微小血栓症が多発することにより，多臓器不全をおこすことがある。

■ 診断・検査

　診断には，2006 年の国際抗リン脂質抗体会議による抗リン脂質抗体症候群の分類基準が用いられる(●表 5-7)。臨床症状と検査所見の両方を有した

□ **NOTE**
❶子癇
　妊娠高血圧症候群により引きおこされる痙攣発作のことである。

ときに抗リン脂質抗体症候群と診断できる。検査項目は，血液検査により測定される自己抗体であり，抗カルジオリピン抗体，抗 β_2-GPI 抗体，ループスアンチコアグラントの3項目が分類基準に入っている。

また，凝固・線溶系の検査として，活性化部分トロンボプラスチン時間（APTT）の延長が特徴的である。血栓形成時には，D ダイマー❶高値，フィブリン–フィブリノゲン分解物（FDP）高値，アンチトロンビンⅢ低下がみられるが，これらは抗リン脂質抗体症候群に特徴的なことではなく，血栓症全般にみとめられる。

▍治療

血栓症に対しては，抗血小板薬や抗凝固薬を用いて行う。これらの治療は，急性期血栓症の治療と同様である。

急速に進行する血栓症に伴って，複数の臓器障害がみられる病態は，劇症型とよばれ，致死率が高い。このような場合には，ステロイドパルス療法を含めた高用量のステロイド治療が必要となる。

▍妊娠合併症の予防

流産などの妊娠合併症を予防することが重要である。禁煙とし，高血圧症と脂質異常症を治療し，血栓形成の危険がある経口避妊薬の服用は中止させる。妊娠合併症の抑制には，少量のアスピリンの服用や，難治例ではヘパリンの連日皮下注が有効である。

予防治療として，副腎皮質ステロイド薬は原則的には用いない。副腎皮質ステロイド薬による血栓再発予防効果や，自己抗体の産生抑制効果は証明されていない。

> **NOTE**
> ❶D ダイマー
> 血栓が溶解したときに生じる物質であり，数値の上昇は血栓の存在を示す。静脈血栓塞栓症の診断の補助として用いられる。

E シェーグレン症候群

シェーグレン症候群 Sjögren's syndrome は，1930 年にスウェーデンの眼科医シェーグレンにより，関節リウマチに合併した乾燥性角結膜炎の症例として報告された。多様な自己抗体が出現し，慢性唾液腺炎や乾燥性角結膜炎がみられる自己免疫疾患である。病理学的には，唾液腺や涙腺などにリンパ球の浸潤がみとめられる。

日本人での症例数は正確には把握されていないが，10 万人程度と考えられており，膠原病のなかでは関節リウマチについで多い。男女比は 1：17 と女性に多い。指定難病である。

▍病態生理

抗原特異的免疫応答が，唾液腺などで引きおこされている。自己抗原としては，α アミラーゼ，ムスカリン性アセチルコリン受容体，SS-A タンパク質，フォドリン❷などがある。組織に浸潤したリンパ球からはさまざまなサイトカインが産生され，慢性炎症を引きおこす。

▍症状

症状は，腺症状と腺外症状に分けられる。また，悪性リンパ腫の合併も報

> **NOTE**
> ❷フォドリン
> 細胞骨格を構成するタンパク質の一種である。

F. 全身性強皮症　　**171**

●表5-8　シェーグレン症候群の厚生省改訂診断基準(1999年)

診断基準
下の4項目のうち，いずれか2項目以上を満たせばシェーグレン症候群と診断する。
1. 生検病理組織検査で次のいずれかの陽性所見をみとめること
　A)口唇腺組織で4 mm² あたり1 focus(導管周囲に50個以上のリンパ球浸潤)以上
　B)涙腺組織で4 mm² あたり1 focus(導管周囲に50個以上のリンパ球浸潤)以上
2. 口腔検査で次のいずれかの陽性所見をみとめること
　A)唾液腺造影で Stage 1(直径1 mm未満の小点状陰影)以上の異常所見
　B)唾液分泌量低下(ガム試験にて10分間10 mL以下またはサクソンテストにて2
　　分間2 g以下)があり，かつ唾液腺シンチグラフィーにて機能低下の所見
3. 眼科検査で次のいずれかの陽性所見をみとめること
　A)シルマー試験で5 mm/5分以下で，かつローズベンガル試験で3以上
　B)シルマー試験で5 mm/5分以下で，かつ蛍光色素試験で陽性
4. 血清検査で次のいずれかの陽性所見をみとめること
　A)抗SS-A抗体陽性
　B)抗SS-B抗体陽性

告されている。

● **腺症状**　乾燥性角結膜炎，口腔内乾燥症状，耳下腺腫脹，萎縮性胃炎，膵炎などがみられる。

● **腺外症状**　リンパ節腫脹，関節炎，間質性肺炎，間質性腎炎，末梢神経障害などがみられる。

診断・検査

　診断には，1999年の厚生省改訂診断基準が用いられる(●表5-8)。検査所見として，複数の自己抗体の検索が必要であり，抗SS-A抗体と抗SS-B抗体の発現が診断に重要である。

　シルマー Schirmer **試験**では，濾紙を下眼瞼に5分間置き，涙液がしみ込んだ部分の長さが5 mm以下の場合に涙液減少とするものである。乾燥性角結膜炎の検査として，ローズベンガル試験と蛍光色素試験がある❶。

治療

　根本的な治療方法はないため，対症療法が行われる。涙液減少には，乾燥を防ぐ点眼液が処方される。口腔内乾燥には，水分摂取を促し，口腔内の清潔を保つよう指導する。ムスカリン性コリン受容体作動薬の内服薬を用いることがあるが，有効性は低く，頻脈や下痢などの副作用があるため使用できない症例が多い。

> **NOTE**
> ❶角結膜上皮障害の評価は，角結膜染色検査により行われる。角化・変性した角結膜を，ローズベンガル色素や蛍光色素で染色する。

F　全身性強皮症

　全身性強皮症 systemic sclerosis(SSc)は，皮膚硬化を主症状とする原因不明の膠原病の1つである。皮膚硬化は末梢から中枢に広がっていくことが特徴である。皮膚硬化だけでなく，内臓の線維化も合併する。最も注意を必要とする合併症は，間質性肺疾患である。徐々に進行して肺線維症を形成する。また，レイノー現象に代表される血管病変も同時にみとめられる。加えて，自己抗体も産生される。すなわち，全身性強皮症は，線維化と血管病変を同

時に呈する結合組織疾患である。

　国内の患者数は 2 万 5 千人以上と推定される。好発年齢は，30〜50 代であり，男女比は 1：12 と女性に多い。

病態生理

　臓器の線維化は，病変局所に存在する線維芽細胞が過剰にコラーゲンを産生することに起因する。この線維芽細胞がなぜ異常な反応をするのかは不明であるが，サイトカインの一種である TGF-β が，線維芽細胞のコラーゲン産生を誘導していることが明らかとなってきた。

　また，血管障害も病態として重要である。血管障害の原因の 1 つは，血管の過剰な収縮である。血管の収縮にかかわる因子として，エンドセリンが注目されており，エンドセリンの作用を抑制するエンドセリン受容体拮抗薬が治療薬として開発された。

症状

- **線維化**　皮膚，肺，心臓，消化器の各臓器にコラーゲンが過剰に蓄積して，組織の線維化が引きおこされる。その結果，皮膚硬化，関節拘縮，間質性肺疾患，心筋症，逆流性食道炎，小腸の蠕動運動の低下などが生じる。皮膚硬化が顔面にあらわれると，仮面様顔貌となる。皮膚組織の線維化が進行すると，皮膚に色素沈着・色素脱失❶がみられるようになる（○図 5-6）。

　全身性強皮症は，皮膚の線維化の範囲により，びまん皮膚硬化型と限局皮膚硬化型に分類される。内臓の線維化病変は，びまん皮膚硬化型の患者に多いことがわかっており，予後不良である。

- **血管病変**　レイノー現象は，手指の末梢の血管の収縮により皮膚が蒼白となり，そのあと血管が拡張して赤紫色を呈し，時間経過とともにもとに戻るという一連の反応である。レイノー現象は，末梢の循環不全だけでなく，内臓の血管病変の合併も示唆する徴候である。

> **NOTE**
> ❶ 色素沈着・色素脱失
> 　線維芽細胞の活性化に伴いメラニン細胞が活性化されて，メラニン色素を過剰に産生するようになり，色素沈着が生じる。その後，メラニン細胞がアポトーシスで消失するのに伴い，色素脱失を呈すると考えられている。

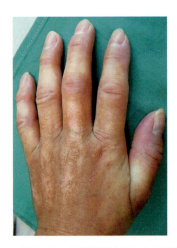 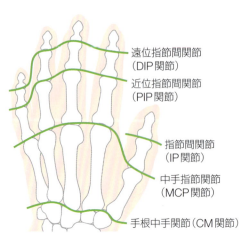

○図 5-6　全身性強皮症による手指皮膚硬化，色素沈着，色素脱失
写真の症例では，レイノー現象による皮膚の蒼白とともに，指先から MCP 関節をこえて手背までにいたる浮腫性の皮膚硬化がみとめられる。このような皮膚の色素沈着と脱失が，全身性強皮症の特徴である。

F. 全身性強皮症　　**173**

○表 5-9　ヨーロッパリウマチ学会・アメリカリウマチ学会による全身性強皮症の分類基準

8 つのカテゴリーの総和が 9 点以上で全身性強皮症と診断		
1. 皮膚硬化が両手の PIP 関節をこえて MCP 関節にいたっている		9
2. 手指の皮膚硬化（どちらか高い点数を算定）	浮腫様の手指	2
	PIP をこえているが MCP にいたっていない	4
3. 手指指尖部（どちらか高い点数を算定）	末端部の皮膚潰瘍	2
	陥凹性瘢痕	3
4. 毛細血管拡張所見		2
5. 爪郭部毛細血管の異常		2
6. 肺動脈性肺高血圧症，または間質性肺病変の存在		2
7. レイノー現象出現		3
8. 疾患特異性自己抗体陽性（抗セントロメア抗体，抗 Scl-70 抗体，抗 RNA ポリメラーゼⅢ抗体）		3

(van den Hoogen, F. et al.: 2013 classification criteria for systemic sclerosis: an american college of rheumatology/european league against rheumatism collaborative initiative. *Arthritis & Rheumatism*, 72(11)：1747-1755, 2013.〔著者訳〕)

● **合併症**　全身性強皮症の生命予後を左右する合併症としては，肺動脈性肺高血圧症 pulmonary arterial hypertension（PAH）がある。PAH とは，肺動脈の末梢の血管の内膜・中膜の肥厚により血管狭窄が生じ，肺血管抵抗が上昇する疾患である。その結果，右心不全が生じることとなる。

　また，血管病変が腎臓の筋性動脈に生じることにより悪性高血圧症を呈し，急性腎障害が引きおこされることが知られている。日本人での発症頻度は全身性強皮症の 5％程度であるが，**強皮症腎**あるいは**強皮症腎クリーゼ**とよばれ，予後不良である。

診断・検査

　ヨーロッパリウマチ学会・アメリカリウマチ学会の分類基準が用いられる（○表 5-9）。全身性強皮症の皮膚硬化は，手指あるいは足趾の末梢から連続して生じることが特徴である。皮膚硬化が，近位指節間（PIP）関節をこえて中手指節（MCP）関節にみとめられれば，全身性強皮症と診断できる。

● **自己抗体**　特異的な検査所見には乏しいが，自己抗体の出現は重要である。抗核抗体は 95％程度の症例で陽性となる。また，特異抗体としては，抗 Scl-70 抗体，抗セントロメア抗体，抗 RNA ポリメラーゼⅢ抗体がある。抗 Scl-70 抗体と抗 RNA ポリメラーゼⅢ抗体はびまん皮膚硬化型の症例に，また，抗セントロメア抗体は限局皮膚硬化型の症例にみとめられる。

治療

　根本的な治療方法はない。皮膚硬化の進行期には，少量の副腎皮質ステロイド薬の投与が行われる。間質性肺炎の進行期には，免疫抑制薬であるシクロホスファミド水和物やミコフェノール酸 モフェチル，リツキシマブの投与が推奨される。しかし，その有効性に関してはまだ一定の結果が得られていない。そのため，対症療法が主となる。レイノー現象などの血管病変に関しては，プロスタグランジン製剤やカルシウム拮抗薬などの血管拡張薬での

治療が行われる。PAH の治療には，エンドセリン受容体拮抗薬やホスホジエステラーゼ 5 阻害薬が用いられる。逆流性食道炎に関しては，胃酸を低下させる目的でプロトンポンプ阻害薬が投与される。

▌予後

　生命予後は，10 年生存率で 70〜80％とされている。生命予後に最も関連する合併症は，間質性肺疾患と PAH である。

G 多発筋炎・皮膚筋炎

　炎症性筋疾患という分類に入る代表的な 2 つの疾患が，**多発筋炎** polymyositis（PM）と**皮膚筋炎** dermatomyositis（DM）である。ともに，骨格筋に炎症が引きおこされ，横紋筋傷害が生じる疾患である。皮膚筋炎では，特徴的な皮膚症状がみとめられる。

　ともにまれな疾患で，指定難病であり，現在，国内には約 2 万 5 千人程度の患者が登録されている。好発年齢は，小児期と 40〜60 代とされている。小児期には男女差がないが，成人では 1：3 と，やや女性に多い。

▌病態生理

　病因は不明である。病理所見では，多発筋炎と皮膚筋炎では筋炎の病態は異なっている。多発筋炎では，筋組織にリンパ球やマクロファージの浸潤がみられ，細胞性免疫による筋細胞傷害が主体と考えられている。皮膚筋炎では，血管周囲の炎症が著明で，免疫グロブリンや補体成分が血管壁にみられる。そのため，免疫複合体により筋肉・皮膚の微小血管に炎症が引きおこされることによると考えられている。

▌症状

　多発筋炎の症状は，筋肉の炎症による筋力低下が主である。皮膚筋炎では，筋力の低下と皮膚の炎症がみられる。筋症状に乏しい皮膚筋炎もあり，これは**無筋症性皮膚筋炎**とよばれる。

● **筋症状**　階段の昇降時の疲労感や脱力感が初発症状であることが多い。近位の筋肉に炎症が生じるため，立ち上がりにくさ，起き上がりにくさを感じることが多い。

● **皮膚症状**　皮膚筋炎では，初発症状として特徴的な皮膚症状を呈することが多い。眼瞼にあらわれる紫紅色の紅斑は**ヘリオトロープ疹**とよばれる（●図 5-7）。手指の関節背側にみとめられる落屑を伴う丘疹様の紅斑は，**ゴットロン** Gottron **丘疹**とよばれる。膝・肘・頸部・顔面にも紅斑がみられる。

● **間質性肺病変**　20〜30％に間質性肺炎の合併がみとめられる。しばしば筋症状に先行することもあり，特発性間質性肺炎と診断されていた症例もある。多くの肺病変は治療に反応する。まれではあるが，急速進行型の間質性肺炎を合併することもあり，これは無筋症性皮膚筋炎でみられることが多い。

● **心筋病変**　骨格筋ばかりでなく，心筋に炎症をみとめることがある。こ

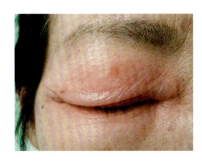

○図5-7 ヘリオトロープ疹

の場合は，伝導障害や，心筋炎を呈することもある。
● **悪性腫瘍の合併**　炎症性筋疾患の10〜20％は悪性腫瘍を合併するため，多発筋炎や皮膚筋炎患者の診察では，悪性腫瘍の合併の有無を詳細に検索する必要がある。ただ，近年，悪性腫瘍関連筋炎という分類の提唱もあり，悪性腫瘍合併の筋炎は，多発筋炎や皮膚筋炎とは分けて考える方向にある。

診断・検査

四肢近位筋の両側性の筋力の低下，筋電図における筋原性変化，血清検査における筋原性逸脱酵素の上昇❶，定型的皮膚症状，MRIでの筋炎の所見などにより診断される。最終的には，筋生検により病理学的診断を行う。診断基準としては，1975年に作成された基準が現在でも用いられている。また，厚生労働省より，難病認定のための診断基準が発表されている。

● **自己抗体**　自己抗体の出現頻度は，関節リウマチ，SLE，全身性強皮症と比較すると低い。抗核抗体の陽性率は，30〜50％であり，特異的な自己抗体は抗細胞質抗体である。抗Jo-1抗体は日常の診療で測定できる。近年，抗細胞質抗体の対応抗原が解明されてきている。抗Jo-1抗体の対応抗原は，ヒスチジンtRNA合成酵素であることがわかり，その後，各種アミノアシルtRNA合成酵素に対する自己抗体が発見された。これらの自己抗体を総称して，抗アミノアシルtRNA合成酵素抗体（抗ARS抗体）とよぶ（○145ページ）。抗ARS抗体陽性の筋炎では，高頻度で間質性肺炎を合併する。

近年，皮膚筋炎では，抗MDA5抗体，抗Mi-2抗体，抗TIF-1γ抗体が測定されている。抗TIF-1γ抗体は悪性腫瘍に関与するとされる。

治療

副腎皮質ステロイド薬が第一選択薬である。治療抵抗性の症例には，免疫抑制薬であるシクロスポリンやタクロリムス水和物の併用が汎用されている。また，大量免疫グロブリン療法が難治性の筋症状に対して有効である。

予後

多発筋炎・皮膚筋炎の生命予後にかかわるのは，間質性肺炎の合併である。抗ARS抗体陽性の筋炎に合併する間質性肺炎は，治療反応性は良好である。

一方，抗MDA5抗体陽性の無筋症性皮膚筋炎では，急速進行型の間質性肺炎を合併し，6か月以内での死亡例が多いとされている。

=NOTE
❶クレアチンキナーゼ（CK）やアルドラーゼなどの値が上昇する。

H 混合性結合組織病

　SLE，全身性強皮症，多発筋炎の症状が混在した，抗 U1-RNP 抗体陽性の膠原病を，**混合性結合組織病** mixed connective tissue disease（MCTD）という。3 疾患のうちいずれか 1 つの疾患の診断基準を満たせば，混合性結合組織病とはよばずにその疾患に分類する。また，いずれか 2 つの膠原病の分類基準を満たせば，それらの重複症候群と診断する。

　まれな疾患であり，国内に約 1 万人の登録がある指定難病である。男女比は 1：15 で女性に多い。好発年齢は 30〜40 代である。

病態生理

　抗 U1-RNP 抗体が陽性となる膠原病を 1 つの疾患とする概念である。病因は不明で，抗 U1-RNP 抗体を産生する免疫異常が病態を形成している。

症状

　混合性結合組織病の症状の特徴は，レイノー現象である。また，発熱・関節炎・筋炎・漿膜炎という炎症所見が頻発であり，全身性強皮症症状も多くみられる。白血球減少・三叉神経障害・リンパ節腫脹も多くの症例でみとめられる。これらの症状は，SLE・全身性強皮症・多発筋炎の症状に，ときに，関節リウマチの症状が加わったものである。

　注意すべき症状として肺高血圧症がある。混合性結合組織病の 15％ 程度に合併するとされ，生命予後を決定する重要な合併症である。免疫抑制療法と肺高血圧治療薬❶の併用により，生命予後は改善された。

> **NOTE**
> ❶エンドセリン受容体拮抗薬とホスホジエステラーゼ 5 阻害薬がある。

診断・検査

　診断には，2019 年に改訂された厚生労働省による基準が用いられる。抗核抗体と抗 U1-RNP 抗体陽性は全例にみとめられる（◯144 ページ，表 4-1）。SLE の疾患特異的自己抗体である抗 2 本鎖 DNA 抗体と抗 Sm 抗体が陽性である場合には，SLE と診断することが考慮される。また，抗 U1-RNP 抗体が陽性であっても，全身性強皮症の分類基準（◯173 ページ，表 5-9）にあてはまり，全身性強皮症と診断される場合もしばしばある。

治療

　副腎皮質ステロイド薬による治療が奏効する。血球減少や神経障害の場合にはステロイドパルス療法を行うが，それ以外では，中等量の副腎皮質ステロイドにて予後良好である。

I ベーチェット病

　ベーチェット病 Behçet's disease は，1937 年にトルコのベーチェットによって提唱された多臓器侵襲性の難治性の膠原病の 1 つである。おもに粘膜の障害が生じる疾患で，炎症を伴う。原因は不明である。病態形成にヒト白血球抗原（HLA）が関与している。日本人では HLA-B51 を有する患者が多く，

診断基準の1つとして重要である。指定難病であり，約2万人が患者登録されている。

症状

4大主症状に加えて，いくつかの副症状がみられる。

● **主症状**　口腔粘膜の再発性アフタ性潰瘍，皮膚症状，眼症状，外陰部潰瘍がみられる。

①**口腔粘膜の再発性アフタ性潰瘍**　口腔粘膜，頰粘膜，舌，歯肉などに，境界明瞭で有痛性の円形の潰瘍が繰り返しあらわれる。初発症状として頻度が高い。

②**皮膚症状**　結節性紅斑が最も有名な症状である。毛嚢炎様皮疹，痤瘡様皮疹，血栓性静脈炎，皮膚の過敏な被刺激性皮膚反応などが生じる。

③**眼症状**　ぶどう膜炎が主体で，前眼部の虹彩毛様体炎と後部の網膜ぶどう膜炎に分かれる。

④**外陰部潰瘍**　有痛性で境界鮮明なアフタ性潰瘍が外陰部に生じる。口腔内アフタ性潰瘍と同時に生じることが多い。

● **副症状**　次の副症状がみられる。

①**関節炎**　四肢の大関節の腫脹，疼痛が生じる。非対称性で，関節変形や関節破壊，硬直は生じない。

②**精巣上体炎（副睾丸炎）**　精巣部の圧痛と腫脹を伴う。

③**消化器症状**　回腸末端部の多発性潰瘍によることが多いが，どこにでも生じる可能性があり，**腸管型ベーチェット**とよぶこともある。腹痛，下痢，下血などがあらわれ，急性腹症の原因となりうる。また，潰瘍性大腸炎やクローン病との鑑別が困難なことがある。

④**血管病変**　大・中血管の炎症性血栓症がおこることがあり，**血管型ベーチェット**とよぶこともある。

⑤**中枢神経病変**　運動神経麻痺，精神症状，髄膜刺激症状などを呈し，**神経型ベーチェット**とよぶこともある。

診断

2016年の厚生労働省研究班による診断基準が用いられている。主症状と副症状をもとに，検査所見を参考項目として構成されている。

治療

疾患活動性が高い場合は，内服治療が行われる。炎症所見が強い場合には，副腎皮質ステロイド薬を用いる。眼症状には，コルヒチンが用いられていたが，近年は免疫抑制薬であるシクロスポリンが汎用されている。難治性の病態には，TNF-α抑制療法が用いられる。

J　血管炎症候群

血管炎症候群 vasculitis syndrome は，血管炎を基盤とするさまざまな臨床病態の総称である。血管炎症候群は，その罹患血管のサイズにより分類され

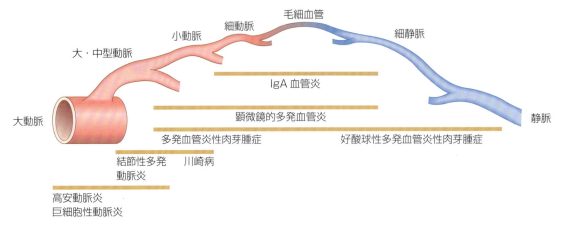

○図 5-8　血管炎症候群の分類

○表 5-10　血管炎による臓器症状

部位	症状
全身症状	発熱，体重減少
皮膚	紫斑，網状皮斑，結節性紅斑，皮下結節，潰瘍，壊疽
筋・骨格系	筋痛，筋力低下，関節痛，関節炎
肺	間質性肺炎，肺出血，胸膜炎
心・血管系	高血圧，心筋梗塞，心外膜炎
腎臓	急速進行性糸球体腎炎
神経系	脳出血，脳梗塞，多発性単神経炎
消化器系	出血，梗塞

る（○図 5-8）。大型血管炎には，**高安動脈炎**，**巨細胞性動脈炎**があり，中型血管炎には，**結節性多発動脈炎**，細小血管には**顕微鏡的多発血管炎**，**多発血管炎性肉芽腫症**（ウェゲナー肉芽腫症 Wegener's disease），**好酸球性多発血管炎性肉芽腫症**（アレルギー性肉芽腫性血管炎，チャーグ-ストラウス症候群 Churg-Strauss syndrome），**IgA 血管炎**（ヘノッホ-シェーンライン紫斑病 Henoch-Schönlein purpura）などがある。

　このうち，顕微鏡的多発血管炎，多発血管炎性肉芽腫症，好酸球性多発血管炎性肉芽腫症では，抗好中球細胞質抗体（ANCA）が高頻度でみられることより，**ANCA 関連血管炎**とよばれる。

■病態生理

　血管炎症候群は，1つの病態では説明できない疾患の総称であり，ANCA 関連血管炎を除けば，自己抗体などの疾患特異的指標が発見されていない。中小血管の診断には病理学的診断が重要であり，それぞれの血管炎により組織所見は異なることからも，病態は複雑といえる（○表 5-10）。

■症状

● **発熱**　原因不明の発熱の原因疾患として血管炎症候群を考えなければいけない。血管炎の血清学的指標はないため，病気を疑って，血管造影検査や病理診断を行う必要がある。

● **全身症状**　炎症が強いため，多くの症例で体重の減少がみとめられる。

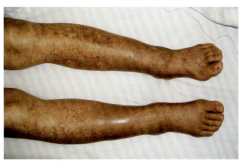
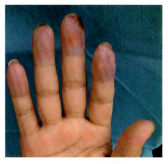

| a. 下腿にみられる紫斑 | b. 指尖部の壊疽 |

○図 5-9 血管炎による皮膚症状

- **皮疹・皮膚潰瘍・皮下結節** 細小血管炎では，紅斑・紫斑・網状皮斑がよくみられる。とくに下腿に好発する紫斑は特徴的である（○図 5-9-a）。また，下腿，とくに足関節周囲の皮膚潰瘍も血管炎を疑う所見である。指尖部に壊疽(えそ)が生じる場合もある（○図 5-9-b）。
- **多発性単神経炎** 感覚障害のほか，下垂手(かすいしゅ)や下垂足(かすいそく)といった運動障害など，さまざまな障害がみられる。
- **関節炎や筋炎** 関節痛や筋痛を訴える症例が多い。関節リウマチのような明らかな関節腫脹はないが，関節症状は強く，また，筋痛の頻度が高い。
- **腎障害，肺病変** ANCA 関連血管炎では，急速進行性糸球体腎炎や肺胞出血，間質性肺炎などの腎障害や肺病変が高頻度でみられる。

診断・検査

それぞれの疾患において診断基準が発表されている。

血液検査では，炎症反応の指標である ESR の上昇と CRP の上昇が多くの症例でみとめられる。

抗細胞質抗体である ANCA は，P-ANCA（MPO-ANCA）と C-ANCA（PR3-ANCA）に分類される（○145 ページ）。わが国では，顕微鏡的多発血管炎では MPO-ANCA の陽性率が高く，多発血管炎性肉芽腫症では PR3-ANCA の陽性率が高い。好酸球性多発血管炎性肉芽腫症は，70％程度の症例で MPO-ANCA 陽性がみとめられる。これらの ANCA は，疾患活動性の指標ともなり，治療により低下して陰性化する。

治療

大型血管炎では，副腎皮質ステロイド薬の中等量治療により症状や検査所見の改善がみとめられる。しかし，高安動脈炎では，副腎皮質ステロイド薬の減量とともに再発をみとめる症例が多い。その場合には，免疫抑制療法の併用が必要となる。近年，抗 IL-6 受容体抗体であるトシリズマブが治療薬として承認された。

ANCA 関連血管炎では，副腎皮質ステロイド薬のみでの治療では，治療抵抗性が高く，再発の頻度も高い。そのため，シクロホスファミド水和物を中心とした免疫抑制療法の併用が汎用される。

K リウマチ性多発筋痛症

　リウマチ性多発筋痛症 polymyalgia rheumatica（PMR）は，両肩，頸部および骨盤帯の痛みと朝のこわばりを特徴とする疾患である。65 歳以上の高齢者に好発する。男女比は，1：1.5 程度でやや女性に多い。高齢化により，患者は増加している。欧米人では，側頭動脈炎を含む巨細胞性動脈炎の合併は 20％程度と高いが，日本人では 10％以下であり，まれである。発熱があり，炎症反応が高値で関節痛を呈することより，感染症との鑑別が重要な疾患の 1 つである。また，高齢者に多いことより，悪性腫瘍との鑑別も重要となってくる。感染症や悪性腫瘍，ほかの膠原病との鑑別を行い，それらが否定された場合に診断が可能となる。

病態生理

　原因不明の炎症性疾患であり，高齢者の不明熱の原因疾患の 1 つである。HLA との関連が報告されている。また，インフルエンザ菌やマイコプラズマ，パルボウイルスなどの微生物との関与も報告がある。

症状

　肢帯部❶の筋痛が主症状である。

● **筋骨格症状**　肩・頸部・骨盤帯・体幹部に痛みと朝のこわばりがみとめられる。亜急性から急性に発症し，左右対称に症状がおきる。関節痛を伴うこともあるが，多くは筋痛であり，体動時に増強する。しかし，筋炎とは異なり，筋把握痛や筋力低下はない。手関節や膝関節に滑膜炎を併発する症例もある。

● **側頭動脈炎**　側頭動脈炎がある症例では，巨細胞性動脈炎の合併があると考え，全身の大血管の炎症の検索を行う。頭痛や視力障害，顎跛行がある場合には，側頭動脈炎が疑われる。

診断・検査

　炎症が主体であり，ESR の亢進と CRP 高値が全例でみとめられる。ほかの膠原病でみられるリウマトイド因子や抗核抗体はともに陰性である。関節超音波検査も有用である。超音波検査で，肩関節の滑液包炎や腱鞘滑膜炎，股関節の滑膜炎や滑液包炎がある場合には，診断に有用である。側頭動脈の怒張や疼痛がある場合には，側頭動脈生検が検討される。

治療

　側頭動脈炎のないリウマチ性多発筋痛症に対しては，副腎皮質ステロイド薬を少量用いる。一般的には，プレドニゾロンの内服治療によりほぼすべての臨床症状が改善する。少量の副腎皮質ステロイド薬が著効する場合には，リウマチ性多発筋痛症と診断できる。しかし，副腎皮質ステロイド薬の治療効果が少ないと判断した場合は，再度，ほかの疾患を鑑別する必要がある。

　側頭動脈炎の合併がある場合は，血管炎に準じた治療が必要となる。副腎皮質ステロイド薬の大量療法と免疫抑制薬の併用が必要である。視力低下をみとめる場合には緊急性があり，ステロイドパルス療法を併用する。メチル

NOTE

❶四肢の基部となる骨格組織を肢帯部とよぶ。

プレドニゾロンを 1,000 mg の量で点滴静注を 3 日間行う。

L 成人発症スチル病

　小児に発症するスチル病は，若年性特発性関節炎 juvenile idiopathic arthritis（JIA）の全身型であり，関節炎や肝障害，漿膜炎，リンパ節腫脹がみられる。**成人発症スチル病** adult-onset Still's disease（成人スティル病）は，その症状に類似した症状を 16 歳以上の成人にみとめるものとして 1971 年に報告された。

　血清フェリチン❶の増加がみとめられ，これは診断に役だつ。国内には 5 千人程度の患者が存在するとされ，きわめてめずらしい疾患である。男女差は 1：2 とやや女性に多い。発症年齢は 75％が 35 歳以下である。

病態生理

　病因は不明であるが，血清フェリチンが高いことより，高サイトカイン血症が生じていると推定されており，IL-1β，IL-6，IL-8，IL-18，IFN-γ，TNF-α の上昇が報告されている。とくに，IL-18 は患者血清で異常高値を示し，疾患活動性と相関しており，治療効果の判定にも有用である。マクロファージの活性化が病態形成に関与していると考えられており，マクロファージ活性化症候群の 1 つである。また，非遺伝性の自己炎症性疾患（◯129 ページ）の 1 つとも考えられている。

症状

　おもな症状は，39℃以上の弛張熱，サーモンピンク様の皮疹，関節痛，好中球増加である。これらの症状は，感冒を含めた一般的なウイルスあるいは細菌による感染症の症状と矛盾しない。つまり，感染症やほかの膠原病との鑑別を行い，それらが否定的なときにはじめて診断となる。特異性が高い所見としては，関節痛と皮疹，血清フェリチン高値である。肝障害やリンパ節腫脹もみられる。

● **発熱**　発熱はほぼ 100％にみとめられる。日内変動の激しい弛張熱が特徴である。発熱がない成人発症スチル病はきわめてまれである。

● **関節痛**　関節痛および関節炎が 90％以上の症例でみられる。好発部位は，手関節・膝関節・足関節で，手指の関節にも炎症を生じる。関節リウマチのように骨びらんを生じることはまれである。

● **皮疹**　病初期から，四肢・体幹・顔面にサーモンピンク色の斑状丘疹がみられる。発熱時に出現して，解熱とともに消失する。皮疹は，皮膚の機械的刺激や温熱刺激でも出現する❷。

● **咽頭痛**　咽頭炎により咽頭痛が生じる。発熱時に生じることが多い。

● **リンパ節腫脹**　反応性のリンパ節腫脹がみられる。軽度の圧痛があることが多い。高フェリチン血症があるため，悪性リンパ腫やキャッスルマン病❸ Castleman disease との鑑別が必要なことがある。この場合は，リンパ節生検にて検査が必要である。

NOTE

❶ **フェリチン**
　鉄の貯蔵タンパク質である。

NOTE

❷ 皮膚の外的刺激により，疾患特有の皮疹が出現する現象を，ケブネル現象とよぶ。おもに炎症性疾患や自己免疫疾患でみられる。

❸ **キャッスルマン病**
　慢性のリンパ節腫脹と慢性炎症を特徴とする疾患群で，原因不明の難病の 1 つである。リンパ節では成熟 B 細胞や形質細胞が多クローン性に増殖している。

診断・検査

診断には，分類基準が用いられる。感染症との鑑別に有用な特異性の高い検査方法はない。ESR と CRP の値は高く，白血球増加，好中球増加，肝アミノトランスフェラーゼ上昇をみとめる。血清フェリチンが異常に高値を示す症例もあり，70％以上の症例で，正常域上限の 5 倍以上を呈する。一方，ほかの膠原病において陽性率の高い，リウマトイド因子や抗 CCP 抗体，抗核抗体は陰性である。

治療

関節炎だけの症例では，NSAIDs が有効である。しかし，多くの症例では，副腎皮質ステロイド薬が必要となる。臨床症状の改善に乏しい時は，ステロイドパルス療法を 3 日間行う。

副腎皮質ステロイド薬に抵抗性の症例では，さまざまな免疫抑制療法を行う。メトトレキサート，シクロスポリン，タクロリムス水和物，アザチオプリンが用いられる。抗 IL-6 受容体抗体製剤であるトシリズマブの有効性が多数報告され，2019 年に認可された。

✎ work　復習と課題

❶ 膠原病は全身性疾患であり，関節リウマチには関節外症状の合併が知られている。関節外症状をまとめなさい。

❷ 全身性エリテマトーデス（SLE）の臨床症状は多彩である。頻度の高いものをまとめなさい。

❸ 全身性強皮症でみられる自己抗体をまとめなさい。

❹ シェーグレン症候群の主要症状と自己抗体をまとめなさい。

— 膠原病 —

第 6 章

患者の看護

A 疾患をもつ患者の経過と看護

ここでは，全身性エリテマトーデス(SLE)患者について，入院初期の急性期から，回復期を経て退院し，慢性の経過をたどるという事例について，各病期の看護のポイントを述べる。

1 急性期の患者の看護

膠原病が発症したとき，患者の体内では免疫異常が生じ，内臓は器質的障害にさらされる。重篤な合併症を併発し，ときには危機的な状態におかれることもある。看護師は，つねに患者の状態を把握し，異常の早期発見に努める必要がある。また，患者の身体的苦痛の緩和だけでなく，患者と家族の精神的不安の軽減にも配慮することが求められる。

急性期 発熱と関節痛，日光過敏で受診したSさん

Sさんの 回復期 185ページ 慢性期 187ページ

● **入院までの経過**

Sさん，23歳，女性。未婚の会社員で，両親と同居している。1か月前より微熱や倦怠感があったが，かぜだと思い，市販薬を内服していた。しかし，高熱や関節痛により歩行困難となったことから，近所のクリニックを受診したところ，SLE疑いと診断され，大学病院を紹介された。大学病院において，検査・治療の目的で入院となった。

● **入院時の状況**

発熱があり，タンパク尿がみられた。血液検査では，補体が低下し，抗核抗体陽性，抗2本鎖DNA抗体陽性であった。強い倦怠感と関節痛があった。本人の自覚はなかったが，下肢に軽度の浮腫がみられた。臨床症状と検査結果から，SLEと診断された。さらに後日，腎生検の結果より，ループス腎炎を併発していると診断された。

Sさんに既往歴はなく，「そんなにわるい状態なんですか？」「どのくらいでよくなるんですか？」と，次々と質問をしていた。

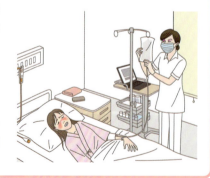

● **薬物療法**

ステロイドパルス療法が行われ，その後も，経口ステロイド薬による治療が継続された。同時に，免疫抑制薬による治療も行われた。

■ **看護のポイント**

● **身体的苦痛の緩和** 身体的な苦痛に対する十分な緩和医療を提供する。病室環境だけでなく，体位や清潔ケアを工夫することで，患者が安楽を保てるようにする。療養に必要な検査が円滑に実施できるよう，多職種で協力して対応する。

- **精神的苦痛の緩和** 急な入院により患者は不安や孤独を感じている。表情や言動に注目し，感情を表出しやすい雰囲気づくりを心がけ，傾聴する。
- **薬物療法の実施** 疾患活動性を抑えるため，医師の指示に基づいて薬物療法を円滑に実施する。患者の治療に対する理解度を確認し，共感的・受容的態度で接する。治療開始直後のバイタルサインと自覚症状だけでなく，各検査の結果の変化にも注目する。
- **副作用の早期発見** 膠原病の治療にしばしば使用される副腎皮質ステロイド薬には，さまざまな副作用がある。副作用を抑制しながら薬物療法を継続するためには，副作用をマネジメントする必要がある。とくに，易感染に伴う感染徴候に注意する必要がある。

> **本章で取り上げる急性期患者の看護**
>
> 膠原病の再燃による急性増悪が重要となる。本書では，急性期看護の理解を深めるため，以下の代表的な疾患の看護を解説している。
> - 全身性エリテマトーデス（SLE）患者の看護（●204ページ）

2 回復期の患者の看護

急性期の症状が沈静化し，身体機能の回復をはかる時期である。治療薬の副作用に伴う感染症などの合併症を予防し，基礎体力の回復を目的としてリハビリテーションを行う。また，病気の知識と理解を深めるための患者教育を行い，多職種で連携しながら社会復帰の準備ができるよう，支援を行う。

回復期　症状が落ち着き，退院を希望するSさん

Sさんの　急性期 184ページ　慢性期 187ページ

- **入院中の経過**

薬物療法により病状が落ち着いてきたが，副腎皮質ステロイド薬の副作用による満月様顔貌がみられるようになった。「こんな顔になってしまって，はずかしい。誰かに見られると思うと外を出歩くのもいやだし，職場にも戻れないです」と，看護師に訴えていた。また，「つらい症状はなくなったのだから，早く退院したい」と早期退院への意欲を示す一方で，「一生治療を続けないといけないなんて，もとの部署で仕事は続けられるのでしょうか？」と，退院後の生活を心配する姿もみられた。

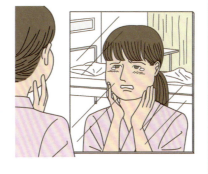

入院2週目からは，廃用症候群の予防や，退院後の早期の社会復帰を想定して，体力維持・回復を目的とした理学療法が開始された。

- **退院の準備**

入院3週間後，症状が落ち着いたため，副腎皮質ステロイド薬が減量さ

186 第6章 患者の看護

れた。身体所見や検査結果が徐々に改善したため，2週間後に退院となり，外来通院により，副腎皮質ステロイド薬と免疫抑制薬による薬物療法を継続することが決定した。

　看護師により，退院後の日常生活における治療継続やセルフケアについての指導が始まった。Sさんは，「一生治療が続くなんて，治療にかかる費用はどのくらいになるのでしょうか。月に何回ぐらい病院に通わなければならないのですか」と心配していた。見舞いに来た両親は，「Sが退院したあとに，私たちにできることはなんでしょうか」と積極的に質問していた。

■ 看護のポイント

● **身体的な支援**　急性期の安静や身体的苦痛に伴って患者の筋力は低下しており，また副腎皮質ステロイド薬により骨粗鬆症のリスクが高まっている。廃用症候群を予防して残存機能を維持・拡大するために，日常生活動作（ADL）の障害の程度を評価し，機能訓練を行う。理学療法士・作業療法士・言語聴覚士と連携して，患者の意思を尊重しながら計画をたてる。

● **精神的な支援**　疾患に伴う皮膚症状に加え，副腎皮質ステロイド薬の副作用による満月様顔貌，および免疫抑制薬による薄毛など，ボディイメージ❶の変容がみられるのも膠原病の経過における特徴である。患者の思いを十分に受けとめながら，薬物療法の必要性を患者に伝え，治療が進んで減薬になれば症状は軽減することを説明する。また，疾患に伴う精神症状だけでなく，副腎皮質ステロイド薬の副作用として精神症状が生じることもあり，興奮状態や抑うつ状態に陥る場合もある。薬物療法について薬剤師と連携して指導を行い，服薬アドヒアランスが高まるように支援する。

● **家族などへの支援**　家族や同居人による心理的支援は，患者の孤独感を軽減することにつながる。家族や同居人に患者の情報を適切に提供し，直接対話できる場を設け，家族や同居人が感情を表出できる環境を整える。

● **社会的な支援**　疾患の増悪因子を回避する方法や，薬物の副作用などについての理解を促し，退院後の療養指導にかかわっていく必要がある。退院後の患者の日常生活において必要な介助や配慮について，患者や家族と具体的に話し合い，環境を整える。

　患者の家庭内での役割の変更や，職場への段階的復帰，長期治療における経済的な問題などが課題となる。多くは指定難病として医療費助成制度の対象となっているため，必要に応じて社会資源❷についての情報提供を行う。患者団体の紹介や，製薬会社が作成した患者用資料なども有用である。

> **本章で取り上げる回復期患者の看護**
>
> 　本書では，回復期看護の理解を深めるため，以下の代表的な疾患の看護を解説している。
> - 関節リウマチ患者の看護（●200ページ）
> - 全身性エリテマトーデス（SLE）患者の看護（●204ページ）

NOTE

❶ボディイメージ

　自分自身の身体についてもっているイメージのことである。疾患や治療により身体の外観が変化した場合，これまでもっていたボディイメージを新たにする必要があり，これには大きな苦痛を伴う。

NOTE

❷社会資源

　ニーズを充足するために用いられる制度や機関，人材，資金，技術，知識などの有形無形の資源の総称である。制度化された行政による公的サービス（フォーマルな資源）と，家族や知人，ボランティア，地域，患者会などによる私的なサービス（インフォーマルな資源）がある。

3 慢性期の患者の看護

　膠原病における慢性期とは、寛解を維持している時期である。治療を長期的に継続して、再燃の防止や身体機能の維持・拡大を行っていく。患者が病気とつき合いながら社会的役割を果たせるよう、セルフケアの促進を支援する。

> **慢性期　通院後に薬物療法を継続するSさん**
> Sさんの 急性期 184ページ　回復期 185ページ
>
> ● **薬物療法の継続と社会復帰**
> 　Sさんは、会社の理解を得て入院前と同じ部署で仕事を続け、セルフケアを行いながら薬物療法を継続していた。入院時に知り合った同じ疾患の患者と、患者会やSNSなどで情報を交換し、ふだんの生活に役だてていた。
> 　定期外来に訪れたSさんは、少し疲れた様子で、「調子がよいと、もう治ったんじゃないかと思い、ついつい仕事でも無理をしてしまいます。薬を飲む時間も不規則になることがあります。また母が体調をくずしてしまい、通院の付き添いなどで休日もなかなか休めません」と話していた。また、「結婚を前提としたパートナーができました。妊娠や出産に向けて、薬を減らしたいです」と不安そうに話した。

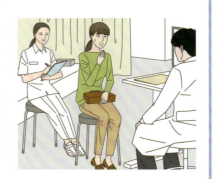

▍看護のポイント

● **再燃の予防**　患者が再燃予防の必要性を認識し、確実に予防行動がとれるよう支援する。病状によっては、社会的役割や家庭役割の変更など、ライフスタイルの調整が必要になることもある。セルフケアやアドヒアランスが低下すると、疾患が進行し、合併症を発症したり、再燃して急性増悪をきたしたりすることがある。主要臓器の機能が低下することで、生命の危機に陥り、厳しい予後となる場合もあるので、継続的に指導する。

● **セルフケアの支援**　患者自身が負荷を自覚していることを肯定的に支持する。寛解を維持するため、過度な負荷を避け、アドヒアランスを高める支援を継続的に行うことが重要である。

● **妊娠・出産への配慮**　膠原病の治療に用いられる免疫抑制薬は、妊婦に禁忌のものが多い。また妊娠・出産は、膠原病の増悪因子の1つでもある。患者が挙児を希望する場合には、患者やパートナーの思いを確認し、疾患活動性と薬物治療の経過を考慮して妊娠計画をたてられるよう支援する。女性やカップルを対象として、将来の妊娠のための健康管理を促す取り組みを、**プレコンセプションケア** preconception care（妊娠前健康管理）という（●125ページ）。次世代を担う子どもの健康にもつながるとして、国際的にも推進されている。

188　第6章　患者の看護

● **情報提供**　患者どうしでの情報交換や SNS の活用は，患者の状況に応じて配慮が必要になることもある。患者の言動に注意しながら支援をしていく。

本章で取り上げる慢性期患者の看護

　膠原病の多くは慢性的に経過する。本書では，慢性期看護の理解を深めるため，以下の代表的な疾患の看護を解説している。
- 関節リウマチ患者の看護(▶200 ページ)
- 全身性エリテマトーデス(SLE)患者の看護(▶204 ページ)
- 全身性強皮症患者の看護(▶207 ページ)
- 多発筋炎・皮膚筋炎患者の看護(▶208 ページ)
- 血管炎症候群患者の看護(▶209 ページ)

4　患者の経過と看護のまとめ

　膠原病の多くは慢性的な経過をたどる。そのため，患者自身が疾患の特性や治療方針を理解し，日々の生活で治療やセルフケアを実践していく能力を獲得する必要がある。その過程において，医療者は，患者がかかえる葛藤やストレスを受けとめ，思いに寄り添いながら各病期に応じた支援を行う必要がある。

Sさんの経過のまとめ

急性期

入院までの経過
- 1 か月前より微熱や倦怠感があったが，かぜや疲労と考えていた。

入院時の状況・薬物療法
- 高熱や関節痛で受診し，入院となった。
- ループス腎炎を合併した SLE と診断された。
- 副腎皮質ステロイド薬と免疫抑制薬による治療が開始された。

回復期

入院中の経過
- 薬物療法により症状が沈静化され，身体機能の回復がもたらされた。
- 副腎皮質ステロイド薬の副作用である満月様顔貌がみられ，精神的に不安定となった。

退院の準備
- 退院にむけて，病気の知識と理解を深めるための支援が行われた。
- 多職種で連携して，社会復帰の準備が行われた。

慢性期

薬物療法の継続と社会復帰
- 薬物療法を継続して寛解を保ち，地域社会で役割を果たせるよう，病棟と外来で連携をとり，社会資源を利用しながらセルフケアの向上のための支援が行われた。

B. 症状に対する看護　　189

B　症状に対する看護

　精密検査を経て診断がなされ，治療が開始されてその効果が得られるまで，患者は安楽を妨げられた状態にある。膠原病患者の症状の看護では，各症状の緩和と機能維持・改善だけでなく，患者または家族などがセルフケア能力を獲得することも目標の1つとなる。また，治療への不安・不信を緩和できるような声かけも重要となる。

1　発熱のある患者の看護

　膠原病では，発熱が持続する場合がある（◐138ページ）。体温の上昇に伴う倦怠感や食欲低下，脱水などの随伴症状により，体力の消耗をきたす。また，発熱の原因がなかなか判明せず，患者が不安や恐怖を感じることもある。

1　アセスメント

（1）熱型：発熱の持続時間や日内変動
（2）バイタルサイン：呼吸数・脈拍数上昇の程度，血圧低下の有無
（3）随伴症状：意識レベル，倦怠感，食欲低下，脱水，悪寒戦慄，関節・筋肉痛，頭痛
（4）検査結果：血液検査（白血球〔WBC〕，好中球，C反応性タンパク質〔CRP〕，電解質），培養検査（血液，尿，痰），画像検査
（5）治療状況：安静，冷罨法，解熱薬や輸液などによる薬物療法，逆隔離❶や医療用空気清浄機の使用
（6）発熱前の状況：既往歴，約1か月前の活動状況（仕事・家事・通学・旅行など），市販薬や他院で処方された薬剤の使用状況

2　看護目標

　発熱による苦痛が緩和され，身体機能の維持ができる。

3　看護活動

● **安静**　床上安静が必要となる。高体温による意識障害がある場合は，ベッドから転落したり，移動の際に転倒したりする危険性が高い。起座動作による血圧低下や眩暈・眼振がある場合は，床上排泄や尿道留置カテーテルの使用を検討する。
● **栄養・水分補給**　発汗による脱水を防ぐために，水分補給に努める必要がある。嚥下障害がなければ経口飲水を促す。経口飲水が困難な場合は，点滴による輸液を行う。
● **感染予防**　歯みがきや含嗽で口腔内の保清を行う。
● **苦痛の緩和**　体温に日内変動がある場合や，解熱薬の効果がみられる場合には，解熱している時間帯に，清拭・洗髪や寝衣・リネン交換を行う❷。

NOTE

❶逆隔離

　隔離には，感染症患者から病原体が伝播するのを防ぐ目的で行われるもの（◐376ページ）と，易感染者や免疫機能が低下した患者を病原体からまもる目的で行われるものがある。後者を逆隔離とよぶことがある。

NOTE

❷たとえば，SLEや成人スチル病，血管炎など，発熱を伴う疾患の患者の場合は，解熱している時間帯に，検査や診察を受けられるよう調整する。

190 第6章 患者の看護

関節痛や筋痛がある場合は，安楽枕やベッドのリクライニング機能を活用して，安楽を保てるように体位を調整する。悪寒戦慄時には，温罨法や掛け物の調整をして身体の保温を行う。悪寒戦慄がなく体熱感がある場合は，冷罨法を行う。

2 関節症状のある患者の看護

関節痛や関節腫脹・変形（●158ページ，図5-3）は，患者のQOLに強く影響する。体動困難により，患者は，寝たきりでなにもできなくなってしまうのではないかと感じ，抑うつ・不安が増強する。よって，早期からの症状緩和と，機能維持・拡大のためのリハビリテーションが重要である。

1 アセスメント

（1）症状の部位：単関節か，左右対称に同様の症状があるか。
（2）関節局所の症状：関節破壊や変形・圧痛・腫脹・熱感，腱鞘炎，亜脱臼，関節可動域（ROM），可動時の違和感の程度❶
（3）検査結果：血液検査（CRP），画像診断検査（X線，CT，関節エコー，骨密度）
（4）随伴症状：筋痛や神経痛の併発
（5）日内変動：症状が増強する時間帯，安静時や活動時の症状の変化，発熱や解熱時の症状の変化

2 看護目標

関節症状に伴う苦痛が緩和され，関節可動域・筋力の保持と強化ができる。

3 看護活動

● **安静**　関節症状が強い場合は，安楽枕やベッドのリクライニング機能を活用して良肢位を保てるよう体位を調整し，安静を保持する。家事・就労・就学などにおいて，関節に負荷がかかる場合は，負荷を低減する方法について患者や家族・同居人に指導する（●201ページ，図6-2）。
● **苦痛の緩和**　医師の指示のもと，鎮痛薬の投与や湿布の貼用を行う。炎症が強く，熱感や腫脹が強い場合は冷罨法を行う。炎症が落ち着いていても疼痛がある場合は，温罨法により血流を改善させて，症状を緩和させる。
● **関節の保護**　関節への負担を減らすため，体重を管理する。衣類の着脱時に関節に負荷がかからないよう，衣類はゆとりのある着脱しやすいものを選択する。
● **運動・訓練**　関節の症状が緩和されたあと，医師の指示のもと，作業療法士・理学療法士と連携して，関節可動域訓練や筋力の保持・強化訓練を行う。関節の変形や疼痛の程度に応じて，実際の生活状況を想定しながら，自助具や補助具を用いる訓練を行う（●201ページ，図6-3）。

NOTE

❶ 数値的評価スケール numerical rating scale（NRS）を用いて，患者自身が痛みを数字で評価する。ただし，患者が表現する数値と医療者の推測する数値が大きく異なる場合には，フェイススケール faces scale（FPS）による評価を追加するなど，複数の疼痛スケール評価法を用いて的確にアセスメントを行う。

B. 症状に対する看護　191

3 皮膚・粘膜症状のある患者の看護

　膠原病でみられる皮膚・粘膜症状には，レイノー現象，紅斑，紫斑，皮膚潰瘍，日光過敏，皮膚硬化，脱毛などがある（●138ページ）。疾患によって特徴があるため，全身の皮膚の観察とともに，口腔粘膜・舌の状態などを観察する。外観の変化を伴うため，患者は心理的苦痛を生じやすい。原因疾患の治療継続が皮膚症状の緩和につながるため，看護師は共感的な態度で接し，セルフケア能力の獲得のための支援を行う。

1 アセスメント

（1）全身症状
（2）手指・足趾：冷感や知覚障害，皮膚色（蒼白・暗紫色・赤色）の変化，爪の形・色❶
（3）粘膜症状：口腔粘膜の炎症・潰瘍，舌や陰部の潰瘍
（4）検査結果：血液検査（CRP，WBC，好中球）
（5）生活習慣：喫煙や飲酒，症状誘発因子（日光曝露，冷感刺激など）の確認

2 看護目標

（1）皮膚と粘膜が保護されることにより，症状の悪化や感染が予防できる。
（2）感染予防行動がとれる。
（3）精神的ストレスが緩和される。

3 看護活動

● 保温　冷感や乾燥による皮膚刺激を避けるため，水仕事の際にはゴム手袋を着用して温水を使用し，冷たい水に触れないように指導する。また，手袋や靴下，ストール，カーディガンなどを使用して，冷気が皮膚に直接あたらないよう指導する。
● 清潔の保持　入浴時は，低刺激性石けんや，使用時に泡状になる製品の使用を提案し，洗体時に皮膚を強くこすらないように指導する❷。

> **plus**　**眼症状がある患者の看護**
>
> 　シェーグレン症候群や全身性エリテマトーデスでは，ドライアイなどの眼症状がみられることがある。眼症状に対しては，以下のケアを行う。
> ・屋外からの日光をカーテンで調整し，室内照明を間接照明にするなど，眼への光刺激を減らす。
> ・症状の左右差がある場合は，患者が過ごしやすいように，身のまわりの物品の配置を工夫する。退室時には，ナースコールの位置を患者と確認してから，患者のそばを離れる。

NOTE

❶膠原病患者は，筋痛・関節痛によりフットケアがおろそかになり，さらに長期にわたる副腎皮質ステロイド薬の使用により易感染状態となるため，爪白癬・巻き爪・肥厚爪を呈することも少なくない。また血管炎や全身性強皮症患者では，末梢の血流不全から，爪が菲薄化し，壊疽してはがれ落ちることもある。

NOTE

❷在宅療養などにおいては，高機能保湿入浴剤の活用も推奨される。

● **皮膚の保湿・保護**　清潔動作のあとは，部位と症状に応じて水溶性あるいは油脂性外用薬の塗布を行う。外用薬を手指に塗布した場合は，周囲への薬剤の付着を低減するために，綿手袋を着用するとよい。浮腫が強い場合は，あぐらや正座を避け，長座位や臥位をとるよう促す❶。

● **紫外線の防止**　光過敏がある場合は，海水浴・プール・登山・スキーなどといった，強い日差しを受ける活動を避けるよう指導する。直射日光を避けるために，紫外線カットクリームや，肌露出部の少ない衣服，帽子・日傘・サングラスなどの使用をすすめる。

● **口腔潰瘍への対応**　全身性エリテマトーデス（SLE），シェーグレン症候群，ベーチェット病では，しばしば難治性の口腔潰瘍がみられる。歯科医師・歯科衛生士と協力して，やわらかい歯ブラシや歯間ブラシを選択し，含嗽剤を使用するなどの口腔ケアを指導する。

● **陰部潰瘍への対応**　ベーチェット病では陰部潰瘍がみられる。下着類は通気性がよくやわらかいものを選び，滲出液がある場合は，肌刺激の少ない素材でできたナプキンを活用するように指導する❷。

● **生活習慣の改善**　活動と休息のバランスをとるように指導する。患者や同居者が喫煙者の場合は，禁煙の必要性を指導する。

● **精神的支援**　皮膚症状によるボディイメージの変容は，心理的苦痛を増強させる。苦痛や不安を傾聴し，治療の経過とともに緩和される症状であることを補足して理解を促す。皮膚症状の改善には，継続的治療とセルフケアの継続が重要であり，時間を要する。患者だけでなく，家族・同居人など，患者の周囲の人々が，症状を理解できるように支援する。

> **NOTE**
> ❶医師の指示のもと，弾性ストッキングや弾性包帯による圧迫療法を行うこともある。ただし，膠原病患者は皮膚が脆弱であることも多いため，圧迫療法によるさらなる皮膚障害（医療関連機器褥瘡 medical device related pressure ulcer 〔MDRPU〕）を予防する必要がある。
> ❷温水洗浄機能つき便座において，陰部を過度に洗浄すると，陰部潰瘍を悪化させるため，洗浄は短時間にとどめるように指導する。

4　筋症状のある患者の看護

　膠原病でみられる代表的な筋症状として，筋力低下と筋痛がある（●139ページ）。床から立ち上がりにくく，階段の昇降が困難で，物が持ち上げられない，高いところの物が取れない，髪をとくことができない，などといった自覚症状が生じる。咽頭筋・喉頭筋の障害により筋萎縮をきたすと，仰臥位での頭部挙上に困難感が生じ，嚥下困難や構音障害❸が引きおこされる。嚥下機能障害により，誤嚥・窒息の危険性が増し，生命予後にもかかわる。患者は恐怖心を増強させるため，患者の心理状態の把握に努めて，精神的な支援を行う。

> **NOTE**
> ❸**構音障害**
> 　言葉の音声が正しく発音されない状態である。

1　アセスメント

（1）障害の部位と程度：筋痛・筋力低下・筋萎縮の部位，ADL 障害の程度，嚥下障害の有無

（2）筋痛の変動：自発痛・圧痛，安静時と運動時における疼痛の変化

2　看護目標

（1）筋症状に伴う苦痛が緩和され，安全・安楽が保たれる。

(2)筋症状を認識し，危険予防ができる。

3 看護活動

- **安静** 筋肉への負荷を軽減し，苦痛を緩和する。
- **転落・転倒防止** はき物は，滑りにくく，踵をおおうことができる靴を選択する。ベッドからの転落や移動時の転倒予防のためには，環境対策と患者指導が重要である。環境対策として，ベッドの高さを低床に設定したり，部屋の壁に寄せたりするなど，レイアウトの工夫をすることで，患者の動線を誘導する。ベッド柵の使用も有効である。万が一，転落や転倒が発生した際に外傷を緩和できるよう，床に緩衝マットを設置することも検討する。また，転落時の脳出血を予防するためにニット帽の着用を促したり，圧迫骨折や大腿骨頸部骨折を予防するためにヒッププロテクターの着用を促すことも効果的である。

　患者のそばを離れるときは，安静の必要性と転倒の危険性を説明し，ナースコールの位置を共有してから退室する。

　立位や歩行時に急激に症状が悪化した場合は，転倒による外傷を極力避けるため，その場にしゃがみこんで座るように指導する。

- **筋力の維持・増強** 医師の指示のもと，理学療法士・作業療法士・言語聴覚士・管理栄養士と連携して，訓練を行う。筋負荷を低減させる効率的な動作を獲得することの必要性を説明し，ストレッチのほか，体幹をきたえる近位筋運動❶を指導する。安定した移動ができるよう，歩行器やロフストランド杖❷などの補助具の使用法を指導する。
- **誤嚥予防** 嚥下障害がある場合は，誤嚥予防の体位とし，食形態を調整する。汁物にはとろみをつけて，嚥下しやすくする。
- **精神的苦痛への支援** 患者自身が病状を理解し，前向きに治療やリハビリテーションに取り組む必要がある。患者や家族の思いを傾聴し，共感的な態度を示す。抑うつ傾向がみられた場合は，精神科医や臨床心理士へ相談し，専門的な精神的支援を行う。

> **NOTE**
> **❶近位筋運動**
> 　代表的な運動として，大腿骨近位部を鍛える踵落とし運動がある。壁に両手をつけ，両踵を合わせ，つま先を外側に向けた立位をとる。身体を安定させた状態でゆっくりと踵を上げて身体を真上に持ち上げ，つま先立ちになったらゆっくり踵を下ろす。これを10回程度繰り返す。慣れてきたら，踵を上げた状態で10秒静止するなど，無理のない範囲で運動する。
>
> **❷ロフストランド杖**
> 　腕を支えるカフというサポート機能がついているタイプの杖のことである。

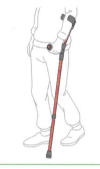

C 検査を受ける患者の看護

　膠原病の診断・検査・治療の過程では，初回だけでなく，定期的に治療効果や疾患活動性を評価していく必要がある。同じ検査が定期的に複数回実施され，また侵襲性の高い検査もあり，検査中や検査前後に苦痛を伴うものも多い。そのため，患者が検査の目的や手順，留意事項をよく理解したうえで同意し，主体的に検査を受けられるよう援助する必要がある。

　侵襲性の高い穿刺検査や生検，重篤な副作用の危険性がある造影剤検査では，同意書の確認も重要である。

　また，膠原病患者の発熱や倦怠感，関節・皮膚・筋症状などは，症状の程度に日内変動があったり，症状がみられる部位が変化したりすることがある。

検査時の身体的・精神的苦痛を最低限にできるよう，医師・臨床検査技師・看護助手と連携し，援助する。

1 看護目標

(1) 患者が安全・安楽に検査を受けることができる。
(2) 検査結果をふまえて疾患や治療に対する理解を深め，アドヒアランスを向上できる。

2 看護活動

検査ごとに，次の点に注意して看護を行う。

◆ 血液検査を受ける患者の看護

● **採血部位の選択**　膠原病が疑われると，さまざまな項目の血液検査が行われる。とくに活動期は評価項目が多いため，必然的に採血量が多くなる❶。採血量に応じて，採血部位や穿刺回数を判断する必要がある。

● **アレルギーの確認**　疾患によっては皮膚の過敏性が高くなっているため，駆血帯の素材やアルコール綿，貼用テープに対するアレルギーの有無を確認し，物品の準備を行う。

● **止血**　血管壁が脆弱であったり，血小板が低値であったりすると，止血に時間がかかる場合がある。また，皮膚硬化や関節痛・筋痛，関節変形，筋力低下などがあると，患者自身による圧迫止血が困難なことも多いため，採血後は止血を確実に確認する❷。

◆ 尿検査を受ける患者の看護

腎病変を伴う場合には，尿検査が行われる。1回排尿量で十分な場合と，24時間の蓄尿を必要とする場合がある。皮膚硬化や関節痛・筋痛，関節変形，筋力低下などにより，患者自身が検尿コップを手で持てない場合は，洋式トイレに設置して使用する採尿容器を活用するとよい（●図6-1）。

◆ 穿刺検査を受ける患者の看護

穿刺前

(1) 穿刺検査は侵襲性が高いため，検査にかかる時間や検査の合併症について，医師の説明を補足し，理解を深められるように援助する。

― NOTE

❶通常の血液検査の採血は15 mL程度だが，膠原病では，静脈血50 mLに加えて，40 mLが採血されることもある。さらに，入院中は，週2回，約10〜20 mLの採血が実施される。

❷患者自身による圧迫止血が困難な場合，正中皮静脈からの採血であれば肘関節を屈曲して止血する方法を使用するなどして，止血を確実にする。貼用テープを自身ではがせない患者に対しては，止血確認後に看護師がすみやかにはがして，貼用テープによる皮膚障害を最低限とする。

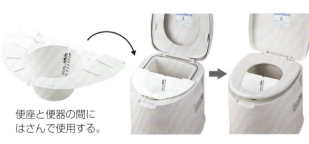

便座と便器の間にはさんで使用する。

●図6-1　洋式便座用採尿容器（ユーリパン®）
（画像提供：アズワン株式会社）

C. 検査を受ける患者の看護　195

(2)胸腔・骨髄・腰椎などの穿刺時には，所定の体位を保持する必要がある。
そのため，事前に穿刺時の体位を試みる機会を設け，患者が具体的に検
査をイメージできるようにする。

(3)皮膚硬化や関節痛・筋痛，関節変形によって，自力での体位保持が困難
な場合は，安楽枕を調整して体位を整えられるように準備を行う。

(4)穿刺時には局所麻酔を使用することを伝え，穿刺の痛みに対する不安を
軽減する。検査後に安静を要する場合は，検査前にあらかじめ排泄をす
ませておくように伝える。

▌検査中

検査中は適切な体位の保持と苦痛緩和の援助を行う。穿刺部位が患者から
見えない場合は，検査の進捗状況を把握しにくいため不安が増強しやすい。
そのため検査の進捗状況を患者へ伝え，痛みに耐えていることを評価して励
ますなどして，患者を支持する。

▌穿刺後

穿刺後は，バイタルサインの変化に注意するとともに，ガーゼなどの保護
材を観察して出血や滲出液の有無とその程度を確認する。また，痛みや不快
感などの自覚症状を聞きとる。

◆ 生検を受ける患者の看護

膠原病の診断のための生検には，SLE における腎生検，筋炎・皮膚筋炎
における筋生検，血管炎症候群における側頭動脈生検などがある（▶146ペー
ジ）。どれも侵襲性が高く，疼痛が生じやすい。

(1)生検を行う際には，事前に出血傾向や抗凝固薬の内服の有無を確認する。

(2)生検は，痛みを伴うことも多く，また検査後に瘢痕が残るため，事前に
詳細な説明を行い，必要な検査であることを患者が十分に理解し，納得
したうえで検査を受けられるように援助する。

(3)検査後はすみやかに疼痛緩和に努める。また，創部を観察して的確な処
置を行うことにより，治癒の遅延を避ける。創部の保清を保ち，適切な
外用薬・貼付薬を選択して，創部の治癒を促進する❶。

(4)検査後の運動・入浴における注意点についても説明する。

◆ 画像検査

画像検査では，かたい検査台の上で，長時間の同一体位をしいられる。そ
のため，るい痩や皮膚硬化，関節変形・拘縮による身体部位の突出などがあ
る患者では，大きな苦痛を伴う。タオルや X 線撮影用の発泡スチロール枕
などを活用して体位保持を行い，苦痛が最低限となるように調整する。

▌X 線・CT 検査

(1)膠原病は女性に多い疾患群であるため，X 線や CT 検査時には，妊娠の
可能性について事前に確認を行う。

(2)放射線被曝に対する不安の軽減をはかるため，検査の説明を十分に行う。
また，不必要な被曝を避けるようにする。

NOTE

❶患者自身による創部の処
置が困難な場合，外来通院
であれば，家族や同居人な
どへの指導や訪問看護師な
どへ申し送りを行い，入院
療養であれば看護師が処置
を援助する。

（3）CT や MRI 検査時には，閉所恐怖症の有無を確認し，安楽に検査を受けられるように，医師・検査技師と協同して対応する。

■ 超音波検査

（1）超音波検査用ゼリーを検査部位に塗布する際，患者の衣類にゼリーが付着しないよう調整し，超音波をあてていない間はタオルを活用して，検査部位の露出を避ける。

（2）検査後はすみやかにゼリーをふきとり，不快感が残らないよう援助する。

■ 造影剤による検査

（1）薬物アレルギーや喘息などの既往歴の有無を確認する。

（2）検査前の 1 食は絶食する必要がある。定期の内服薬がある場合は，主治医に内服の可否を確認する。

（3）膠原病の患者の血管壁は脆弱化していることが多く，造影剤が皮下に漏出する危険性がとくに高い。皮膚硬化などにより血管が表在化しにくい疾患もあり，造影剤投与に適した血管の選択が重要となる❶。

（4）留置針挿入後は，検査終了まで刺入部の腫脹・疼痛・発赤・熱感などの観察を注意して行う。アナフィラキシーショック（●76 ページ，表 6-1）の徴候にも注意し，全身状態を観察する。造影剤による副作用の出現がないことを確認してから，すみやかに抜針する。

> **NOTE**
> ❶右腕は左腕と比較して，心臓までの距離が短く，静脈の血流量も多いことから，右の肘正中皮静脈に留置針を挿入することが望ましい。

◆ 筋電図検査・神経伝導速度検査

いずれも針刺入や電気刺激といった苦痛を伴う検査である（●147 ページ）。事前に検査の手順を詳細に説明し，不安を軽減できるように援助する。

D 薬物療法を受ける患者の看護

膠原病の治療には，非ステロイド性抗炎症薬（NSAIDs），副腎皮質ステロイド薬，免疫抑制薬，生物学的製剤などが使用される（●148 ページ）。

1 看護目標

（1）苦痛症状が緩和され，安楽を維持することができる。

（2）薬物療法の必要性を理解して実施し，自己効力感を得ることができる。

（3）多職種による支援により，薬物治療に伴う副作用や有害事象に対する処置への理解を深めることができる。

2 看護活動

◆ 患者への説明

膠原病と診断された患者は，これまで自身を苦しめていたさまざまな症状の原因が確定したことに安堵する。それと同時に，完治を望めない疾患であることや，今後の治療方針や生活などに対して不安をいだくことが多い。医

師から今後の治療方針が説明される際には，看護師が同席して，患者の表情や言動を観察し，疾患に対する理解や受けとめ方，薬物治療の必要性に対する理解度を評価する必要がある。また，医師からの説明後に，患者の思いを傾聴することも，看護師の重要な役割である。

● **服薬指導**　患者は聞きなれない疾患名や治療方法にとまどうことが多い。またインターネットなどで目にした不適切な情報をうのみにすることもある。医師の指示による薬物治療について，患者が主体的に，安全・安楽に実施できるよう，支援する必要がある。発熱や疼痛に苦しむ患者は，症状が再燃するたびに鎮痛薬の使用を強く希望することがある。看護師は，薬物の有効性だけでなく副作用や使用上限についてもわかりやすい言葉で説明を行う。

　膠原病の薬物療法は長期にわたり，また，服薬スケジュールが複雑なものもある。薬剤師と連携して，服薬の重要性を十分に説明し，服薬アドヒアランスを高める支援を行う。内服忘れの予防のためには，手帳や服薬カレンダー，スマートフォンのリマインダー機能の活用が効果的である。

◆ 副作用に対する看護

　膠原病の治療に使用される薬物のなかには，高用量使用や長期使用に伴い，高い頻度で副作用が出現するものがある。精神的に不安定になったり，追加治療が必要となったりすることもある。看護師は患者の身体的・精神的な状態を経時的に把握し，効果的に治療を受けられるように支援する。副作用を早期に発見し，症状の悪化を予防するためには，患者自身の理解が必須である。薬物治療の開始時には，おもな副作用について，事前に理解しやすい表現で説明し，副作用の早期発見を促す。

▎非ステロイド性抗炎症薬（NSAIDs）

　比較的頻度が高い副作用は胃腸障害と腎障害である（◐149ページ）。

● **胃腸障害**　胃腸炎やヘリコバクター-ピロリ感染の既往歴を聴取する。既往歴や検査結果から，胃腸障害の危険性が高いと判断される場合，NSAIDsの内服時にプロスタグランジン合成促進製薬や，胃酸分泌抑制作用のあるヒスタミンH_2受容体拮抗薬の併用が検討される。吐きけや胃部不快感，便潜血がある場合は，消化管出血の可能性を考慮し，すみやかに医師へ報告する。

● **腎障害**　腎機能障害のある SLE 患者のほか，高齢者や心疾患既往歴のある患者に投与する際には，投与量の上限を医師に確認したうえで注意して投与する。投与後は，尿量低下・血圧変化・浮腫の有無などを観察する。

● **アスピリン喘息**　NSAIDs により喘息が誘発されることがあるため，既往歴を確認する。

● **妊婦への投与**　妊娠中の投与により，胎児に動脈管収縮をもたらすおそれがあるため，妊婦には禁忌のものもある。妊娠の確認が重要である。

▎副腎皮質ステロイド薬

● **易感染性**　感染予防と，感染徴候の早期発見・早期治療のために，自己管理を支援する。副腎皮質ステロイド薬の投与に伴う日和見感染症の代表として，口腔・食道カンジダやニューモシスチス肺炎があり，予防薬が処方さ

198　第6章　患者の看護

れることもある。

　感染予防のためには，マスク着用・手指衛生・含嗽の励行を指導する。また，人込みを避けるなど，感染の機会を低減し，活動と休息のバランスを保って，規則正しい生活を送ることを指導する。

　インフルエンザなどのワクチン接種を励行し，高齢であれば肺炎球菌ワクチンなどの接種歴を確認しておく。

● **骨粗鬆症**　副腎皮質ステロイド薬の長期投与により，骨量や骨質が低下し，骨粗鬆症のリスクが高まるため，次の点に留意して看護を行う。

(1) 定期的な骨密度検査の受診をすすめ，結果を患者と共有する。

(2) 骨粗鬆症の治療として，ビスホスホネート製剤と活性型ビタミンD_3製剤が処方されることがある。ビスホスホネート製剤は，食事の影響による吸収阻害を防ぐため空腹時に内服する必要がある。製剤が食道に長くとどまると食道炎を生じやすくなるため，コップ1杯の水で内服し，内服後30分は水以外の飲食を避けて座位を維持するよう指導する。

(3) 食事では，カルシウム・ビタミンD・マグネシウムだけでなくタンパク質やビタミンKを含む食品の摂取を心がけるよう，管理栄養士と連携して指導する。

(4) 病状が落ち着いていれば，1日15分程度の日光浴をすすめる。

(5) はき物は，転倒予防のため，踵をおおう靴や適切な中敷を選択し，適度な運動を心がけるよう指導する。

(6) 理学療法士・作業療法士と協働して，習慣化できる簡易な運動を身につけられるように指導する。

● **消化性潰瘍**　胃酸の分泌亢進作用などにより，消化性潰瘍ができやすくなる。必要に応じて予防薬が投与されるため，患者に説明する。

● **ボディイメージの変容**　満月様顔貌・中心性肥満・後頸部脂肪沈着などにより外観に変化が生じる。外観の変化は副腎皮質ステロイド薬に対する陰性感情を強める因子となりやすい。満月様顔貌は投与1か月程度で発症することや，副腎皮質ステロイド薬の減量とともに症状が軽減することを説明し，不安を軽減して薬物療法を継続できるように支援する。

● **高血糖・高血圧・脂質異常症**　食欲が亢進し，過食となりやすい。定期的に血液検査と血圧測定を行い，評価する。食事療法が有効であり，管理栄養士と協同して過食を控えるように指導し，塩分制限などを行う。間食やカフェインの摂取を避けることが望ましいが，制限が困難な場合は，医師と相談して，少量にとどめるように指導する。

● **精神症状**　情緒不安定や不眠，抑うつ，多幸感など，気分や行動の変調がみられる場合がある。発症には個人差があり，投与初日に生じることもあるが，数日～2か月後までに発症することが多い。不安症の既往や精神疾患の家族歴がある場合は発症の頻度が多く，注意が必要となる。

　とくに早期にあらわれるのは不眠症状である。看護師は，日中の活動と夜間の休息状況を観察するとともに，起床時の熟眠感を確認する。不眠が本人にとって苦痛となっている場合は，不眠症治療薬を頓用したり，精神科医・

臨床心理士と協同して，安楽に過ごせるよう支援する。

● **出血**　皮膚や血管の脆弱化により皮下出血をおこしやすくなる。

● **副腎不全**　副腎皮質ステロイド薬の投与下では副腎機能が低下し，副腎皮質ホルモンが分泌されにくくなる。そのため急に薬物投与を中止すると，離脱症状をおこす危険性がある。全身倦怠感・嘔吐・発熱・血圧低下・意識障害などから，ショックに陥ることもある。手術や侵襲的な検査・抜歯などで副腎皮質ステロイド薬の服用が困難となる場合は，必ず医師に相談するように説明する。また自己判断で減薬・中断しないように説明する。

▍免疫抑制薬

免疫抑制薬は自己免疫を抑制するために投与されるが，正常な免疫系も抑制するため，副作用が生じることがある（●150ページ）。副作用の早期発見・重症化予防ができるように支援する。薬物によって服薬方法に特徴があり，効果があらわれるまでに数週間～数か月かかるため，継続した内服が重要である。

免疫抑制薬を内服しているときは，感染予防のため，インフルエンザワクチンや肺炎球菌・帯状疱疹ワクチンの投与が推奨されている。ただし，麻疹・風疹などの生ワクチンの接種はできないため，医師・薬剤師と連携し，患者が理解できるよう支援する。

▍生物学的製剤

生物学的製剤は高分子のタンパク質であり，点滴あるいは皮下注射で投与される。投与時の副作用として，皮疹や発熱などがあらわれることがある。まれであるが，アナフィラキシーを発症することもある。生物学的製剤の導入に対し，患者の理解度を確認し，思いを傾聴したうえで，製剤導入の必要性を説明する。

点滴投与の場合は，定期的にバイタルサインを確認し，発赤・瘙痒感・頭痛・吐きけなどの自覚症状の観察を行い，異常の早期発見に努める。また，投与期間中は感染症に注意し，発熱や呼吸困難，咳嗽，腹痛，皮膚の腫脹などがみられたら，すみやかに受診または相談するように説明する。

● **自己注射**　膠原病の治療薬として，生物学的製剤の自己注射用キットも販売されている。導入前には，医師・薬剤師と協力して，患者用の自己注射ガイドブックや動画資料などを用いて説明し，模擬器（デモ器）を用いて，注射部位や操作手順などの指導を行う。

患者には，注射穿刺部位の発赤・腫脹・疼痛といった注射部位反応がみられる場合があることを伝える。また，暑い場所をさけて冷所で保管することを指導する。使用済み注射器は，医療機関に持ち込むなどして，医療用廃棄物として処理することを説明する。

● **社会資源**　生物学的製剤は高額であり，対象となる疾患や加入している保険により自己負担額が異なる。高額医療費制度などの利用可能な制度について，患者へ説明する（●123ページ）。

E 疾患をもつ患者の看護

1 関節リウマチ患者の看護

　関節リウマチ(RA)の治療目標は長期的なQOLをよい状態に保つこと，つまり寛解を達成することである(●157ページ)。関節の炎症を抑制し，疾患活動性を低減することで身体機能を改善し，社会的活動を維持するために，看護師はセルフケアを支援する。

　40～60代の女性に多く，ライフイベントが重なる年齢に発症することも多く，精神的・身体的な負担が強くなる傾向がある。そのため，疾患が患者の社会的側面に与える影響を考慮しながら，支援する必要がある。

1 アセスメント

● **身体的状況**　とくに関節症状を中心に，以下の項目について，患者の訴えを丁寧に聞きとり，観察する。

(1) 関節症状：朝のこわばり，関節炎所見(関節痛・腫脹・熱感・発赤)，関節可動域の低下の有無を観察する。進行例ではRA特有の関節変形や拘縮が生じる(●158ページ，図5-3)。関節の疼痛や症状の日内変動が，ADLにどのような影響を及ぼしているかについて丁寧に聞きとる。

(2) 筋症状：関節炎所見部位に伴う筋痛，脱力感

(3) 全身状態：微熱，疲労感や倦怠感，食欲低下，体重減少，感染症罹患歴

(4) 内臓合併症：心臓・肺・消化管・皮膚などの障害の有無

(5) 検査データ：リウマトイド因子(RF)，抗CCP抗体，CRP，赤沈，MMP-3，関節超音波検査，X線検査，MRI検査

(6) 疾患評価：関節リウマチ分類基準，DAS28，HAQなど

(7) 治療中の疾患と投薬状況

● **心理的状況**　疾患と治療に対する理解度・受容度を確認する。

● **社会的状況**　就学・労働の状況，日常生活におけるストレスの有無など，患者の生活環境における増悪因子を把握する。社会資源に対する認識や利用状況を確認する。

2 看護目標

　急性期では，身体的苦痛の軽減が重要となる。膝や足関節の症状が強い場合は，歩行や体動が困難となるため，ADLの低下状況に応じた支援を行う必要がある(●図6-2, 6-3)。慢性期では，寛解あるいは低疾患活動性を維持できるように，ヘルスリテラシーの向上を支援する必要がある。そのために，以下の目標を設定する。

(1) 関節痛などの身体的苦痛となる症状が軽減される。

(2) 必要な治療を受けて関節機能が維持され，ADLの維持・拡大ができる。

E. 疾患をもつ患者の看護 201

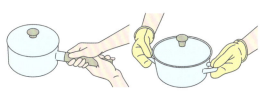
重い鍋などは，手関節への負担を軽くするために必ず両手で持つ。鍋つかみなども活用する。

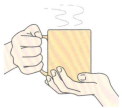
コップや食器は両手で持つ。

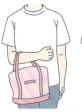
バッグは肩や腕にかけ，手先で持たないようにする。

a. 上肢の関節

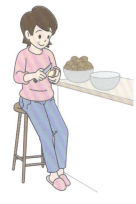

b. 下肢の関節
下肢の関節に炎症がある場合，歩かずに自宅でできる運動について医師に相談する。料理などの長時間の作業を行う際には，高さのある腰掛椅子などを使って，こまめに下肢を休ませる。

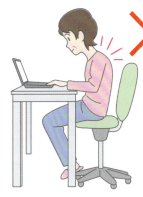

c. 脊柱の関節
脊椎の関節に炎症があり，首や腰の痛みがある場合は，PC作業や読書などのうつむいた姿勢を長くとることは控える。

▶図 6-2　関節の保護

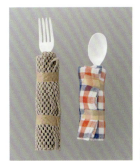

a. ハンカチなどの活用
カーペット用の滑りどめシート（左）やハンカチ（右）を，フォークやスプーンの柄に巻きつけて，マスキングテープなどでとめると，握りやすくなる。

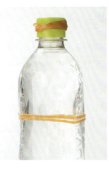

b. 輪ゴムの活用
大きめの輪ゴムを，ペットボトルのふたの部分に巻きつけてからキャップをひねると，小さな力でふたを開けることができる。ボトルの胴部にも輪ゴムを巻きつけておくと，胴部を強く握りすぎて，中身が急に飛び出るのを防ぐことができる。

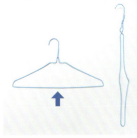

c. 針金ハンガーの活用
針金ハンガーの上部と下部の中央（矢印の部分）を持って上下に引っぱり，変形させると，ソックスエイドとして使用できる。

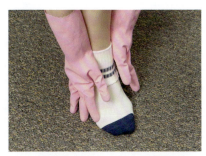

d. 滑りどめ加工つきゴム手袋の活用
滑りどめ加工のあるゴム手袋を着用し，手のひら全体を使ってなでるように靴下をはくと，指先に力を入れなくても靴下を引き上げることができる。

▶図 6-3　自助具の工夫

（3）疾患特性や症状を理解し，合併症が最低限となるように，主体的に治療を継続できる。

3 看護活動

● **身体的苦痛の緩和**　朝のこわばりに対しては温罨法が効果的である。部分浴が困難な場合は，湯たんぽの活用や，室内環境に配慮した保温効果の高い素材の衣類・掛け物を使用する❶。

● **日常生活の支援**　関節炎により，関節変形や拘縮が各関節に生じるため，次の点に留意して看護を行う。

（1）関節炎が持続すると疲労が増大するため，過度な身体活動は控えるよう指導する。

（2）自宅や施設などの療養場所の生活に合致した ADL を獲得できるように支援する（❱図6-2）。装具や補助具・自助具を活用し，関節への負担軽減と保護の方法を指導する。

（3）専用の自助具や補助具でなくとも，身近な物品を活用して対応することが可能である（❱図6-3）。工夫のしかたについて指導する。

（4）関節変形・拘縮，筋力低下の進行を抑制するために，医師や理学療法士・作業療法士と連携し，治療の進行状況に応じて関節可動域訓練などのリハビリテーションに取り組めるように支援する（❱図6-4）。

（5）患者だけでなく，家族や同居人などの患者の周囲の人々が，疾患についての理解を得られるように促す。

（6）患者や同居人が喫煙者の場合は，禁煙の必要性を指導する。

（7）過労やストレスを避け，規則正しい生活をするように指導する。

● **食事療法**　骨粗鬆症予防のため，カルシウム・マグネシウム・ビタミン D・ビタミン K のほか，タンパク質を含んだ食品を摂取するように指導する。体重増加による関節負荷が考えられる場合は，医師・管理栄養士と協働し，患者の生活スタイルに合わせた食事療法が継続できるように支援する。

● **服薬指導**　RA の中心的な治療薬であるメトトレキサートは，数日に分けて内服し，休薬期間を必要とする（❱161 ページ）。また，葉酸も併用される。よって，不規則な服用方法となるため，患者の理解度を確認して，服薬カレンダーなどを活用した内服忘れ防止対策を指導する。

　飲酒や喫煙は，薬効を低下させるだけでなく，肝臓や肺の病変を進行させて治療の妨げになる。健常者と比較して肝障害をきたしやすいため，注意を促す。

　妊娠・授乳中の内服は禁忌である。妊娠の計画がある場合は，必ず医師に相談するように説明する。

　メトトレキサートの副作用の初期症状として，吐きけ・下痢・口内炎といった消化器症状があらわれることがある。長期投与または増量によっては，肝障害・感染症・骨髄抑制・間質性肺炎・リンパ増殖性疾患などがあらわれることがある。とくに，感染症や間質性肺炎の発症は，発見が遅れると重篤化することがあるため，つねに発熱や労作時の乾性咳嗽，疲労感，眩暈と

NOTE

❶フリースやマイクロファイバー素材の掛け物などは，軽量で，可動域が制限された状態でも使いやすい。肌ざわりもやわらかい。また，湿気を吸収して重くなる綿毛布と比較して，関節への負担も少ない。膝掛け程度の大きさのものは，持ち運びしやすく，部分的に保温をするのに適している。

E. 疾患をもつ患者の看護　203

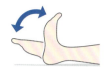
①足首の運動
足部を左右同時に起こしたりのばしたりした状態で，それぞれ3〜5秒保持する。

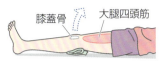
②大腿四頭筋セッティング
膝蓋骨をからだに引き上げるように膝をのばした状態で5秒保持する。

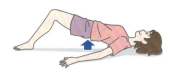
③腰上げ
膝を曲げて腰を上げた状態で3〜5秒保持する。

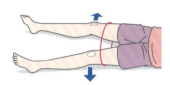
④下肢を開く運動
両大腿部にひもを掛け，膝蓋骨を上に向けた状態で，両脚同時に外へ開き5秒保持する。

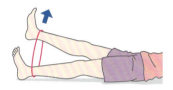
⑤下肢を上げる運動
ひもを足首に掛け，膝をのばした状態で，左右交互に挙上し，それぞれ5秒保持する。

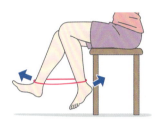
⑥膝を曲げた位置での屈伸
椅子またはベッドに座り，足首にひもを掛け，左右交互に前後方向に動かした状態で，それぞれ5秒保持する。

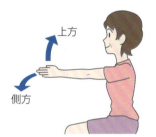
⑦腕を上げる運動
前にならえをした状態で，5〜10秒保持する。また，この位置より上方・側方へも運動を行う。

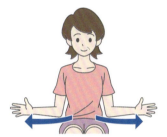
⑧肩をねじる運動
小さく前にならえをした状態で，前腕を外へ開き3〜5秒保持する。

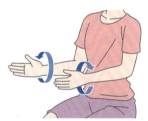
⑨前腕をまわす運動
小さく前にならえをした状態で，手のひらを上に向けたり下に向けたりするように手首をまわし，それぞれ5〜10秒保持する。

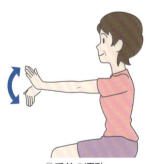
⑩手首の運動
手首を左右同時に起こしたり下げたりした状態で，それぞれ3〜5秒保持する。

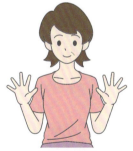
⑪手指の運動
指を大きく開いたり握ったりした状態で，それぞれ3〜5秒保持する。

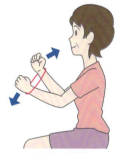
⑫肘の屈伸
ひもを手首に掛け，左右交互に前後方向へ動かした状態で，それぞれ5〜10秒保持する。

○図 6-4　リウマチ体操
どの運動を，いつ，何回ずつ行うかは，医師・理学療法士に相談し，その指示に従う。ひもは，長さ80〜90 cm くらいの太くやわらかな材質のものを用意し，両端を結び合わせたものを使う。
（日本リウマチ財団：リウマチ情報センター「家庭でできるリウマチ体操」．〈https://www.rheuma-net.or.jp/rheuma/rheuma/gymnastics/〉〈参照 2024-04-30〉をもとに作成）

204 第6章 患者の看護

いった自覚症状に注意が必要となることを説明し，理解を促す。長期にわたる内服では悪性の血液疾患へと移行することもある。

副腎皮質ステロイド薬や NSAIDs，生物学的製剤による副作用にも十分留意する必要がある（●197ページ）。

● **妊娠と出産の支援**　治療に用いられる薬物には，流産や催奇形性のリスクが高いものも多い。挙児希望がある場合，プレコンセプションケアが重要である（●187ページ）。妊婦に禁忌の薬剤による治療中は，避妊を指導する。妊娠を希望する場合は，リウマチ専門医・産婦人科医に相談して，妊娠計画を進めるように説明する❶。

妊娠中は免疫系やホルモンバランスの変化により，症状が改善する場合もある。体重増加により下肢の関節の負担が大きくなるため，注意を促す。

出産後は，疾患活動性が強くなることが多いため，育児・家事について，家族や周囲の人々の理解を得て，協力体制を整備する❷。授乳期に禁忌でない薬剤を用いることにより，母乳育児も可能であることを説明する。自治体の助産師・保健師による家庭訪問などの支援を受けられるよう，社会資源について情報提供を行う。

● **社会資源**　RA は指定難病ではないが，高額療養費制度や高額介護合算療養費制度などが利用できる場合もある。独自の支援サービスを行っている自治体もあるため，最寄りの自治体窓口に問い合わせることを提案する。

> **NOTE**
> ❶妊娠検査薬が陽性となるのは早くても妊娠4週以降である。体内に薬物が残留していることもあるため，自己判断で避妊を解除しないように指導する。
> ❷関節に負担がかからない授乳方法や抱っこの姿勢，クッションの使用方法について，理学療法士や助産師から指導を受けられるように調整する。

2 全身性エリテマトーデス（SLE）患者の看護

全身性エリテマトーデス（SLE）は多臓器症状を呈する原因不明の自己免疫疾患である（●164ページ）。急性期に主要臓器の障害をきたすと，生命予後に影響するため，精密検査による早期診断と治療が重要となる。好発年齢や男女比に特徴があり，患者のライフステージに応じて，個別性に合わせた看護を実践する必要がある。

1 アセスメント

● **身体的状況**　以下の項目について，とくに増悪因子を中心に，患者の訴えを丁寧に聞きとり，観察する。

(1)全身状態：発熱，易疲労感や倦怠感，頭痛，痙攣，貧血による眩暈の有無と程度

(2)皮膚・粘膜症状：蝶形紅斑，円盤状紅斑，光線過敏症，口腔内潰瘍，皮疹，レイノー現象の有無と程度

(3)腎症状：タンパク尿の出現

(4)関節症状：関節痛の部位と程度，変形の有無

(5)増悪因子：ウイルス感染の既往歴，紫外線曝露，外傷，手術歴，喫煙歴，紫外線や寒冷曝露の程度，労働状況，日常生活でのストレスの有無

(6)妊娠・出産歴：月経異常，ホルモン製剤などの治療歴，妊娠・出産歴

● **心理的状況**　中枢神経精神ループス（CNS ループス）による精神症状，不

安，抑うつ状態，認知機能障害の有無を観察する。また，疾患と治療に対する理解度・受容度を確認する。

● **社会的状況**　社会資源に対する認識や利用状況について確認する。

2　看護目標

　急性期では，多臓器症状の徴候を詳細に観察し，身体的苦痛が軽減されるように努める。SLE は非常に多様な症状を呈し，患者によって各症状の程度も異なることから，鑑別しなければならない疾患が多い。よって，精密検査も含めた診断・治療に対する援助を行う必要がある。

　慢性期では，寛解を維持して再燃を防ぐために，長期的な治療継続が必要となる。よって，アドヒアランスの維持・向上のために，以下の目標を設定する。

（1）増悪因子を避けた環境で安静を保ち，身体的苦痛となる症状が軽減される。

（2）精密検査と治療を安全・安楽に受けることができ，また多臓器障害が緩和される。

（3）疾患特性や症状を理解し，合併症が最低限となるように，主体的に治療が継続できる。

3　看護活動

● **安静**　急性期では，発熱や疼痛に対する対症療法が中心となる。急性期の治療開始後は，回復を阻害する因子を排除して適切な休息をとり，心身の安静を保って治療効果が得られるように調整する。

● **身体的苦痛の緩和**　解熱鎮痛薬を使用する場合は，腎機能への影響を最小限にするため，投与量の上限を医師に確認したうえで，注意して投与する。関節症状に対しては疼痛の程度に応じて活動量を調整し，ADL を支援する。口腔内潰瘍に対しては，口腔内の衛生を保ち，食欲が改善できるよう，管理栄養士と連携して食事形態の工夫を行う。

● **精神的苦痛の緩和**　闘病に伴う心因的な反応を観察し，長期的な療養ができるように，受動的態度で接する。患者の不安に関心を示し，思いを傾聴する。CNS ループスの症状に加えて，副腎皮質ステロイド薬の副作用による精神症状が生じることがあるため，予防的介入を行う。生活リズムを整え，夜間に十分な休息を得られるよう環境を整える❶。

● **腎生検を受ける患者の看護**　腎生検では，生検直後から数時間ほど，仰臥位での絶対安静となる。安静中の体幹の屈曲・捻転動作を避けるため，事前に床上での排泄訓練を行い，尿パッドの着用や尿道留置カテーテルの挿入など，排泄方法について調整しておく。また検査後しばらくは，体幹を屈曲・捻転させる動作や，重い荷物の持ち運びなどの腹圧がかかる労作は腎臓に負荷がかかるため，避けるように指導する❷。

● **薬物療法の看護**　副腎皮質ステロイド薬のほか，免疫抑制薬による治療が行われる（●167 ページ）。

NOTE

❶不眠がみられる場合には，担当医や精神科医の指示のもと，せん妄を助長しない睡眠導入薬を適切に使用する。

❷腎生検により腎臓は一時的に損傷を受けた状態となる。生検後，腎機能の回復には 2 週間程度かかるとされており，検査後には肉眼的血尿が生じたり，微熱・倦怠感や食欲不振が残存したりすることが多い。

免疫抑制薬治療では，血中濃度が治療目標に達するまで，数日ごとに採血が必要となることがある。採血の必要性を説明し，採血に伴う穿刺痛や穿刺後の皮下出血などの苦痛が低減されるように支援する。

シクロホスファミド水和物の代謝産物は，膀胱粘膜を障害して出血性膀胱炎を引きおこすことがある。代謝産物の膀胱貯留を妨げるために，点滴療法中は意識的に水分摂取を促すよう，説明する。点滴療法の当日と翌日は数時間ごとに尿検査を行い，出血の有無を確認する。

タクロリムス水和物とシクロスポリン❶は，グレープフルーツに含まれる成分により，その代謝が阻害されて血中濃度が上昇するため，グレープフルーツを摂取しないよう，食事指導を行う。また，振戦などの中枢神経症状の副作用に注意する。

● 感染予防　疾患だけでなく，副腎皮質ステロイド薬や免疫抑制薬，生物学的製剤などの長期投与により，日和見感染症の危険性が高まる。手洗いや含嗽，マスクの着用を励行し，予防接種を促す。また，外出時は人込みや換気がわるい場所を避けるように心がけ，感染予防について周囲の人にも理解が得られるように支援する。発熱・咳嗽や呼吸困難感を自覚したら，すみやかに医療機関を受診するように指導する❷。

● 日常生活の支援　患者の日常生活の環境にはさまざまな増悪因子があるため，患者だけでなく家族・同居人など，患者周囲の人々が疾患を理解して生活環境を整えられるように促す必要がある。たとえば，患者や同居人が喫煙者の場合は禁煙の必要性を指導する。また，日光過敏症の有無にかかわらず，紫外線を予防する（●192 ページ）。

四肢末梢の保温と保護のため，寒冷を避け，靴下や手袋の使用をすすめる。過労やストレスは症状を悪化させるため，規則正しい生活を送るよう，指導する。倦怠感や疲労感に応じて仕事・学校・家事を休んだり，外出を控えたりするなど，活動量を減らすための具体的な策を提案する。

● 栄養指導　食事は，管理栄養士と連携して，臓器障害の程度に応じて，低タンパク質食，糖尿病食，減塩食などとし，セルフケアについても指導する。

● 妊娠と出産　SLE の治療薬は，妊娠や妊孕性に影響を及ぼすものが多い。ミコフェノール酸モフェチルは妊婦に禁忌である。また，シクロホスファミドの投与により，無月経や卵巣機能不全などの性腺機能低下が生じることがあり，妊孕性が低下するリスクがある。さらに，抗リン脂質抗体症候群を合併している場合は不妊のリスクが高い。よって，妊娠が可能な年齢の患者に対しては，挙児の希望について，治療の段階ごとに丁寧に聞きとり，プレコンセプションケア（●187 ページ）を行う必要がある。担当医や産婦人科医，薬剤師と連携して，協力体制を整えて支援する。

● 社会資源　SLE は指定難病であり，一定の認定基準を満たした場合には，医療費助成制度が適用される。治療費によっては高額療養費制度の適用となることもある。患者へ社会資源に関する情報提供を行う。

NOTE

❶シクロスポリンには特異なにおいがあり，長径が約 15〜22 mm と大きい。事前に薬剤の特徴を伝え，内服時はコップ 1 杯の水で誤嚥に注意して内服するよう指導する。吸湿により軟化するため，服用直前まで PTP 包装のまま保存することを説明する。

❷膠原病における呼吸器症状は重症化しやすい。間質性肺炎の予防のための抗線維化薬や，ニューモシスチス肺炎などの日和見感染に対する予防薬が投与されることもある。受診が困難な場合は，かかりつけの医療機関へ電話して，受診の必要性について医師に相談するよう説明する。簡易酸素飽和度測定器（パルスオキシメータ）の購入や定期的な自己モニタリングを行う必要性を指導する。

E. 疾患をもつ患者の看護　**207**

3 全身性強皮症患者の看護

　全身性強皮症では，皮膚および全身の臓器に線維化が生じる（●171ページ）。レイノー現象や末梢からの皮膚硬化がみられ，好発年齢は 30〜50 代で，女性に多い。疾患特有の症状の有無を観察し，症状の悪化を予防し，早期治療につなげることが大切である。

1 アセスメント

● **身体的状況**　ADL への影響を中心に，以下の項目について患者の訴えを丁寧に聞きとり，観察する。
　(1) 全身状態：関節の痛み・拘縮，疲労感，体重減少
　(2) 皮膚・粘膜症状：レイノー現象，手・指の浮腫，仮面様顔貌，つっぱり感，皮膚硬化の程度（光沢・萎縮・しわ，開口困難など），指尖部の潰瘍や壊疽の有無，ドライマウス
　(3) 消化器症状：嚥下困難，吐きけ・嘔吐，下痢，便秘，腹部膨満感，整腸薬や便秘薬の使用状況
　(4) 心肺機能：間質性肺疾患による呼吸機能低下（SpO_2，呼吸数，肺活量など），不整脈，肺高血圧症
　(5) 増悪因子：感染症，その他の膠原病合併症の有無
　(6) 検査結果：抗核抗体など
　(7) ADL への影響：手足の冷えや感覚鈍麻，皮膚硬化による巧緻性の高い動作の困難
● **心理的状況**　疾患と治療に対する理解度・受容度を確認する。
● **社会的状況**　喫煙歴や寒冷曝露の程度，過労，日常生活におけるストレスの有無，社会資源に対する認識や利用状況について確認する。

2 看護目標

　(1) 増悪因子を避け，身体的苦痛となる症状が軽減される。
　(2) 疾患の特性や症状を理解し，合併症が最低限となるよう，主体的に治療を継続できる。

3 看護活動

● **皮膚の保温・保湿**　寒冷刺激はレイノー現象を誘発しやすい。また硬化した皮膚は外部からの刺激を緩衝する力が弱まるため，損傷されやすい。必要に応じて温罨法を行い，室温の調整，温水の使用，手袋の着用，ボディクリーム❶の使用などにより，皮膚の保温と保護に努める。
● **口腔ケア**　ドライマウスによる口渇感が強い場合は，歯科医と協力して口腔ケアを指導する。歯みがき粉や唾液類似成分といった適切な口腔ケア製品を使用する❷。
● **検査の支援**　経皮的動脈血酸素飽和度（SpO_2）を測定する場合は，セン

NOTE

❶ボディクリーム
　状況に応じて使用する薬剤を使い分ける。活動量の多い日中は，ヘパリン類似物質クリームなどの水溶性のものを用いる。就寝時のように，活動量が少なく，長時間保湿する必要のあるときは，ワセリンなどの油脂性のものを用いる。

❷皮膚硬化による開口困難感がある場合は，タフトブラシや小児用歯ブラシ，スポンジブラシを活用するなど，開口具合に応じて歯みがき用具を選択する。タフトブラシとは，毛束が1つにまとまったヘッドの小さな歯ブラシのことである。

サーの装着に伴う末梢循環障害や医療関連機器褥瘡（●192ページ）に注意する。測定時は寒冷刺激を避けた環境で行う。

● **肺合併症への対応** 間質性肺疾患❶を合併している場合は，とくに感染症に注意する。日ごろから，手洗い・含嗽を心がける。

● **消化器合併症への対応** 曖気や胸焼けなどの胃食道逆流症状がある場合は，消化・吸収しやすい食品の摂取を心がけ，1回の食事量を少量にして回数を増やすなどの工夫について指導する❷。食後は逆流が生じやすいため，食直後は横にならないように指導する。

消化管運動が低下することで，腸閉塞やイレウスを生じることがあるため，排便回数や便性状を確認する。排ガスが乏しく，腹部膨満感や腹痛が強い場合は，すみやかに医師へ相談する。

● **精神的苦痛の緩和** 皮膚硬化による仮面様顔貌などのボディイメージの変容は，陰性感情を生じやすい。患者の不安に関心を示し，思いを傾聴し，療養が継続できるように，受動的態度で接する。

● **日常生活の支援** 喫煙は心肺機能を悪化させるため，禁煙を指導する。同居人が喫煙者の場合は，禁煙の必要性を指導する。過労やストレスは症状を悪化させるため，規則正しい生活を送ることの重要性を指導する。皮膚硬化などによる作業困難感がある場合は，家族・同居人や周囲の人に援助を得られるように調整する。

● **社会資源** 強皮症は指定難病であり，一定の認定基準を満たした場合には医療費助成制度が適用される。また，障害者の日常生活及び社会生活を総合的に支援するための法律（障害者総合支援法）の対象疾患であるため，障害福祉サービスを受けられるケースもある。高額療養費制度の適用となる場合もあるため，患者へ社会資源に関する情報提供を行う。

4 多発筋炎・皮膚筋炎患者の看護

多発筋炎・皮膚筋炎では，体幹や四肢の筋力が低下し，特徴的な皮膚症状を呈する（●174ページ）。筋症状が急激に悪化すると，体動が困難になるため，QOLを維持・回復するためにも，早期診断と治療が重要である。

筋炎は悪性腫瘍を合併しやすいため，急性期には悪性腫瘍との鑑別のための検査が行われる。また，長期療養が必要であり，症状や合併症を把握して薬物療法やリハビリテーションが適切に受けられるように支援する。疾患と治療に対する受容や理解の状況を把握するとともに，薬物療法による副作用にも注意をはらいながら看護を行うことが重要である。

1 アセスメント

● **身体的状況** 階段昇降やしゃがみ立ち，髪を結う，物を持ち上げるなどの動作で，疲労感や倦怠感が増強していないかを観察する。重症化すると嚥下に必要な筋力が低下し，構音障害や誤嚥，窒息のリスクが高まるため，会話や飲食の際の動作を注意して観察する。

NOTE

❶在宅酸素療法が必要となる場合は，医師・理学療法士・在宅酸素の医療機器を扱う事業所スタッフとともに，正しい酸素療法の知識と技術について指導する。

❷喉のつかえ感があり，イモ類やパンなどの固形物や，水分の少ない食物が飲み込みにくい場合は，調理方法や食事形態を工夫する。

E. 疾患をもつ患者の看護　　209

- **心理的状況**　疾患と治療に対する理解度・受容度を確認する。
- **社会的状況**　社会資源に対する認識や利用状況を確認する。

2　看護目標

（1）症状の進行を防止して，疼痛が緩和され，ADL が維持できる。
（2）疾患特性や症状を理解し，合併症を抑えつつ主体的に治療を継続できる。

3　看護活動

- **身体的苦痛の緩和**　急性期では，発熱や疼痛に対する対症療法を行う。
- **筋生検時の看護**　筋生検は，確定診断に有用な侵襲的検査であり，筋組織が直接採取されるため，疼痛が生じやすい。ていねいに手順を説明して不安を解消するとともに，検査後にすみやかに鎮痛をはかれるように鎮痛薬を準備しておく。生検後の安静は不要だが，重い荷物を持ったり，激しい運動をしたりすることにより，患部に負担をかけることは避けるように指導する。
- **筋力の維持**　急性期であっても，理学療法・作業療法・言語聴覚療法による筋力維持が推奨されている❶。移動時には歩行器や杖といった補助具を使用し，ベッドの周囲の物品を整理するなどにより，療養生活の安全を支援する。
- **精神的苦痛の緩和**　患者は，思いどおりにからだが動かないことに対して不安や葛藤を感じているため，思いを傾聴する。長期的な療養に対して前向きに取り組めるように，受動的態度で接する。
- **社会資源**　多発筋炎・皮膚筋炎は指定難病であり，医療費助成制度が適用されることがある。社会資源に関する情報提供を行う。

> **NOTE**
> ❶嚥下にかかわる筋力の低下がある場合は，理学療法士・作業療法士・言語聴覚士・管理栄養士と協力して，食事時の体位を調節したり，適切な食器を選択したり，食形態を工夫したりするなど，誤嚥予防に努める。

5　血管炎症候群患者の看護

　血管炎症候群は，障害される血管ごとに，さまざまな臓器症状を呈する（ ❍177 ページ）。免疫細胞が集まり，肉芽腫を形成することもある。複雑な病態であるため，症状に応じた個別性をふまえた看護が必要となる。

1　アセスメント

- **身体的状況**　障害されている血管の部位により，頭痛や視力障害，皮膚潰瘍が生じる。ADL への影響をていねいに聞きとる。心臓に近位の血管が炎症をおこしている場合は，高血圧や動悸，胸部不快感の有無に注意して，アセスメントを行う。
- **心理的状況**　疾患と治療に対する理解や受容の状況を確認する。
- **社会的状況**　社会資源に対する認識や利用状況を確認する。

2　看護目標

（1）身体的苦痛が軽減される。
（2）検査や治療を安全・安楽に受けることができ，また多臓器障害が緩和さ

れる。

（3）疾患特性や症状を理解し，合併症を抑えつつ主体的に治療が継続できる。

3 看護活動

● **安静**　急性期では，発熱や疼痛に対する対症療法を行う。心身ともに安静が保てる環境を整える。

● **検査時の看護**　生検などの侵襲的な検査を実施する場合は，検査への不安が低減できるように支援する。とくに，動脈炎が疑われる場合は，炎症をきたしやすい側頭動脈からの生検（側頭動脈生検）が行われる。侵襲性が高く，患者の視野近くでありながら，患者自身が状況を把握できない部位からの検体採取となるため，患者は不安や恐怖心をいだきやすい。よって，検査前にていねいな説明を行う。

　左右の腕につながる大・中動脈に炎症がおきると，血圧に左右差が生じることがある❶。連日の血圧測定や採血時の駆血などの際に，炎症をおこして血流が滞留している血管に負担をかけないことが重要となる❷。

● **感染予防**　副腎皮質ステロイド薬や生物学的製剤などの長期投与により日和見感染の危険性が高まる。感染予防行動の励行を指導する（●198ページ）。

● **社会資源**　血管炎症候群は指定難病であり，医療費助成制度が適用されることがある。生物学的製剤による治療は高額となるため，経済的な負担の軽減のために，社会資源に関する情報提供を行う。

NOTE

❶左右で20〜30 mmHg程度の血圧差が生じる場合もある。

❷血管の損傷が少ない部位を医師と確認し，日々の検温や採血を実施する。また，測定部位を決めて統一し，医師や患者と共有しておくことも必要となる。

✍ work　復習と課題

❶ 膠原病疾患の各病期の特徴と看護について述べなさい。

❷ 副腎皮質ステロイド薬の重要な副作用とその看護について述べなさい。

❸ 関節リウマチ患者の関節の保護と負担軽減のための具体的な援助を述べなさい。

❹ SLE患者の特徴とその看護について述べなさい。

― 膠原病 ―

第 7 章

事例による看護過程の展開

A 全身性エリテマトーデス患者の看護

1 患者についての情報

1 患者のプロフィール

- **患者**：S さん（29 歳，女性）
- **診断名**：全身性エリテマトーデス（SLE）
- **職業**：会社員（営業職）
- **家族構成**：未婚，ひとり暮らし，両親は他県に健在。来年入籍予定のパートナーがいる。
- **嗜好**：喫煙歴なし，機会飲酒

2 入院までの経過

　6 年前，発熱や関節痛，下肢冷感，浮腫，日光過敏などの症状を発症し，近医で全身性エリテマトーデス（SLE）と診断され，大学病院に入院した。合併症はなく，その後は近医で通院治療を行い，寛解を維持していた。

　3 か月前より仕事が繁忙期に入り，外出機会が多くなった。紫外線曝露時間が増加し，食事や睡眠が十分にとれず，治療薬を飲み忘れたり，内服時間が不規則になったりすることがあった。先月の定期的な外来受診時には，クレアチニン 0.83 mg/dL，尿タンパク（2＋），尿タンパク／クレアチニン比[❶] 2.33 g/gCr と上昇傾向にあったが，発熱や関節痛といった症状に乏しく，経過観察となった。体調に問題がなかったため不規則な生活を続けていた。

　今月になり，微熱と両側下腿浮腫が出現した。倦怠感を自覚したため，近医の紹介で大学病院を受診したところ，精査・加療の必要性から，入院となった。

3 入院時の状態

- **バイタルサイン**：体温 37.6℃，脈拍 88 回/分，呼吸 20 回/分，血圧 116/74 mmHg，SpO₂ 98％（安静時／酸素使用なし）
- **身体所見**：蝶形紅斑なし，脱毛なし，紫斑なし，皮膚潰瘍なし，口内炎なし，圧痛・腫脹関節なし，両側下腿の圧痕性浮腫が軽度あり
- **検査値**：白血球数（WBC）2,830/μL，ヘモグロビン 10.2 g/dL，血小板数（Plt）15.3 万/μL，C 反応性タンパク質（CRP）1.30 mg/dL，クレアチニン 0.93 mg/dL，血中尿素窒素（BUN）11.5 mg/dL，早朝尿タンパク（2＋），早朝尿潜血（−），尿タンパク／クレアチニン比 2.94 g/gCr，蓄尿の尿タンパク 2.82 g/日，抗核抗体陽性，抗 2 本鎖 DNA 抗体陽性，抗 Sm 抗体陽性，補体低下
- **内服薬**：副腎皮質ステロイド薬 5 mg/日，ヒドロキシクロロキン 200 mg/400 mg（隔日），プロトンポンプ阻害薬
- **既往歴**：扁平疣贅
- **アレルギー**：薬剤・食物なし
- **ADL**：車椅子移乗は見まもり，移送の介助が必要

NOTE
❶尿タンパク／クレアチニン比
　1 日の尿タンパク排泄量と相関しており，糸球体腎炎などの腎疾患のケアの際に活用されている。

A. 全身性エリテマトーデス患者の看護　**213**

4 診断と治療計画

　入院翌日に腎生検が施行された。問診と検査の結果，SLE の再燃と診断された。合併症として，ループス腎炎と尿路感染症が考えられた。

　まずステロイドパルス療法を 3 日間実施し，その後，経口ステロイド薬であるプレドニゾロン 30 mg/日で内服治療を開始することとなった。尿路感染症に対しては，抗菌薬の静脈内注射を 1 週間継続する。挙児希望があり，治療薬の副作用による妊孕性の低下を心配していたため，治療強化の際の免疫抑制薬は，シクロホスファミド水和物ではなく，ミコフェノール酸モフェチル（MMF）が選択された。MMF は 500 mg/日より開始し，副作用の発現に注意しながら 2,000 mg/日まで増量する。また，ヒドロキシクロロキン硫酸塩を併用する方針も決められた。入院期間は，約 45 日間と推定された。

5 入院の経過

　ステロイドパルス療法およびプレドニゾロン＋MMF の内服治療により，SLE の活動性が沈静化されてきた。入院療養や薬物治療に対する拒否言動はないが，ステロイドパルス療法 2 日目より，夜間不眠や抑うつ状態，気分易変が出現した。さらに治療開始 3 週目ごろから，満月様顔貌と中心性肥満がみられてきた。「夜は全然眠れなくて休んだ気がしない」「体力も落ちてしまった」「ステロイド治療でここまで顔が別人になるとは思わなかった。パートナーにも指摘されてショックだった。早くステロイドを減らしてほしい」「仕事もたまっているし，もう退院したい」と，不安やおそれ，早期退院の希望を，涙ながらに訴える場面がみられた。

6 治療経過

　腎生検の結果からループス腎炎Ⅲ型であり，SLE の活動性が高いと診断された。計画にそって薬物療法が進められた。その後，経過と合併症の有無をみながら，ガイドラインにそって副腎皮質ステロイド薬の減量が検討された。

　夜間不眠や抑うつ状態については，医師から精神科へのコンサルテーションがなされ，不眠症治療薬であるレンボレキサント製剤❶の定期投与が開始された。また入院 2 週目から，廃用症候群の予防や，退院後の早期社会復帰を想定して，体力の維持・回復を目的とした理学療法が開始された。

　副腎皮質ステロイド薬の副作用である高血糖・脂質代謝異常・高血圧が一時的にみとめられたが，許容範囲内として，入院中のみ脂質制限食へと変更され，薬物療法を継続しつつ経過を観察することとなった。

　また，骨粗鬆症予防のためのビタミン D 製剤と，感染症予防のための ST 合剤❷の投与が開始された。投与開始時には，薬剤師による説明がなされた。骨粗鬆症予防のためのビスフォスフォネート製剤は，歯科にて口腔内評価が行われたのち，導入された。

　薬物治療により，尿タンパク／クレアチニン比 1.32 g/gCr，蓄尿タンパク 1.24 g/日まで減少した。

　S さんは挙児希望があるため，寛解となったあとは，MMF から妊娠可能な免疫抑制薬への変更が検討されることになる。

7 退院に向けての調整

　入院 5 週目ごろには，薬物療法により全身状態が改善し，「リハビリは体

NOTE

❶レンボレキサント製剤

　オレキシン受容体拮抗薬である。オレキシンは睡眠と覚醒にかかわる神経ペプチドである。オレキシン受容体拮抗薬は，オレキシンの伝達経路を阻害することで，脳を覚醒状態から睡眠状態へと移行させる。

❷ST 合剤

　細菌の増殖を抑える抗菌薬の 1 つである。

力維持だけでなく，気分転換にもなります」「体調維持のために，薬を飲んで規則的な生活をしないといけないですね」といった，前向きな発言が笑顔で聞かれるようになった。しかし，「仕事は続けたいけど，もとの部署で働けるかしら」と復職について心配していた。「結婚して妊娠したときに，薬が赤ちゃんに影響したらどうしよう」「指定難病の証明書の期限が切れているかもしれません。入院費用が心配です」と不安そうに訴える姿もみられた。

▼ 情報収集のポイント

- ☐ **入院までの経過**：疾患に関する理解や，セルフケア行動における問題はなにか。
- ☐ **入院後の状態**：身体所見と検査結果からわかることはなにか。合併症としてなにが考えられるか。Ｓさんは，疾患や治療をどのように受けとめているか。
- ☐ **治療**：副腎皮質ステロイド薬や免疫抑制薬の副作用について理解しているか。
- ☐ **心理・社会的支援**：就労や挙児希望など，Ｓさんが望む生活のために必要な支援はなにか。

2 看護過程の展開

1 アセスメント

◆ 身体的状況

● **疾患の状態**　Ｓさんの入院時の検査結果からは，SLE の疾患活動性が高まっていることが示唆される。自己抗体により複数の臓器が障害され，ループス腎炎と尿路感染症を合併している。さらに，侵襲性の高い腎生検が実施されている。よって，SLE の再燃による体力の消耗を抑え，苦痛を低減させて安静を保つことが重要となる。

● **薬物療法による副作用**　副腎皮質ステロイド薬や免疫抑制薬による治療が行われる。副腎皮質ステロイド薬は，長期にわたって投与され，疾患の活動性に応じて漸減される。副作用は軽度のものから重症なものまでさまざまだが，投薬が中止されるほど重症な副作用でなくとも，Ｓさんには重大な問題となるものもある。

①**易感染**　薬物療法により易感染状態になる。感染予防と，感染徴候の早期発見・早期治療のため，セルフケア能力の獲得を支援する必要がある。

②**骨粗鬆症**　副腎皮質ステロイド薬により，骨密度が低下して骨粗鬆症になりやすくなるため，転倒による骨折には十分注意する。予防のため，ビタミン D 製剤やビスフォスフォネート製剤が開始される。また血管が脆弱になり，出血・紫斑が生じやすくなるため，打撲などに注意する必要もある。

③**糖尿病・脂質代謝異常・高血圧**　副腎皮質ステロイド薬により，肝臓での糖新生が亢進し，食欲が増進することにより，ステロイド糖尿病❶を合併

NOTE

❶ステロイド糖尿病

　副腎皮質ステロイド薬の高用量投与により，糖新生が亢進し，末梢での糖の利用が抑制され，インスリン抵抗性が誘導されることなどにより，薬剤性の糖尿病が引きおこされる。これは，ステロイド糖尿病とよばれる。

するリスクが高い。また，脂質代謝異常や高血圧のリスクもある。

④**ボディイメージの変容**　副腎皮質ステロイド薬の副作用である体重増加や満月様顔貌などにより，ボディイメージが変容し，精神状態の安定が妨げられることがある。減薬にともない症状は軽減することを伝えて，治療を自己判断で中止することのないよう，指導する必要がある。

⑤**精神症状**　SLEの症状として，情緒不安定や抑うつ傾向などが生じることがある。また，副腎皮質ステロイド薬の副作用としても精神症状が出現することがある。精神症状の悪化は治療継続にも影響しかねないため，不眠症治療薬などを適切に使用して日中の活動性を高め，治療が継続できるよう支援する必要がある。

● **妊娠の希望**　Sさんは来年入籍する予定であり，妊娠への影響について不安に感じている。妊娠・出産はSLEの増悪因子であり，安全な妊娠・出産のためには計画的な体調管理と治療が重要となる。挙児希望の有無を確認し，医師へ伝え，治療計画を共有していく必要がある。

◆ 心理的状況

● **増悪因子のふり返り**　Sさんは，外出が増え，日光曝露の機会が増加していた。ひとり暮らしであり，食生活や睡眠時間も不規則になり，さらに，症状が落ち着いていたことから，服薬を怠るようになっていた。今回の再燃は，不十分なセルフケアと服薬アドヒアランスの低下が原因と考えられる。よって，疾患に対する患者の認識や，治療の重要性についての理解度を再確認し，セルフケア能力とアドヒアランスの向上をはかる必要がある。

● **長期療養**　Sさんにとって，長期療養ははじめての経験である。長期入院による生活の制限に伴うストレスの蓄積は，精神症状の増悪因子となる。ストレスに自己対処することが困難となっているため，精神的な安楽を保つ支援を行う必要がある。

◆ 社会的状況

● **休職**　Sさんは，長期の休職により，これまで担ってきた社会的役割を一時的に喪失することとなった。療養が必要であることを受け入れ，治療に専念できるように支援する必要がある。

● **退院支援**　Sさんは，治療と仕事を両立していくことに不安を感じている。退院後の生活では，再燃を誘発する増悪因子を避けて，正しい薬物療養と定期的な通院により，寛解を保つことが最も重要となる。生活改善や服薬継続の必要性について，Sさんが理解して実施できるように支援する。

また，妊娠と治療についての情報を提供するとともに，不安に寄り添い，患者が望む人生を送ることができるように支援する。家族や勤務先の理解と協力も欠かせないことから，家族などへの支援も看護師の重要な役割の1つである。

● **社会資源**　SLEは指定難病であることから，医療費の助成などの社会資源の活用も可能である。必要に応じて，Sさんに情報を提供する。

2 看護問題の明確化

以上のアセスメントより，以下の看護問題を抽出した。

#1　SLE の再燃による症状の出現および合併症に伴う身体的苦痛がある。

#2　薬物療法や長期療養による身体的・精神的苦痛がある。

#3　退院後の生活や就労，妊娠・出産に対して不安がある。

3 看護目標と看護計画

#1　SLE の再燃による症状の出現および合併症に伴う身体的苦痛がある。

▌看護目標

(1) 安静が保持できる。

(2) 発熱や浮腫，全身倦怠感などの身体的苦痛が緩和される。

(3) 予定された検査が実施できる。

▌看護計画

● 観察計画

(1) バイタルサイン：体温，呼吸数，呼吸パターン，SpO_2，血圧，脈拍

(2) 疾患の状況：倦怠感の日内変動，浮腫の部位と程度，ADL への影響

(3) 活動と休息：日中の覚醒時の過ごし方や体位，午睡の有無，夜間の睡眠時間

(4) 食事状況：食欲，食事摂取量，水分摂取の状況，脱水の有無

(5) 排尿・排便状況：回数，尿量，血尿の有無と程度

● 実施計画

(1) 苦痛なく安静が保てるように，安楽枕を活用するなどして体位を調整する。移動時の転倒を予防するために，ベッド周囲の環境を整備する。紫外線曝露を避けるために，ベッドは窓側を避けて配置する。

(2) 検査などのために，病室から長距離移動する場合には，必要に応じて車椅子を用いて介助を行う。

(3) 苦痛症状の日内変動がある場合，医師・看護助手・検査技師と調整して，症状が軽減しているときに検査を実施する。

(4) 微熱に対して希望に応じて冷罨法を行う。医師の指示により，解熱鎮痛薬の投与を行う。

(5) 身体の清潔を保つために，手指衛生や口腔ケアを行う。清拭・洗髪・足浴などの清潔ケアは，倦怠感の程度に応じて選択して行う。清潔ケアのあとには，皮膚に保湿効果のある外用薬を塗布する。

● 教育計画

(1) 安静の必要性を説明し，苦痛症状がある場合は無理して動かないように指導する。援助が必要な場合は看護師に声をかけるように促す。

(2) 発熱や疼痛には，解熱鎮痛薬を使うことができることを説明する。

(3) 必要な栄養と水分摂取を促す。

(4) 検査の日時や実施場所を説明する。

A. 全身性エリテマトーデス患者の看護　**217**

(5)腎生検後は，体幹をひねる動作を避けるように指導する。排尿時に血尿がみられた場合は，すみやかに看護師へ声をかけるように伝える。

#2　薬物療法や長期療養による身体的・精神的苦痛がある。

▌看護目標
(1)薬物療法により症状が軽減される。
(2)疾患・治療について正しく理解し，入院療養を継続できる。

▌看護計画

●観察計画
(1)バイタルサイン
(2)感染徴候：咽頭痛，咳嗽，呼吸困難感の有無と程度
(3)全身状態：浮腫，倦怠感の有無と程度，満月様顔貌や中心性肥満の有無と程度
(4)治療状況：薬物治療，追加検査
(5)食事状況：特別治療食の有無，食欲・胃痛・吐きけの有無と程度，食事摂取量，飲水量
(6)排尿・排便状況：回数，下痢や便秘の有無
(7)精神状態，表情・言動：多幸感や抑うつ症状の有無と程度，幻視や妄想の有無，せん妄や意識障害の有無と程度
(8)活動と休息の状態：日中の覚醒時の過ごし方，午睡の有無，夜間の睡眠時間，熟眠感
(9)疾患や治療に対する受けとめ方，理解の程度
(10)検査結果：腎生検，X線検査，CT検査，WBC，CRP，顆粒球数，血糖値，低密度リポタンパク質(LDL)，中性脂肪，クレアチニン，蓄尿の尿タンパク
(11)清潔の保持状況，皮膚や粘膜損傷の有無と程度

●実施計画
(1)医師の指示による薬物治療を正しく行う。服薬状況の確認をする。
(2)薬物治療や追加検査などの治療方針について，平易な言葉で説明する。
(3)苦痛の程度に応じて，車椅子での移送や付き添い歩行を選択し，転倒予防のための介入を行う。
(4)感染予防のため，身体の保清，皮膚の保湿，手洗いや含嗽の励行，マスク着用の励行など，標準予防策を実施する。
(5)苦痛の症状に日内変動がある場合，症状が軽減しているときにケアを行えるよう，時間の調整をする。
(6)温度・湿度を適切に保ち，換気を実施して，療養環境を整備する。
(7)必要な栄養と水分の摂取を促す。
(8)気持ちを自然に表出できるような雰囲気をつくり，不安や心配ごとなどをていねいに傾聴する。
(9)必要に応じて薬剤師・管理栄養士・心理療法士・精神科医と連携する。
(10)医師の指示のもと，必要に応じて不眠症治療薬を投薬する。

(11)気分転換やリラクセーションが行えるように援助する。足浴時はアロマオイルなどの使用を提案する。

● 教育計画

(1)治療方針についての理解度を確認し，入院療養による薬物治療や検査の重要性について，わかりやすく説明する。

(2)体調の変化や，疑問・不安などは，いつでも看護師に知らせるように伝える。

(3)感染予防行動について正しく理解し，実行できるように指導する。

(4)副腎皮質ステロイド薬の副作用による食欲亢進や高血糖・脂質異常症などに対して，食事療法で対応できるように指導する。

(5)副腎皮質ステロイド薬による満月様顔貌などの副作用は，病勢が落ち着いて減薬されれば症状も軽減することを説明する。症状が目だちにくい化粧やヘアスタイル，マスク着用やストールの活用などを紹介する。

(6)気分転換やリラクセーションの必要性を説明する。

#3　退院後の生活や就労，妊娠・出産に対して不安がある。

▎ 看護目標

(1)退院後の治療継続により，寛解を維持できる。

(2)退院後の安定した日常生活を，具体的にイメージできる。

(3)退院後の療養生活に向けた心身の準備ができる。

(4)社会的役割を果たす準備ができる。

(5)妊娠について正しい知識をもち，不安が軽減される。

▎ 看護計画

● 観察計画

(1)疾患の受けとめ方や理解の程度

(2)薬物治療の継続：治療薬の主作用と副作用についての正しい理解，適切な薬物治療の継続

(3)感染予防行動の実施状況：含嗽，手洗い，皮膚の保清など

(4)挙児希望の有無，妊娠と長期的な治療目標に対する理解

(5)社会的役割：入院前の社会的役割，退院後の就労の希望

(6)家族の状況：疾患・治療に対する家族や同居人の受けとめ方や認識

(7)社会資源の利用状況

● 実施計画

(1)退院に対する患者の思いを傾聴し，共感する。

(2)治療やセルフケアに対する姿勢を評価し，フィードバックする。

(3)医師，薬剤師，管理栄養士，理学療法士，医療ソーシャルワーカーなども含めた多職種で連携できる環境を整える。

● 教育計画

(1)入院療養により身体状況が改善していることを説明し，退院への意欲を保持する。

(2)継続的な通院の必要性について説明する。

（3）治療薬の副作用と，疾患の合併症や再燃の徴候などについて説明する。

（4）体調不良時の予約外受診の目安について，具体的に説明する。

（5）退院後のセルフケアについて確認し，具体的な方法を指導する。

（6）妊娠と薬物療法についての情報を提供し，疑問が解消され，不安が軽減するように説明する。

（7）疾患と治療についての正しい情報を得る方法として，患者会などを紹介する。

（8）社会資源を利用できるように，必要に応じて多職種で連携をとる。

（9）家族らに対し，疾患の増悪因子やその症状，治療薬の効果と副作用を説明し，退院後も患者が継続して療養できるように，理解と協力を得る。

4 実施と評価

#1 SLE の再燃による症状の出現および合併症に伴う身体的苦痛がある。

● **実施**　日光過敏症の記載があったことから，ベッドは窓側を避けて配置した。床上での自己体位変換は可能だが，日常生活には介助が必要な状態であった。車椅子での移動に備え，ベッドを壁側に寄せ，ベッドサイドのスペースを確保した。床上で過ごす時間が長くなるため，ナースコールのほか，飲み物，マスク，ティッシュ，冷罨法用保冷剤などは，Ｓさんの希望を確認しながら手の届く範囲に常備した。

　Ｓさんの安静度について，医師より，「病棟内歩行可，苦痛症状があれば車椅子移送介助」と指示があった。Ｓさんは体動での倦怠感を訴えており，また持続静注による薬物治療中であることから，安静の重要性を説明した。さらに，移動時に転倒の危険性があることから，離床時には看護師へ声をかけるように伝えた。

　しかし，Ｓさんは，自己管理不足への後悔や，看護師に対する遠慮，早期退院へのあせりから，解熱鎮痛薬により症状が緩和している時間帯に，輸液ラインがからまったまま歩行する姿がみられた。そのため，無理せず安静を保つように促し，自力での移動は転倒の危険性があることや，輸液ラインに異常が生じると薬物治療が円滑に進まなくなること，トイレ移動の介助時には腎生検後の排尿状況を確認していることなどを説明した。また，医師や理学療法士と相談して，状況に応じて介助の方法を調整しながら，身体機能の回復をはかっていることを説明した。Ｓさんの思いをていねいに聞きとり，不安や焦燥感を表出できていることをフィードバックしつつ，あせらず確実に回復していくことが，早期退院や退院後の職場復帰につながることを伝えた。説明以降，Ｓさんは移動時にはナースコールを押すようになった。

　必要な検査について，紙面で説明した。倦怠感や苦痛には日内変動があることから，搬送を担当する看護補助者や検査技師と連携をはかり，可能な範囲で検査時間を調整して，円滑かつ安楽に検査が実施できるようにした。

　発熱には保冷剤と解熱鎮痛薬を使用し，飲水を促して脱水の予防に努めた。また，感染予防のために，食事や排泄の前後や，病室の出入り時には手洗い

を行い、検査などで病室を離れるときにはマスクを着用することなど、具体的に説明を行った。浮腫により皮膚が伸展・乾燥すると、皮膚障害や感染のリスクが高まるため、体調に応じて清拭・洗髪・シャワー浴を選択して保清を行い、保湿剤を塗布した。また、体力維持のために、必要エネルギーを経口摂取するように促した。

● **評価**　看護師による安静と保清、苦痛緩和の援助について、援助の根拠をていねいに説明したところ、遠慮が排除され、安心して援助を受けるようになった。看護師への信頼が得られ、感情の表出もできるようになった。適切に安静を保ち、体力の消耗を抑制しながら苦痛が緩和されたため、検査と薬物療法を継続することができた。これにより SLE の再燃による疾患活動性が徐々におさまり、減薬につながった。症状や検査値、薬物療法の副作用については、引きつづき看護計画を継続して対処していく必要がある。

#2　薬物療法や長期療養による身体的・精神的苦痛がある。

● **実施**　6年前の SLE 発症時に、副腎皮質ステロイド薬治療についての説明を受けて内服していたが、体調がよいと怠薬することがあった。今回の入院にあたり、治療薬の効果と副作用を慎重に観察しながらあらためて薬物療法を継続していくことの重要性について説明を行った。

療養生活について、「熱とかだるさはなくなったんですけど、夜は全然眠れないです。こんな長期間の入院はストレスです」と言い、夜中にスマートフォンを操作している場面や、看護師との会話中に感情がコントロールできない場面もみられるようになった。主治医から精神科へコンサルテーションがなされ、精神科医より、副腎皮質ステロイド薬の副作用による気分障害と夜間不眠の診断がなされた。

まずは夜間の休息時間を確保するため、不眠症治療薬を用いることとなった。S さんは、睡眠薬を使用することに対して、はじめは「いらないです。薬が増えると腎臓にもわるいんじゃないですか？」と拒絶する態度がみられたが、薬物を利用して十分な睡眠をとることはわるいことではないこと、腎機能への影響は小さいこと、不眠の原因は副腎皮質ステロイド薬によるもので、副作用を軽減して薬物療法を継続することの重要性を説明した。「たすけが必要なときは薬の力を借りましょう」と促すと、「試しに飲んでみます」と応じた。また、入眠前のスマートフォンの操作は避けるように伝えた。十分に睡眠がとれるようになり、精神症状が落ち着いてきたところで、再度、治療薬について薬剤師と一緒に説明を行ったところ、内服の重要性を理解し、入院期間中は内服を忘れることなく経過した。

入院3週目ごろに満月様顔貌があらわれ、ボディイメージの変容を受けとめられず不安になっている様子がみられた。「いつになったらステロイドを減らしてもらえますか」との発言があったため、医師が、今後の減薬の予定について説明を行ったところ、「結構慎重に減らすんですね、またあんな苦しい思いはしたくないのでしかたないですね」と納得する様子がみられた。また、看護師が、顔まわりの副作用を目だたなくする化粧や髪型を紹介する

と，「コスメが好きで，SNS で流行のメイク動画をよく見ています。自分で
もやってみます」と前向きな発言があった。

理学療法では，「気晴らしにもなりますね。むくみもとれて，歩いてもぜ
んぜん疲れないです」との発言があった。ADL が拡大できていることを自
覚し，療養におけるストレスに対応することができている様子だった。

食事に関して，「仕事中はコンビニですませることが多く，どうしても食
べすぎてしまいます。いまの病院食は少しもの足りないです」と訴えがあっ
たため，管理栄養士より栄養指導を行った。

そのほか，つらい気持ちであることに共感し，治療効果が得られているこ
とや，セルフケアが適切に実施できていることを肯定的にフィードバックし
た。また，家族とパートナーには，S さんの現在の状態や，薬物治療の効果
と副作用について伝え，患者に寄り添い，励ますように促した。

入院 5 週目ごろになると，ボディイメージの変容を受容し，面会時にパー
トナーと談笑して過ごす姿もみられた。

● **評価**　S さんの理解度と心理状態を確認しつつ，多職種で協力して，繰
り返していねいに指導を行ったところ，症状の改善とともに薬物療法の重要
性を理解していった。不眠症治療薬の使用により夜間の休息が確保され，生
活のリズムが整って精神状態も安定し，不安やおそれの表出だけでなく，長
期療養によるストレスに，みずから対応できるようになった。

#3　退院後の生活や就労，出産に対して不安がある。

● **実施**　入院 6 週目ごろ，医師から退院予定日について具体的に説明が
あった。「退院はうれしいです。すぐにでも復職したいけど，また悪化した
らどうしよう」と不安が強くなり，軽度抑うつ状態になることもあった。治
療継続やセルフケアの必要性について理解はしているが，退院後の復職に対
して，負担を感じ，不安になっていた。S さんの思いに共感しつつ，支えて
くれる頼もしい人が身近にいてくれることを伝え，不安の軽減に努めた。

また，勤務先の産業保健スタッフと職場復帰支援プランについて相談する
ことをすすめた。退院後は，自宅療養を経てから段階的に復職するように提
案した。また，患者会などの疾患に関する情報を得る方法を紹介した。

さらに，SLE の増悪因子を患者と家族に説明し，具体的に増悪因子を回
避する方法について一緒に考えた。薬物治療の理解度を確認しながら知識の
補強を行った。とくに，発熱時は感染症による症状悪化の危険性があるため，
早期に受診するか，電話で受診を相談するように説明した。

SLE が寛解状態であれば不妊症との関連性は低いとされている。そのた
め，活動性の高い状態では妊娠する可能性も低く，また妊娠しても維持でき
ないこと，症状が落ち着けば薬剤を調整して妊娠も可能になることが医師か
ら説明された。「早く子どもがほしいと思っていたのに」と不安になってい
たが，看護師はその思いを受けとめ，「家族やパートナーとも話し合って，
疑問に思うことはなんでも医師に相談してみましょう」と促した。

社会資源に関して，S さんは特定難病（指定難病）への医療費助成制度を利

用している。原則，1年ごとに更新の申請が必要であるため，申請先の都道府県・指定都市の窓口に問い合わせるように説明した。必要に応じて医療事務や医療ソーシャルワーカーとの調整を行った。

● 評価　Sさんと医療者との信頼関係が確立されていたため，退院後の療養における不安の表出ができるようになった。家族やパートナーと協力していく方法を一緒に話し合えたことで不安の軽減をはかることができた。

　退院後の生活についても具体的にイメージできるようになり，現在の疾患・治療の状況についても積極的に知ろうとする姿がみられるようになった。

　退院直後は，まず自宅療養に慣れることから始めるように指導した。なるべく入院中と同様の生活リズムで過ごすこと，また不眠症治療薬は必要時のみ使用すればよいことを説明した。復職についても前向きに考えることができるようになり，「病気のことを会社に詳しく伝えて，内勤へ異動願いを出すつもりです」と準備する姿もみられた。

　寛解が維持されれば，挙児も可能であることの説明を受け，パートナーと話し合って，まずは来年の入籍を目標に治療に専念することを決めた。疑問点を医師に相談する姿もみられた。

　退院までに疾患・治療への理解度を再確認し，セルフケアの行動を再評価し，外来での継続看護につなげていく必要がある。

3 事例のふり返り

　SLEは完治することのない慢性疾患であり，また患者ごとに症状やその程度に違いがある。患者に適した薬物療法の継続とセルフケアの確立により，寛解を保つことが，患者の安定した日常生活・社会生活のために重要となる。Sさんのように罹患歴が数年あっても，病状が落ち着くと，寛解を完治と錯覚し，不十分なセルフケアや自己判断による服薬中断から，再燃につながることも少なくない。再燃による急性増悪時には，入院療養により短期集中的に疾患活動性を抑え，QOLを改善することが重要となる。

　治療は生涯にわたり続くため，生活スタイルや環境の変化により，生活上の留意点も異なってくる。患者自身が，そのときどきの増悪因子と回避方法についてつねに考え，実践していかなければならない。よって看護師は，患者の長期的QOLの維持を目標とし，ライフステージに応じて根拠をふまえたケアを行う必要がある。患者の不安や思いに寄り添い，日常生活の改善方法について一緒に考え，セルフケアの確立とアドヒアランスの向上を支援することが重要である。

　また，患者を取り巻く人々への支援も重要である。家族や同居人などと信頼関係を築き，患者と同様に不安をかかえていることへの理解を示し，長期的なサポートができるように，情報提供などを含めた支援を行う。

　看護師は，医師・薬剤師・管理栄養士・理学療法士・医療ソーシャルワーカー・看護補助者・臨床検査技師・医療事務と連携することはもちろん，勤務先や地域の関連職種との調整役を担うことも重要である。

感染症

― 感染症 ―

序 章

この本で学ぶこと

感染症をもつ患者の姿

ここでは，感染症の患者に対する看護を学ぶ。感染症に罹患した患者とはどのような人なのだろうか。ある患者の例について，考えてみよう。

Aさんは，38歳の女性で，半年前まで介護士として高齢者施設に勤務していた。夫と，小学生の息子・娘の4人暮らしである。1か月ほど前から寝汗を自覚し，ここ2週間は咳嗽や喀痰もみられ，疲労感が強くなったため，病院を受診した。胸部X線検査で異常陰影がみとめられ，喀痰の抗酸菌塗抹検査❶は1+，結核菌の核酸増幅検査は陽性であったため，法律❷に基づき，結核病床のある指定医療機関に入院となった。

排菌のある肺結核の診断を受け，疾患や治療方針，隔離された個室での療養の必要性について説明を受けた。Aさんは，急な入院で動揺し，また，家族や他人に感染させたのではないか，しばらく子どもたちの世話ができなくなるなど，さまざまな不安をかかえていた。

入院翌日から，抗結核薬の多剤併用療法が行われた。抗結核薬治療では，再発と薬剤耐性菌の発生予防のために，半年にわたり確実に複数の薬剤の内服を継続し，完遂することが重要となる。治療の必要性や服薬方法，副作用の徴候と発生時の対処法などについて，薬剤師を交えて，Aさんの理解度を確認しながら説明が行われた。また，管轄の保健所の保健師による面接が行われ，公費負担制度や，退院後の服薬継続を見すえた直接服薬確認療法❸の必要性についての説明が行われた。さらに，服薬継続に関するリスク評価と，接触者の健康診断のための情報収集も行われた。

入院から1週間，Aさんは昼夜問わず続く咳嗽により，睡眠不足や倦怠感，食欲低下などがみられた。ベッド上で過ごすことが多く，自分で服薬が困難であったため，看護師による直接服薬確認が行われた。入院2週間後には，咳嗽は少なくなり，ベッドに座る時間も増え，食欲も回復してきた。また，子どもたちと窓ごしでの面会を通して，退院や治療への意欲がみられるようになった。

入院1か月後には咳嗽や喀痰は消失し，喀痰塗抹検査で連続して3回の陰性が確認された。DOTSカンファレンスが開催され，服薬は自己管理へと移行し，地域でのDOTSに向けた計画が立案された。周囲に対する感染リスクはないことや，外来定期受診と服薬継続の重要性，地域保健師による服薬支援について説明が行われ，退院となった。

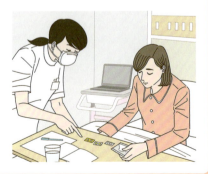

> **NOTE**
>
> ❶ 抗酸菌塗抹検査
> 抗酸菌塗抹検査は，結核菌などの抗酸菌を染色して検出する検査である。喀痰中の菌量は，(−)～(3+)であらわされる（◯276ページ）。
>
> ❷ 結核は，感染性や罹患した場合の重篤性などに基づく総合的な観点からみて危険性が高い感染症として，「感染症の予防及び感染症の患者に対する医療に関する法律」（感染症法）において，二類感染症に指定されている（◯247ページ）。
>
> ❸ 直接服薬確認療法
> 医療職者などの第三者が，患者の服薬を直接確認する服薬方法のことで，DOTSともよばれる（◯383ページ）。入院・外来・訪問診療いずれでも施行可能である。DOTSカンファレンスにより，患者や家族，多職種で情報が共有され，治療計画がたてられる。

看護師になったとき，皆さんもAさんのような患者に出会うことがあるかもしれない。そのとき看護師である皆さんは，なにをすることができるのだろうか。

Aさんや家族に対して，看護師はなにをすることができるだろうか。

- Aさんの経過に応じて，症状が緩和されるように援助する。
- 長期にわたる抗結核薬の服用を，確実に安全に実施できるように援助する。
- 入院中，適切に感染予防対策を行い，看護師自身や周囲への感染伝播を予防する。
- Aさんや家族の話を聞き，不安を軽減できるように援助する。
- 多職種で連携して，退院後も治療が円滑に進められるように援助する。

ほかにも，なにができるかを考えてみよう。

Aさんのような患者に適切な看護を実践していくためには，感染症とその看護に関するさまざまな知識や技術，考え方を身につけていくことが大切である。

Aさんの看護を実践するために，次のことを学んでいこう。

- 感染症の成立と感染予防，感染症に関する法律
- 感染症の症状・所見
- 感染症の検査・診断・治療
- 患者の身体面・心理面・社会面のアセスメント
- 看護活動を展開するための知識・技術

医療の進歩とともに，多くの感染症において，検査・治療・予防策が確立されてきた。一方で，現代ではグローバル化に伴い，新型コロナウイルス感染症のように，新たな感染症が急速に蔓延するリスクも大きくなっている。感染症患者の看護では，患者本人の看護だけでなく，施設内や家庭，地域における感染制御や，看護師自身の感染予防もまた，看護師の大きな役割の1つである。患者の症状・経過とともに，家族や周囲の人々，地域・社会の状況を把握して，多職種で連携して看護を実践することが重要となる。

感染症に罹患した患者の看護にあたっては，さまざまな知識や技術が必要となる。これらを本書では次ページの「構成マップ」のように整理した。患者のかかえる思いを理解し，根拠をもって看護を実践できるように学習を進めてほしい。

本書の構成マップ

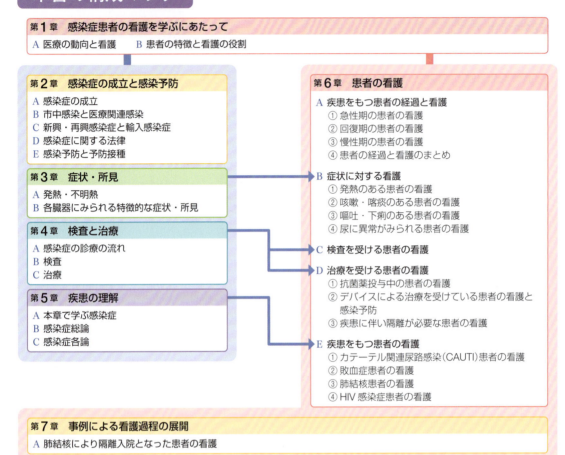

― 感染症 ―

第 1 章

感染症患者の
看護を学ぶにあたって

230　第1章　感染症患者の看護を学ぶにあたって

本章の目標	☐ 感染症の理解のために，グローバルな視点と，ヒト・動物・環境を包括的にとらえて対策をするワンヘルス-アプローチという考え方を理解する。
	☐ 感染症患者の特徴および問題点について，身体的および心理・社会的な面から理解する。
	☐ 感染症患者の看護における多職種・多分野関連機関との連携について理解する。

A 医療の動向と看護

1 医療の動向

● **新興・再興感染症の流行**　感染症は新生児から高齢者まで，誰もが経験する身近な疾患である。グローバル化が進んだ現代では，ヒトや食物などが，国をまたいで容易に移動できるようになったことで，これまで国内でみられなかった感染症の発生と拡大のリスクが高まっている❶。

　世界保健機関（WHO）の推計によると，ヒトの新興感染症❷の75％は動物由来感染症であり，とくに2000年以降は，重症急性呼吸器症候群（SARS）をはじめ，中東呼吸器症候群（MERS），エボラウイルス病（エボラ出血熱）や重症熱性血小板減少症候群（SFTS）など，致死率の高い感染症が発生している（●245ページ，表2-4）。また，2019年に中国で発生した新型コロナウイルス感染症は，世界的大流行（パンデミック，●241ページ）をおこし，日本では2023年5月までに，3380万人以上が罹患し，約7万5千人の死亡が報告されている。

　再興感染症❸には，結核のほか，カ（蚊）が媒介するマラリアやデング熱などがある。MERSやマラリア，デング熱などは，海外からもたらされる輸入感染症でもある。

● **感染症法の改正**　このような感染症の国内での発生を予防し蔓延を防止する措置のために，「感染症の予防及び感染症の患者に対する医療に関する法律」（感染症法）が定められている。感染症法の2022（令和4）年の改正では，新型コロナウイルス感染症への対応をふまえ，新興感染症などの発生・蔓延時には，第一種協定指定医療機関に加えて，診療所・薬局・訪問看護事業所を含む第二種協定指定医療機関も対応することが追加された（●250ページ）。

● **ワンヘルス-アプローチによるAMR対策**　感染症の予防や治療は，ワクチンや抗微生物薬❹の開発により革新的に進歩し，感染症による死亡率の低下に貢献してきた。一方で，抗微生物薬が広く使用されることに伴い，薬剤耐性（AMR，●274ページ）をもつ微生物が増加し，世界的な問題となっている。抗微生物薬は医療のみならず，畜産業・水産業・農業などの幅広い分野で使用されており，ヒト・動物・環境の垣根をこえて介入を行うワンヘル

NOTE

❶ 1918年に流行したスペイン風邪は，世界中に感染が拡大するのに約2年かかったが，2019年に発生した新型コロナウイルス感染症は，1〜2か月で世界中に拡大した。

❷新興感染症
　新たに認知され，局地的にあるいは国際的に公衆衛生上の問題となる感染症のことであり，近年増加している（●245ページ）。

❸再興感染症
　すでに認知されている感染症のうち，一度，減少したものの再び流行しはじめた感染症をいう（●246ページ）。

❹抗微生物薬
　感染症の原因となる微生物（ウイルス・細菌・真菌・寄生虫）に対する治療・予防に使用されている薬物の総称である。抗ウイルス薬・抗菌薬・抗真菌薬・抗寄生虫薬に分けられる（●285ページ）。

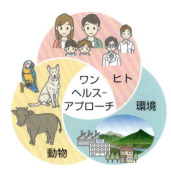

図 1-1　ワンヘルス-アプローチの概念
ヒトと動物，それを取り巻く環境（生態系）を，相互につながっているものととらえ，ヒトと動物の健康と環境の保全を担う関係者が，緊密な協力関係を構築し，分野横断的な課題の解決のために活動していこうという考え方である。

ス-アプローチという概念が広まってきている（図1-1）。WHOや各国政府は，ワンヘルス-アプローチの強化と新薬の研究開発に取り組むことなどのアクションプランを作成している。

日本では現在，「薬剤耐性（AMR）アクションプラン（2023-2027）」[1]によりAMRへの取り組みを強化している。

● **感染対策ネットワークの構築**　医療機関では，2006（平成18）年の医療法改正により，すべての医療機関に院内感染対策委員会の設置が義務づけられた。また，感染対策にかかわる診療報酬が追い風となり，医師・看護師・薬剤師・検査技師といった感染対策チームによる感染制御活動が推進されてきた（244ページ）。昨今では，薬剤耐性菌の広がりや新型コロナウイルス感染症への対応をふまえ，地域の医療機関や行政との連携に加え，高齢者・介護・福祉施設との連携を含めた地域全体における感染対策ネットワークの構築が推進されている。

2　看護の目標

看護師は，感染症の予防を第一義とする。感染予防のためには，標準予防策（243ページ）を遵守し，感染経路を遮断することが重要である。また，感染徴候に早期に気づき，医師の指示のもと，適切な検体の採取や早期治療の介助を行う。

外来における抗微生物薬治療にあたっては，治療を中断することのないよう，適切な情報提供と指導を行う。とくに長期治療を成功させるためには，患者のライフスタイルに合わせた服薬支援を，多職種で協働しながら進めていくことが重要である。

感染症は流行を繰り返しており，ときに不安や恐怖，差別や偏見を生む。患者や家族の気持ちを受けとめて患者・家族のニーズにていねいに対応していくことが重要である。看護師自身も正しい情報に基づいて行動し，自分自身が感染して健康を害したり，また患者にとって感染源とならないように努め，看護師としての職務を遂行することが重要である。

1）国際的に脅威となる感染症対策の強化のための国際連携等関係閣僚会議：薬剤耐性（AMR）対策アクションプラン 2023-2027．令和5年4月7日（https://www.mhlw.go.jp/content/10900000/ap_honbun.pdf）（参照 2024-05-27）．

B 患者の特徴と看護の役割

1 身体的な問題とその援助

感染症と予防

　感染症が成立するか否かは，感染源となる病原体の強弱と宿主の免疫能[1]によって決まり，感染すれば必ず発症するというわけではない。しかし，入院患者の多くは，なんらかの基礎疾患をもち，また，抗がん薬・免疫抑制薬による治療や臓器移植などにより免疫能が低下して易感染状態である患者も少なくない。

　また，血管内留置カテーテル・尿道留置カテーテルなどのデバイスの使用や外科手術といった処置・治療により，感染のリスクが高まっている場合もある。さらに，患者自身が保有する常在菌による感染や，体内に潜伏している病原体の再活性化による感染の予防・回避は，困難な場合も多い。

　抗がん薬・免疫抑制薬による薬物療法や臓器移植などの治療により，易感染状態が生じることが想定される場合は，治療の前に感染巣となりうる臓器・組織の治療が行われ，ワクチンを接種することがある。看護師は，病態や治療スケジュールを把握し，患者の理解度を確認しながら必要に応じて情報を補足し，患者が治療にのぞめるよう支援していく。治療の開始後は，手指衛生や口腔ケア，皮膚の清潔・保護，排便コントロール，退院後の生活など，患者自身の感染予防行動に関する指導も行う。

　また，血管内留置カテーテル・尿道留置カテーテルの使用や外科手術などといった侵襲的な医療処置では，カテーテル関連血流感染（CRBSI）やカテーテル関連尿路感染（CAUTI），手術部位感染（SSI）といった医療関連感染が発生しやすくなる（◐242ページ）。各種デバイスを適切に管理し，早期抜去により感染リスクを減らすとともに，異常の早期発見と早期対応により重症化を予防することも重要である。

感染症の検査・治療への援助

　感染症は，あらゆる年代の人の，すべての臓器・組織に発生する可能性がある。患者の背景や症状・所見から感染臓器や病原体を推定し，推定した臓器の検体を採取して検査を行い，原因微生物を標的にした抗微生物薬による治療が行われる。感染症の発症後，急速に重症化するケースもあるため，患者の感染徴候に早期に気づき，適切な検体の採取や早期治療の介助を行う必要がある。

　一般に，急性感染症に対する抗微生物薬治療は，薬剤耐性を考慮して，短期間で終了することが多いが，結核や外科的治療が不可能な深部感染症に対する抗微生物薬治療は数か月に及ぶことが多く，またヒト免疫不全ウイルス（HIV）感染症患者は，一生にわたり服薬治療を行う必要がある。抗微生物薬による長期治療を成功させるためには，服薬アドヒアランスの維持が重要で

NOTE

[1] 宿主の免疫能
　易感染状態かどうかや，獲得免疫の有無などにより，感染防御の程度に違いが生じる（◐237ページ）。

ある。入院中だけでなく，外来受診においても，副作用の出現に注意しながら，患者のライフスタイルに合わせた服薬支援を多職種で協働しながら進めていく。

2 心理・社会的な問題とその援助

1 感染症の心理的影響

　感染症の特徴は，病原微生物が，ヒト・動物・昆虫・環境からヒトへと伝播して集団発生をおこし，ときに世界的大流行を引きおこすという点である。このような特徴は，患者の心理に大きな影響を及ぼす。

　感染症患者は，治療内容や治療効果に対する先行きの見えない不安や，悪化していくことへの恐怖，自分が他人へ感染させたのではないかという心配，自分自身の行動についての後悔や自責の念，感染したことを友人や家族，職場の人に知られることへの不安など，さまざまな心理的課題をかかえている。また，治療が長期にわたる場合には，職場への社会復帰や経済的負担に不安を感じることもある。

　このような反応は，必ずしも表出されるとは限らないため，看護師は患者と関係性を築き，気持ちを受けとめて，心理状態を把握・理解して，患者・家族のニーズにていねいに対応していく姿勢をとることが重要である。患者の希望に応じて臨床心理士と連携し，また利用可能な社会資源について医療ソーシャルワーカーに相談するなど，多職種で連携・協働していくことも必要になる。

2 人権の保護

● **正しい情報の提供**　わが国では，「らい予防法❶」や「後天性免疫不全症候群の予防に関する法律」（エイズ予防法❷）のように，感染者に対する偏見や差別，隔離が法律により助長された時代があった。その反省から，感染症法の前文には，感染症の患者の人権を尊重しつつ，良質かつ適切な医療の提供を通して感染を予防することが明記されており，感染者は保護されるべき存在であることが強調されている。しかし，とくに未知の感染症が流行した際には，誤った情報やかたよった情報による混乱が発生しやすい。それにより，社会生活のさまざまな場面において，患者や家族に対する偏見や差別が生じることがある。看護師は，患者の話を傾聴し，必要に応じて患者および関係者に対して適切な情報を提供することも必要となる。

● **療養環境への配慮**　医療施設では，病原微生物の伝播防止のために，感染症法に基づいて患者を個室に配置する，いわゆる隔離とよばれる対策が必要になる場合がある。このような厳格な対策はさることながら，「隔離」という言葉そのものが，感染症患者に対する偏見や差別を生むことを認識しておく必要がある。隔離に伴う療養環境の変化や行動制限は患者にストレスをもたらし，大切な人との分離に伴う悲嘆や孤独感，高齢者では認知機能の低

NOTE

❶らい予防法

　ハンセン病患者の強制隔離を規定したもので，1931（昭和6）年に「癩予防法」として制定され，1953（昭和28）年に「らい予防法」に改正された。有効な薬剤が開発されてハンセン病の治癒が可能となったあとも，1996（平成8）年に「らい予防法」が廃止されるまで強制隔離が続き，患者やその家族の人権が侵害され，はなはだしい偏見と差別にさらされた。

❷エイズ予防法

　1989（平成元）年に公布・施行され，1999（平成11）年に廃止された。医師の通報・報告を義務づけ，感染者の住所・氏名を把握して管理することが規定されていた。

下など，メンタルヘルスに大きな影響を及ぼす。さらに，日常生活動作（ADL）の低下やセルフケア能力の低下など，身体面にも影響を及ぼす。

隔離が必要となる際には，社会的合理性と患者の人権尊重の観点から，医師による十分な説明が重要であり，患者・家族の理解と協力が不可欠である。隔離期間が必要最低限となるように調整し，検査や治療の計画を患者や家族と共有して見通しをたてておくことは，患者の治療継続への動機づけとなる。また，隔離に伴う患者への不利益を最小限にするために，多職種で協働することや，患者・家族のニーズにそって，患者・家族間のかかわりがもてるように支援することも必要となる。

3 家族への援助

病原微生物の特徴や宿主の免疫能により，患者の重症度や臨床経過には違いがある。外来での長期にわたる継続治療が必要となる感染症もある。患者の病態と治療内容，今後の治療方針と治療計画，また，患者を含む家族の心理状態やニーズ，セルフケア能力，意思決定能力，問題解決能力など，全体像をよく把握し，支援していくことが重要である。

結核などのように，服薬が長期にわたる場合は，患者だけでなく家族に対しても服薬継続の重要性について指導する必要がある。

患者が隔離されているケースでは，患者と分離されることに伴い，家族が不安や悲嘆を感じるなどといったメンタルヘルスの問題が生じる可能性がある。周囲への感染リスクをアセスメントし，具体的な感染対策を講じることで，患者と家族のかかわりがもてるように援助する。

4 地域連携と多職種での連携

HIV感染症や結核などでは，長期にわたり外来通院による治療が必要となる。長期治療に伴うさまざまな問題に対応するために，医師・看護師だけでなく，薬剤師や臨床心理士，社会福祉士，保健師などの多職種で連携することが重要である。たとえば結核患者では，治療の全期間において服薬管理が実施されており，地域の保健師との連携が必須である。

✎ work　復習と課題

❶ ワンヘルス-アプローチについて説明しなさい。
❷ 感染症患者の身体的な問題とその援助の特徴について述べなさい。
❸ 感染症患者の心理・社会的な問題とその援助の特徴について述べなさい。
❹ 感染症患者の家族への支援と，多職種・多分野関連機関の連携について，事例をもとにまとめなさい。

— 感染症 —

第 2 章

感染の成立と感染予防

236　第2章　感染の成立と感染予防

> **本章の目標**
> ☐ 感染症の原因や感染の成立・経過について，順序だてて学習する。
> ☐ 市中感染と医療関連感染，新興・再興感染症と輸入感染症など，患者のおかれた場面ごとの感染症について理解する。
> ☐ 感染症に関するおもな法律の概要について理解する。
> ☐ 感染予防と予防接種について理解する。

A 感染症の成立

　感染症とは，ウイルス・細菌・真菌・寄生虫などのさまざまな微生物がヒトの体内に侵入して発育・増殖し，その結果，多様な症状が引きおこされる疾患をさす。微生物は，環境中だけでなく，体内も含めてさまざまな場所に生息しており，ヒトにおいては一定の条件下で感染し，発症する。

1 感染の原因と成立

　感染症の原因と成立は，**感染源**である**病原体**と，**宿主**の**免疫能**の両面から考えると理解しやすい。感染症の発症の原因は，① 感染源（病原体）が存在することと，② 病原体に対するヒトの免疫応答の抵抗力が破綻することであり，2つの要素が相まって，感染症が成立する。

1 感染源（病原体）

　ヒトを取り巻く環境には多くの微生物が存在している。主要なものとして，ウイルス・細菌・真菌・寄生虫❶がある。

● **常在菌**　ヒトの皮膚や口腔内，上気道，尿道，腸内などには多様な微生物が存在しており，これらは**常在菌**とよばれている。たとえば，体表面には，数十兆の微生物が存在している。また，腸内にいる細菌は**腸内細菌**とよばれ，1,000種をこえる細菌が体表面と同じ程度存在し，**腸内細菌叢**を形成している。腸内細菌叢は，健常なヒトにおいては，摂取した食物の消化・吸収を促進するほか，ビタミンの産生や免疫の活性化など，生体に有益にはたらいている。

● **病原微生物と病原性**　一方で，ヒトに病気をおこす微生物も数多く知られており，これらを**病原微生物**とよぶ。ヒトの体内に侵入した微生物が発育・増殖すると，免疫が応答し，微生物を排除しようとする。微生物がその防御機構を突破し，その結果，ヒトの細胞・組織に障害が生じた場合に，症状や所見があらわれて，感染症を発症することになる。

　このような宿主の防御機構を突破するための微生物特有の能力を，**病原性**とよぶ。病原性は，① 病原体の構成要素，② 毒素，③ 毒素以外の産生物質，④ 増殖性，⑤ 臓器との親和性，などといった**病原因子**で規定される。

> **NOTE**
> ❶寄生虫
> 　単細胞生物である原虫と，多細胞生物である蠕虫に分けられる（◯280ページ）。

病原微生物はこれらの病原因子を活用してヒトの体内に入り込み，発育・増殖を試みる生き物である。非常に強力な病原因子をもつ微生物もいれば，それほど強力ではない病原因子を有する微生物も存在する。強力な病原因子を有さない場合は，病原微生物が体内に侵入したり，体表・粘膜に付着したりしても，必ずしも発症するとは限らない。すなわち，「微生物が存在する」あるいは「検査で検出される」ということは，必ずしも「感染症を発症する」ということではないことに留意する必要がある。

感染症を発症していないが，微生物を保有している状態を**保菌（キャリア）**とよぶ。保菌状態では，原則として治療を行わないが，重大な感染症をおこすことが予想される場合には，除菌や，抗微生物薬（●239ページ）の予防的な投与などの治療が行われる。

● **感染臓器**　病原微生物はその種類によって，感染しやすい臓器に特有の傾向がある。たとえば肺炎球菌は，その名のとおり肺炎❶をおこす細菌としてよく知られており，重症な場合には菌血症（●307ページ）をおこすことがある一方で，尿路感染症をおこすことはほぼない。

> **NOTE**
> ❶小児や成人，とくに高齢者におこりやすい。

2 宿主の免疫能

ヒトの生体防御機構には，どのような病原体にも非特異的にはたらく**非特異的防御機構**と，特定の病原体に特異的に反応する**特異的防御機構**の2つの機構がある。

◆ 非特異的防御機構

非特異的防御機構とは，正常な皮膚・粘膜のことであり，物理的・化学的に最初にはたらくバリア機構である（●16ページ，図2-1）。たとえば，けがや熱傷などにより皮膚・粘膜が損傷されると，このバリア機構が破綻して，微生物の体内への侵入が可能となり，常在菌であっても感染症を成立させる。

また，腸内細菌叢は腸内環境を整え，ヒトに有益な作用をもたらしているが，広域抗菌薬（●286ページ）や抗がん薬の投与などにより，一定の腸内細菌が減少・消失すると，腸内環境が乱れてしまい，特定の細菌が有意に増加することがある。このような現象は，**菌交代現象**とよばれている。これにより，下痢などを発症することがある。

◆ 特異的防御機構

特異的防御機構とは，特定の免疫担当細胞が，特定の微生物に対応して微生物の除去を行う機構である。特異的防御機構を担うのは，おもに好中球と細胞性免疫・液性免疫である。

①**好中球**　細菌や真菌が体内に侵入すると，好中球が感染巣❷へ遊走し，微生物を貪食・殺菌して除去する（●22ページ）。

②**細胞性免疫**　結核菌などの抗酸菌やレジオネラ属菌のほか，真菌やウイルスなどのように，おもに細胞内に寄生して免疫から逃れようとする微生物の除去にかかわっている（●18ページ）。

> **NOTE**
> ❷感染巣
> 　体内において，感染がおこっている場所のこと。

③**液性免疫**　液性免疫のおもな作用を担うのは**抗体**である（●17ページ）。抗体は，ウイルスが細胞内へ侵入するのを抑制するほか，細菌を溶菌❶させたり，マクロファージを活性化させて貪食能を増強させる。

　ヒトの体内では，これらの生体防御機構が巧みにはたらき，微生物の侵入・発育・増殖を阻害し，感染症の発症を抑制している。

3 感染症の成立

　ヒトはつねに外界や体表・体内に存在する微生物にさらされており，微生物が体内に入ってくる❷経路は複数存在する。この感染経路は，感染症の予防や制御にも関与するため，非常に重要である。

◆ 感染経路

　おもな感染経路は次の通りである。

　①**経口感染**　代表的な経口感染は食中毒（●302ページ）である。水や食品を介して，間接的に病原微生物やその毒素を摂取することにより発症する。

　②**接触感染**　接触感染は，医療関連感染（院内感染，●242ページ）においてとくに重要である。MRSAなどの薬剤耐性菌（●274ページ）が手指や環境を介して拡大する。

　③**飛沫感染**　病原体を含む飛沫を吸入することにより，上気道に感染する。新型コロナウイルス感染症やインフルエンザが代表的である。

　④**空気感染**　空気中に浮遊する病原体を吸入することで感染する。麻疹・水痘・結核が代表である。

　⑤**母子感染**　母体に感染している微生物が，妊娠・出産・授乳の際に子に伝播する。

　⑥**性行為感染**　性行為によって感染する。梅毒が代表である。

　⑦**動物媒介感染**　さまざまな生物を介してヒトに感染を及ぼすものである。近年，ペットを介した感染症などに対して，注意喚起がなされている。

◆ 発症の要因

▌生体防御機構の低下

　さまざまな感染経路より体内に侵入した微生物は，病原性が高い場合は，生体防御機構を突破し，感染症を発症する。一方で，基礎疾患をはじめとしたさまざまな患者背景により，生体防御機構が正常に機能しない場合は，病原性が低い微生物によっても感染症を発症することになる。生体防御機構の障害・破綻により，感染に対する抵抗力が低下した状態を，**易感染**とよぶ（●310ページ）。

　特異的防御機構の障害・破綻をおこす要素として，免疫抑制療法❸や悪性腫瘍，代謝性疾患，臓器不全，自己免疫疾患，外傷，環境因子などがある。また，感染症そのものが免疫不全の原因となることもある。たとえば，ヒト免疫不全ウイルス（HIV）感染症では，HIVがCD4陽性T細胞（●327ページ）に感染して細胞性免疫が破綻して，ウイルス・抗酸菌・真菌・寄生虫などに

NOTE

❶溶菌
　細菌の細胞壁と細胞膜が破損され，菌体内の成分が菌体外に放出される現象をさす。抗体や補体などの免疫に関する因子による溶菌のほか，細菌に感染するバクテリオファージによる溶菌もある。

❷微生物が生体に侵入する際の入り口は，侵入門戸とよばれる。

NOTE

❸現代の医療においては，臓器移植や抗がん薬などによる化学療法，免疫抑制薬の進歩・普及により，ヒトの免疫能が，医療行為そのものによって低下することがよくおこる。

▶表 2-1 免疫不全のタイプとおもな原因微生物

	ウイルス	細菌	真菌	寄生虫
好中球減少	——	○	○	——
細胞性免疫異常	○	○	○	○
液性免疫異常	——	○	——	——

よる感染症を引きおこすことになる。

　このように，障害・破綻している特異的防御機構のタイプにより，発症する感染症の原因微生物がある程度特定できる（▶表 2-1）。よって，感染症の診療では，患者の背景因子をしっかりと評価することがきわめて重要となる。

● **日和見感染**　防御機構が障害・破綻している生体は，正常な免疫能であれば感染症を発症しないはずの微生物でも感染症を発症してしまう。こうした経緯でおこる感染を**日和見感染**とよぶ（▶310 ページ）。

● **内因性感染と外因性感染**　一般的に常在菌は感染症を発症しない。しかし，ときに感染症を発症する場合もある。たとえば，膀胱炎は腸内細菌によって発症することがある。このように，体内に存在する微生物による感染を**内因性感染**とよぶ。これに対し，体外から侵入した病原体による感染は，**外因性感染**とよばれる。

② 感染症の経過

　一般的な感染症では，病原微生物が体内へ侵入して発育・増殖を始めると，まず生体防御機構が発動し，微生物の増殖阻止や除去を行う。その過程において炎症が発生し，多くの場合，発熱とともに感染臓器に応じた症状・所見がみられるようになる。そして，微生物の処理が順調に進めば，これらの症状・所見は徐々に改善して消失し，感染症は治癒する。

● **潜伏期と持続感染**　微生物が体内に侵入し，症状・所見が出現するまでには時間を要し，その期間を**潜伏期**とよぶ。また，症状・所見が消失しても，微生物が体内にとどまることがあり，そのような感染を**持続感染**，あるいは**潜伏感染**という。

● **抗微生物薬による治療期間**　いわゆる「かぜ」とよばれる感冒は，ウイルスによって発症するが，前述の経過を経て自然に治癒していく。一方で，**抗微生物薬**（▶285 ページ）を用いて治療を行う場合がある。原因となる微生物に応じて，**抗ウイルス薬・抗菌薬・抗真菌薬・抗寄生虫薬**を用いる。これら抗微生物薬は，病原微生物の増殖を抑制したり死滅させたりする作用を有する。これらの薬剤を使用することにより罹患期間が短くなり，場合によっては救命が可能となる。

　多くの感染症に対する抗微生物薬の使用期間はおおよそ定まっているが，その期間は感染症によってさまざまである。たとえば，持続感染症である HIV 感染症は，生涯にわたり抗ウイルス薬を服用しなければならない。一

方で，同じウイルス感染症であるインフルエンザや新型コロナウイルス感染症では，数日間の投与ですむ。

●**感染症の再発**　いったん感染症の症状がおさまったあと，同一人物が同じ感染症を再び発症することがある。これには，排除されずに体内に潜伏していた病原微生物が活性化して再び感染症をおこす場合と，同じ病原微生物に外因性に再び感染する場合とがある。前者は**再燃**，後者は**再感染**とよばれ，両者をあわせて**再発**とよぶことが多い[1]。

3　感染症による組織障害

　感染症は，ヒトのすべての臓器に障害を発生させうる病気といえる。感染症の診断では，頭の先からつま先まで，ありとあらゆる場所の感染を疑って問診や検査が行われる（●272ページ）。

　さまざまな病原因子をもつ微生物は，ヒトの体内に侵入し，微生物ごとに親和性の高い臓器を感染巣として，発育・増殖しようとする。その感染巣に免疫担当細胞が集まって，微生物との攻防が始まる。当然のことながら，感染巣では，細胞・組織が障害されて炎症が発生し，それに伴って症状・所見があらわれる。とくに，血液や髄液など，本来であれば無菌環境である部位から細菌が分離された感染症は，**侵襲性感染症**とよばれる。

　強力な病原因子を有する微生物であれば，その除去には時間を要し，組織障害の程度も強くなる。そのような場合，適切な対応ができなければ，循環不全や多臓器障害などをおこし，重篤な状態に陥ることになる。とくに敗血症[2]では集学的な治療が必要となり，治療が遅れたり適切でなかったりすると，ショックや多臓器不全，急性呼吸窮迫症候群（ARDS）に陥り，死にいたる。よって，感染症が疑われた場合には，早急に診断がなされ，早期に治療が開始されることが重要となる。

B　市中感染と医療関連感染

　感染症は，感染源（病原体）・宿主の免疫能・感染経路の3つの要因がそろうことで発生し，また，ヒトからヒトへ直接的に，または機器や環境などを媒介して間接的に伝播していく。感染は，家庭内・戸外・病院内など，あらゆる環境下で発生しうるが，場所によって病原微生物の種類や臨床経過，対策の講じ方は異なる。

　感染症は，感染する場所によって，日常生活のなかで感染する市中感染と，医療機関で感染する医療関連感染に分けられる。

NOTE

[1]たとえば結核や梅毒の治療が不十分である場合は，排除されずに体内に残存していた病原体が再活性化したり，薬剤耐性をもつなどして，症状が再発（再燃）することがある。結核では，治癒後に十数年経過したのち，再感染することもある。

NOTE

[2]**敗血症**
　感染症が原因で，制御不能な重度の組織障害や臓器障害をきたした状態をさす（●307ページ）。

1 市中感染と感染流行

1 市中感染

　家庭・職場・学校・公共交通機関・店舗・屋外などの日常生活において病原体に感染したものを**市中感染**とよぶ。宿主の免疫能はさまざまであり，また感染場所や感染経路などは多岐にわたる。市中感染の原因微生物は，医療関連感染の原因微生物と比較して，薬剤感受性（◯277ページ）が保たれていることが多く，抗微生物薬による治療が奏功しやすいが，近年では，市中でも薬剤耐性菌に遭遇するケースが増えてきている。

2 感染流行

　感染のしやすさは，微生物の病原性や，宿主の免疫能，季節などの環境条件などによって異なる。条件によっては，広い地域で感染者がみられることとなり，**感染流行**となる。

　感染流行は，感染の広がりの程度により，次のようによばれる。

　①**クラスター** cluster　予測される数よりも多い感染者の集団をクラスターとよぶことがある。小規模な感染集団のことをさす。接触歴などが明らかであり，5人程度の発生が目安とされる。

　②**エンデミック** endemic　ある地域内の集団において，ある疾病や感染因子がつねに存在あるいは流行していることをエンデミックとよぶ。地方特有の流行をさす。例として，マラリアやデング熱など，風土病とよばれるものがあげられる。

　③**エピデミック** epidemic　ある地域内の集団において，通常予想される数以上に，ある病気の患者数が増加することをエピデミックとよぶ。多くの場合，突然発生する。例として，季節性インフルエンザやノロウイルスの流行はエピデミックとされる。

　④**パンデミック** pandemic　エピデミックが複数の国や大陸に広がった状態がパンデミックである。世界的大流行のことである（◯表2-2）。

◯**表2-2　パンデミックをおこした過去のおもな感染症**

感染症名	病原体	特徴
天然痘	天然痘ウイルス	古くから世界中で何度も流行したが，牛痘ワクチンの発見により，1978年以降，感染者はみられていない。人類が根絶した唯一の感染症である。
ペスト	ペスト菌	ヨーロッパで大流行が繰り返され，14世紀には世界中に感染が拡大した。現在でも，アジア・アフリカ・アメリカの広い地域で発生している。
スペイン風邪	インフルエンザウイルス	1918〜1920年にかけて世界的に大流行し，感染者は5億人，死者は5000万人以上とされている。
新型コロナウイルス感染症（COVID-19）	重症急性呼吸器症候群コロナウイルス2（SARS-CoV-2）	2019年12月に中国で発生したのち，全世界に拡大した。世界的な流行の拡大とその重症度などから，2020年3月11日には世界保健機関（WHO）よりパンデミックとみなせることが表明された。

⑤**アウトブレイク** outbreak　エピデミックの定義と同じだが，アウトブレイクは，より限定された地域に対して用いられることが多い。

2 医療関連感染（院内感染），医療器具関連感染，職業感染

1 医療関連感染（院内感染）

● **概念**　医療機関において患者が原疾患とは別に新たに感染症に罹患したり，医療従事者が医療機関内において感染したものを**医療関連感染** healthcare-associated infections（**HAIs**）とよぶ。**院内感染**とよばれることもあるが，病院施設だけでなく，高齢者施設や在宅ケアの医療行為における感染もあるため，それらを含めて医療関連感染とよんでいる。施設内に感染源が存在し，施設内において，患者やその家族，面会者，医療従事者などが，検査・治療・ケアといった医療行為や面会などの過程で感染する。医療処置に関連した感染のうち，手術を受けた部位の感染は，**手術部位感染** surgical site infection（**SSI**）とよばれる。

医療施設内には，免疫能の低下した患者や未熟児・高齢者などの易感染患者が多く滞在している。こうした患者は，通常の病原微生物のみならず，感染力の弱い微生物に感染し，日和見感染として重大な問題となることがある（○表 2-3）。よって，医療関連感染対策は，個々の医療従事者ごとの判断にゆだねるのではなく，医療機関全体として対策に取り組む必要がある。

● **感染経路**　医療関連感染においても，感染源（病原体）・宿主の免疫能・感染経路の 3 つの要因がそろうことで，ヒトからヒトへ直接感染したり，医療従事者や医療機器，環境などを媒介して感染したりする。これに対しては，感染源の封じ込めや，ワクチン接種などによる宿主の免疫獲得，感染経路の遮断を意識して対策にあたることが重要である。

内因性感染の予防

抗菌薬投与に伴う菌交代現象により発症するクロストリジオイデス-ディフィシル感染症（CDI，○302 ページ）などは，医療機関という特殊な環境を背景とする特徴的な内因性感染である。CDI の発症予防のためには適切な抗

○**表 2-3　医療関連感染で問題となるおもな病原微生物**

細菌	グラム陽性菌	コアグラーゼ陰性ブドウ球菌，黄色ブドウ球菌（MRSA を含む），腸球菌属（VRE を含む）
	グラム陰性菌	腸内細菌科（大腸菌，クレブシエラ属，エンテロバクター属など），緑膿菌，アシネトバクター属，セラチア属
	嫌気性菌	クロストリジオイデス-ディフィシル
真菌		カンジダ属，アスペルギルス属
ウイルス		インフルエンザウイルス，ノロウイルス，ロタウイルス，ライノウイルス，単純ヘルペスウイルス，水痘-帯状疱疹ウイルス，サイトメガロウイルス，B 型肝炎ウイルス，C 型肝炎ウイルス，HIV

菌薬使用が重要となる。

外因性感染の予防

外因性感染を防ぐためには，標準予防策とともに，感染経路別予防策をつねに実施して，感染経路を遮断することが基本となる。

● **標準予防策（スタンダードプリコーション）**　感染症の有無にかかわらず，すべての患者のケアに際して普遍的に適用する感染予防策である。

● **感染経路別予防策**　感染経路ごとに，接触予防策・飛沫予防策・空気予防対策がある。

①**接触予防策**　患者は原則として個室管理，あるいはコホーティング❶とする。医療従事者は，病室に入る前に，手袋・ガウン（エプロン）を装着する。たとえば，メチシリン耐性黄色ブドウ球菌（MRSA，●350ページ）をはじめとする医療関連感染は，典型的には医療従事者の手指などを介した外因性感染が考えられ，接触予防策が必要である❷。

②**飛沫予防策**　患者は原則として個室管理，あるいはコホーティングとする。患者・医療従事者の双方がサージカルマスクを着用する。インフルエンザなどにおいて必要な予防策である。

③**空気予防策**　患者は原則として陰圧の隔離室での管理とし，室外ではサージカルマスクを着用する。医療従事者は N95 マスクを着用する。空気感染する状態にある結核患者，麻疹患者，水痘患者において必要な予防策である。

医療関連感染においては，日和見感染の原因となる病原微生物だけでなく，感染伝播力の強いインフルエンザウイルスやノロウイルスなどにも気を配る必要がある。免疫抑制の強い患者が罹患すると重篤化することがあるため，感染経路別予防策の徹底や，個室収容，コホーティングといった対応を講じる必要がある。

2 医療器具関連感染

医療関連感染において，医療器具に由来・関連する**医療器具関連感染**の占める割合は高い。代表的な医療器具として，中心ライン，尿道留置カテーテル，人工呼吸器があげられる。中心静脈カテーテルや動脈ライン，透析カテーテルなど，血管内留置カテーテルに起因しておこる血流感染を，**カテーテル関連血流感染** catheter-related bloodstream infection（**CRBSI**）という（●315ページ）。尿道留置カテーテルに起因しておこる尿路感染を，**カテーテル関連尿路感染** catheter-associated urinary tract infection（**CAUTI**）という（●314ページ）。人工呼吸器管理が行われている患者において，人工呼吸開始48時間以上経過したあとに発生する肺炎を，**人工呼吸器関連肺炎** ventilator-associated pneumonia（**VAP**，●315ページ）という。

3 職業感染

医療従事者が，医療施設での業務において新たな感染を獲得することを，**職業感染**とよぶ。医療従事者の針刺し・切創などの傷に，感染患者の血液あ

NOTE

❶ **コホーティング**
同じ病原体に感染している患者だけを同室にすること。

❷ 医療関連感染を低減するため，WHO より，「手指衛生の５つのタイミング」が提示されている。
① 患者に触れる前
② 清潔・無菌操作の前
③ 体液に曝露された可能性のあるとき
④ 患者に触れたあと
⑤ 患者周辺の物品に触れたあと

るいは体液が接触することにより，病原微生物が体内に侵入して成立する。とくに，B型肝炎ウイルス（HBV），C型肝炎ウイルス（HCV），ヒト免疫不全ウイルス（HIV）が重要である。空気感染する結核も職業曝露によりおこりうる。感染リスクの大きさなどに応じて，接触者健診（●250ページ）が検討される。

3 感染症サーベイランス

感染症サーベイランスとは，感染症の発生情報や病原体情報を正確に把握・分析することにより，的確な予防・診断・治療にかかわる対策をはかり，適切な感染症対策を立案することを目的として実践される活動である。国が運用している感染症サーベイランスシステムでは，発生届などの情報を医療機関・保健所・都道府県などの関係者間で，オンラインで共有することが可能である。「感染症の予防及び感染症の患者に対する医療に関する法律」（感染症法，●247ページ）で規定されている届出対象疾患に関して，医療機関などが決められたタイミングで実施し，報告する。

また，医療施設内における医療関連感染の発生状況を把握し，対策を立案・導入することを目的として実践される活動は，**医療関連感染サーベイランス**とよばれる。継続的・系統的に情報を収集することで，アウトブレイクを早期発見し，感染予防策と感染管理に関する介入の評価にもつなげることができる。病院あるいは部門全体を対象とする**包括的サーベイランス**と，特定の医療機器や処置，微生物を対象としたり，特定の身体部位に発生する感染を対象とする**対象限定サーベイランス**がある。

4 感染管理

感染症は，さまざまな臓器や部位におこりうる全身性疾患でもあり，全身の系統的診療が求められる（●271ページ）。また感染症は，他者へ伝播しうる疾病であるため，罹患した患者個人のみならず，集団における感染管理が求められる。**感染制御チーム**❶ infection control team（**ICT**）は，院内感染の発生を防止し，いったん発生した院内感染をすぐに感知して拡大を防ぎ，終焉させ，同時に再発防止の手段を講じるという役割を担う，病院内のチームである。チームは，医師・看護師・薬剤師・臨床検査技師・栄養士・事務職員などの多職種で構成されており，院内各部署と直接的にかかわりながら活動する。

ICTは，院内の各部門だけではなく，他施設や保健所，学会などと連携して，感染対策の情報ネットワークを構築し，情報収集と解析，対策の立案，伝達と教育を行う。

NOTE

❶感染制御チーム（ICT）

　感染制御チームは，施設や組織によっては，インフェクションコントロールチーム，感染症コントロールチーム，感染対策チーム，院内感染対策チームなどとよばれることもある。

C 新興・再興感染症と輸入感染症

1 新興・再興感染症

● **新興感染症**　新興感染症とは，過去に知られていなかった新しい感染症で，国際的あるいは地域限局的に，公衆衛生上の問題となる感染症をさす❶（ ▶表2-4）。過去に知られていなかった感染症に加え，① 過去に発生はしたが患者数が少なく認知されていなかった感染症と，② 以前から知られてはいたものの，原因微生物が同定されたことによりあらためて感染症としてみとめられるようになったものも含まれる。新型コロナウイルス感染症は，近年発生した新興感染症として代表的な疾患である。

> **NOTE**
> ❶感染症法で，一類感染症（ ▶247 ページ）に指定されるウイルス性出血熱感染症の多くは，新興感染症である。

▶表2-4　おもな新興感染症

感染症名	病原体	発生年	特徴
マールブルグ熱	マールブルグウイルス	1967	ウイルス性出血熱。オオコウモリが自然宿主である。対症療法のみ。
ラッサ熱	ラッサウイルス	1969	ウイルス性出血熱。齧歯類が自然宿主である。
エボラウイルス病（エボラ出血熱）	エボラウイルス	1976	ウイルス性出血熱。オオコウモリが自然宿主である。ヒト-ヒト感染でしばしば流行する。
日本紅斑熱	リケッチア	1984	マダニを介して感染する節足動物媒介感染症である。発疹を伴う発熱があり，マダニの刺し口を有する。
ニパウイルス感染症	ニパウイルス	1998	オオコウモリが自然宿主である。マレーシアやシンガポールで流行した。脳炎を発症する。
バンコマイシン耐性黄色ブドウ球菌感染症（VRSA）	黄色ブドウ球菌	2002	バンコマイシンに耐性を示す黄色ブドウ球菌である。厳重な院内感染対策が求められる。
重症急性呼吸器症候群（SARS）	SARS コロナウイルス	2003	中国広東省で発生した。ハクビシンが媒介体と考えられる。重症の肺炎をおこす。
新型インフルエンザ	インフルエンザウイルスH1N1	2009	メキシコで発生した。ブタのインフルエンザがヒトに感染するようになった。
重症熱性血小板減少症候群（SFTS）	SFTS ウイルス	2011	中国で発見された。マダニを介して感染する節足動物媒介感染症である。日本では高齢者の死亡率が高い。
中東呼吸器症候群（MERS）	MERS コロナウイルス	2012	中東で発生した。ヒトコブラクダが宿主である。韓国で輸入感染症として流行した。
高病原性鳥インフルエンザ	鳥インフルエンザ A（H5N1，H7N9）	1997，2013	感染した家禽やその排泄物，死体，臓器などへの濃厚な接触が原因となる。日本での感染例はない。
ジカウイルス感染症	ジカウイルス	2015	カ（蚊）が媒介する。ブラジルでは母子感染による小頭症児が問題となった。
新型コロナウイルス感染症	SARS コロナウイルス 2	2019	中国で発生し，世界中に蔓延した。ワクチンと治療薬が短期間で開発された。

○**表2-5　おもな再興感染症**

感染症名	病原体	特徴
結核	結核菌	日本は低蔓延国となった。空気感染する。世界では複数の抗結核薬に耐性を示す多剤耐性結核菌が問題となってきている。
マラリア	マラリア原虫	ハマダラカが媒介する。複数の病型が存在する。薬剤耐性マラリアも問題となってきている。
デング熱	デングウイルス	カ(蚊)が媒介する。温暖化の影響により感染地域が拡大している。日本において海外渡航歴のないデング熱発症例がある。
黄熱	黄熱ウイルス	カ(蚊)が媒介する。温暖化の影響により感染地域が拡大している。ワクチンが有効。
狂犬病	狂犬病ウイルス	ウイルスを保有するイヌなどの咬傷から感染する。致死率は100%近い。ワクチンが有効で，咬傷後の接種も有効である。
百日咳	百日咳菌	小児に多くみられ，特徴的な咳嗽症状がある。飛沫・接触感染する。ワクチンで予防可能である。
ジフテリア	ジフテリア菌	接触・飛沫感染する。毒素により呼吸器以外の多様な症状を呈する。ワクチンが有効である。

● **再興感染症**　再興感染症とは，特定の国や世界中で流行し，かつて公衆衛生上，問題となったが，その後，問題にならないほどに沈静化したのち，再び流行をきたした感染症をさす(○表2-5)。たとえば，結核は日本での罹患率は下がってきているが，世界においては，マラリアとともに，死亡原因として重要な感染症であり，今後も注意が必要である。

● **新興・再興感染症を媒介する生物**　新興・再興感染症の原因となる微生物は，ウイルス・細菌・真菌・寄生虫など多岐にわたる。これらの微生物の一部は動物が保有しており，動物由来感染症(人畜共通感染症，人獣共通感染症，○311ページ)として，動物のみならずヒトにも発症することが多い。病原微生物を保有している動物を，カ(蚊)やダニなどの節足動物が刺し，その節足動物が媒介体としてヒトに感染をもたらす，いわゆる節足動物媒介感染症として発症するものもある。

● **新興・再興感染症が発生する要因**　新興・再興感染症の流行は日本も含め，世界的な問題となっている。新興・再興感染症が発生する要因は次のとおりである。

(1) 感染症領域において遺伝子診断技術が進歩したことにより，新しい病原微生物の発見・診断ができるようになった。

(2) 人口の増加，地方の都市化，気候変動による温暖化など，ヒトや生物を取り巻く環境の急激な変化は，ヒトと未知の微生物との接触の機会の増加につながっている。

(3) グローバル化による交通網の発達により，感染がきわめて速いスピードで世界中に伝播し，世界的な流行を生んでいる。

(4) 感染症の治療において抗微生物薬は欠かせないものであるが，一部の微生物は薬剤に耐性を示すようになり，治療に抵抗性をきたす。すなわち，薬剤耐性を獲得した新しい耐性菌による感染症が生じることになる。このような感染症も新興感染症に含まれる。バンコマイシン耐性黄色ブド

ウ球菌(VRSA)感染症はその代表である。

2 輸入感染症

　輸入感染症とは，本来，日本に存在しない感染症が海外から持ち込まれることで発生する感染症である。新興・再興感染症のうち，一類感染症のウイルス性出血熱をはじめとして，重症急性呼吸器症候群(SARS)，中東呼吸器症候群(MERS)，ジカウイルス感染症，新型コロナウイルス感染症，マラリア，デング熱，黄熱，狂犬病などは輸入感染症である。これら以外に，コクシジオイデス症，パラコクシジオイデス症，ヒストプラスマ症などの真菌症もある。さらに，多剤耐性アシネトバクターや多剤耐性結核など，日本にはほとんど存在しない薬剤耐性菌が海外の医療機関では多くみられており，海外での感染者が日本に持ち込むケースが増加している。

　これらの感染症の一部はヒトからヒトへと感染し，医療関連感染として拡大するおそれもある。よって，医療機関においては，患者の海外渡航歴を確認し，場合によっては，これらの微生物の保菌の有無をスクリーニング検査で確認することも重要となっている。

D 感染症に関する法律

1 感染症の予防及び感染症の患者に対する医療に関する法律（感染症法）

1 感染症法の概要

　2020年に世界的パンデミックとなった新型コロナウイルス感染症(COVID-19)は記憶に新しい。ニュースなどから，感染症には法律があり，私たちの日常生活にさまざまな影響を及ぼすことを実感した人も多いだろう。現在日本では，1998(平成10)年に制定，1999(平成11)年に施行された**感染症の予防及び感染症の患者に対する医療に関する法律（感染症法）**が，感染症に関する法律の基本となっている（▶表2-6）。また，2012(平成24)年に制定された**新型インフルエンザ等対策特別措置法**では，新たな感染症が急速に広がる場合の必要な措置について規定している。

　感染症法では，疾患の分類や医療体制の整備，感染症患者の人権確保のほか，人材育成や生物テロを考慮した病原体の管理についても規定している。

2 感染症法に基づく疾患の分類

●**感染症法の対象疾患**　感染症法は，対象となる感染症を，感染性や重篤度により，**一類・二類・三類・四類・五類感染症，新型インフルエンザ等感**

表 2-6　感染症法に基づく疾患の分類

類型		感染症名	対応・措置		
			入院	就業制限	届出
一類感染症 （7 疾患）		① エボラ出血熱，② クリミア・コンゴ出血熱，③ 痘瘡（天然痘），④ 南米出血熱，⑤ ペスト，⑥ マールブルグ病，⑦ ラッサ熱	勧告あり	あり	全数・診断後ただちに
二類感染症 （7 疾患）		① 急性灰白髄炎（ポリオ），② 結核，③ ジフテリア，④ 重症急性呼吸器症候群（SARS），⑤ 中東呼吸器症候群（MERS），⑥ 鳥インフルエンザ（H5N1），⑦ 鳥インフルエンザ（H7N9）			
三類感染症 （5 疾患）		① コレラ，② 細菌性赤痢，③ 腸管出血性大腸菌感染症，④ 腸チフス，⑤ パラチフス	勧告なし		
四類感染症 （44 疾患）		E 型肝炎，ウエストナイル熱，A 型肝炎，エキノコックス症，エムポックス，黄熱，オウム病，オムスク出血熱，回帰熱，キャサヌル森林病，Q 熱，狂犬病，コクシジオイデス症，ジカウイルス感染症，重症熱性血小板減少症候群（病原体がフレボウイルス属 SFTS ウイルスであるものに限る），腎症候性出血熱，西部ウマ脳炎，ダニ媒介脳炎，炭疽，チクングニア熱，つつが虫病，デング熱，東部ウマ脳炎，鳥インフルエンザ（鳥インフルエンザ〔H5N1 及び H7N9〕を除く），ニパウイルス感染症，日本紅斑熱，日本脳炎，ハンタウイルス肺症候群，B ウイルス病，鼻疽，ブルセラ症，ベネズエラウマ脳炎，ヘンドラウイルス感染症，発疹チフス，ボツリヌス症，マラリア，野兎病，ライム病，リッサウイルス感染症，リフトバレー熱，類鼻疽，レジオネラ症，レプトスピラ症，ロッキー山紅斑熱		なし	
五類 感染症	全数把握 （24 疾患）	• ただちに届出：① 侵襲性髄膜炎菌感染症，② 麻疹，③ 風疹			
		• 7 日以内に届出：① アメーバ赤痢，② ウイルス性肝炎（A，E 除く），③ カルバペネム耐性腸内細菌目細菌感染症，④ 急性弛緩性麻痺（急性灰白髄炎を除く），⑤ 急性脳炎（ウエストナイル脳炎，西部ウマ脳炎，ダニ媒介脳炎，東部ウマ脳炎，日本脳炎，ベネズエラウマ脳炎及びリフトバレー熱を除く），⑥ クリプトスポリジウム症，⑦ クロイツフェルト-ヤコブ病，⑧ 劇症型溶血性レンサ球菌感染症，⑨ 後天性免疫不全症候群，⑩ ジアルジア症，⑪ 侵襲性インフルエンザ菌感染症，⑫ 侵襲性髄膜炎菌感染症，⑬ 侵襲性肺炎球菌感染症，⑭ 水痘（入院例に限る），⑮ 先天性風疹症候群，⑯ 梅毒，⑰ 播種性クリプトコックス症，⑱ 破傷風，バンコマイシン耐性黄色ブドウ球菌感染症，⑳ バンコマイシン耐性腸球菌感染症，㉑ 百日咳，㉒ 風疹，㉓ 麻疹，㉔ 薬剤耐性アシネトバクター感染症			全数・診断後 7 日以内
	定点把握 （26 疾患）	• インフルエンザ定点（2 疾患）：① インフルエンザ（季節性），② 新型コロナウイルス感染症（COVID-19 に限る） • 小児科定点（10 疾患）：① RS ウイルス感染症，② 咽頭結膜熱，③ A 群溶連菌咽頭炎，④ 感染性胃腸炎，⑤ 水痘，⑥ 手足口病，⑦ 伝染性紅斑，⑧ 突発性発疹，⑨ ヘルパンギーナ，⑩ 流行性耳下腺炎 • 眼科定点（2 疾患）：① 急性出血性結膜炎，② 流行性角結膜炎 • 性感染症定点（4 疾患）：① 性器クラミジア，② 性器ヘルペス，③ 尖圭コンジローマ，④ 淋菌感染症 • 基幹定点（8 疾患）：① 感染性胃腸炎（ロタウイルス），② クラミジア肺炎（オウム病を除く），③ 細菌性髄膜炎，④ マイコプラズマ肺炎，⑤ 無菌性髄膜炎，⑥ ペニシリン耐性肺炎球菌感染症，⑦ メチシリン耐性黄色ブドウ球菌感染症，⑧ 薬剤耐性緑膿菌感染症			定点医療機関のみ（週報もしくは月報）

D. 感染症に関する法律 249

○表2-6　感染症法に基づく疾患の分類（続き）

類型	感染症名	対応・措置		
		入院	就業制限	届出
新型インフルエンザ等感染症	新型インフルエンザ，再興型インフルエンザ，新型コロナウイルス感染症（COVID-19を除く），再興型コロナウイルス感染症	勧告あり	あり	全数・診断後ただちに
指定感染症	政令で定める期間，一類から三類，新型インフルエンザ等感染症に対する規定が準用できる。1年以内の規定だが，1年以内の延長が可能である。	それぞれの規定に準ずる		
新感染症	感染性疾病と考えられるが，病原体が不明である未知の感染症について，症状などで対象者を規定して措置をとる。	当初は都道府県知事が個別対応		

染症，**指定感染症**，**新感染症**に分類している（○表2-6）。

①**一類感染症**　感染性や罹患した場合の重篤性などに基づく総合的な観点からみた危険性が，きわめて高い感染症である。

②**二類感染症**　感染性や罹患した場合の重篤性などに基づく総合的な観点からみた危険性が，高い感染症である。

③**三類感染症**　特定の職業への就業❶によって集団発生をおこしうる感染症である。

④**四類感染症**　動物や飲食物などを介してヒトに感染し，国民の健康に影響を与えるおそれのある感染症のことである。

⑤**五類感染症**　国が感染症発生動向調査を行い，その結果などに基づいて必要な情報を一般国民や医療関係者に提供・公開していくことによって，発生・拡大を防止すべき感染症のことである。

⑥**新型インフルエンザ等感染症**　当該感染症の全国的かつ急速な蔓延により，国民の生命および健康に重大な影響を与えるおそれがある感染症である。

⑦**指定感染症**　既知の感染性疾患（一類，二類，三類，新型インフルエンザ等感染症を除く）のうち，蔓延により国民の生命および健康に重大な影響を与えるおそれがあるものである。

⑧**新感染症**　ヒトからヒトに伝染する感染症で，既知の感染症と病状が異なり，重篤かつ国民の生命および健康に重大な影響を与えるおそれがある感染症である。

この分類は，流行状況・重篤度などをもとに適宜変更される。たとえば，新型コロナウイルスは，パンデミック当初は指定感染症に分類され，以降は流行状況に応じて，新型インフルエンザ等感染症，五類感染症と，類型が見直された。

●**届出**　対象疾患を診断した医師は，厚生労働省令で定める場合を除き，最寄りの保健所長を経由して，都道府県知事に届け出なければならない。届出の対象となる感染症は，すべての医師が届け出を行う**全数把握疾患**と，指定された医療機関のみが届け出る**定点把握疾患**に分けられる❷。一類〜四類

NOTE

❶調理・飲食・食品などに関する業務に従事する場合が該当する。

NOTE

❷周囲への感染拡大防止をはかることが必要な場合や，発生数が稀少なため，定点方式での正確な傾向把握が不可能な場合は，全数把握が必要となる。患者数が多数で全数を把握する必要がない場合には，定点把握が行われる。

感染症と，五類感染症・全数把握疾患の一部（侵襲性髄膜炎菌感染症，風疹，麻疹），指定感染症，新型インフルエンザ等感染症は「ただちに」，そのほかの五類・全数把握疾患は「7日以内に」届け出る必要がある。また五類感染症のうち，定点把握疾患は都道府県が指定した医療機関❶が，週または月ごとに届け出ることになっている。

● **入院勧告**　一類・二類感染症，新型インフルエンザ等感染症では，入院勧告が行われる。その際には，感染症患者の人権尊重の観点から，適切な説明が努力義務とされ，入院期間には上限が設けられており，延長する場合は意見聴取手続きが必要となる。また，感染症審査協議会が設置され，公費により医療費が負担されるなどの配慮がある。

● **就業制限**　入院勧告の対象となる感染症および三類感染症では，蔓延防止のために就業を制限させることができる。対象となる業務や就業制限の期間は感染症ごとに異なり，たとえば結核では接客業および多数の者に接触する業務，三類感染症では飲食に関連する業務が制限される。

● **積極的疫学調査と接触者健診**　感染症の発生を予防し，発生状況・動向・原因を明らかにするために，必要時には感染症法第15条に基づいて関係者への質問・調査・検体採取を行うことができる。これは，**積極的疫学調査**とよばれる。さらに，入院勧告や就業制限が必要となる感染症では，感染症法第17条に基づいて，感染の疑いがある者に健康診断を受けさせることができる。これが**接触者健診**である。積極的疫学調査と接触者健診を合わせた広義の接触者検診は，結核で広く実施されており，COVID-19の流行時にも行われていた。

3　平時と感染症発生時の医療体制の整備

● **感染症発生動向調査**　1981（昭和56）年から感染症発生動向調査事業が開始され，発生動向を収集・分析して国民や医療機関に情報を提供・公開することで，感染症の発生および蔓延防止に役だてている。このシステムは，**感染症サーベイランス**とよばれる（◎244ページ）。

● **指定医療機関**　感染症患者を受け入れる医療機関として，新感染症・一類・二類感染症患者には**特定感染症指定医療機関**，一類・二類感染症患者には**第一種感染症指定医療機関**，二類感染症患者には**第二種感染症指定医療機関**が指定されている❷。このほか，感染性のある結核患者を入院させるための結核病床を有する指定医療機関もある。

　また，COVID-19パンデミック下での医療現場の混乱や逼迫（ひっぱく）を受けて，将来の感染症流行に備えた体制の整備も行われている。都道府県との協定の締結により，新型インフルエンザ等感染症・指定感染症・新感染症の入院を担当する**第一種協定指定医療機関**と，発熱外来や宿泊・自宅療養，在宅医療などを担当する**第二種協定指定医療機関**が新たに指定された。

NOTE

❶定点医療機関は報告する疾患により下記に分類される。
（1）基幹定点：内科と小児科をもつ300床以上の医療施設で，全国で500か所が指定されている。
（2）インフルエンザ／COVID-19定点：内科・小児科
（3）小児科定点
（4）眼科定点
（5）性感染症定点：皮膚科・泌尿器科・婦人科

NOTE

❷特定感染症指定医療機関は，厚生労働大臣が指定するもので，2024年2月現在，4医療機関10床が設けられている。第一種感染症指定医療機関は，都道府県知事が指定し，原則として都道府県域ごとに1か所，設けられている。第二種感染症指定医療機関は，都道府県知事が指定し，原則として2次医療圏域ごとに1か所，設けられている。

2 予防接種法

感染症の発生および蔓延を予防するため，公衆衛生の見地から予防接種の実施と必要な措置を講じ，また予防接種による健康被害の迅速な救済をはかることを目的として，**予防接種法**が定められている（●252ページ）。

3 学校保健安全法

学校保健安全法は学校における児童生徒および職員の健康保持・増進を目的としており，インフルエンザをはじめとした感染症に伴う出席停止・学級閉鎖・休学などはこの法律に基づいて行われる。**学校感染症**は学校保健安全法施行規則で定められ，第一種から第三種の分類と，それぞれの疾患についての出席停止期間の基準が規定されている。感染のおそれがないと判断するのは学校医かその他の医師の業務である。

①**第一種**　一類・二類感染症，新型インフルエンザ等感染症，指定感染症，新感染症が該当する。出席停止期間は，治癒するまでである。

②**第二種**　おもに飛沫感染・空気感染で伝播する感染症❶が該当する。出席停止期間は，疾患ごとに規定されている。

③**第三種**　飛沫感染・接触感染で伝播する感染症で，三類感染症と流行性角結膜炎・急性出血性結膜炎のほか，流行状況に応じてその他の感染症❷が該当する。学校医などの医師の指示により，感染のおそれがないと認められるまで，出席停止となる。

> **NOTE**
>
> ❶インフルエンザ（特定鳥インフルエンザを除く），百日咳，麻疹，流行性耳下腺炎，風疹，水痘，咽頭結膜熱，COVID-19，結核，髄膜炎菌性髄膜炎などである。
>
> ❷その他の感染症には，溶血性レンサ球菌感染症，手足口病，ヘルパンギーナ，マイコプラズマ感染症，感染性胃腸炎などが含まれ，出席停止期間は，疾患ごとに規定されている。

4 検疫法

検疫法は，国内に常在しない感染症が船舶および航空機を介して国内に侵入することを防止し，患者の隔離や診察・検査，消毒，動物の駆除など，予防に必要な措置をとることを目的としている。

COVID-19パンデミックの当初は，水際対策として入国時のPCR検査の陰性証明書の取得や入国時検査，ワクチン接種証明書の提出などが求められた時期があったが，これらは検疫法に基づいて実施されたものである。

2024年2月現在，検疫感染症として，一類感染症と新型インフルエンザ等感染症，その他の政令で定める感染症が規定されている。政令で定める感染症として，鳥インフルエンザH5N1およびH7N9，MERS，ジカウイルス感染症，チクングニア熱，デング熱，マラリアが指定されている。

252 第2章　感染の成立と感染予防

E 感染予防と予防接種

1 予防接種総論

1 予防接種とその目的

● **定義**　予防接種法第2条において，予防接種とは，「疾病に対して免疫の効果を得させるため，疾病の予防に有効であることが確認されているワクチンを，人体に注射し，又は接種すること」と定義されている。

　侵入してきた異物や微生物から生体をまもるためのしくみとして，自然免疫と獲得免疫がある（●17ページ）。獲得免疫は，微生物の初回侵入時にはすみやかに反応できないが，免疫担当細胞が微生物の特徴を記憶していると，2回目の侵入以降は特異的に速く反応できるようになる。獲得免疫を誘導する物質が抗原であり，これが**ワクチン**に相当する。事前にワクチン接種により獲得免疫を誘導しておくことにより，病原体に曝露された際に効率よく免疫応答を引きおこし，病原体を排除して，発病をまぬがれることができる。

● **目的**　1948（昭和23）年に制定された**予防接種法**は，社会情勢やワクチンによる副作用，その懸念による接種率低下などの影響により，数回の改正が行われてきた。この法制定の目的は，第1条に「伝染のおそれがある疾病の発生及びまん延を予防するために公衆衛生の見地から予防接種の実施その他必要な措置を講ずることにより，国民の健康の保持に寄与するとともに，予防接種による健康被害の迅速な救済を図ること」と，述べられている。

　予防接種は，自然感染時における発症予防や感染予防，重症化予防を目的とした感染症疾患に特異的な予防方法でもあるが，B型肝炎ウイルス（HBV）による肝臓がんや，ヒトパピローマウイルス（HPV）による子宮頸がん・陰茎がん・咽頭がん・肛門がんといった，悪性腫瘍の予防にも用いられている❶。

　ワクチンで予防できる疾患 vaccine preventable diseases は，**VPD**とよばれる。

> ❏ **NOTE**
> ❶生活習慣病や神経疾患，アレルギー疾患などといった非感染性疾患の予防にもワクチン開発が行われている。本項では非感染症のワクチンについては扱わない。

2 ワクチンの分類

　ワクチンはおもに，①生ワクチン，②不活化ワクチン，③成分ワクチン，④ウイルスベクターワクチン，⑤ウイルス様粒子ワクチン，⑥核酸ワクチンに分けられる。

◆ 生ワクチン（弱毒生ワクチン）

　生きたウイルスや細菌の病原性（毒性）を，症状が出ないように極力抑えつつ，免疫は獲得できるように弱毒化した製剤が，生ワクチン（弱毒生ワクチン）である。1回の接種でも十分な免疫を獲得することが可能である。ただ，獲得できる免疫❷は自然感染で獲得されるものよりも弱いため，5〜10年後

> ❏ **NOTE**
> ❷免疫応答を誘発する能力のことを，免疫原性とよぶ。

E. 感染予防と予防接種 **253**

に追加接種が必要で，ワクチンの種類によっては，2〜3回の接種が必要となる。

● **副反応** もともとの疾患のごく軽い症状があらわれることがある。

● **該当するVPD** ロタウイルス感染症，結核，麻疹，風疹，流行性耳下腺炎，水痘，黄熱病，インフルエンザ（点鼻ワクチン）などがある。

◆ 不活化ワクチン

不活化ワクチンは，ウイルスや細菌の病原性（毒性）をなくして，免疫の獲得に必要な成分だけを製剤にしたものである。1回の接種では十分な免疫が獲得されないため，ワクチンごとに決められた回数の接種が必要である。

● **該当するVPD** HBV感染症，インフルエンザ菌血清型b(Hib)感染症，肺炎球菌，百日咳，ポリオ，日本脳炎，季節性インフルエンザ，HAV感染症，髄膜炎菌感染症（タンパク質結合型，血清型❶A，C，Y，W-135），腸チフス，コレラ，狂犬病，水痘，帯状疱疹などがある。

◆ 成分ワクチン（コンポーネントワクチン）

感染防御に関与する成分のみを取り出して精製したものを，成分ワクチンあるいはコンポーネントワクチンとよぶ。

▌トキソイドワクチン

感染症によっては，細菌の出す毒素が免疫獲得に重要な因子となる。この毒素の毒性をなくしたうえで，免疫を獲得できるようにしたものが**トキソイド**である。不活化ワクチンとほとんど同じ機序ではたらく。

● **該当するVPD** ジフテリアや破傷風などがある。

▌組換えタンパク質ワクチン

病原体の表面にあるタンパク質を合成して利用したものである。生ワクチンや不活化ワクチンとは異なり，原料としてウイルスそのものは使用しない。不活化ワクチンと同じように，複数回の接種が必要となる。

● **該当するVPD** HPV感染症，HBV感染症，帯状疱疹，髄膜炎菌感染症（血清型B❷）がある。

◆ ウイルスベクターワクチン

ウイルスのタンパク質のもとになる遺伝情報を，病原性のないウイルス❸に組み込んだものである。日本では，新型コロナウイルス感染症のワクチンではじめて使われている。

● **該当するVPD** 新型コロナウイルス感染症がある。

◆ ウイルス様粒子ワクチン

ウイルス様粒子 virus-like particle ワクチン（VLPワクチン）は，ウイルスの外殻のみを，微生物や昆虫細胞，植物を用いて合成し，単離・精製したワクチンである。ウイルスのゲノムは含まない。投与後，抗原となるタンパク質が細胞内に取り込まれ，ペプチドに分解されて，おもに液性免疫を誘導する

NOTE

❶血清型

細菌の表面にある糖などで構成される構造（抗原）の違いによって分類される型を血清型とよぶ。髄膜炎菌は，細菌の細胞壁の外側に存在する成分（莢膜多糖体）の種類により，いくつかの血清型に分類される。

NOTE

❷ 髄膜炎菌の血清型Bは，細菌の表面構造がヒトの神経細胞の表面構造と類似しており，不活化ワクチンでは副作用を生じやすい。そのため，血清型Bについては組換えタンパク質ワクチンが使用される。

❸ 遺伝子組換え操作の際に，目的となる遺伝子を組み込んで使用する運搬体を，ベクターという。運搬体がウイルスの場合，ウイルスベクターとよばれ，アデノウイルスがよく使用される。

と考えられている。
- **該当する VPD** HPV 感染症，HBV 感染症がある。

◆ 核酸ワクチン

▌DNA ワクチン

抗原となるタンパク質の塩基配列を，プラスミドとよばれる環状 DNA に組み込んだワクチンである。mRNA ワクチンに比べ，抗原タンパク質の発現には，転写と翻訳（合成）の 2 段階が必要となる。これまで世界では数多くの DNA ワクチンの臨床試験が行われたが，承認されたものはなく，免疫原性が低いという問題も指摘されている。

▌mRNA ワクチン

ウイルスを構成するタンパク質の遺伝情報を mRNA として接種するワクチンである。接種された mRNA をもとに，細胞質内で抗原タンパク質が翻訳され，そのタンパク質に対する抗体がつくられ，免疫を獲得する。予防のためには，決められた回数の接種や追加接種が必要となる。

mRNA ワクチンやウイルスベクターワクチンは，迅速に実用化できる利点があり，緊急性が求められるパンデミックに対応するワクチンの方法としてさまざまなものが開発されている。2024 年，新しい機序の mRNA ワクチンとして，レプリコンワクチン❶が，国内で開発され，承認された。

- **該当する VPD** 新型コロナウイルス感染症がある。

> **NOTE**
> **❶レプリコンワクチン**
> 　接種された mRNA が細胞内で一時的に複製されるように設計されており，既存の mRNA ワクチンよりもタンパク質がつくられる時間が長いため，少量で強く免疫が誘導され，抗体の持続期間が長い。ワクチン接種後の細胞内における mRNA の増幅は一時的なものであり，無限にウイルスのタンパク質がつくられることはない。

3　定期接種・臨時接種・任意接種

予防接種には，法律に基づいて市区町村が主体となって実施する**定期接種**と，希望者が受ける**任意接種**，蔓延予防の必要性から緊急に認められる**臨時接種**がある。

▌定期接種

定期接種は市町村が主体となる。予防接種法第 2 条により，**A 類疾病**と**B 類疾病**が定められている（●表2-7）。A 類疾病は集団予防を目的とする。一方，B 類疾病は，個人の予防を目的としたものである。

予防接種法第 5 条に基づき，市町村長は保健所長の指示を受け，期日・期間を指定して，A 類疾病および B 類疾病のうち政令で定めるものについて予防接種を行わなければならない。また第 9 条には，A 類疾病の対象者は，

●**表 2-7　予防接種法第 2 条の定める A 類疾病と B 類疾病**

A 類疾病	① ジフテリア，② 百日咳，③ 急性灰白髄炎（ポリオ），④ 麻疹，⑤ 風疹，⑥ 日本脳炎，⑦ 破傷風，⑧ 結核，⑨ Hib 感染症，⑩ 小児の肺炎球菌感染症，⑪ HPV 感染症，⑫ 新型インフルエンザ等感染症，⑬ 水痘*1，⑭ B 型肝炎*1，⑮ 痘瘡*1，⑯ ロタウイルス感染症*1
B 類疾病*2	① 季節性インフルエンザ，② 肺炎球菌感染症*1，③ 新型コロナウイルス感染症*1

＊1 予防接種法施行令（政令）の定める疾病である。
＊2 B類疾患はどれも，60歳以上64歳未満のものであって，慢性心疾患・慢性腎疾患・慢性呼吸器疾患などで日常生活の制限がある者，HIVによる免疫障害により日常生活がほとんど不可能な者が対象となる。季節性インフルエンザと新型コロナウイルス感染症は，65歳以上も年1回の定期接種となる。

E. 感染予防と予防接種 **255**

表2-8 おもな任意接種のワクチン

- B型肝炎ワクチン(母子感染予防)
- 流行性耳下腺炎ワクチン
- インフルエンザワクチン
- A型肝炎ワクチン*

- 23価肺炎球菌多糖体ワクチン
- 髄膜炎菌ワクチン*
- 狂犬病ワクチン*
- 破傷風トキソイドワクチン

- ジフテリアトキソイドワクチン
- 黄熱ワクチン*
- 帯状疱疹ワクチン(高齢者)

＊ 海外渡航の際に必要なワクチンである。

表2-9 予防接種の対象者から除かれる者の例

不適当者	要注意者
• 明らかな発熱を呈している者 • 重篤な急性疾患にかかっていることが明らかな者 • 当該疾病にかかわる予防接種の接種液の成分によって，アナフィラキシーを呈したことが明らかな者 • 麻疹・風疹にかかわる予防接種の対象者にあっては，妊娠していることが明らかな者 • BCG接種の対象者では，結核その他の疾病の予防接種，外傷などによるケロイドがみとめられる者 • ロタウイルス感染症予防接種の対象者では，腸重積症の既往歴のあることが明らかな者，先天性消化管障害を有する者(その治療が完了したものを除く)および重症複合免疫不全症の所見がみとめられる者 • その他，予防接種を行うことが不適当な状態にある者	• 心臓血管系疾患，腎臓疾患，肝臓疾患，血液疾患，発育障害などの基礎疾患を有する者 • 予防接種で接種後2日以内に発熱のみられた者，全身性発疹などのアレルギーを疑う症状を呈したことがある者 • 過去に痙攣の既往のある者 • 過去に免疫不全の診断がなされている者，近親者に先天性免疫不全症の者がいる者 • 接種しようとする接種液の成分に対して，アレルギーをおこすおそれのある者 • BCGについては，過去に結核患者との長期の接触がある者，その他の結核感染の疑いのある者

予防接種を受ける努力義務があることも記載されている。

■ 臨時接種

　予防接種法第6条において，「都道府県知事は，A類疾病及びB類疾病のうち厚生労働大臣が定めるもののまん延予防上緊急の必要があると認めるときは，その対象者及びその期日又は期間を指定して，臨時に予防接種を行い，又は市町村長に行うよう指示することができる」とされている。接種費用は自治体および疾病により異なるが，無料または一部自己負担となる。

■ 任意接種

　国が認めているワクチンではあるが，予防接種法では規定されておらず，希望者が各自で受ける予防接種が任意接種である(○表2-8)。定期接種の対象疾病でも，予防接種法に定める接種対象年齢ではない者は，任意接種となる。一部地域では，一部または全額の費用負担がある。

4 予防接種の対象者から除かれる者

　予防接種法第7条では，厚生労働省令に基づいた健康評価などを行い，予防接種が適当でない者に対しては接種を行ってはならないとされている。予防接種を行ってはならない不適当者と，予防接種を行うにあたって注意が必要な要注意者について，規定されている❶(○表2-9)。

5 予防接種による副反応

　予防接種法第12条では，医師は，予防接種を受けた者が副反応を疑う症

NOTE

❶予防接種の対象者から除かれる者は，予防接種法施行規則第2条に規定されている。

表 2-10　予防接種後健康被害救済制度による給付

A 類疾病の定期接種または B 類疾病の臨時接種	B 類疾病の定期接種
① 医療費および医療手当 ② 障害児養育年金（18 歳未満の者に被害を受けた者を養育する者に対して） ③ 障害年金（被害を受けた 18 歳以上の者に対して） ④ 死亡一時金 ⑤ 葬祭料	① 医療費および医療手当 ② 障害児養育年金 ③ 障害年金 ④ 遺族年金または遺族一時金 ⑤ 葬祭料

状を呈していることを知ったとき，厚生労働大臣に報告しなければならないと定められている。医師は，予防接種と関連性が高いとみとめる症状で，入院治療を必要とするもの，死亡・身体機能障害にいたるもの，または，いたるおそれのあるものについて報告する義務がある。

予防接種による副反応として，予防接種法施行規則では，アナフィラキシー，痙攣，血小板減少性紫斑病，脳炎・脳症，ギランバレー症候群，急性散在性脳脊髄炎などの症状があげられている。

● **急性散在性脳脊髄炎**　ウイルス感染後あるいはワクチン接種後に，自己免疫反応が生じて脳や脊髄，視神経に脱髄❶がおきる疾患である。ワクチン接種後，1〜4 週間以内に発症することが多く，発熱や頭痛，意識混濁，視力障害，運動障害，感覚障害などの症状をきたす。髄液検査や頭部 MRI 検査などで診断する。

6　予防接種後健康被害救済制度

予防接種法は，予防接種による健康被害の救済措置についても規定している。市町村長は，予防接種による健康被害を厚生労働大臣が認定したときは，健康被害を受けた者に対して給付を行う（●表 2-10）。

ただし，任意接種による健康被害は，予防接種法による健康被害の救済の対象にならない。この場合，医薬品医療機器総合機構❷Pharmaceuticals and Medical Devices Agency（PMDA）の「生物由来製品感染等被害救済制度」による給付を受けることができる。

2　予防接種各論

予防接種の項目やスケジュール（2024 年 10 月 1 日現在，●398 ページ）は，臨床研究の結果に基づいて，厚生労働省で継続的に検討されており，適宜改訂が行われている。厚生労働省[1]や日本小児科学会[2]，国立感染症研究所[3]の予防接種に関する Web サイトを随時確認することが重要である。

NOTE

❶脱髄
神経線維をおおっている髄鞘が，なんらかの原因で変性・脱落する現象をさす。これにより，神経伝達に障害が生じる。

NOTE

❷医薬品医療機器総合機構
医薬品や医療機器などの治験前から承認までを指導・審査し，市販後の安全性に関する情報の収集・分析・提供を行う独立行政法人である。医薬品による副作用やワクチンなどによる健康被害に対する救済も行う。

1）厚生労働省：予防接種情報．（https://www.mhlw.go.jp/stf/seisakunitsuite/bunya/kenkou_iryou/kenkou/kekkaku-kansenshou/yobou-sesshu/index.html）（参照 2024-11-19）．
2）日本小児科学会：日本小児科学会が推奨する予防接種スケジュール．（https://www.jpeds.or.jp/modules/activity/index.php?content_id=138）（参照 2024-11-19）．
3）国立感染症研究所：予防接種スケジュール．（https://www.niid.go.jp/niid/ja/vaccine-j/2525-v-schedule.html）（参照 2024-11-19）．

■ A 類疾病

1 麻疹・風疹混合ワクチン（MR ワクチン）

　麻疹は，麻疹ウイルスによる急性の全身感染症である（●318ページ）。空気感染により伝播し，感染力が非常に強い。風疹は，風疹ウイルスによる急性発疹性感染症であり，局地的流行や小流行が散発的にみられている。乾燥弱毒生麻しん風しん混合ワクチン（MR ワクチン）が，皮下注射される。

　第 1 期は，1 歳〜2 歳未満の者に，第 2 期は，5 歳以上 7 歳未満で就学前 1 年間の者に，それぞれ 1 回ずつ接種する❶。まれに接種後に麻疹や風疹に罹患する場合もあるが，未接種者と比較して軽症で，周囲への感染力も低下している。

● **副反応**　ワクチン接種の 5〜10 日後に，約 2 割の人に発熱をみとめる。38℃以上の高熱となり，まれに熱性痙攣をおこすこともある。発熱と同時期に数％の者に発疹が出現するが，数日で改善することが多い。ほかにも，接種部位の発赤・腫脹をおこすが，数日でおさまる。ワクチンに含有されている成分に対して，蕁麻疹などのアレルギー反応をおこすことがあり，0.1％とまれな頻度で，アナフィラキシーやショック，血小板減少性紫斑病などの重篤な症状をみとめる。因果関係は不明なものの，きわめてまれに急性散在性脳脊髄炎や脳炎・脳症を発症することがある。

2 5 種混合ワクチン（ジフテリア，百日咳，破傷風，ポリオ，インフルエンザ菌血清型 b）

　ジフテリア（D）・百日咳（P）・破傷風（T）・不活化ポリオ（IPV）の 4 種混合ワクチン（DPT-IPV）に，インフルエンザ菌血清型 b（Hib）を加えた 5 種混合ワクチン（DPT-IPV-Hib）が，2024（令和 6）年 4 月から定期接種の方針となった❷。

　初回接種 3 回に加え，追加接種 1 回の計 4 回，皮下あるいは筋肉内に注射する。接種対象は，生後 2 か月から 7 歳までの小児である。

◆ ジフテリアワクチン

　ジフテリア diphtheria は，**ジフテリア毒素**を産生するジフテリア菌による急性感染症で，感染した粘膜に偽膜を形成することが特徴的である。喉頭や鼻腔に偽膜が広がって**呼吸器ジフテリア**になると，気道が閉塞して窒息のリスクが生じ，気管切開が必要になる。重症例では頸部リンパ節が腫脹❸し，周辺組織に炎症が広がる。心臓や腎臓，末梢神経などが毒素により損傷され，心筋炎と神経炎をきたし，突然死することもある。適切な治療を行っても，致死率は 5〜10％と高い。潰瘍をきたす皮膚ジフテリアの合併症は少ない。

　ワクチン接種❹により患者数は激減し，1999 年の報告以降，届出はない。ワクチン接種率の高い国ではまれな疾患となったが，紛争などの政治的混乱や経済的困窮などによりワクチン接種率の低い地域や集団で，集団発生がみ

NOTE

❶ 1 回接種で 95％以上の者が，2 回接種で 99％以上の者が免疫を獲得すると報告されている。

　麻疹に対する集団免疫を維持し，日本の麻疹排除状態を維持するためには，少なくとも第 1 期の接種率を全国的に 95％以上に保つ必要がある。第 2 期の接種は，長期間有効な免疫を確実につけるために必要で，第 1 期と同様に 95％以上の接種率を目ざす必要がある。

NOTE

❷ 従来は 4 種混合ワクチンと Hib ワクチンを別々に，合計 8 回，接種する必要があり，スケジュール管理が煩雑であった。

❸ 頸部の腫脹は，牛頸状 bull-neck appearance と称されることもある。

❹ 日本では，1945 年にはジフテリアの届出数は 8 万人をこえていた。1948 年に制定された予防接種法でジフテリアが対象疾病となり，1958 年，ジフテリア・百日咳混合ワクチン（DP）が導入され，2012 年から 4 種混合ワクチン（DPT-IPV）の接種が開始され，現在は 5 種混合ワクチンである。

られる。

◆ 百日咳ワクチン

百日咳 pertussis は，百日咳菌の気道感染により，約7〜10日間の潜伏期を経て，カタル症状を呈して発症する。その後，長く続く咳嗽に加え，連続性の咳嗽発作や咳嗽後の嘔吐，吸気性笛声❶といった特徴的な症状を呈する。合併症として二次性肺炎や痙攣，脳症などを発症することがあり，とくにワクチン未接種の乳幼児が罹患すると重篤化しやすい。新生児やワクチン未接種の乳児が発症すると咳が明確でないまま重篤な無呼吸発作などをおこし，それに伴いチアノーゼや痙攣がみられることがある。呼吸管理のため入院となり，死亡する例も報告されている。日本では無細胞ワクチンが開発・導入されている❷。

青年期・成人の百日咳の診断・治療の遅延が，乳幼児の百日咳の感染源となっていることが考えられ，かつては小児科定点把握疾患であったが，2018（平成30）年には，乳幼児から成人まで含めた全数把握疾患と改正された。2018年以降，届出数は減少しているものの，今後の注視が必要である。

また，接種後，時間経過に伴う免疫減衰が指摘されており，後述のジフテリアや破傷風トキソイドとともに，追加接種の必要性も論じられている。

◆ 破傷風ワクチン

破傷風 tetanus（●346ページ）は，破傷風菌が産生するテタノスパスミンという神経毒素によりもたらされる神経疾患である。

破傷風を発症しても，破傷風菌への免疫は獲得されないため，ワクチン接種❸が必要である。破傷風トキソイドワクチンは，10年ごとの追加接種や受傷時の追加接種が必要である。とくに未接種の高齢者では発症のリスクが高くなる。

◆ ポリオワクチン

ポリオ poliomyelitis（急性灰白髄炎）は，ポリオウイルスの感染により発症し，四肢の急性弛緩性麻痺を特徴とする。感染しても90％以上は不顕性感染であり，髄膜刺激症状をきたすが麻痺を伴わない非麻痺型が0.5〜1％，脊髄炎をきたす麻痺型が約0.1％とされている。疼痛を伴うことも特徴である。

ワクチンには，経口生ワクチンと不活化ワクチン inactivated polio vaccine（IPV）注射がある。経口生ワクチンは，腸管免疫の誘導能が高く，効果は高い。しかし，生ワクチンであるため，周囲への感染やワクチンに含まれるウイルスによるポリオ様の麻痺（ワクチン関連麻痺）のリスクがまれながらある。不活化ワクチン注射による腸管免疫誘導能は，経口生ワクチンよりもやや低下するが，日本では1981年以降，ポリオの発生がないため❹，2012年より生ワクチンから不活化ワクチンへ切りかえられた。

NOTE

❶吸気性笛声
吸息の際に，笛の音のようなヒューという音が出る。ウープ whoop とよぶこともある。

❷日本では，全菌体ワクチンが使用されていたが，脳症などの重篤な副反応のため，予防接種が一時中断となった。再開後も未接種の地域があり，1979年には年間届出数が約13,000例，死亡者数は約20例に増加した。そのため，無細胞ワクチンが開発され，導入となった。一方，WHOの予防接種拡大計画（EPI）では，安価な全菌体ワクチンが使用されている。

NOTE

❸2012年からDPT-IPVの接種が導入され，現在は5種混合ワクチンである。

NOTE

❹WHOがポリオ根絶を目ざしているものの，アフガニスタンやパキスタン，アフリカ地域などの複数の地域で，依然として感染がみられている。

◆ インフルエンザ菌血清型 b（Hib）ワクチン

インフルエンザ菌 *Haemophilus influenzae* には，莢膜をもつタイプ❶ともたないタイプがある。前者はとくに小児において，細菌性髄膜炎・喉頭蓋炎・化膿性関節炎をきたす。後者は，肺炎・COPD 急性増悪・副鼻腔炎・中耳炎のみならず，侵襲性感染症をきたす。インフルエンザ菌血清型 b は Hib とよばれ，細菌性髄膜炎や侵襲性感染症の発症率がほかの血清型より多い❷。髄膜炎では難聴の後遺症が問題となる。

2024 年 4 月より，5 種混合ワクチンとして Hib ワクチンも追加された❸。

> **NOTE**
>
> ❶ 莢膜をもつタイプは，血清型 a〜f が知られている。
>
> ❷ Hib ワクチンが導入されたアメリカや欧州では，侵襲性感染症が明らかに減少している。
>
> ❸ 2008 年に任意接種となり，2013 年に定期接種に組み込まれた。

③ 日本脳炎ワクチン

日本脳炎（●332 ページ）は，コガタアカイエカが媒介する日本脳炎ウイルスによる髄膜脳炎で，致死率が比較的高く，後遺症もきたす。感染した 100〜1,000 人中 1 人が脳炎を発症する。現在のおもな患者は高齢者である❹。

2005 年にワクチン接種後に急性散在性脳脊髄炎の報告があり，関連性は明らかでなかったものの，一時的に積極的接種が控えられた。2009 年に新しいワクチンが開発され，接種再開となった。国内移動や海外渡航も考慮され，2016（平成 28）年 4 月に定期接種となった。

日本脳炎ワクチンは不活化ワクチンである。第 1 期接種は生後 6 か月〜90 か月未満で 3 回接種，第 2 期は 9 歳以上 13 歳未満で 1 回接種し，計 4 回接種する。これにより罹患リスクが 75〜90％減少するとされる。

> **NOTE**
>
> ❹ 1960 年代までは小児を中心に年間数千人の患者が報告されていたが，予防接種や生活環境の変化により，1990 年代以降はほぼ年間 10 人前後に減少した。

④ BCG ワクチン

結核（●335 ページ）は，ヒト型結核菌による感染症である。免疫機能の未発達な小児では重症化しやすく，粟粒結核や結核性髄膜炎を発症する。

BCG ワクチンは，ウシ型結核菌を弱毒化した生ワクチンで，乳幼児の結核性髄膜炎や粟粒結核の発症予防効果が確認されている。生後 1 年以内に 1 回接種する。管針を用いた皮内接種❺が行われる。

通常，接種 2〜3 週間後に接種部位が化膿してくるが，その後，痂皮化して，数か月かけて自然治癒するという経時的変化がみられる。

> **NOTE**
>
> ❺ 日本では，菌の懸濁液を皮膚に塗布したあと，9 本の細い針が植えつけられた管針を押しつけることにより，経皮的に皮内接種を行う方法が採用されている。管針法あるいはスタンプ方式とよばれる。

⑤ 小児用の肺炎球菌ワクチン

肺炎球菌 *Streptococcus pneumoniae* は，市中肺炎や中耳炎などのほかに，髄膜炎や侵襲性感染症も引きおこす。小児の 2〜3 割は鼻咽頭に保菌し，小児期の髄膜炎の起炎菌として重要で，ときに重篤な神経学的後遺症を残す。

肺炎球菌は，莢膜の種類により 90 以上の血清型が存在する。感染の原因として多い血清型の莢膜を含んだワクチン（多糖体ワクチン）が使用されているが，免疫原性に乏しく，小児での有効性が低い。そのため，小児では，免疫原性を高めた肺炎球菌タンパク質結合ワクチンが用いられている❻。15 価のもの（PCV15）と 20 価のもの（PCV20）が用いられている。

ワクチンの接種回数は，初回接種の時期により異なる。生後 12 か月未満

> **NOTE**
>
> ❻ 2008〜2010 年の 3 年間は，侵襲性肺炎球菌感染症が，5 歳未満の 10 万人あたり約 25 人発生していたが，ワクチン普及後の 2013 年には約 10.8 人，2022 年には約 4.8 人まで減少した。

までに3回を接種し，4回目を12〜15か月で行うことが推奨されている。

6 HPVワクチン

　ヒトパピローマウイルス（HPV）は子宮頸がんの原因となる（●331ページ）。16型と18型はとくに頻度が高く，現在，2価（16，18型）ワクチン，4価（6，11，16，18型）ワクチンに加え，9価ワクチン（6，11，16，18，31，33，45，52，58型）も用いられている。2価・4価ワクチンにより60〜70%，9価ワクチンにより約90%の子宮頸がんの予防効果が得られる。いずれも定期接種の対象として公費で受けることができる。

　2013（平成25）年に定期接種となったが，接種後の慢性疼痛や運動障害などのさまざまな症状の訴えが報道され，副反応の可能性が指摘されたため，積極的勧奨が差し控えられた。調査により，ワクチンそのものが原因となった可能性は否定的とされ，副反応と仮定しても確率は1万回接種に1回以下の頻度と，きわめてまれとされた。ただし，副反応の可能性が完全に否定されたものでなく，接種に伴う痛みや接種前後のストレスが副反応を誘因するとも考えられている[1]。

　2021（令和3）年に定期接種に戻り，2022（令和4）年より12〜16歳女子には個別に通知して接種を促すことになった。接種推奨差し控えによる未接種の女性には，2024（令和6）年6月時点ではキャッチアップ接種[2]が行われている。

> ### NOTE
> **[1]** 接種後に発生した症状に対応する協力医療機関も選定されている。
>
> **[2]** キャッチアップ接種
> 　HPVワクチンの積極的な勧奨の差し控えにより接種の機会を逃した人に対して，公平な接種機会を確保する観点から，再度接種の機会が設けられている。対象者は，子宮頸がん予防ワクチンを公費で接種できる。

7 水痘ワクチン

　水痘（●319ページ）は，水痘-帯状疱疹ウイルスの初感染で発症する。発熱をきたし，さまざまな皮疹の経過をたどる。

　定期接種では，弱毒生ワクチンが皮下注射される。ワクチンの2回接種により，水痘の罹患リスクが94%減少する。罹患したとしても接種により軽症化される。定期接種となる以前は，毎年約100万人の発生が推定されていたが，接種開始以降，患者数は減少している。非免疫者が水痘患者に曝露したときにも，ワクチン接種により発症が予防される。生ワクチンであるため，妊婦には禁忌である。

　定期接種では，生後12〜36か月未満の乳幼児に3か月以上の間隔を空けて2回接種が必要となる。最近では，50歳以上を対象に，帯状疱疹不活化ワクチン（乾燥組換え帯状疱疹ワクチン）も任意接種で導入されている。

8 B型肝炎ワクチン

　B型肝炎（●325ページ）は，B型肝炎ウイルス（HBV）感染で生じる。

　定期接種では，0歳のうちに3回接種を行う。針刺し曝露後では，HB高力価ガンマグロブリンによる受動免疫とB型肝炎ワクチン（HBワクチン）による能動免疫で感染予防を行う。母子感染予防の場合は，出生直後と生後1か月後，生後6か月後の3回接種を行う。

9 痘瘡ワクチン

痘瘡は，天然痘ウイルスによる全身症状と特徴的な皮疹をきたす疾患で，**天然痘**ともよばれる。臨床的に致死率の高い大痘瘡 variola major と，致死率の低い小痘瘡 variola minor に分けられる❶。

エドワード=ジェンナーが作製した種痘（牛痘）は，世界に普及し，天然痘根絶計画が進められた。1956 年以降，国内での発生はない。1980 年 5 月，WHO は天然痘の世界根絶を宣言した。よって，A 類疾病に含まれてはいるが，現在，日本において，ワクチンの定期接種は実施されていない。バイオテロなどに備えて，弱毒生ワクチン❷が製造され，国家備蓄されている。

10 ロタウイルスワクチン

ロタウイルス感染症では，小腸粘膜障害により短時間で激しい下痢を生じ，脱水をきたしやすく，乳幼児期では約 40 人に 1 人の割合で重症化する。ワクチン導入前には，5 歳未満の急性胃腸炎による入院例の半数程度を占めていた。

ワクチンには，1 価と 5 価の 2 種類の経口弱毒生ワクチンがある。生後 6 週から初回接種❸を開始し，少なくとも 4 週間の間隔をおいて，1 価ワクチンは 2 回，5 価ワクチンは 3 回接種する。両ワクチンともロタウイルス胃腸炎を約 80％予防し，重症の胃腸炎での予防効果は約 90％といわれている。予防効果は 2～3 年持続する。

■ B 類疾病

1 季節性インフルエンザワクチン

季節性インフルエンザ（◯320 ページ）に対しては，鶏卵を用いて不活化ワクチンが作製される。A 型インフルエンザ（H1N1 と H3N2）ならびに 2 種類の B 型インフルエンザに対する 4 価混合ワクチンである。ワクチンに使用する株は，WHO の推奨をもとに，国内での流行状況を考慮して選定される。

成人において，流行株とワクチン株が一致した場合の発症予防は 50～80％といわれている。一方，高齢者や小児においては，発病予防効果❹は低くなるものの，高齢者の死亡阻止効果は約 80％と報告されている。

65 歳以上の高齢者と，60～64 歳の一定の基礎疾患をもつ者❺は，毎年 1 回接種できる。

13 歳以上では毎年 1 回，6 か月以上 13 歳未満の小児は 2 回の皮下注射が行われる。また，2 歳以上 19 歳未満の者に対しては，両側鼻腔に薬液を噴霧する経鼻弱毒生インフルエンザワクチンが 2023 年に承認され，2024 年より国内で販売されている。

2 高齢者用の肺炎球菌ワクチン

高齢者では，肺炎球菌感染症のリスクが高く，重症化のリスクもある。23

NOTE

❶大痘瘡の致死率は 20～50％，小痘瘡の致死率は 1％以下である。

❷1976 年，日本でそれまで使用されていたリスター株を改良した LC16m8 株が弱毒痘苗として採用されたが，同年種痘が中止され，使用されなかった。しかし，天然痘ウイルスと同属のモンキーポックスウイルスによるエムポックス（サル痘）の世界的流行に伴い，LC16m8 株の有効性が示唆され，2022 年 8 月，エムポックスに対する予防効果が追加承認された。

❸生後 15 週以降の接種開始は腸重積症のリスクがあるため，推奨されていない。

NOTE

❹乳幼児では 20～60％，65 歳以上の高齢者施設入所者では 34～55％と報告されている。

❺心臓，腎臓または呼吸器の機能に障害があり，身のまわりの生活が極度に制限される患者，HIV による免疫の機能に障害があり，日常生活がほとんど不可能な患者が該当する。

価多糖体ワクチンは，侵襲性感染症や入院・重症化の抑制効果がみとめられる。2014年から，65歳と，60〜64歳の一定の基礎疾患をもつ者は，1回接種できる。小児の定期接種の15価・20価タンパク質結合ワクチンは，65歳以上にも承認されたが，任意接種である。

3 新型コロナウイルスワクチン

　2024（令和6）年4月より，新型コロナウイルス感染症による重症化リスクの高い65歳以上と，60〜64歳の一定の基礎疾患をもつ者に対して，秋冬に定期接種が開始されることになった。新型コロナワクチンは，有効性や安全性が確認されたうえで薬事承認されており，さらに国内外で実施された研究などにより，新型コロナウイルス感染症による入院や死亡などの重症化予防効果が認められている。しかし，接種後に副反応を生じることもあり，厚生労働省の審議会において専門家による評価も行われている。予防接種後健康被害救済制度の対象となる。

✎ work 復習と課題

❶ 感染症の原因と成立について，感染源（病原体）と宿主の免疫能の両面から述べなさい。
❷ おもな感染経路についてまとめなさい。
❸ 市中感染と医療関連感染，新興・再興感染症と輸入感染症について述べなさい。
❹ 感染症に関するおもな法律をあげなさい。
❺ 予防接種の目的について述べなさい。

― 感染症 ―

第 3 章

症状・所見

264 第3章　症状・所見

> 本章の目標
> □ 感染症における発熱の特徴を理解する。
> □ 感染症の際に各臓器にみられる特徴的な症状・所見について理解する。

A 発熱・不明熱

1 発熱の原因と熱型

● **原因**　発熱を伴う疾患は感染症だけではなく，多くの分野において存在する（●表3-1）。よって，診断の際には，それぞれの原因疾患について広く検討されることになる。

● **熱型**　発熱には5つの典型的なパターンがある。

①**弛張熱**（しちょう）　日内変動が1℃以上だが，37℃より下がらない。敗血症や肺炎，急性ウイルス感染症，熱帯熱マラリアなどが原因となる。

②**稽留熱**（けいりゅう）　日内変動が1℃以内で，38℃以上の高熱が持続する。敗血症や急性ウイルス感染症，腸チフス，パラチフス，デング熱などが原因となる。

③**間欠熱**　日内変動が1℃以上で，37℃以下にまで下がる。菌血症や粟粒結核（りゅう），膿瘍，マラリアなどが原因となる。

④**波状熱**　発熱時期と発熱しない時期とが区別されている。ブルセラ症などが原因となる。

⑤**周期熱**　規則正しい周期で発熱する。マラリアなどが原因となる。

実際には，疾患の症状によって発熱のパターンには非常に幅があり，発熱のみでは診断にいたらない。

2 不明熱

原因の定まらない発熱は**不明熱** fever of unknown origin（FUO）とよばれ，いくつかに分類される。

● **古典的不明熱**　38.3℃以上の発熱が数回出現し，発熱の期間が3週間以上であり，3日間の入院，または3回の外来精査でも原因不明のものと定義される。

● **院内における不明熱**　急性期疾患で入院した患者でみられる。入院時には熱がない，もしくは潜伏期ではないが，入院後に38.3℃以上の発熱が数回出現し，2日間の培養検査を含めて3日間の入院精査でも原因不明のものを

● **表3-1 発熱がみられるおもな分野**

・血管系疾患	・薬物・毒物中毒	・内分泌系疾患
・感染症	・先天性疾患	・特発性疾患
・良性・悪性新生物	・自己免疫疾患・膠原病	・遺伝性疾患
・変性疾患	・外傷	・精神・心因性疾患

さす。

● **好中球減少症による不明熱**　38.3℃以上の発熱が数回出現し，好中球数が500/mm³以下か，1〜2日以内に500/mm³以下になると予想され，2日間の培養検査を含めて3日間の入院精査でも原因不明のものをさす。

● **高齢者の不明熱**　高齢者は一般的に症状の訴えがわかりにくい場合があり，診断が困難になることも多い。高齢者の不明熱は，結核や膿瘍，リンパ腫，側頭動脈炎(●180ページ)，肺梗塞，薬剤熱(●59ページ)などによるものが多い。

B 各臓器にみられる特徴的な症状・所見

1 咳嗽・喀痰

1 咳嗽

● **病態**　咳嗽は，気道内に貯留した分泌物や吸い込まれた異物を気道外に排除するための生体防御反応である。咳嗽の発生には，迷走神経を求心路とする不随意的な咳嗽反射と，大脳が関与する随意的な咳嗽反応(咳衝動)などが複雑に関与している。

● **分類**　咳嗽は持続期間により，3週間未満の**急性咳嗽**，3週間以上8週間未満の**遷延性咳嗽**，8週間以上の**慢性咳嗽**に分類される。急性咳嗽の原因の多くは感冒を含む気道の感染症であり，持続期間が長くなると感染症の頻度は下がり，慢性咳嗽では感染症そのものが原因となることは少ない。

　また咳嗽は，喀痰を伴わないか少量の粘液性喀痰のみを伴う**乾性咳嗽**と，喀痰を伴い，その喀痰を喀出するために生じる**湿性咳嗽**の，2つに分類される。鼻汁などの分泌物が多い場合には，後鼻漏が咽頭側へ落ち込んで声帯を刺激し，反射性の咳が誘発される場合もある❶。

● **治療**　咳嗽の治療方法は，対症療法のみの場合もあれば，原疾患の治療と組み合わせて行われることもあり，さまざまである。

2 喀痰

● **病態**　喀痰とは，下気道で過剰に産生された分泌物が，口腔内を経て体外に排出されたものの総称である。感染症のなかには，特徴的な喀痰の性状をあらわすものもある。たとえば，細菌感染では一般的に膿性痰を呈することが多いが，緑膿菌の気道感染症では緑色，肺炎球菌の感染では鉄さび色の特徴的な喀痰がみられる。ウイルス感染では，膿性痰ではなく白色で粘稠性のある喀痰が特徴的である。

● **喀痰検査**　細菌性の気道感染を疑う場合には，良質な喀痰を検査に提出することが重要となる。検体の喀痰の質の判定にあたっては，膿性痰と唾液

NOTE
❶この場合は，原因を除去する治療を行わない限り，通常の気管支炎の治療では効果が乏しい場合がある。

の混入度合を肉眼的に5段階で表記する**ミラー-ジョーンズ** Miller & Jones **分類**が簡便であり，多用される。咳嗽と喀痰の性状から感染症の鑑別をあげ，さらに喀痰検査によりしぼることで，適切な診断がなされる。

2 腹痛

　腹部には多数の臓器があり，疼痛の原因となる部位の特定が困難な場合があるため，腹痛の診断は非常にむずかしい。とくに救急医療における急性腹症は，診断のミスや遅れが，患者の予後に直結する。

● **特徴的な腹痛**　局在的な疼痛部位を示すものとして，胃十二指腸潰瘍では心窩部痛，胆石発作・胆嚢炎・胆管炎では右季肋部痛，虫垂炎では右下腹部痛，腎盂腎炎では腰背部痛，尿路結石では腰痛・下腹部痛がある。腸管穿孔・腹膜炎・骨盤内炎症性疾患・腸閉塞では，腹部全体で疼痛がみられる。

● **非典型例の腹痛**　注意すべき非典型例の疼痛として，急性心筋梗塞における心窩部痛と，急性虫垂炎における心窩部痛がある。急性虫垂炎の心窩部痛は，そのあとに徐々に下腹部痛へ移行することが多い。また，子宮外妊娠での下腹部痛は，通常の検査では診断困難であるため，早期に精査につなげる必要がある。

　反跳痛・筋性防御・板状硬（筋強直）などの腹膜刺激症状❶がみられる場合，内臓の炎症が壁側腹膜にまで及んで腹膜炎をおこしており，緊急手術の適応となる重篤な状態である場合が多い。

3 下痢

● **病態**　下痢とは，水分を多く含む液状の糞便を排泄する状態である。腸管に入る水分の8割程度は小腸で吸収されており，なんらかの原因で小腸・大腸における分泌の亢進や吸収の低下がおこると，下痢となる。下痢は，生体防御機能の1つでもあり，大量の体液・電解質の流出をきたすが，一方で腸管腔内に貯留した有害物質を洗い流すという役割もある。そのため，とくに感染症が原因の下痢の場合，止痢薬を投与すると，毒素などが停留して病態の悪化を助長することがある。

● **分類**　1～2週間以内に生じる急性発症の下痢か，3週間以上継続する慢性の下痢かによって，鑑別される疾患が大きく異なってくる。そのため，問診の際には，発症様式や便の性状，血性の有無，回数・量などとともに，集積性❷，食事内容，薬剤投与歴❸，海外渡航歴を聴取することが重要である。

　①**急性発症の下痢**　感染性腸炎・薬剤性腸炎・虚血性腸炎であることが多い。感染症では，急性発症の下痢が最もよくみられる。

　②**慢性下痢**　過敏性腸症候群，潰瘍性大腸炎・クローン病などの炎症性腸疾患，大腸がん，吸収不良性症候群❹などが考えられる。

　③**特徴的な性状の下痢**　コレラでは，米のとぎ汁様の大量の水様性下痢がみられる。病原性大腸菌感染症では，水様便のあとに血便を合併することが

NOTE

❶**腹膜刺激症状**

　反跳痛とは，腹痛箇所を押して指を離す際に痛みが増強する現象である。指で押すときよりも指を離すときの痛みのほうが強い。

　筋性防御とは，腹部全体が板のようにかたくなっており，指で腹壁を押すと腹部全体に抵抗を感じる状態である。

　板状硬（筋強直）とは，腹筋が腹膜の炎症に反応して緊張している状態をさす。

NOTE

❷家族内や職場内，施設内で，類似の症状の下痢が集団的に発生していないかを確認する必要がある。

❸とくに抗菌薬の投与歴について確認する。

❹吸収不良性症候群には，慢性膵炎や乳糖不耐性も含まれる。

ある。ノロウイルス感染症では，一般的に非血性の水様性下痢がみられる。赤痢アメーバ症では，イチゴゼリー状の粘血便と下痢が主要症状である。また，ヒト免疫不全ウイルス（HIV）感染症・AIDS（エイズ）では，サイトメガロウイルス腸炎による慢性の下痢や体重減少などが特徴的な経過となる。

● **評価・検査**　便の性状は，ブリストルスケール❶を用いて，固形便から水様便，下痢便までを数値化して評価する。食中毒などでは，感染性腸炎の起炎菌を検出するために培養検査が行われる。クロストリジオイデス-ディフィシル感染による腸炎（CD腸炎）が疑われる場合には，便培養や便CD抗原・トキシンを検出する検査が行われる（●279ページ）。寄生虫による感染が疑われる場合の検査は，便中の虫体検査と集卵検査に分けられる。

NOTE
❶**ブリストルスケール**
1から2はかたい便，3から5が正常，6から7が下痢と区分される。便培養に用いる適正検体は，一般的には6以上とされる。

4 意識障害

感染症での意識障害には，高熱によるせん妄のほか，敗血症❷や脳炎・髄膜炎による症状がある。意識障害の評価には，ジャパン-コーマ-スケール Japan coma scale（JCS）やグラスゴー-コーマ-スケール Glasgow coma scale（GCS）を用いる場合が多い。

高熱や敗血症による意識障害は，循環障害により脳への酸素供給が低下することによるが，高血圧や巣症状❸は合併しない。脳出血・脳梗塞などの感染症以外の脳血管障害や，低血糖などの代謝性障害による意識障害，てんかんによる症状などとの鑑別が重要になる。

髄膜炎では，急性の激しい頭痛と発熱，髄膜刺激症状を伴うことが多い。致死的な細菌性髄膜炎の場合には，治療の遅れが致命的な合併症や後遺症につながるおそれがあるため，診断のための髄液穿刺も必要とされるが，診断前から抗菌薬の投与が早急に開始される場合もある。

脳炎では，意識障害に加えて，発熱や痙攣（けいれん）などの中枢神経症状を伴う場合が多い。

NOTE
❷敗血症が疑われる場合，意識障害の評価は重要な要素であり，qSOFAスコアやSOFAスコアを用いて迅速に行われることとされている（●308ページ）。

❸**巣症状**
大脳の一部が障害されることにより生じる症状のことで，局所症状ともいう。片麻痺や言語障害，視野障害などがある。

5 頭痛

頭痛は非特異的な症状であり，原因の精査が困難な症状の1つである。頭痛を呈する疾患は，機能性頭痛と器質性頭痛の2つに分類される。

①**機能性頭痛**　慢性に頭痛を繰り返す疾患で，明らかな脳病変などを伴わない疾患は機能性頭痛疾患，あるいは一次性頭痛とよばれる。片頭痛・緊張型頭痛・群発頭痛の3つがある❹。

②**器質性頭痛**　くも膜下出血や脳腫瘍などは器質性頭痛疾患，あるいは二次性頭痛とよばれる。

発熱を有する感染症の多くで，程度の差はあるが，頭痛がみられる。非特異的な症状としてとらえられることが多いため，逆に，器質的な疾患を除外しながら感染症の診断につなげていくことがむずかしい場合がある。

NOTE
❹片頭痛は女性に多く，片側の拍動性頭痛が特徴である。緊張型頭痛は，圧迫されるような，あるいは締めつけられるような非拍動性の頭痛で，多くは両側性である。群発頭痛は片側の眼周囲～前頭部，側頭部にかけての激しい頭痛が数週から数か月の期間群発し，20～30代に多い。

6 皮膚症状

　皮膚所見は，多くの感染症でみられるが，非感染症疾患でもみられる。その多くが非特異的な所見であり，多様である。感染症に併発するおもな皮疹には，斑点，丘疹・斑，膿疱，小疱・水疱，結節，紫斑・点状出血，潰瘍・壊死などがある。原因となる微生物によっては，特徴的な皮膚所見を示す感染症もある。

　①**黄色ブドウ球菌・レンサ球菌感染症**　毒素性ショック症候群 toxic shock syndrome（TSS）では，中毒性の紅斑や皮膚の落屑がみられる。

　②**細菌性感染性心内膜炎**　体幹上部や結膜，粘膜，四肢末端に点状出血がみられ，指尖部には疼痛と紅斑を伴う皮下結節❶がみられる。さらに手掌や足底に圧痛を伴わない出血斑❷がみられ，爪下線状出血が生じる。

　③**壊死性筋膜炎**　紅斑から壊死・水疱の広がりがみられる。

　④**梅毒**　潰瘍性結節である硬性下疳や，体幹に出るバラ疹がみられる（●344ページ，図 5-10）。

　⑤**麻疹**　頬粘膜に出現するコプリック斑が特徴的である（●318ページ）。いったん解熱したあと，再度の発熱とともに頭頸部を中心に小豆大の紅斑・丘疹があらわれ，融合しながら体幹四肢に広がる。

　⑥**風疹**　粟粒大の紅色丘疹があらわれる（●317ページ）。

　⑦**水痘**　全身性で瘙痒を伴い，紅斑，丘疹を経て短時間で水疱となり，痂皮化する（●319ページ）。

　⑧**帯状疱疹**　神経節に沿って，赤みを伴う小水疱が集簇する（●319ページ）。

> **NOTE**
> ❶オスラー結節とよばれる。
> ❷ジェーンウェー Janeway 病変とよばれる。

✏ work　復習と課題

❶ 発熱と不明熱についてまとめなさい。
❷ 感染症でみられる特徴的な喀痰についてまとめなさい。
❸ 感染症でみられる特徴的な下痢症状についてまとめなさい。
❹ 感染症でみられる特徴的な皮膚症状についてまとめなさい。

― 感染症 ―

第 4 章

検査と治療

本章の目標　□ 感染症の診断・治療の原則について理解する。
　　　　　　□ 感染症の診療における検査の種類と特徴について理解する。
　　　　　　□ 抗微生物薬の種類と投与時の留意点，副作用について理解する。

A 感染症の診療の流れ

1 感染症の診断・治療の原則

　感染症においては，必ずその疾患の「原因となる微生物」が存在して，その微生物に感染して障害される「臓器」が存在する。その2つの要素を特定するために，「患者の病歴・背景・状態」の評価が行われる。これらの3つの要素が決定したら，適切な治療薬がある感染症に対しては「抗微生物薬」が選択され，治療が開始される（◯図4-1）。
　この原則に従い，感染症の診療は次の手順で行われる。
　①**問診**　病歴聴取と，後述の系統的レビュー（ROS）が実施される。
　②**診察**　視診・聴診・打診などにより，身体所見を把握する。これにより，感染臓器を決定し，病原微生物を推定する。
　③**検査**　採血や検尿，画像検査や培養検査などのオーダーが出される。
　④**初期診断**　初期治療では，病原微生物が確定していないことも多く，経験的治療（◯273ページ）がなされる。経過観察を行う。
　⑤**確定診断**　検査結果を確認し，標的治療（◯273ページ）が実行される。
　感染症診療においては，まずは問診により十分な病歴聴取を行い，患者背景を評価することが重要なステップとなる。発熱所見や，白血球値・C反応性タンパク質 C-reactive protein（CRP）値の上昇といった検査データは，感染症の重要な指標ではあるが，これらだけでは確定診断にいたらない。

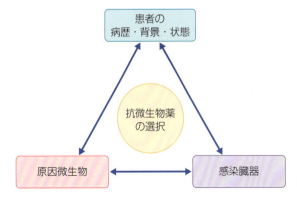

◯図 4-1　感染症診療の原則

2 問診・検査・診断・治療の流れ

1 問診

病歴聴取とROS

問診では，情報をもれなく聞きとるため，定型フォームを準備すると便利である（◯図4-2）。病歴を詳しく聴取することで，患者がいつ・どこで・どのような病原微生物に感染するリスクがあったかを知ることができる。

問診では，① 年齢・性別・人種，② 主訴，③ 現病歴，④ 既往歴，⑤ 家族歴，⑥ 生活歴，⑦ 系統的レビュー（ROS）の順で確認を行う。

● **既往歴**　入院・手術歴，健診・検診歴，服薬歴❶，輸血歴，アレルギー歴などについても聞きとる。

● **生活歴**　喫煙・飲酒歴，渡航歴，職歴，性交歴❷，最終月経，シックコンタクト❸sick contact，ペット飼育歴，摂食歴などについて聞きとる。

● **系統的レビュー（ROS）**　各臓器別の症状の有無について，網羅的かつ系統的に問診で確認を行うことを，**系統的レビュー**review of systems（**ROS**）という。主訴と現病歴を補完し，病態を全身的に理解することを目的とする。医療の現場ではつねに，患者の言いもらしや医師の聞き逃しはおこりうる。よって，ROSにより，患者の症状の有無の情報を整理し，現病歴や既往歴の聴取時には話題にあがらなかった症状を発見する。

> **NOTE**
>
> ❶免疫抑制薬や抗菌薬の投与歴などについても確認する。
>
> ❷性感染症を疑う場合，性交歴について確認する。
>
> ❸シックコンタクト
> 周囲に同じ症状の人がいたか，症状のある人や動物と接したかについて確認する。

①年齢，性別，人種	67歳，男性，日本人
②主訴	食欲不振，発熱，倦怠感，膿性痰
③現病歴	・2型糖尿病とCOPDで当院の内科に通院加療中。 ・服薬アドヒアランスが不良で病識も低い。 ・5日前から上記の主訴が出現。 ・3日前から市販の総合感冒薬を内服開始するも症状が徐々に悪化してきたため，時間外の受診で当院へ来院された。
④既往歴	・手術歴：2年前に右気胸の手術（65歳時） ・アレルギー歴：なし
⑤家族歴	・父と兄：2型糖尿病 ・父：脳梗塞，肺がん
⑥生活歴	・独居，無職（65歳時に定年退職，元技術職），海外渡航歴なし ・喫煙歴あり（20歳から1日15本程度） ・飲酒歴：毎晩焼酎1合
⑦ROS	・陽性：咽頭痛，咳嗽，胸痛，発熱 ・陰性：腹痛，頭痛，耳痛，下痢

◯**図4-2　感染症の問診における定型フォームと記入例**

2 診察・検査と初期診断

◆ 診察

▌感染臓器の決定

　感染症は全身のすべての臓器で発生しうる。したがって，感染症診療では，問診・診察を全身的・網羅的・系統的に行って，主訴の原因となる感染臓器をしぼり込んでいく（◯図4-3）。

　一方で，網羅的な情報収集には多大な労力・時間・コストがかかり限界もある。そのため一般的な診療においては，疑いがある部位から検査を行い，つきとめていくという方法がとられる❶。これにより迅速な診断と治療が可能になり，不要なコストを抑えることができる。病状が進行すれば感染臓器の特定はより容易になるが，治療が遅れることによるデメリットもあるため，早期に感染臓器を特定することを優先して，検査のオーダーが出される。

◆ 検査

▌病原微生物の推定

　先に述べた問診による病歴聴取と診察所見に加えて，採血・検尿・画像検査・培養検査などを行うことで，より正確で客観的な情報が追加される。

● **検体採取**　検体は，感染臓器から採取される。たとえば，細菌感染症を疑う場合，肺炎であれば喀痰を，尿路感染の場合は尿を，膿瘍の場合は膿が検体となる。感染が疑われる臓器に関連した検体を培養検査に出すべきであ

> **NOTE**
> ❶「病名を診断するとき，最も能率のよい検査を最初に行うべきである」という考え方は，サットンの法則とよばれ，診断学において重要な概念である。

中枢神経感染症（髄膜炎・脳炎・脳膿瘍）：頭痛，項部硬直，光過敏，記憶障害，痙攣，神経学的所見，筋力低下，知覚低下

副鼻腔炎：7日以上持続する感冒，軽快後再増悪する感冒，ふだんの感冒より症状が重篤，下を向くと増悪する頭痛，副鼻腔上の顔面圧痛，上顎洞の圧痛，上顎歯痛

中耳炎・外耳炎：耳痛，聴力低下，鼓膜の発赤腫脹，鼓膜内滲出液，外耳の発赤，耳漏

咽頭炎：咽頭痛，嚥下痛，滲出性扁桃炎，頸部リンパ節腫脹

肺炎：咳，呼吸困難，痰，吸息時胸痛増悪，聴診で肺雑音

心内膜炎：胸痛，動悸，呼吸困難，浮腫，心雑音，爪下線状出血斑，結膜出血斑

腎盂腎炎：尿意切迫，頻尿，排尿時痛，恥骨上部圧痛，肋骨脊椎角部（CVA）の叩打痛

腸管内感染症：吐きけ・嘔吐，腹部圧痛，水様性下痢，粘血便

腹腔内感染症：腹部圧痛，便秘・下痢，吐きけ・嘔吐，腹膜刺激症状（筋性防御・反跳痛），マーフィーの3徴（発熱・黄疸・右季肋部痛）・レイノルズの5徴（発熱・黄疸・右季肋部痛・ショック・意識障害）

骨盤炎症性疾患：異常悪臭帯下，下腹部痛，排尿障害（頻尿・排尿時痛・尿意切迫）

前立腺炎：下腹部痛，直腸診で前立腺圧痛

肛門周囲炎：排便時疼痛，圧痛，腫脹

皮膚炎：発赤，疼痛，腫脹

関節炎：疼痛，熱感，腫脹，関節可動域制限

カテーテル関連感染症：発赤，腫脹，熱感，疼痛

◯図4-3　感染症の診察における全身的な確認項目の例
頭の先からつま先まで診察する。

り，感染が疑われない臓器の検査は，結果の解釈に迷うなど，診断の誤認に
つながることもあるため，検体採取は行わないこととされている。

● **塗抹検査と培養検査**　細菌感染の場合，原因微生物を推定するために，
感染を疑う臓器から採取した検体を用いて，一般的には，グラム染色による
塗抹検査[1]や培養検査が行われる（●275 ページ）。グラム陽性の球菌・桿菌，
グラム陰性の球菌・桿菌などといった肉眼の形態学的な区別により，想定さ
れる細菌の種類がある程度分類される[2]。

病原微生物の決定

● **菌種同定検査**　培養検査において菌が生育したら[3]，生化学的な検査や
質量分析などを用いて，菌種同定検査が行われる。微生物の種類によっては，
イムノクロマト法による迅速抗原キットが活用されている（●278 ページ）。

● **検査の所要時間**　各種微生物検査の結果が判明するまでの所要時間を把
握しておくことも重要である。迅速抗原検査は 10〜15 分，塗抹検査は 30 分
程度で結果がわかる。培養検査は菌種にもよるが 1〜3 日を要する。菌種同
定検査では，生化学的な手法の場合は培養陽性の段階からさらに 1〜2 日か
かるが，質量分析を用いる場合は 15〜30 分で結果が出る。

3　確定診断と治療

　問診・診察・検査の過程を経て，診断がなされ，抗微生物薬による治療が
開始される。

経験的治療と標的治療

● **経験的治療**　具体的な菌種や薬剤感受性検査（●277 ページ）の結果がまだ
判明していない場合や，診断に迷う症例の場合，また，重症で早急に治療を
開始する必要がある場合には，さまざまな原因微生物を想定して抗菌薬を選
択し，治療を開始する必要がある。このように，原因微生物を推定して行う
治療は，**経験的治療** empiric therapy（**エンピリック治療**）とよばれ，初期治療
として行われることが多い。

● **標的治療**　経験的治療の導入後に，具体的な菌種や薬剤感受性が判明し
た場合，もしくは状態が安定化してきた場合には，標的とする菌種をしぼっ
て抗菌薬を選択し，治療を継続する。このように，原因微生物を特定して行
う治療を，**標的治療** definitive therapy（最適治療）とよぶ。

　多くの場合，経験的治療では，より広い範囲の菌種に効果のある広域抗菌
薬（●286 ページ）が選択され，標的治療ではより狭域な抗菌薬に変更される。
治療の経過や反応性がよい場合には，このようなステップがふまれ，これを
抗菌薬のデエスカレーション de-escalation とよぶ。逆に，初期治療であった
としても，抗菌薬への治療反応性が乏しい場合には，より広域な抗菌薬に変
更される。これを**抗菌薬のエスカレーション** escalation とよぶ。

　日本では，経験的治療における広域抗菌薬の処方が漫然と行われるケース
があり，次項で述べる薬剤耐性菌の発生原因として問題とされている。また，
抗菌薬に限らず，薬物には副作用（●286 ページ）があり，不要な抗菌薬を投
与することは，患者に予期せぬ有害事象をもたらすことにつながる。薬剤耐

NOTE

[1] グラム染色塗抹検査の所
見は，あくまでも推定であ
り確定ではない。

[2] 培養検査で菌が生育した
からといって，それだけで
は菌種の同定にはいたらな
い。また，塗抹検査にお
いて，目視で細菌が確認でき
ない陰性であっても，培養
検査で菌が生育することは
よくある。

[3] 生育した菌が必ずしも原
因微生物とは限らない。保
菌状態で，その臓器にただ
定着しているだけのことも
あるので，生育した菌が原
因微生物として感染症を発
症しているかを，見きわめ
る必要がある。

性菌の発生と抗菌薬関連有害事象を抑制するためには，抗菌薬を漫然と長期間投与することは避けるべきで，治療反応性を適宜判定しながら，できるだけ適正な期間で投与を終了することが重要である。

3 薬剤耐性菌と抗微生物薬の適正使用

1 薬剤耐性菌

　微生物のなかには，抗微生物薬による治療中に，みずからの性質を変化させて，抗微生物薬に対する**耐性**を獲得することがあり，これを**薬剤耐性** antimicrobial resistance（**AMR**）という。特定の薬物に対する耐性を獲得した菌は**薬剤耐性菌**とよばれる（●348ページ）。メチシリン耐性黄色ブドウ球菌（MRSA），ESBL産生菌，多剤耐性緑膿菌（MDRP），カルバペネム耐性腸内細菌目細菌（CRE），多剤耐性アシネトバクター（MDRA）などが代表的な薬剤耐性菌である。

● **動向**　薬剤耐性菌が原因の感染症が発生すると，治療やその感染制御は困難をきわめる。国内における薬剤耐性菌の割合はまだ多くはないが，ESBL産生菌など，経年的に確実に増加している菌種もある。また，経済・産業のグローバル化や，日本人の海外旅行（アウトバウンド）と外国人の訪日旅行（インバウンド）の影響で，海外渡航歴・居住歴のある患者の入院を契機に，海外由来の薬剤耐性菌が院内へ持ち込まれる事例や，場合によってはアウトブレイクとなる事例もしばしば発生している。

● **原因**　薬剤耐性菌が拡大する要因はおもに，広域抗菌薬の濫用と，院内感染対策の不備である。広域抗菌薬の投与により耐性菌以外の細菌が減少すると，耐性菌の割合が相対的に大きくなり，増殖しやすくなる。また薬剤耐性菌は，耐性を獲得していたとしても，高濃度の抗菌薬に曝露されれば増殖が抑制されることも多いが，投与量や投与期間が不十分だと，増殖する機会が増える。

　日本では慣例的に，腹痛や上気道炎などの症状でいわゆる感冒の診断がされた場合，明らかな細菌感染を示す証拠がなくても，内服抗菌薬が総合感冒薬とあわせて処方されるケースも多くあった❶。また，患者が「念のために」と，抗菌薬の処方を希望することも多い。こうして，日本では不適切な抗菌薬使用が長年続けられており，耐性菌の蔓延の原因となっていることが指摘されている。

2 AMRに対する世界的なワンヘルス-アプローチ

　ペニシリンの発見以来，各種抗微生物薬に対する耐性菌の出現が繰り返されており，グローバル化が進んだ現代において，薬剤耐性菌の疾病負荷❷ disease burdenの問題は各国の最重要課題となっている。また，AMRの問題はヒトの領域だけではなく，畜水産などの分野においても問題視されている❸。これらのAMRの諸問題について，ヒトの領域だけで議論するのでは

NOTE

❶日本では，市中の医療機関における薬剤処方の規制が，諸外国に比べて低い。

❷**疾病負荷**
　その病気が社会に対してどの程度の負担になっているかをあらわす指標である。ある試算では，なんの方策もない場合には，2050年までに，薬剤耐性菌が原因で，世界中で毎年1000万人が死亡すると報告されており，その大部分がアジアで生じると予想されている。

❸抗微生物薬が家畜などの飼料の添加物として使用されており，その使用総量は，ヒトへ治療目的で投与される使用量の約4倍ともいわれている。

なく，ヒト以外の動物・環境など，分野の垣根をこえた世界規模の取り組み，すなわち**ワンヘルス-アプローチ** One Health Approach が必要であるという認識が広がっている（●230ページ）。日本においても，「薬剤耐性（AMR）対策アクションプラン 2023-2027」が策定され，実行されている。

3 抗微生物薬の適正使用

薬剤耐性菌の増加を防ぐための取り組みの1つに，**抗微生物薬の適正使用**がある。抗微生物薬の適正使用は，薬剤耐性対策として，日ごろの臨床の現場で医療従事者および患者を含む医療にかかわるすべての者が対応すべき最重要項目の1つとされている。むだな処方をなくすためには，基礎疾患のない患者の急性気道感染症❶や急性下痢症に対して適正な診断を行い，抗微生物薬をどのように適切に使用するか，もしくは使用しないかの判断を適切に行うことが重要となる。

最近では医療機関において，医師・看護師・薬剤師・検査技師の多職種で構成された**抗菌薬適正使用支援チーム** antimicrobial stewardship team（**AST**）を発足させ，抗微生物薬の適正使用の監視と介入・指導を行う施設も増えてきている。しかし，人員を十分に確保できないことから，十分な対応が可能な医療機関はまだ限られており，その支援体制の整備は喫緊の課題である。

> **NOTE**
> ❶急性気道感染症には，感冒，急性鼻副鼻腔炎，急性咽頭炎，急性気管支炎などが含まれる。

B 検査

感染症の診療では，微生物を推定・同定し，使用薬剤を決定するために，塗抹・培養検査をはじめ，薬剤感受性検査，抗原・抗体検査，毒素の検査，遺伝子検査など，さまざまな検査が行われる。

1 塗抹・培養検査，薬剤感受性検査

1 塗抹検査

● **目的** 塗抹検査は，塗抹鏡検，あるいは顕微鏡検査ともよばれ，感染症の基本的な検査である。おもな目的は，専門家が微生物の存在を顕微鏡で観察することで感染症の診断を確かなものにし，微生物の特徴を確認することで，感染症の原因微生物を推定することである。

● **検査対象** 塗抹検査は，あらゆる検体が対象となる。グラム染色法❷や結核菌を染めるチール-ネルゼン染色（●276ページ, plus）など，微生物の種類に応じたさまざまな染色が行われる。

● **検査時間** 検査結果が出るまでの時間は塗抹検査の種類により異なるが，早いもので30分，多くは1日で結果を確認でき，この迅速性が塗抹検査の利点の1つである。

● **留意点** 塗抹検査では，検体を採取した部位に存在する微生物を直接確

> **NOTE**
> ❷グラム染色法
> 　グラム染色によるグラム陽性菌やグラム陰性菌などの細菌のグループ分けは，臨床現場でとくに頻用される。これは，それぞれのグループに属する細菌の薬剤感受性（●277ページ）や性質が似ており，抗菌薬を選択するうえで便利なためである。

認できるが，微生物の種類を正確に知るためには，培養検査の結果を待たなければならない。また，菌量が少ないと塗抹検査では観察できない。

また，微生物の混入を防ぐため，検体を無菌容器に入れるまで，無菌的に取り扱うように注意する必要がある。

2 培養検査

● **目的** 培養検査も，塗抹検査とならんで感染症の基本的な検査である。その目的は，検体に存在する微生物の種類を正確に決定する（同定する）ことである。培養検査は微生物の種類を決定できるだけでなく，その後の薬剤感受性検査を可能にする唯一の検査でもある。

● **検査対象** あらゆる検体が対象となる。

● **検査時間** 微生物の種類により，増殖速度に差があるため，検体採取から結果が得られるまでの時間は，数日から数週間と幅があるが，いずれも時間を要する。

● **留意点** 培養検査では，ごく少量の目的外の微生物が混入（コンタミネーション）しただけでも，混入微生物が増殖して，病因となる微生物の検出が困難になる。検体の無菌的な取り扱いにはとくに注意を要する。

血液培養

血液培養の原則では，好気用と嫌気用の血液培養ボトル❶を1セットとし，異なる2か所の血管から2セット，計4本を採取する。2セット採取するこ

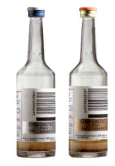

NOTE
❶血液培養ボトル
各血管から，好気性細菌用と嫌気性細菌用のボトルのセットを採取する。

▶図 好気用ボトル（左）と嫌気用ボトル（右）の1セット
（写真提供：日本ベクトン・ディッキンソン株式会社）

> **plus** 結核菌を調べる抗酸菌塗抹検査

結核菌の検出には，抗酸菌塗抹検査が行われる。抗酸菌塗抹検査にはチール-ネルゼン Ziehl-Neelsen（Z-N）染色のほかにも蛍光法などがある。蛍光法は，チール-ネルゼン染色よりも感度が高く，チール-ネルゼン染色よりも低い倍率で観察可能なため，一度に広い視野を評価できる。

菌量の記載法は（−）〜（3+）で表記するように推奨されているが，過去に使用されていたガフキー号数を使用している施設もある（▶表）。

● **抗酸菌塗抹検査の結果の解釈**

抗酸菌塗抹検査は，結核菌だけでなく非結核性抗酸菌も陽性となる。そのため，抗酸菌塗抹検査が陽性という情報だけでは，結核とは診断できない。多くは，引き続き行われる PCR 検査や培養検査により，結核菌の診断を行う。また，喀痰中の菌量は，肺結核の治療経過を評価するうえで重要な指標となる。

▶表 抗酸菌塗抹検査の記載法

記載法	蛍光法（200倍）	Z-N 法（1,000倍）	備考（相当するガフキー号数）*
−	0/30 視野	0/300 視野	G0
±	1〜2/30 視野	1〜2/300 視野	G1
1+	1〜19/10 視野	1〜9/100 視野	G2
2+	>20/10 視野	>10/100 視野	G5
3+	>100/1 視野	>10/1 視野	G9

*ガフキー号数は現在では使用しない。また，簡易法との一致は正確ではない。
（日本結核・非結核性抗酸菌症学会編：抗酸菌検査ガイド 2020．p.36，表3，南江堂，2020．）

とにより，培養検査で微生物を検出する確率（感度，●283ページ）を上げ，培養で検出された微生物がコンタミネーションではないことを判断する。

● **留意点**　一般に，血液培養で必要となる採血量はほかの血液検査よりも多い。患者には，血中の微生物は微量であり，培養検査で十分な感度を得るために十分な量の血液が必要であることを説明する。医師より血液培養の採血と抗菌薬の投与が同時に指示された場合は，必ず抗菌薬投与前に血液培養の採血を完了させる。

3 薬剤感受性検査

培養検査で得られた菌に対して有効な抗菌薬を調べるため，菌名の同定に続いて薬剤感受性検査が行われる。薬剤感受性試験は，適切な抗菌薬の選択や患者の経路別感染対策の必要性を協議するために重要な情報となる❶。薬剤感受性検査の結果は，S（感性 susceptible），I（中等度耐性 intermediate resistant），R（耐性 resistant）の3段階で示される。

メチシリン耐性黄色ブドウ球菌（MRSA）や多剤耐性緑膿菌（MDRP）などは，通常は薬剤感受性試験の結果をもとに判定される。とくに緑膿菌は多様な薬剤感受性を示すため，菌名のみで経路別感染対策の必要性を判断しないように注意する必要がある。

> **NOTE**
> ❶経路別感染対策が，どのような薬剤感受性のパターンの際に導入されるかは，施設により異なる。所属施設のマニュアルおよび感染対策担当部門の指示に従う。

4 検体採取時の注意点

塗抹・培養検査用の検体の取り扱いにあたっては，以下の点に注意する。
(1)自身の手指に付着する微生物のコンタミネーションを防ぐために，検体に触れる前に自身の手指消毒を徹底する。
(2)検体による自身への汚染を防ぐために，手袋を装着する。
(3)検体を採取する前に，それぞれの部位に適した消毒を実施する。
(4)注射針，注射器，血液培養ボトルなど，使用するすべての器具が無菌であり，使用期限内であることを確認する。
(5)偏性嫌気性菌のような一部の微生物は，酸素に触れると増殖できなくなるため，医師や検査室から指示があった場合は，嫌気ポーター❷とよばれる酸素を除去した特別な容器に検体を採取する。

▌喀痰採取時の工夫

喀痰採取時には，以下の点に注意する。
(1)喀痰には患者の口腔内の常在菌が混入しやすい。喀痰採取前に，患者に口腔内のすすぎとうがいをしてもらう。
(2)患者が喀痰ではなく唾液を喀痰容器に入れる場合があるため，喀痰を喀出する瞬間を確認できるとよい。

▌尿採取時の工夫

まず外尿道口を清拭する。出はじめと終わりの尿は廃棄し，中間尿を採取する。

▌検査室へ提出するまでの保管の注意点

検体はすみやかに検査室に提出する。時間外などで検査室への検体提出が

> **NOTE**
> ❷嫌気ポーター
> 便や腹水，膿などの検体を，嫌気的に輸送するための専用の輸送用培地である。

遅くなる場合は，次の方法で保管を行う❶。

- 喀痰などの気道検体や胃液・便などの消化管検体，ドレーン排液，尿検体は，雑菌の増殖を抑えるために，4℃の冷蔵庫での保管が望ましい。
- 血液培養ボトルは室温での保管が適切である。
- 髄液や，淋菌の培養目的の尿は，低温では目的とする菌が死滅してしまうため，可能であれば37℃で保管する。

2 抗原検査

抗原は，タンパク質や多糖類などの特定の分子から構成されている。抗原検査は，各病原体に特有の抗原を検出することで，その存在を確認するための検査で，ウイルスなどのように塗抹・培養検査が困難な病原体に対しても実施可能である。代表的な病原体抗原検査法には，標識抗体法（蛍光抗体法，酵素抗体法），イムノクロマト法❷，凝集法などがある。

● 目的　抗原検査のおもな目的は，特定の感染症の迅速な診断である。各病原体に特有の抗原を検出することで，原因となる微生物の早期確認が可能になり，迅速な治療や対策が実施できる。インフルエンザや新型コロナウイルス感染症などについて，イムノクロマト法を用いた簡便な抗原検査キットが開発されており，病院や診断所で広く活用されている。

● 特長　抗原検査の特長は，その迅速性にある。イムノクロマト法や凝集法の抗原検査キットによる検査結果はわずか数分で得られるため，外来診療で扱いやすい。また，検査の手法が比較的簡便であるため，新型コロナウイルス感染症に対しては一部の抗原検査キットが市販されている。

● 結果解釈の注意点　抗原検査は，見つけ出す能力（感度）やほかの原因と区別する能力（特異度）がほかの検査法に比べて低いことがあるため，偽陰性や，偽陽性となる可能性がある（◉285ページ）。また，感染の初期や症状が軽い場合には，検体に含まれる病原体および抗原の量が少なく，検査が有効ではないことがある。そのため，抗原検査の結果だけでなく，臨床症状やほかの検査の結果も検討したうえで，総合的に診断することが重要である。

● 検体取り扱い時の注意点　抗原検査キットには，各キットに特有の検体採取方法が定められている。各キットの説明文書を十分に確認し，適切な採取方法や保存条件をまもることで，検査の信頼性が向上する。一方で，不適切な方法で検体を採取した場合は，偽陰性や偽陽性の原因となる。

3 抗体検査

抗体検査では，免疫学的手法を用いて体内に存在する抗体を検出する。代表的な抗体検査法には，ELISA法❸，酵素抗体法 enzyme immunoassay（EIA），赤血球凝集抑制法 hemagglutination inhibition test（HI），中和抗体測定法 neutralization test（NT），補体結合反応 complement fixation test（CF）などがある。

● 感染症診断における抗体検査の目的　ヒトの免疫系は，はじめて出会っ

NOTE

❶ たとえこれらの工夫を行っても，検査室への提出が遅れるほど培養検査の感度は低下していくため，検査室へのすみやかな提出が最も重要である。

NOTE

❷ イムノクロマト法は，免疫クロマト法やイムノクロマトグラフィともよばれる。

NOTE

❸ ELISA は，enzyme-linked immunosorbent assay の略で，イライザ，エライザ，あるいはエライサと呼称される。

た病原体に対し，病原体に特有の抗原を認識したあと，その抗原に対応する抗体の産生を開始する。この一連の過程は約2週間から3週間以上の期間を必要とする。そのため感染症において，抗体を用いた診断を行う場合は，症状出現後すぐの感染初期の血清と，2週間後の回復期の血清を採取し，抗体値の上昇を確認することで行われる。これは，**ペア血清による抗体上昇の確認**とよばれる。麻疹・風疹などのように，塗抹・培養検査が困難で，抗原検査も開発されていないウイルス感染症の診断では，ペア血清による診断が行われることが多い。

　特定の抗原に対して抗体産生能を獲得すると，感染症が治癒して抗原が体内から消失しても，その抗原に対する抗体産生能を免疫系は記憶している。そのため，抗体検査により過去の感染の既往を調べることもできる。

● **ワクチンにおける抗体検査の目的**　ワクチンは，人為的にヒトの免疫を刺激して，感染前に病原体への抗体産生能をもたせる手法である。よって，ワクチンの効果は，血中の抗体を調べることで評価できる。

● **特長**　抗体検査の特長は，過去の感染歴や免疫状態を評価できる点にある。おもに血液検査で行われるため，検体採取も容易である。

● **結果解釈の注意点**　初感染の感染初期は抗体が産生されておらず，抗体検査では診断できない。また感染の既往でも抗体陽性となるため，抗体検査が陽性であっても，単独の検査では現在の感染の証明とはならない。

● **検体取り扱い時の注意点**　検体のほとんどは血清である。ほかの血液検体の取り扱いと同様に，血液曝露を防ぐために手袋を装着する。塗抹・培養検査のようにコンタミネーションに注意する必要はない。

4 毒素検査

1 毒素の種類

　微生物は多種多様な物質を産生しており，ヒトに悪影響を及ぼす一部の物質は**毒素**とよばれる。感染症においても，毒素が病態の形成に与える影響は大きい。数多い毒素のなかで，検査対象となり，診断に用いられている重要な毒素が，CDトキシンと大腸菌ベロトキシンの2つである。一部の施設では，エンドトキシンとよばれる毒素についても検査が行われている。

2 CDトキシン

　クロストリジオイデス-ディフィシル *Clostridioides difficile* は，ヒトの腸内細菌叢を形成する細菌の一種で，ふだんからヒトの腸内において，ほかの微生物とのバランスを維持して存在している（●302ページ）。しかし，抗菌薬の使用などによって，クロストリジオイデス-ディフィシルが異常増殖すると，**CDトキシン**とよばれる毒素を産生することがある。

　CDトキシンにはいくつか種類があり，**トキシンA**と**トキシンB**が最もよく知られている。CDトキシンはおもに大腸の細胞を傷害し，クロストリ

ジオイデス-ディフィシル感染症 *Clostridioides difficile* infection（**CDI**）を引きおこす。CDI 患者のおもな症状は，発熱・下痢・腹痛である。

▍CD トキシン検査の種類

CD トキシン検査には次の 3 つの方法があり，それぞれ利点と欠点がある。

①**イムノクロマト法など**　糞便中のトキシン A とトキシン B を検出する。安価で簡便だが，感度が低い。

②**核酸増幅検査**　糞便に排出される菌体内の毒素遺伝子を検出する。最も感度が高く迅速だが，コストが高い。

③**培養トキシン検査** toxigenic culture（**TC**）　糞便中のクロストリジオイデス-ディフィシルを分離培養したあと，分離された菌株の毒素産生性を調べる。感度が高いが，時間がかかる。

実際には，イムノクロマト法などにより，グルタミン酸脱水素酵素 glutamate dehydrogenase（GDH）抗原❶と CD トキシンを同時に測定し，GDH 抗原陽性かつ CD トキシン陽性なら確定診断にいたる❷。CDI の診断は症状や臨床所見と合わせて総合的に行われる。

▍CD トキシン検査提出時の留意点

CD トキシン検査が提出されるのは，おもに入院して抗菌薬投与中の患者に，新たに発熱や下痢が出現したときである。抗菌薬投与中の患者の発熱の出現や下痢の出現に注意をはらい，それらの症状が出現した場合は，医師を含むチーム内ですみやかに情報を共有する必要がある。

NOTE

❶**グルタミン酸脱水素酵素抗原**

クロストリジオイデス-ディフィシルの抗原検査は，菌体が産生するグルタミン酸脱水素酵素（GDH）を抗原として検出することでなされる。GDH は毒素産生の有無にかかわらず多く産生されており，GDH 抗原の検出は，培養検査の結果と高い相関関係を示す。

❷ GDH 抗原陽性だが CD トキシン陰性の場合は，CD トキシン検査が偽陰性の可能性があるため，より感度の高い核酸増幅検査で確認するという二段階法が推奨されている。

3　大腸菌ベロ毒素

大腸菌ベロ毒素（ベロトキシン）とは，腸管出血性大腸菌が産生する毒素である（●341 ページ）。腸管出血性大腸菌感染症でおこる出血性の大腸炎や溶血性尿毒症症候群（HUS）などの重篤な合併症は，おもにベロ毒素の作用によってもたらされる。ベロトキシンには，おもに**ベロ毒素 1 型**（**VT1**）と**ベロ毒素 2 型**（**VT2**）の 2 種類がある。

▍大腸菌ベロ毒素検査の種類

大腸菌ベロ毒素検査の検体は糞便で，次の 3 つの方法がある。

①**抗原検査**　糞便から直接ベロトキシンの抗原検査を行う方法は，迅速で簡便だが，感度や特異度が低い場合がある。

②**遺伝子検査**　糞便から直接大腸菌の DNA を抽出し，ベロ毒素の遺伝子を検出する方法は，高い感度と特異度をもち，迅速に結果が得られるが，コストがかかる。

③**培養後の毒素検査**　糞便から大腸菌を分離培養し，ベロ毒素の産生能を測定する方法は，最も確実で詳細な情報が得られるが，時間がかかる。

5　寄生虫検査

寄生虫は，ほかの種の生物を宿主として寄生し，ほかの種の生物の犠牲のうえに栄養を得て利益を得る。単細胞生物である原生生物と多細胞生物が存

在する（●356ページ）。原生生物のものは**原虫**，多細胞生物のものは**蠕虫**とよばれる。

1 原虫の種類と検査

● **種類**　感染症の原因となる原虫は，世界中に多くの種類が存在する。とくに日本国内でも輸入例を含めて遭遇する頻度が高い原虫として，マラリア原虫，トキソプラズマ，赤痢アメーバなどがあげられる。それぞれの感染症名は，マラリア，トキソプラズマ症，およびアメーバ赤痢とよばれる。

● **検査**　原虫が感染している部位の検体から，顕微鏡検査で直接原虫の存在を確認する。たとえば，マラリア原虫は赤血球に感染するため，赤血球中の原虫の存在を調べる血液検査が行われる。アメーバ赤痢などの腸管原虫感染症の診断には，便中の原虫の存在を調べる便検査が行われる。一部の原虫感染症では，組織内に原虫が存在するため，組織検査が行われる。トキソプラズマなどの一部の原虫では，感染から発症まで数週間以上経過するため，特異的な抗体検査により診断が可能である。

2 蠕虫の種類と検査

● **種類**　感染症の原因となる蠕虫の種類は，原虫以上に多様な種が存在している。蠕虫は，その形態から線虫，吸虫，および条虫に大別される。日本国内では，アニサキスや日本海裂頭条虫などの頻度が高い。地域特有の蠕虫として，北海道のエキノコックス，沖縄の糞線虫，ホタルイカを食する地域の旋尾線虫などがあげられる。

● **検査**　蠕虫の種類により検査法は異なる。虫体の肉眼的観察，感染組織の顕微鏡的観察，および各蠕虫に特異的な抗体検査に大別できる。アニサキス症は，上部消化管内視鏡検査により消化管内の虫体を直接観察することで診断する。その際にアニサキスを除去できれば，同時に治療となる。

6 核酸増幅検査

● **目的**　感染症の診断において，**遺伝子検査**はおもに検体中の特定の病原体の有無を検出するために用いられる。ウイルス・細菌・真菌・寄生虫が対象となる。病原体の病原性・毒素，あるいは薬剤耐性に関する遺伝子を調べることもある。遺伝子検査は，**核酸増幅検査** nucleic acid amplification test（**NAAT，NAT**）ともよばれ，増幅させた遺伝子を検出する❶。PCR法❷のほか，等温核酸増幅法❸などが用いられている。

● **検査に必要な時間**　検査の種類やサンプル，病原体の種類によって，数時間で得られる検査もあれば，数日から数週間かかる検査もある。院内検査か外注検査か，検査室の稼働状況などによっても左右される。

● **検査でわかること**　塗抹・培養検査では検出不可能な微生物やウイルスの検出が可能である。結核菌のように，培養に月単位の時間を要する微生物でも，数日以内に検出できる。一般に遺伝子検査は検出感度や特異度も高い。

NOTE

❶遺伝子はDNAやRNAで構成される。核酸とはDNAやRNAのことをさす。

❷**PCR法**
　PCR法では，DNAを増幅させる際に温度変化を必要とする。

❸**等温核酸増幅法**
　近年では，温度変化を必要としない核酸増幅法も開発されている。LAMP法，TRC法，TMA法，Smart Amp法，NEAR法などがある。

282　第4章　検査と治療

● **検査ではわからないこと**　遺伝子検査単独では，病原体の生死や感染症の活動性は評価できない。検体採取部位への定着❶か，活動性の感染症の原因かの区別も困難である。あくまでも診断を補助する検査の1つにすぎない。
● **検体取り扱い時の注意点**　検査ごとに定められた検体の取り扱い方法を遵守する。不適切な取り扱いは，容易に偽陰性や偽陽性の原因となる。

7 画像検査

　画像検査は，感染症の部位や広がりを評価し，治療への反応を評価するために行われる。医師は患者の症状や病歴から感染部位を推定し，画像検査の対象部位や検査の種類を判断する。画像検査は臓器や組織の異常を可視化できるが，細菌やウイルスなどの病原体そのものを直接検出するわけではない。
　感染症の診療で利用されるおもな画像検査には，X線を利用する単純X線検査・CT検査や，磁気を利用するMRI検査などがある。これらの検査は通常数分から数時間で完了し，結果は比較的迅速に得られる。

1 単純X線検査

　単純X線検査では少量のX線❷を用いて，骨や臓器の画像を作成する。胸部単純X線検査は，肺炎などの呼吸器感染症の診断や経過観察において重要な検査となる。単純X線検査は短時間で痛みもなく，広く利用されている。ただし解像度は高くなく，異なる組織を区別することは困難である。

2 CT検査

　CTはコンピュータ断層撮影 computed tomography のことであり，CT検査では，複数の方向から照射されるX線を用いて，身体の断面画像を作成する。単純X線検査よりも詳細な情報を得ることができる。深部体内に形成された膿瘍を評価するために，造影剤を用いることもある。ただし，CT検査は単純X線検査よりも検査に時間がかかり，患者の被曝量も多くなる。

3 MRI検査

　MRIは磁気共鳴画像 magnetic resonance imaging のことであり，MRI検査とは強力な磁石と電磁波を使用して体内の臓器や血管を撮影する検査である。身体の断面図を詳細に描出することができ，X線を使用しないため被曝リスクがなく，とくに脳・脊椎・四肢・子宮・卵巣などの検査に適している。深部体内に形成された膿瘍を評価するために，造影剤を用いることもある。
　MRI検査を受ける際には，磁力に反応する物❸を持ち込まないように注意する。また，検査時間が20分から1時間程度と長く，検査中は検査機器の騒音が大きい。検査の間は狭い機器の中で静止する必要があるため，検査前に患者とよく話し合っておく必要がある。

NOTE

❶**定着**
　存在しているが感染症は引きおこしていない状態を，定着あるいはコロナイゼーションとよぶ。

NOTE

❷X線とは放射線の一種である。

NOTE

❸金属製品や入れ墨は，磁力に反応する。

8 感染症の検査における偽陽性と偽陰性

感染症の各検査には性能があり，不適切な対象に検査を実施すると，偽陽性や偽陰性の問題が発生する。検査の偽陽性や偽陰性の問題を回避するためには，患者側の要素である**検査前確率**と，検査側の要素である**感度**と**特異度**の概念を理解しておく必要がある。

1 感染症の検査前確率

感染症の流行状況と患者の病歴・症状により，検査前にある程度の感染症の可能性を見積もることができる。たとえば，インフルエンザの流行シーズンに，同居家族がインフルエンザとなり，患者に急激な高熱が出現した場合は，検査を行うまでもなくインフルエンザの可能性がきわめて高い。この状況を，「インフルエンザの検査前確率が高い」と表現する（◯図 4-4-a）。

一方で，インフルエンザがまったく流行していない時期に，なにも症状がなければ，インフルエンザの可能性はほぼない。この状況は，「インフルエンザの検査前確率が低い」と表現できる（◯図 4-4-b）。

検査前確率が高い患者に検査を行った場合と，検査前確率が低い患者に検査を行った場合では，検査結果の解釈が異なってくる。

2 検査の感度と特異度

検査の性能は，感度と特異度の 2 つの特徴で示すことができる（◯図 4-5）。
● **感度** 感度とは，病気にかかっている人を，正しく病気であると診断できる確率のことをいう。たとえば，インフルエンザに感染している 10 人を検査したところ，検査で陽性と判定された人が 9 人だったとする。この場合，感度は 90％ である。感度が高いということは，病気にかかっている人を見

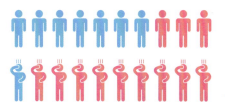

流行しているときには，症状がなくても，感染症の可能性がある。

流行しているときに，症状があると，感染症の可能性がきわめて高い。
→ **検査前確率が高い**

a. 感染症が流行しているとき

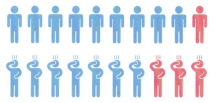

流行しておらず，症状もなければ，感染症の可能性は低い。
→ **検査前確率が低い**

流行していないときに，症状があると，感染症の可能性はあるが，ほかの病気の可能性も高い。

b. 感染症が流行していないとき

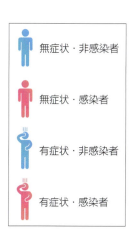

◯図 4-4 検査前確率

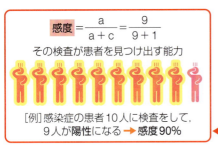
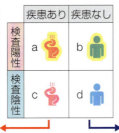
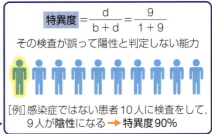

▶図4-5 感染症の検査における感度と特異度

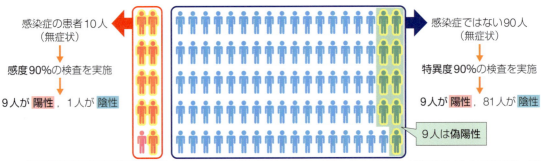

	疾患あり	疾患なし	合計	
検査陽性	9	9	18	陽性的中率 50%
検査陰性	1	81	82	陰性的中率 98.8%
合計	10	90	100	

①100人のうち,真のインフルエンザ患者が10人の集団に,感度90%・特異度90%の検査を実施した場合を考える。
②このとき,検査で陽性となる患者は18人だが,そのうち真のインフルエンザである患者は9人にすぎない。残りの9人は偽陽性である。つまり,陽性的中率は50.0%,偽陽性率も50.0%となる。
③一方,検査が陰性となった82人のうち,81人はインフルエンザではなく,陰性的中率は98.8%である。したがって,検査が陰性であればインフルエンザの可能性をほぼ否定できる。

a. 検査前確率が10%の100人に,感度90%・特異度90%の検査を行った場合

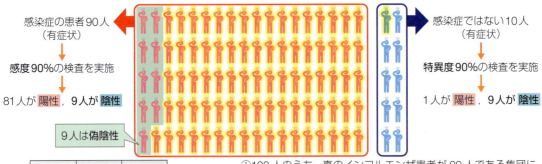

	疾患あり	疾患なし	合計	
検査陽性	81	1	82	陽性的中率 98.8%
検査陰性	9	9	18	陰性的中率 50%
合計	90	10	100	

①100人のうち,真のインフルエンザ患者が90人である集団に,感度90%・特異度90%の検査を実施した場合を考える。
②このとき,検査で陽性となる患者は82人であり,そのうち81人が真のインフルエンザ患者である。したがって,陽性的中率は98.8%となり,検査の有用性は高いといえる。
③ただし,検査で陰性となった18人のうち,9人が偽陰性であるため,偽陰性率は50.0%である。よって,検査が陰性であってもインフルエンザの可能性を完全には否定できない。

b. 検査前確率が90%の100人に感度90%・特異度90%の検査を行った場合

▶図4-6 感染症の検査における偽陽性と偽陰性

逃さないことを意味する。

● **特異度** 特異度とは，病気にかかっていない人を，正しく病気ではないと診断できる確率のことをいう。たとえば，インフルエンザではない 10 人を検査し，検査で陰性と判定された人が 9 人だったとする。この場合，特異度は 90％ということになる。特異度が高いということは，病気にかかっていない人を誤って病気であると診断しないことを意味する。

● **感染症の検査を行うべきではないとき** たとえば，無症状の患者など，感染症の検査前確率の低い患者に検査を行った場合，感染症ではない患者が陽性となる確率，すなわち**偽陽性率**が高くなり，誤診する危険性が高くなる（◐図 4-6-a）。

● **感染症の検査を行うべきとき** 逆に，インフルエンザ流行時期の発熱患者など，感染症の検査前確率が高い患者に検査を行った場合，偽陽性の可能性は低いが，**偽陰性率**が高くなる。つまり，検査結果が陰性であっても感染症の可能性がある点に注意が必要となる（◐図 4-6-b）。

C 治療

　感染症の治療は，薬物療法や外科的治療により行われる。感染症の薬物療法は，**抗微生物薬** antimicrobial agents による化学療法❶が主となる。抗微生物薬とは，細菌・真菌・ウイルス・寄生虫といった微生物の機能を阻止または抑制する作用をもち，感染症の治療・予防に使用されている薬剤の総称である。対象となる微生物ごとに，**抗菌薬・抗真菌薬・抗ウイルス薬・抗寄生虫薬**に分けられる。なかでも，微生物により産生される抗微生物作用をもつ物質はとくに，**抗生物質** antibiotics とよばれる。

> 📓 **NOTE**
> ❶抗菌薬による治療はとくに，抗菌化学療法ともよばれる。

1 抗菌薬

1 抗菌薬を投与する際の留意点

▮ 抗菌薬を投与する目的

　細菌を抗菌薬により死滅させることで，感染症を治療することが目的である。解熱や鎮痛は感染症の治癒に伴って得られるものであり，抗菌薬そのものに解熱・鎮痛作用はないため，投与直後に症状が改善するわけではない。

▮ 抗菌薬の使い分け

　細菌感染症の治療に使用される抗菌薬は，その化学構造や作用機序に基づいて，ペニシリン系・セフェム系・カルバペネム系・アミノグリコシド系・マクロライド系・テトラサイクリン系・フルオロキノロン系といったクラスに分類される。これらのなかから，患者の重症度，抗菌薬の抗菌スペクトル，病原体の種類，感染臓器，年齢，アレルギーの有無など，複数の要素を考慮して適切な薬剤が個別に選択される。

286　第4章　検査と治療

● **抗菌スペクトル**　その抗菌薬が抗菌活性を示す微生物の範囲のことを抗菌スペクトルという。

　①**広域抗菌薬**　抗菌スペクトルが広い抗菌薬は広域抗菌薬とよばれる。グラム陽性菌とグラム陰性菌の両方に幅広く抗菌活性を示すため，重症患者や，特定の病原体が不明な場合に使用される。カルバペネム系薬などが該当する。

　②**狭域抗菌薬**　抗菌スペクトルが狭い抗菌薬は狭域抗菌薬とよばれる。ペニシリン系薬などが該当する。

　広域抗菌薬は，強力だが耐性菌を増加させるリスクも高いため，患者が軽症あるいは病原体が判明している場合には，狭域抗菌薬が好んで選択される。

▋**用法・用量の留意点**

　抗菌薬の1回の投与量や投与回数・投与期間は，年齢や体重，腎機能などといった患者の特性のほか，抗菌薬の種類・剤形，感染症の種類・重症度によっても異なる。医師の指示を確認し，指示どおりに正確に投与する。

▋**抗菌薬の副作用**

● **一般的な副作用**　一時的に吐きけや，腸内細菌叢の攪乱による下痢などの消化器症状がおこる場合がある。抗菌薬投与に伴う下痢は，**抗菌薬関連下痢症** antibiotic-associated diarrhea（AAD）とよばれる。

● **医師に知らせるべき重大な副作用**　重度の下痢や腹痛，アレルギー反応の徴候❶が出現した場合は，ただちに看護師や医師に報告するように患者に指導する。下痢や腹痛などは，抗菌薬による腸内細菌叢の攪乱に起因するクロストリジオイデス-ディフィシル感染症（CDI，● 302ページ）の可能性がある。

2 ▌**外来患者で使用頻度が高い経口抗菌薬**

　外来で処方される経口抗菌薬による治療においては，患者が医師の指示どおりに正確に服用することが重要となる。

◆ **経口ペニシリン系薬，経口 β-ラクタマーゼ阻害薬配合ペニシリン系薬**

● **薬剤例**　経口ペニシリン系薬には，アモキシシリン水和物などがある。経口 β-ラクタマーゼ阻害薬配合ペニシリン系薬には，アモキシシリン水和物・クラブラン酸カリウム配合薬などがある。

● **用法・用量の留意点**　1日に複数回の服用が必要である。体内の薬物濃度を一定に保つため，服用間隔を一定に保つことが重要である。

● **食事との関係**　アモキシシリン水和物は食事の影響を受けないため，食事の有無にかかわらず服用できる。服用により胃の不調がおきる場合は，食事と一緒に服用すると軽減されることがある。

● **ペニシリンアレルギー**　ペニシリン系薬は，ほかの系統の抗菌薬よりもアレルギー発生率が高いといわれている。しかし，実際にはアレルギーではない症状❷を，本人がアレルギーと誤認している場合がある。これを誤って「ペニシリンアレルギーあり」と診療録に記録すると，ペニシリン系薬だけでなくセフェム系薬など，多くの抗菌薬が選択できなくなり，患者への不利

▭ **NOTE**
❶薬物アレルギーの徴候として，発疹，かゆみ，腫脹，呼吸困難などがある（● 58ページ，表5-4）。

▭ **NOTE**
❷たとえば，吐きけや下痢などは，アレルギーではない機序による副作用であることが多い。

益がきわめて大きくなる。ペニシリンアレルギーの情報を正しく収集するためには、「抗菌薬にアレルギーはありますか？」ではなく、「抗菌薬を使用して皮膚に異常が出たことはありますか？」と質問するとよい❶。

　本人が明確にアナフィラキシーショックや中毒性表皮壊死融解症(TEN，●59ページ)，スティーヴンス–ジョンソン症候群(SJS，●59ページ)などの既往を申告した場合には，抗菌薬との関連が明確ではなくとも，必ず医師や薬剤師と情報を共有する。

◆ 経口セフェム系薬

● **薬剤例**　セファレキシン，セファクロル，セフカペン ピボキシル塩酸塩水和物などがある。

● **用法・用量の留意点**　1日に複数回の服用が必要である。体内の薬物濃度を一定に保つため，服用間隔を一定に保つことが重要である。

● **食事との関係**　食事の影響を受けるものと受けないものが混在しているため，種類によりそのつど確認する。たとえばセフカペン ピボキシル塩酸塩水和物などは，空腹時よりも食後投与において吸収が良好である。

◆ 経口マクロライド系薬

● **薬剤例**　クラリスロマイシン，アジスロマイシン水和物などがある。

● **食事との関係**　クラリスロマイシンとアジスロマイシン水和物は食事の影響を受けないため，食事の有無にかかわらず服用できる。服用により胃の不調がおきる場合は，食事と一緒に服用すると軽減されることがある。

● **観察可能で医師への報告が必要な事項**　QT延長や心室頻拍❷，および心室細動などの不整脈をまれにおこすことがある。

◆ 経口フルオロキノロン系薬

● **薬剤例**　レボフロキサシン水和物，シタフロキサシン水和物，メシル酸ガレノキサシン水和物などがある。

● **食事との関係**　腸内に，アルミニウム・マグネシウム・カルシウム・鉄・亜鉛などが存在すると，フルオロキノロン系薬の吸収が阻害される。よって，フルオロキノロン系薬による治療中は，これらの成分を多く含む食品❸や薬剤❹の摂取を避けるか，フルオロキノロン系薬を服用後2時間以上空けて摂取するように指導する。

● **観察可能で医師への報告が必要な事項**　フルオロキノロン系薬は多彩な特有の副作用を有するため，治療中は慎重な観察が必要である。

　①神経系の副作用　末梢神経障害や重症筋無力症の悪化などが報告されているため，しびれ・筋力低下・痛みなどの症状が出現した場合には，すみやかに報告するように指導する。

　②心血管系の副作用　徐脈，洞停止，房室ブロック，QT延長，心室頻拍❺，心室細動，大動脈瘤，大動脈解離，および血管炎などが報告されている。これらの副作用により急激な循環不全がおき，吐きけやめまい，失神な

NOTE

❶即時型のI型アレルギーであるアナフィラキシーでは，投与後数時間以内に蕁麻疹などが出現し，遅発型のIV型アレルギーも投与後1週間から2週間で薬疹が出現する。よって，ペニシリンアレルギーは皮疹の出現を伴う場合がほとんどである。

NOTE

❷トルサード–ド–ポワント型心室頻拍も含む。

NOTE

❸金属元素を多く含む食品として，乳製品やミネラル入りビタミン剤などがある。
❹金属元素を多く含む薬剤として，鉄剤や制酸剤などがある。

NOTE

❺トルサード–ド–ポワント型心室頻拍も含む。

どが初期症状としてみられる場合がある。

③**横紋筋融解症**　横紋筋融解症をおこすことがあるため，筋肉痛や脱力感などが出現した場合はすみやかに連絡するように指導する。

④**腱障害**　フルオロキノロン系薬に特有の副作用として，アキレス腱炎や腱断裂などの腱障害がある。内服中は，腱周辺の痛みや浮腫・発赤などの症状の出現に注意するように指導する。

⑤**光過敏症**　治療中は日光を避けるように指導する。

3 入院患者で使用頻度が高い抗菌薬

◆ 静注抗菌薬による治療の留意事項

入院患者には，抗菌薬が静脈内注射により投与されることがある。投与された大量の抗菌薬により，ビタミン K_2 産生腸内細菌叢が死滅し，患者がビタミン K 欠乏症となり，出血傾向があらわれることがある。経口摂取の不良な患者や非経口栄養の患者，全身状態のわるい患者など，食事によりビタミン K を補給できない患者では，皮下のあざなどの皮下出血や，鼻や傷からの出血，胃や腸からの出血がおきていないかを観察する。胃や腸からの出血は，血性の吐物のほか，黒いタール便として観察されることもある。

◆ 静注ペニシリン系薬，静注β-ラクタマーゼ阻害薬配合ペニシリン系薬

● **薬剤例**　静注ペニシリン系薬には，アンピシリンナトリウムやピペラシリン水和物などがある。静注βラクタマーゼ阻害薬配合ペニシリン系薬には，アンピシリンナトリウム・スルバクタムナトリウム，タゾバクタム・ピペラシリン水和物などがある。

● **用法・用量の留意点**　1日に複数回の投与が必要である。血中薬物濃度を一定に保つため，投与間隔を一定に保つこと❶が重要である。

● **観察可能で医師への報告が必要な事項**　タゾバクタム・ピペラシリン水和物は，脱力感・不整脈・痙攣などを伴う低カリウム血症が報告されている。手足のだるさやこわばり，力がぬける感覚，筋肉痛，呼吸困難感などを感じたら，すみやかに知らせるように指導する。

◆ 静注セフェム系薬

● **薬剤例**　セファゾリンナトリウム，セフォチアム塩酸塩，セフメタゾールナトリウム，セフトリアキソンナトリウム水和物，セフタジジム水和物，セフェピム塩酸塩水和物などがある。

● **用法・用量の留意点**　1日に複数回の投与が必要である❷。血中薬物濃度を一定に保つため，投与間隔を一定に保つ。

● **投与時の留意点**　セフトリアキソンは，カルシウムを含有する注射剤や輸液と同時に投与すると沈殿を生じるため，同時投与は避ける。

● **観察可能で医師への報告が必要な事項**　セフトリアキソンナトリウム水

NOTE

❶1日3回であれば8時間ごと，1日4回であれば6時間ごとなど，指示が出される。

NOTE

❷例外として，セフトリアキソンは1日1回あるいは2回の投与でよいため，外来での点滴治療にも用いられている。

和物，セフタジジム水和物，およびセフェピム塩酸塩水和物などを高度腎障害患者に投与した場合，意識障害や痙攣，不随意運動❶，脳症があらわれることがあるため，投与中は意識レベルや神経学的所見を観察する。

　セフトリアキソンナトリウム水和物に特有の副作用として，セフトリアキソンを成分とする胆石や胆嚢内沈殿物が形成され，胆嚢炎や胆管炎，膵炎などをおこすことがあるため，腹痛などの症状があらわれた場合には，すみやかに医師へ情報を共有する。

4 重症患者で使用頻度が高い抗菌薬

◆ カルバペネム系薬

● **薬剤例**　イミペネム水和物・シラスタチンナトリウム，メロペネム水和物，ドリペネム水和物などがある。

● **用法・用量の留意点**　1日に複数回の投与が必要である。体内の薬物濃度を一定に保つため，投与間隔を一定に保つ。

● **観察可能で医師への報告が必要な事項**　痙攣・意識障害・呼吸抑制などの中枢神経症状があらわれることがある。とくにてんかんや中枢神経系障害のある患者におこりやすいため，治療中は注意深い観察が必要である。

5 特定の病原体を対象とする抗菌薬

◆ 抗MRSA薬

● **薬剤例**　バンコマイシン塩酸塩，テイコプラニン，ダプトマイシン，リネゾリドなどがある。

● **対象**　メチシリン耐性黄色ブドウ球菌（MRSA，●350ページ）やエンテロコッカス-フェシウム *Enterococcus faecium* などのグラム陽性菌を対象とする。バンコマイシン塩酸塩の経口薬は，腸管から体内に吸収されず，腸管内のクロストリジオイデス-ディフィシルを対象に使用される。

● **用法・用量の留意点**　バンコマイシン塩酸塩とテイコプラニンの静注薬は，薬物治療モニタリング therapeutic drug monitoring（TDM❷）により投与量が調節される。その目的は，治療失敗のリスク軽減と腎障害の防止である。TDMのための採血は，血中薬物濃度が最も低くなるタイミング（トラフ）で行われる❸。重症患者や腎障害リスクの高い患者にバンコマイシン塩酸塩を使用する際は，より正確な評価を行うために，トラフに加え，血中薬物濃度が最も高くなるタイミング（ピーク）の採血が追加されることもある❹。また，テイコプラニンは治療開始当初にローディング❺が行われる。いずれの抗菌薬も投与量や投与回数が状況に応じて適宜変更されるため，患者へ投与する際には，用法・用量の確認をそのつど確実に行う。ダプトマイシンやリネゾリドではTDMは行われない。

● **投与時の留意点**　バンコマイシン塩酸塩は，点滴静注を短時間で行うと，ヒスタミンが遊離されてレッドマン症候群❻や血圧低下などの副作用が発現

NOTE

❶不随意運動として，振戦や舞踏様運動，緩慢で不規則な異常運動（アテトーゼ様運動），短時間の筋肉の不随意収縮（ミオクローヌス）などの症状がみられる。

NOTE

❷**TDM**
　血中の薬物濃度をモニタリングしながら，状態に合わせて投与量が決定される。検体採取のタイミングが指示からずれると血中薬物濃度の結果がかわってしまうので，指示された採血タイミングを遵守する。

❸たとえば，1日3回投与している場合，次の投与を開始する直前（投与開始30分前）がトラフとなる。

❹バンコマイシン塩酸塩では，組織分布が完了した時点における血中濃度をピーク値として，投与終了1～2時間後に採血する。

❺**ローディング**
　負荷投与ともよぶ。抗菌薬の血中濃度をすみやかに上昇させるために，治療維持量よりも多い用量で投与を開始する。バンコマイシン塩酸塩でもローディングが行われる場合がある。

❻**レッドマン症候群**
　顔や頸部，体幹に紅斑性充血や瘙痒などがみられる。

することがあるため，60分以上かけて点滴静注する。また，バンコマイシン塩酸塩の静注薬は，チオペンタールナトリウムなどの全身麻酔薬と同時投与すると，紅斑やヒスタミン様潮紅，アナフィラキシー反応などが出現することがあるため，全身麻酔の開始1時間前には点滴静注を終了しておく。

● **観察可能で医師への報告が必要な事項**　以下の点に留意する。

(1)バンコマイシン塩酸塩とテイコプラニンの静注薬は，眩暈・耳鳴・聴力低下・難聴などの内耳神経(Ⅷ)障害(第8脳神経障害)があらわれることがあるため，投与中は聴力などを観察する。

(2)ダプトマイシンは，横紋筋融解症や末梢性ニューロパチーが出現することがあるため，筋肉痛・脱力感・感覚異常などの出現に注意する。

(3)リネゾリドは，乳酸アシドーシスを引きおこすことがあるため，吐きけや嘔吐の症状が繰り返しあらわれた場合はただちに伝えるよう，患者に指導する。また，リネゾリドの28日をこえる長期投与により視神経障害が出現する場合があるため，視力低下・色覚異常・霧視・視野欠損といった自覚症状があらわれた場合は，ただちに知らせるように指導する。

◆ アミノグリコシド系薬

● **薬剤例**　ゲンタマイシン硫酸塩，アミカシン硫酸塩，ストレプトマイシン硫酸塩などがある。

● **対象**　ゲンタマイシン硫酸塩やアミカシン硫酸塩は，おもに緑膿菌などのグラム陰性菌を対象とする。ストレプトマイシン硫酸塩は，おもに結核菌や非結核性抗酸菌症などを対象とする。

● **用法・用量の留意点**　ゲンタマイシン硫酸塩やアミカシン硫酸塩はTDMにより投与量が調節されるため，投与時には用法・用量の確認を，そのつど確実に行う。TDMの採血は，トラフおよびピークの2つのタイミングで行われる❶。アミノグリコシド系薬においては，トラフ値は腎毒性の予測に，ピーク値は治療効果の予測に用いられる。

● **投与時の留意点**　急速静注すると呼吸抑制などがおこる危険性があるため，必ず30分以上かけて点滴静注する。

● **観察可能で医師への報告が必要な事項**　眩暈・耳鳴・難聴などの第8脳神経障害があらわれることがあるので，投与中は注意深く患者を観察する。とくに，腎機能障害患者や高齢者，長期間投与患者，大量投与患者などでは血中濃度が高くなりやすく，聴力障害の危険性がより大きい。

◆ テトラサイクリン系薬

● **薬剤例**　ミノサイクリン塩酸塩，ドキシサイクリン塩酸塩水和物，チゲサイクリンなどがある。

● **対象**　ミノサイクリン塩酸塩やドキシサイクリン塩酸塩水和物は，おもにリケッチア❷などを対象とし，チゲサイクリンはおもにカルバペネム耐性腸内細菌目細菌(CRE，❍349ページ)を対象とする。

● **用法・用量の留意点**　経口薬と静注薬がある。治療開始時にローディン

NOTE

❶アミノグリコシド系薬のピーク値は，投与開始1時間後である。つまり，30分間の点滴が終了して，さらに30分後に採血を行う。

NOTE

❷リケッチア
　ツツガムシ病や日本紅斑熱の病原体である(❍347ページ)。

グが行われるため，とくに経口薬の場合は，治療中に投与量が変更されることを患者に説明する。

● **投与時の留意点**　食道に薬剤が残存すると食道潰瘍(かいよう)をおこすおそれがあるため，経口薬を服用する際は十分な水を一緒に飲むように指導する。アルミニウム・マグネシウム・カルシウム・鉄などは薬物の吸収を阻害するため，これらの成分を多く含む食品や薬剤の摂取を避けるか，経口テトラサイクリン系薬の服用後に，2時間以上空けてから摂取するように指導する。

● **観察可能で医師への報告が必要な事項**　吐きけ・食欲不振・腹痛・嘔吐などをおこしやすく，投与中止にいたることもあるため，患者の状態を十分に観察する。光線過敏症のリスクがあるため，治療中は日光を避けるように指導する。8歳未満の小児および胎児に投与した場合，歯牙黄染(しがおうせん)や歯のエナメル質の形成不全，異常な骨成長などのリスクがある。

◆ ST合剤（スルファメトキサゾール・トリメトプリム製剤）

● **対象**　ニューモシスチス-イロベチイ[1]をおもな対象とする。ニューモシスチス肺炎の治療だけでなく予防にも用いられる。一般細菌にも幅広く抗菌活性を有する抗菌薬である[2]。

● **観察可能で医師への報告が必要な事項**　発疹が多いため，投与中は皮膚をよく観察する。吐きけ・嘔吐や頭痛・めまい・発熱などもおこしやすく，投与中に症状が出現した場合は医師に報告する。ST合剤に特有の副作用に血栓性血小板減少性紫斑病（TTP）がある。TTPでは，血小板減少のほか，破砕赤血球の出現をみとめる溶血性貧血，精神神経症状，発熱，腎障害などが生じる。とくに意識レベルの変化が出現した場合は，すみやかに医師と情報を共有する。

◆ メトロニダゾール

● **対象**　嫌気性菌やクロストリジオイデス-ディフィシルなどを対象に使用される。抗原虫薬でもあり，腟トリコモナス，赤痢アメーバ，ランブル鞭毛(べん)虫なども対象とする。

● **投与時の留意点**　静注薬は20分以上かけて点滴静注する。

● **観察可能で医師への報告が必要な事項**　脳症・痙攣・錯乱(さくらん)・幻覚・小脳失調などの中枢神経障害や，末梢神経障害がおきることがある。ふらつきや歩行障害，意識障害，構語障害，四肢のしびれなどが出現した場合，すみやかに医師に報告する。とくに，治療期間が10日間をこえて長期となっている場合や，1,500 mg/日以上の高用量投与時には出現しやすい。

◆ クリンダマイシン

● **対象**　黄色ブドウ球菌，レンサ球菌，嫌気性菌の一部などを対象とする。アレルギーによりペニシリン系薬やセフェム系薬が使用できない場合に，代替薬として使用される。

● **投与時の留意点**　経口薬を服用する際は，食道に薬剤が残存すると食道

NOTE

[1] 真菌の一種で，ニューモシスチス肺炎（●355ページ）の病原体である。

[2] ST合剤は一般細菌に幅広い抗菌活性を有するため，抗菌薬に分類される。ニューモシスチス以外の真菌には抗真菌活性をもたないため，抗真菌薬には分類されない。

潰瘍をおこすおそれがあるため，十分な水を一緒に飲むように指導する。静注薬は急速静注すると心停止をおこすため，30分以上かけて点滴静注する。

◆ アズトレオナム

● **対象**　緑膿菌などのグラム陰性菌を対象とする。アレルギーや耐性により他剤が使用できない場合に，代替薬として使用される。

◆ コリスチン

● **対象**　多剤耐性緑膿菌やカルバペネム耐性腸内細菌目細菌などの多剤耐性グラム陰性菌を対象とする。

● **観察可能で医師への報告が必要な事項**　神経障害として，呼吸窮迫や無呼吸があらわれることがあるため，投与中は呼吸状態を慎重に観察する。

2　抗真菌薬

◆ トリアゾール系薬

● **薬剤例**　フルコナゾール，イトラコナゾール，ボリコナゾール，ポサコナゾール，イサブコナゾニウム硫酸塩などがある。

● **用法・用量の留意点**　ボリコナゾールは TDM により投与量が調節される。その目的は，治療失敗のリスクを減らし，肝障害の発生を予防することである。TDM の採血はトラフのタイミングで行われる。いずれのトリアゾール系薬も，治療開始当初にローディングが行われる。

● **投与時の留意点**　静注ボリコナゾールの急速な静注はアナフィラキシーショックの危険性があるため，1時間あたり3mg/kg をこえない速度にする。静注ポサコナゾールは中心静脈ラインから約90分間かけて緩徐に点滴静注しなければならず，誤って末梢静脈ラインから投与しないように注意する。静注イサブコナゾールは1時間以上かけて点滴静注する。

● **観察可能で医師への報告が必要な事項**　食欲不振や吐きけ・嘔吐，倦怠感，下痢などが比較的出やすい。肝障害をおこしやすいため，腹痛や褐色尿などに注意する。イトラコナゾールはうっ血性心不全をおこしやすいため，下肢浮腫や呼吸困難などに注意する。ボリコナゾールは治療開始後に羞明・霧視・視覚障害などがおきやすく，頭痛や不眠症を訴える場合がある。

◆ キャンディン系薬

● **薬剤例**　ミカファンギンナトリウム，カスポファンギン酢酸塩などがある。

● **用法・用量の留意点**　カスポファンギン酢酸塩は，治療開始当初にローディングが行われる。

● **投与時の留意点**　ミカファンギンナトリウムとカスポファンギン酢酸塩は，いずれも1時間かけて点滴静注する。

◆ アムホテリシンB

● **薬剤例**　アムホテリシンBリポソーム製剤などがある。

● **投与時の留意点**　アムホテリシンBリポソーム製剤は，1～2時間以上かけて点滴静注する。

● **観察可能で医師への報告が必要な事項**　皮疹や吐きけ・嘔吐，下痢，頭痛，発熱，悪寒などがおこりやすい。また投与時関連反応❶として，呼吸困難やチアノーゼ，心房粗動，胸痛などの重篤な症状があらわれることがある。発熱や悪寒，吐きけ・嘔吐，頭痛，背部痛，骨痛など，症状が比較的軽度な場合は，点滴を一時中断して医師へ報告する。患者の様子をみながら点滴速度を遅らせて投与を再開する場合がある。重篤な低カリウム血症がおきることがあるため，脱力感などがあらわれた場合は，すみやかに知らせるように指導する。

> **NOTE**
> **❶投与時関連反応**
> 　アムホテリシンBを投与した際におこる副反応のことである。

◆ フルシトシン

● **投与時の留意点**　フルシトシンは経口薬のみだが，1日4回の投与が必要なため，投与回数が多く，食欲不振や吐きけをきたしやすい。そのため，確実に服用できているかを慎重に観察する。

3 抗ウイルス薬

◆ 抗ヘルペスウイルス薬

● **薬剤例**　アシクロビル，バラシクロビル塩酸塩，ビダラビン，ファムシクロビルなどがある。

● **投与時の留意点**　なるべく早期に投与を開始することが望ましいため，処方されたらすみやかに服用を開始するように指導する。経口アシクロビルやバラシクロビル塩酸塩は，治療中に十分な水分を摂取するよう指導する。静注アシクロビルは1時間以上，静注ビダラビンは輸液500 mL あたり2～4時間かけて点滴静注する。

◆ 抗サイトメガロウイルス薬

● **薬剤例**　ガンシクロビル，バルガンシクロビル塩酸塩，ホスカルネットナトリウム水和物，レテルモビルなどがある。

● **投与時の留意点**　ガンシクロビルとレテルモビルは1時間以上，ホスカルネットナトリウム水和物は2時間以上かけて点滴静注する。

(1) ガンシクロビル，バルガンシクロビル塩酸塩，ホスカルネットには，痙攣・めまい・錯乱などの副作用が報告されているため，投与中は自動車の運転や，危険を伴う機械の操作などに従事しないように指導する。

(2) ガンシクロビルとバルガンシクロビル塩酸塩は，薬剤の結晶が尿細管に沈着するため，治療中は水分を補給して尿の排泄を促すように指導する。

（3）抗サイトメガロウイルス薬にはいずれも催奇形性があるため，治療中は避妊するように指導する。ガンシクロビルとバルガンシクロビル塩酸塩は男性においても遺伝毒性があるため，投与終了後90日までは避妊するように指導する。

（4）ホスカルネットは，泌尿・生殖器に潰瘍を形成することがあるため，排尿後は洗浄や清拭により清潔に保つように指導する。

● **観察可能で医師への報告が必要な事項**　抗サイトメガロウイルス薬はいずれも副作用が多く，吐きけ・嘔吐や下痢，頭痛などの頻度が高い。バルガンシクロビル塩酸塩では，腹痛・発疹・瘙痒感・咳嗽・発熱・浮腫もみられる。ホスカルネットでは知覚異常や発熱もみられる。ホスカルネットは血栓性静脈炎をおこす場合があるため，とくに末梢血管から投与している場合は，投与経路に沿った血管を毎回観察する。投与期間が長くなると，重篤な骨髄抑制による血球減少が顕著となる。血小板減少による消化管出血をおこすことがあるため，タール便などの消化管出血を見逃さないように注意する。

◆ 抗インフルエンザウイルス薬

● **薬剤例**　オセルタミビルリン酸塩，ザナミビル水和物，ラニナミビルオクタン酸エステル水和物，ペラミビル水和物，バロキサビル マルボキシルなどがある。

● **投与時の留意点**　吸入タイプの抗インフルエンザウイルス薬を使用する場合，発熱や脱水などの全身状態不良に加え，薬剤の強い吸入や長い息とめにより，まれに失神する場合がある。説明書に記載されている吸入法を十分に理解し，くつろいだ状態で吸入できるよう指導する。

● **観察可能で医師への報告が必要な事項**　出血が生じることがあるため，血便・鼻出血・血尿などがみられた場合は，ただちに連絡するよう指導する。

◆ 抗 SARS-CoV-2 薬

　SARS-CoV-2 は新型コロナウイルス感染症（COVID-19，●322 ページ）の病原体である。

● **薬剤例**　レムデシビル，ニルマトレルビル・リトナビル，モルヌピラビル，エンシトレルビル フマル酸などがある。

● **投与時の留意点**　モルヌピラビルは催奇形性があるため，妊娠する可能性のある女性には，投与終了4日後までは避妊するように指導する。

④ 抗寄生虫薬

◆ 抗マラリア薬

● **薬剤例**　メフロキン塩酸塩，プリマキンリン酸塩，アルテメテル・ルメファントリン，アトバコン・プログアニル塩酸塩などがある。

● **対象**　マラリア原虫を対象とする。

- **投与時の留意点**　次の点に注意する。
（1）催奇形性を有する薬剤が多いため，投与中の避妊を指導する。プリマキンリン酸塩は遺伝毒性もあるため，男性患者にも避妊の指導を行う。
（2）メフロキン塩酸塩は，めまい・平衡感覚障害・精神神経障害が発現することがあるので，治療終了後4週間までは，自動車の運転などの危険を伴う機械の操作には従事しないよう指導する。
（3）メフロキン塩酸塩とアトバコン・プログアニル塩酸塩合剤は空腹時の服用で吸収量が低下するため，食後に服用するように指導する。

◆ イベルメクチン

- **対象**　糞線虫および疥癬の病原体であるヒゼンダニを対象とする。
- **投与時の留意点**　イベルメクチンは空腹時に水のみで服用するように指導する。意識障害をおこすことがあるため，自動車の運転などの危険を伴う機械の操作に従事する際には注意するよう指導する。

◆ アルベンダゾール

- **対象**　包虫を対象とする。
- **投与時の留意点**　アルベンダゾールは食事とともに服用するように指導する。治療終了から1か月以内は避妊するように指導する。

◆ プラジカンテル

- **対象**　肝吸虫，肺吸虫，横川吸虫を対象とする。
- **投与時の留意点**　1日2回投与の場合，昼食後と夕食後に投与し，投与間隔が4時間以上になるよう指導する。眠けが生じることがあるので，自動車の運転などの危険を伴う作業の際には注意するよう指導する。
- **観察可能で医師への報告が必要な事項**　吐きけ・嘔吐，倦怠感，頭痛などがおこりやすい。

◆ メベンダゾール

- **対象**　鞭虫を対象とする。

---

plus　**希少な熱帯病に対する治療薬（オーファンドラッグ）**

　マラリアなどの多くの寄生虫感染症は，輸入熱帯病である。輸入熱帯病の治療薬には，日本における症例数が少ないために製薬会社による商業ベースでの供給がなりたたず，国内で入手できないものや，承認薬として投与できないものがある。
　この問題に対して，厚生労働科学研究費補助金・医療技術実用化総合研究事業「我が国における熱帯病・寄生虫症の最適な診断治療体制の構築」に関する研究班（熱帯病治療薬研究班）が，希少な熱帯病に対する治療薬（オーファンドラッグ）を輸入・保管し，必要な患者に投与できるシステムを構築している。本研究班が保管する未承認薬は，事前の倫理審査で承認を受けた機関においてのみ使用される。保管薬には，重症マラリアに対するグルコン酸キニーネや，トキソプラズマ症に対するピリメタミン，スルファジアジンなどがある。

●**投与時の留意点**　動物実験で催奇形性が報告されているため，避妊するように指導する。

◆ パロモマイシン硫酸塩

●**対象**　腸管アメーバ症の赤痢アメーバを対象とする。腸管外アメーバ症の治療には使用しない。

●**投与時の留意点**　治療効果を確実に得るために，必ず10日間服用するよう，患者に十分指導する。治療中は避妊するように指導する。

●**観察可能で医師への報告が必要な事項**　パロモマイシン硫酸塩はアミノグリコシド系薬の1つであるため，眩暈・耳鳴・難聴などの第8脳神経障害の出現に注意する。

5 その他の治療法

◆ 外科的治療

　感染症の治療は，体内の病原体を死滅させることが第一の目標である。抗微生物薬による化学療法が最も侵襲が少なく，治療手段としては好ましいが，深部膿瘍など，血流が乏しい感染巣には抗微生物薬が十分に届かず，病原体を死滅させることができない。そのような場合は，外科的ドレナージや外科的搔爬により，物理的に病原体を体外へ排出する。それらの方法で感染源のコントロールが不十分な場合は，外科的摘出が行われる場合もある。

　このような感染源の適切な管理を**ソースコントロール** source control とよぶ。ソースコントロールは，感染症の治療において重要な要素である。

✎ work 復習と課題

❶ 感染症の治療における経験的治療と標的治療，ならびに抗菌薬のデエスカレーションとエスカレーションについてまとめなさい。

❷ 薬剤耐性菌が拡大する要因について述べなさい。

❸ 感染症の検査における検体採取時の注意点について，まとめなさい。

❹ フルオロキノロン系抗菌薬の副作用について，まとめなさい。

❺ 薬物治療モニタリングが必要な抗微生物薬について，まとめなさい。

― 感染症 ―

第 5 章

疾患の理解

A 本章で学ぶ感染症

　人間が一生のうちに出会う微生物の種類やふるまいは多様性に満ちており，人間との相互関係により，感染経路や感染臓器，重症度，治療と予防，地域性などがそれぞれ異なる。また感染症は，誰もが経験する感冒から命にかかわる敗血症，急性疾患から慢性疾患，他の人に感染させないものから世界的大流行をおこすものまで，さまざまな状況が発生する❶。よって，感染症を疾患として学ぶ際には，原因となる微生物の特徴，症状，診断法・検査法・治療法とともに，感染のおこった場面や国内外での感染状況など，広い視点でとらえる必要がある。

　本章は，感染症を「臓器ごとの感染症」「患者の全身状態からみた感染症」「患者のおかれた場面からみた感染症」「微生物からみた感染症」といった，感染症ならではの切り口で構成されている（◯図5-1）。

● **臓器ごとの感染症**　臓器特異的に感染したり発症したりするものは，症状や検査，予防策など，臓器系統ごとに共通することが多い（◯299ページ）。

● **患者の全身状態からみた感染症**　敗血症・菌血症（◯307ページ）や日和見感染症（◯310ページ）は，感染臓器の症状に加え，全身症状をもたらす。原因となる微生物はさまざまで，緊急対応が必要となることも多い。

● **患者のおかれた場面からみた感染症**　原因微生物がもたらされた経路や環境❷が重要となる感染症は，動物由来感染症（◯311ページ），医療関連感染（◯314ページ）などに分類されることもある。これらの感染症は，感染対策の視点からも重要であり，一部では行政による対応が施される。

● **微生物からみた感染症**　微生物と臓器・宿主の関係を知ることで，感染症への理解を深める（◯317ページ）。

> **NOTE**
> ❶感染症にかかわる看護師の業務は，感染症患者の看護はもちろん，医療関連感染対策や医療安全など多岐にわたり，活動場所も，病院だけではなく，学校・企業，行政・政治，国際保健などと幅広い。

> **NOTE**
> ❷感染症がもたらされる環境には，海・河川・土壌などの自然環境や，水畜産業，食品なども含まれる。そのような感染症として，消化器感染症である食中毒（◯302ページ）や，寄生虫感染症（◯357ページ）が代表的である。

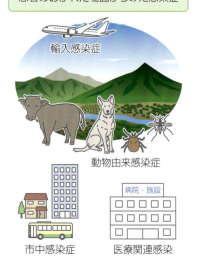
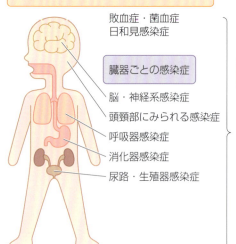
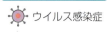

◯図5-1　本章で学ぶ感染症

B 感染症総論

1 呼吸器感染症の特徴

　鼻・口から肺胞までの空気の通り道である気道は，外界に開かれており，ウイルス・細菌・真菌といったさまざまな微生物が侵入してくる(●表5-1)。気道は，声帯を境にして上気道(鼻腔，咽頭，喉頭)と下気道(気管，気管支，細気管支，肺胞)に分かれており，感染をおこしている場所により症状や重症度が異なる。上気道の症状が主体なのか，下気道の症状が主体なのかをよく確認し，肺炎を疑う場合には胸部X線写真やCTを撮影する。

1 上気道の感染症

◆ かぜ症候群

　ウイルスにより引きおこされ，自然軽快する急性上気道炎が**かぜ症候群**(**感冒**)である。おもな症状は，鼻汁・鼻閉・咽頭痛・発熱で，ウイルス性であるため，対症療法が主体となる。インフルエンザ(●320ページ)や新型コロナウイルス感染症(●322ページ)は，かぜ症候群とは別のものとして考える。

◆ 急性鼻副鼻腔炎と急性咽頭炎・扁桃炎

　急性上気道炎には，急性鼻副鼻腔炎や急性咽頭炎・扁桃炎も含まれる。**急性鼻副鼻腔炎**では，鼻閉・膿性鼻汁・咳嗽などの呼吸器症状に加え，頭痛・頬部痛・顔面圧迫感などを伴う。ウイルス性が多いが，中等症以上では抗菌

● 表5-1　上気道・下気道に感染症をおこす代表的な微生物

ウイルス	細菌	真菌
〈対症療法のみ〉 • ライノウイルス • エンテロウイルス • パラインフルエンザウイルス • ヒトコロナウイルス • ヒトメタニューモウイルス • RSウイルス • アデノウイルス • EBウイルス　など 〈抗ウイルス薬が有効〉 • インフルエンザウイルス • 新型コロナウイルス • サイトメガロウイルス	〈ペニシリン系薬やセフェム系薬が有効〉 • 肺炎球菌　　　　• 緑膿菌*1 • インフルエンザ菌　• 黄色ブドウ球菌*2 • モラクセラ-カタラーリス • 肺炎桿菌(クレブシエラ-ニューモニエ) • 口腔内の嫌気性菌 • A群溶血性レンサ球菌　など 〈マクロライド系薬やニューキノロン系薬が有効〉 • 肺炎マイコプラズマ • 肺炎クラミジア • レジオネラ属 • 百日咳菌　など 〈抗酸菌感染症〉 • 結核菌，非結核性抗酸菌	• アスペルギルス属 • クリプトコックス属 • ニューモシスチス • ムーコル属　など

＊1 多剤耐性菌ではほかの抗菌薬を選択する場合もある。
＊2 MRSAでは抗MRSA薬を選択する。

薬を投与する。**急性咽頭炎・扁桃炎**は，咽頭痛・嚥下痛をみとめ，細菌性とウイルス性の鑑別が重要である。A群溶血性レンサ球菌❶が原因であれば抗菌薬で治療する。ほかにも肺炎球菌やインフルエンザ菌，ブドウ球菌，フソバクテリウム属なども原因菌の可能性がある。ウイルス性ではEBウイルスやアデノウイルスが原因となることが多い。

2 下気道の感染症

◆ 急性気管支炎

　急性気管支炎では，気管支に炎症をおこしているが，肺炎は伴わない。咳が主症状で，痰はあったりなかったりする。原因微生物はほとんどがウイルス性であり，健常人では原則として抗菌薬の投与は不要である。

　一部は百日咳菌やマイコプラズマなどの細菌性であり，この場合は抗菌薬で治療する。また気管支喘息や慢性閉塞性肺疾患(COPD)の患者では，発作や急性増悪をおこすことがあり，必要に応じて抗菌薬を投与する。

◆ 肺炎

　肺胞に炎症をおこした状態であり，発熱・咳嗽・喀痰・胸痛などの症状がみられる。高齢者では食欲不振や活気のなさなど，非典型的な症状であることも多い。肺炎は発症した場所により次の3つに分類されている。

　1 市中肺炎 community-acquired pneumonia(**CAP**)　病院以外で日常生活をしている人に発症する肺炎で，次の2つに該当しないもの。

　2 院内肺炎 hospital-acquired pneumonia(**HAP**)　入院後48時間以上経過した患者に新たに出現した肺炎である。院内肺炎のうち，気管挿管下で発症したものが**人工呼吸器関連肺炎**(VAP，●315ページ)である。

　3 医療・介護関連肺炎 nursing and healthcare-associated pneumonia(**NHCAP**)　医療ケアや介護を受けている人に発症する肺炎で，次の4項目のいずれかを満たすHAP以外の肺炎のことである。

　(1)長期療養型病床群❷もしくは介護施設に入所している。

　(2)過去90日以内に病院を退院した。

　(3)介護❸を必要とする高齢者，身体障害者

　(4)通院にて継続的に血管内治療❹を受けている。

　嚥下機能低下に伴う**誤嚥性肺炎**はいずれでもおこりうる。肺炎により肺組織が破壊されて膿がたまった状態を**肺化膿症**(**肺膿瘍**)といい，胸膜の外側に炎症がおこれば，**胸膜炎**や**膿胸**となる。

　推定される原因微生物や耐性菌のリスク，重症度に応じて，抗菌薬が選択される。

◆ 抗酸菌症(結核，非結核性抗酸菌症)

　結核菌(●335ページ)は，呼吸器だけではなく全身の臓器で感染症をおこす。二類感染症に指定されており，肺結核・喉頭結核・気管支結核など気道

NOTE

❶A群溶血性レンサ球菌
　A群溶血性レンサ球菌感染症は日常的にみられる疾患である。リウマチ熱や糸球体腎炎といった非化膿性疾患を引きおこすこともあるため，すべて治療対象となる。一部が劇症型溶血性レンサ球菌感染症という重篤な病態となり，とくに，ストレプトコッカス-ピオゲネス *Streptococcus pyogenes*(化膿性レンサ球菌)によるものが重要である。

NOTE

❷精神病床を含む。
❸介護の基準は，PS3(限られた自分の身のまわりのことしかできない，日中の50%をベッドか椅子で過ごす)以上を目安とする。
❹透析療法や抗菌薬治療，化学療法，免疫抑制薬などによる治療が該当する。

B. 感染症総論　**301**

に病変がある場合には，空気感染によりヒトからヒトに感染する。

　一方で，**非結核性抗酸菌症❶**は，環境中に常在している非結核性抗酸菌による感染症であり，ヒトからヒトへの感染はないが，結核と比較して難治となることもある。

◆ **真菌症**

　アスペルギルス属による感染症（●353ページ）には，免疫抑制患者に発症する**侵襲性肺アスペルギルス症**，慢性的な呼吸器疾患に合併する**慢性肺アスペルギルス症**，喘息に合併する**アレルギー性気管支肺アスペルギルス症**に大別される。ほかに肺に感染をおこす真菌として，クリプトコックス属（●354ページ），ニューモシスチス（●355ページ），ムーコル属などがある。

> ▭ **NOTE**
> **❶非結核性抗酸菌症**
> 　マイコバクテリウム-アビウム コンプレックス *Mycobacterium avium* complex（MAC）による MAC 症が多い。

2　頭頸部にみられる感染症の特徴

　鼻副鼻腔炎・咽頭炎・扁桃炎といった上気道炎に続いて，中耳炎・急性喉頭蓋炎・扁桃周囲膿瘍などが続発する。頸部には重要な臓器が多いため，重篤になると緊急での処置を要することがある。

1　急性喉頭蓋炎，扁桃周囲膿瘍，深頸部膿瘍

　急性喉頭蓋炎は，高度の咽頭痛・嚥下痛と吸息時の喘鳴をみとめ，急速に進行して気道閉塞により窒息する場合がある。嚥下痛が強い割に咽頭の所見が軽度であれば本疾患が疑われ，進行性の呼吸困難があれば気管切開や気管挿管などの気道確保を行う。

　扁桃周囲膿瘍は，進行すると咽頭炎の症状に加えて，開口障害，含み声❷，喘鳴が出現する。さらに扁桃周囲膿瘍や咽頭・食道・気管を経由した感染が，頸部の深い場所に侵入して**深頸部膿瘍**が形成されると，気道の狭窄や敗血症への進行により致命的となる。膿瘍性病変の評価には造影 CT が有用である。膿瘍を形成した場合は切開による排膿や抗菌薬投与を行い，気道狭窄があれば気道を確保する。

> ▭ **NOTE**
> **❷含み声**
> 　音が口の中にこもっているように聞こえる声。

2　眼感染症

　エンテロウイルス Enterovirus およびコクサッキーウイルス Coxsackievirus による**急性出血性結膜炎**と，アデノウイルス human adenovirus による**流行性角結膜炎**は五類感染症で，眼科定点疾患である。また，アデノウイルスによる**咽頭結膜熱**は五類感染症で，小児科定点疾患である。

3　消化器感染症の特徴

1　消化管の感染症

　消化管には多種多様な微生物が常在しており，保有している腸管内の微生

表 5-2　食中毒による急性胃腸炎の例

分類	微生物	感染源	潜伏期間	特徴
細菌感染型	カンピロバクター属	生肉，とくに鳥肉など	2～10日	• 発生件数が多い。 • 通常，抗菌薬は不要である。
	サルモネラ属	生肉，卵など	8～48時間	• 通常，抗菌薬は不要である。
	腸炎ビブリオ	魚介類	6～24時間	• 通常，抗菌薬は不要である。
生体内毒素型	腸管出血性大腸菌	生肉(牛レバーなど)	3～8日	• ベロ毒素産生 • 三類感染症
	ウェルシュ菌	食肉，魚介，調理後に放置された食品	6～18時間	• 通常，抗菌薬は不要である。
毒素型	黄色ブドウ球菌	人間の皮膚，化膿した傷，素手で調理したもの	0.5～6時間	• 毒素は加熱で無効化できない。 • 抗菌薬は不要である。
	ボツリヌス菌	土壌・水で汚染された食品，真空パック内でも増殖	8～36時間	• 神経毒のため，筋・神経麻痺など，重篤になりうる。抗毒素療法を行う。 • 四類感染症
ウイルス感染	ノロウイルス	汚染された食品，糞便・吐物	1～2日	• 秋から冬に多い。 • アルコール消毒の効果は低い。
	ロタウイルス	汚染された食品，糞便・吐物	2～4日	• 春に多い。 • アルコール消毒の効果は低い。 • 五類感染症(基幹定点)
寄生虫	アニサキス	海産魚介類(サバ，アジ，イカなど)	胃：1～10時間 腸：1～7日	• アレルギーが関与することもある。

物が感染症をおこす内因性感染と，体外から新たな病原体や毒素が侵入することで感染症を引きおこす外因性感染がある。

◆ 急性胃腸炎と食中毒

　急性胃腸炎は，嘔吐・下痢症や感染性胃腸炎の総称である。食事由来の食中毒が多いが，汚染された手指から経口感染することも多く，必ずしも食事と関連しているわけではない❶。保育施設や学校，災害時の避難所などで集団感染をおこすことがあり，医療関連感染の観点からも重要な感染症である。
　急性胃腸炎は，次の3つの感染様式に分類される（●表5-2）。
　①**微生物自体の感染**　細菌感染，ウイルス感染，寄生虫感染による。
　②**生体内毒素型**　細菌が生体内で毒素を産生することによる。腸管出血性大腸菌が産生するベロ毒素（●341ページ）がよく知られている。
　③**毒素型**　細菌が産生した毒素を摂取することによる。
　すべての感染性胃腸炎は五類感染症で，定点報告の対象となっている。ほとんどの急性胃腸炎は対症療法で軽快する。止痢薬を使用すると原因微生物の排出が遅れるため，原則使用しない。

◆ クロストリジオイデス-ディフィシル感染症（CDI）

● **概念**　クロストリジオイデス-ディフィシル *Clostridioides difficile*（**CD**）❷は

NOTE

❶感染性胃腸炎は感染症法に基づき医師が届出を行うが，食中毒に関しては食品衛生法に基づく届出の対象でもある。

NOTE

❷本菌は，かつてはクロストリジウム属に分類されてクロストリジウム-ディフィシルとよばれていたが，現在ではクロストリジオイデス属に分類とされているため，クロストリジオイデス-ディフィシルと名称変更となった。

腸内に常在している細菌であり，通常病原性はない。しかし抗菌薬の投与により腸内細菌叢が破壊されると，CDが増殖し，毒素であるCDトキシン（●279ページ）を放出して，下痢・腹痛・発熱を引きおこす。これは**クロストリジオイデス-ディフィシル感染症***Clostridioides difficile* infection（**CDI**）とよばれる。高齢者と抗菌薬使用者が高リスクであり，ほかにも入院歴，消化管手術歴，慢性腎臓病・炎症性腸疾患などの基礎疾患，経鼻経管栄養，制酸薬の使用などもリスク因子である。

● **症状・経過**　下痢❶・腹痛・発熱をおこすほか，内視鏡所見ではときに偽膜や出血がみられる。まれに重症化すると腸管穿孔や巨大結腸症，麻痺性イレウスを引きおこす。

● **検査・診断**　便中CDトキシン検査（●280ページ）陽性や，下部消化管内視鏡検査で偽膜性腸炎をみとめれば，CDIと診断できる。

● **治療**　不要な抗菌薬や制酸薬を中止し，重症度に応じてメトロニダゾールやバンコマイシン塩酸塩，フィダキソマイシンといった経口薬が選択される。腸内細菌叢を整えるプロバイオティクス製剤❷も用いられている。CDIは再発することもあり，再発抑制としてCDトキシンに対する抗体（抗トキシンB抗体）が使用できる。

● **感染対策**　CDは，芽胞❸を形成することで，アルコールをはじめとした消毒薬に耐性をもつ。芽胞は環境中で何か月も生存できるため，院内感染対策が必要となる。可能な限り個室に収容し，患者のケアの際には接触予防策を徹底し，石けんと流水で十分な手洗いを行う。

◆ 虫垂炎，憩室炎

急性虫垂炎は，虫垂が糞石などで閉塞し，腸内細菌が増殖して感染症をおこしたものである。小児から高齢者まで幅広く発生し，穿孔すると腹膜炎をおこす。虫垂切除術や抗菌薬投与が行われる。

憩室炎は，腸管壁の一部が突出してできた憩室に，腸内細菌が感染をおこすもので，年齢とともに頻度は高くなる。軽症は抗菌薬治療で軽快するが，穿孔や膿瘍が形成された場合は，手術が必要になる。

2 肝胆道系の感染症

ここではウイルス性肝炎（●324ページ）以外の肝感染症と，胆道系感染症について解説する。

◆ 肝膿瘍

肝臓の組織内に細菌や原虫などの微生物が侵入し，膿が貯留した状態を**肝膿瘍**という。感染経路はおもに，次の3つが考えられる。

①**経胆管性**　胆管から微生物が逆行して肝臓にいたる。
②**経門脈性**　腸管から門脈を通じて微生物が移行する。
③**血行性**　ほかの感染部位から動脈を通じて移行する。
肝腫瘍やそれに対する治療❹のあとに膿瘍を形成することもある。

NOTE

❶抗菌薬使用による腸内細菌叢の変化によっておこる抗菌薬関連下痢症（AAD，●286ページ）のうち，約20％はCDIである。ただし，抗菌薬の投与歴がなくても，CDIを発症する可能性がある。

❷**プロバイオティクス製剤**
乳酸菌やビフィズス菌，酪酸菌といった腸内細菌叢を改善させるための生菌製剤である。CDIの治療や予防効果に対するエビデンスは不十分だが，処方されることも多い。

❸**芽胞**
微生物などが，不利な環境条件に耐えるために形成する，頑丈で特殊な構造体をさす。

NOTE

❹肝腫瘍の治療として，外科的切除や穿刺局所療法（経皮的ラジオ波焼灼療法），肝動脈化学塞栓療法が行われる。

肝膿瘍は，細菌性肝膿瘍と，原虫である赤痢アメーバ（●358ページ）によるアメーバ性肝膿瘍に分けられる。

● **細菌性肝膿瘍**　細菌性肝膿瘍は，前述のどの経路からも感染する可能性があり，経胆管性や経門脈性では，大腸菌をはじめとした腸内細菌目細菌や腸内嫌気性菌によるものが多い。血行性では，菌血症をおこした微生物が原因となる。治療の基本はドレナージと抗菌薬投与である。

● **アメーバ性肝膿瘍**　赤痢アメーバの感染経路は，汚染された水・食物の摂取や口腔・肛門性交で，経門脈性に移行してアメーバ性肝膿瘍となる。抗原虫薬であるメトロニダゾールで治療し，ドレナージは一般的に不要である。

◆ 急性胆嚢炎と急性胆管炎

胆嚢結石が胆嚢管へ嵌頓したり，腫瘍により胆嚢管が圧迫されたりして胆汁が排泄できなくなると，**急性胆嚢炎**をおこす。胆石のない**無石性胆嚢炎**もある。結石や腫瘍による閉塞部位が胆管の場合は，**急性胆管炎**となる。**急性閉塞性化膿性胆管炎**はより重篤な状態で，緊急での処置・治療が必要になる。

胆道感染症ではシャルコー Charcot の3徴❶，マーフィー Murphy 徴候❷が参考になる。シャルコーの3徴に，意識障害と血圧低下を加えたものがレイノルズ Reynolds の5徴で，より重篤な状態を示している。

腹部エコーやCT，MRI❸，内視鏡的逆行性胆管造影（ERC）を用いて，胆嚢腫大や胆管拡張を確認する。閉塞している部位や患者の状態により，手術のほか，経皮経肝胆道ドレナージ（PTCD），経皮経肝胆嚢ドレナージ（PTGBD），内視鏡的逆行性胆管ドレナージ（ERBD），内視鏡的逆行性胆嚢ドレナージ（ERGBD），内視鏡的乳頭括約筋切開術（EST）などが行われ，絶食と抗菌薬投与で治療される。

胆道感染症は繰り返すこともあるため，脂質をとりすぎないなどの食事指導や，同様の症状が出現したときには受診するなどの指導も必要である。

4 尿路・生殖器の感染症の特徴

1 尿路感染症

尿路感染症は，尿路に基礎疾患がない**単純性尿路感染症**と，なんらかの基礎疾患がある**複雑性尿路感染症**に大きく分類される（●表5-3）。男性は女性に比べて尿道が長く病原微生物が膀胱まで侵入しにくいため，単純性尿路感染症はまれである。妊婦の尿路感染症は，黄体ホルモンの変化による尿管拡張や尿管蠕動の低下，子宮による圧迫があり，複雑性尿路感染症に分類される。尿道留置カテーテルによるカテーテル関連尿路感染（CAUTI，●314ページ）は，複雑性尿路感染症の1つである。

膀胱炎では，排尿痛・頻尿・残尿感・下腹部不快感をみとめ，微熱程度である。**腎盂腎炎**にいたると，腰痛や発熱，倦怠感などの全身症状を伴う。

尿検査で白血球陽性や細菌尿をみとめることで診断でき，尿培養や敗血症

NOTE

❶ **シャルコーの3徴**
　① 発熱，② 右季肋部〜上腹部痛，③ 黄疸である。

❷ **マーフィー徴候**
　右季肋部を圧迫して患者に深吸息を促すと，痛みで吸息がとまる現象である。

❸ MR胆管膵画像検査（MRCP）が行われる。

B. 感染症総論 **305**

表 5-3 尿路感染症の分類

	膀胱炎	腎盂腎炎
単純性尿路感染症 （尿路に基礎疾患なし）	・ほとんどが女性である。 〈原因菌〉 ・高齢女性：大腸菌が 9 割 ・閉経前女性：大腸菌 6 割，ブドウ球菌などのグラム陽性球菌 3 割	・ほとんどが女性で，片腎性におこる。 〈原因菌〉 ・大腸菌が 7 割，クレブシエラ属など ・グラム陽性球菌は少ない。
複雑性尿路感染症 （尿路に基礎疾患あり）	〈基礎疾患〉 ・前立腺肥大症・前立腺がん，膀胱がん，神経因性膀胱，膀胱結石など ・小児では尿路の先天異常がリスクとなる。 ・妊婦	〈基礎疾患〉 ・左記の疾患に加え，尿管結石や腫瘍による尿管閉塞などが原因となる。
	〈原因菌〉 ・大腸菌・クレブシエラ属・シトロバクター属などのグラム陰性腸内細菌目細菌 ・グラム陽性球菌のなかでは腸球菌が多い。 ・緑膿菌・ESBL 産生菌・MRSA などの耐性菌にも注意する。	
	カテーテル関連尿路感染（CAUTI）	

を疑う場合には血液培養も行う。治療では，原因菌を推定してペニシリン系・セフェム系・ニューキノロン系・ST 合剤などの抗菌薬を投与する。

女性では膀胱炎を繰り返すこともあり，排尿をがまんしないことを指導し，性行為と関連する場合は，性行為後に早めに排尿するよう指導する。

症状はないが細菌尿をみとめる状態を**無症候性細菌尿**とよぶ。妊婦・泌尿器科的処置前・小児の尿路奇形以外は，治療対象とならない。

2 性感染症

● **種類**　性感染症（STD，STI[1]）は性行為に関連する感染症で，細菌・真菌・ウイルス・原虫などさまざまな微生物が原因となる（●表5-4）。同性間・異性間において，経腟・口腔・肛門性交により伝播する。**性器クラミジア[2]・性器ヘルペス・尖圭コンジローマ**（●331 ページ）・**淋菌感染症**は五類感染症で，定点把握疾患に指定されている。**梅毒[3]**（●343 ページ）と**アメーバ赤痢**（●358 ページ）も五類感染症で，全数把握疾患に指定されている。

淋菌やクラミジア-トラコマティスなどの感染により，子宮・卵管を経て卵巣・腹膜・肝周囲などに炎症が広がり，**骨盤内炎症性疾患** pelvic inflammatory disease（**PID**）が引きおこされることがある。PID は不妊や異所性妊娠の原因となりうる。

● **診断と治療**　複数の性感染症に罹患する場合も多く，診断した場合はほかの性感染症を合併していないか検索する。また，診断された本人だけではなく，パートナーの検査・治療も促す必要がある。コンドームの使用など，性感染症予防の指導も行う。性感染症は予防と早期発見・早期治療が重要である。男女問わず，放置すると不妊や流産・早産の原因になり，長期間の治療が必要となるケースもあることを認識しておく。

性感染症の問診・診察や看護においては，プライバシーに十分に配慮しなければならない。家族やパートナーが同席していると話しにくいこともある。

NOTE

[1] STD は sexually transmitted disease の略であり，STI は sexually transmitted infection の略である。

[2] 届出対象の性感染症で最多なのはクラミジアである。

[3] 近年は梅毒が急増している（●343 ページ，図 5-9）。

表 5-4　代表的な性感染症

	病原微生物	疾患	症状・特徴
細菌	淋菌	尿道炎，咽頭炎，精巣上体炎，子宮頸管炎，骨盤内炎症性疾患	・男性の尿道炎：排尿時痛，膿 ・女性の尿道炎：帯下，不正性器出血
	クラミジア-トラコマティス	尿道炎，子宮頸管炎，骨盤内炎症性疾患	・男性の尿道炎：排尿時痛，瘙痒感 ・女性の尿道炎：帯下，不正性器出血
	梅毒トレポネーマ	梅毒，神経梅毒，先天梅毒	・第1期：口腔・性器・肛門の潰瘍，硬性下疳（無痛性） ・第2期：バラ疹，リンパ節腫脹など ・その後，神経・心血管・骨・皮膚などにさまざまな症状をおこす。 ・神経梅毒はいずれの時期でもおこる。
ウイルス	単純ヘルペスウイルス（HSV）	性器ヘルペス，口唇ヘルペス	・不快感，瘙痒感，痛み，水疱，びらん
	ヒトパピローマウイルス（HPV）	尖圭コンジローマ，子宮頸がん	・性器や肛門周囲にカリフラワー状の疣贅がみられる。痛みや瘙痒感はない。 ・HPVの子宮頸部への感染は子宮頸がんのリスクになる。
	ヒト免疫不全ウイルス（HIV）	HIV感染症・AIDS	
	肝炎ウイルス	ウイルス性肝炎	
真菌	カンジダ属	性器カンジダ症，カンジダ腟炎，外陰部カンジダ症	・男性：無症状が多い，瘙痒感，水疱 ・女性：帯下（チーズ状，粥状），瘙痒感・発疹，性交痛
原虫	腟トリコモナス	トリコモナス腟炎	・男性：無症状が多い，排尿時痛，頻尿 ・女性：帯下（淡膿性，泡沫状，悪臭），瘙痒感
	赤痢アメーバ	赤痢アメーバによる大腸炎，肝膿瘍	・腸炎：下痢，血便（イチゴゼリー状），しぶり腹・腹痛 ・肝膿瘍：発熱，吐きけ・嘔吐

また，性行動・性被害などは，信頼関係が構築されないと情報が得られない場合がある。

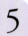

5 脳・神経系の感染症の特徴

中枢神経系はいうまでもなく重要な臓器であり，硬膜や血液脳関門 blood-brain barrier（BBB）にまもられている。しかし，血行性や直達性に微生物が到達すると，ときに命にかかわる感染症を引きおこす。

1 髄膜炎

細菌・ウイルス・真菌は，いずれも髄膜炎を引きおこす（○表5-5）。髄膜炎菌による髄膜炎は**侵襲性髄膜炎菌感染症❶**とよばれる。同様に，肺炎球菌やインフルエンザ菌が髄液・血液に侵入すると，それぞれ**侵襲性肺炎球菌感染症**，**侵襲性インフルエンザ菌感染症**を引きおこす。ともに五類感染症である。

■NOTE
❶飛沫感染での集団感染をこす可能性があるため，接触歴があれば抗菌薬の予防内服を行う。

B. 感染症総論　**307**

○ 表 5-5　髄膜炎の原因となるおもな微生物

細菌	肺炎球菌，インフルエンザ菌，髄膜炎菌，リステリア菌，結核菌，ブドウ球菌（中枢神経系の手術後）　など
ウイルス	ヘルペスウイルス，ムンプスウイルス，エンテロウイルス，HIV　など
真菌	クリプトコックス属が多い

● **症状・検査**　発熱・意識障害・頭痛・吐きけ・羞明などの症状をみとめ，身体所見では，項部硬直やジョルトサイン❶Jolt accentuation，ケルニッヒKernig 徴候❷，ブルジンスキー Brudzinski 徴候❸といった髄膜刺激症状を確認する。腰椎穿刺で髄液を採取し，髄液の初圧と細胞数・分画，糖・タンパク質濃度，グラム染色・培養による細菌・真菌検査，抗酸菌染色・培養による結核検査，墨汁法❹によるクリプトコックス属の確認，抗原検査，PCR 検査などを行って，原因微生物を確定する。

● **治療**　髄液に移行する抗微生物薬を選択し，すみやかに治療を開始しなければならない。とくに成人の肺炎球菌性髄膜炎，小児のインフルエンザ菌性髄膜炎の場合は，抗菌薬と同時または先行して副腎皮質ステロイド薬であるデキサメタゾンを投与する。細菌性髄膜炎は無治療であれば致死的で，治療しても成人で 20% 前後が死亡し，難聴や認知機能障害，麻痺などの後遺症が発生することもある。

2　脳炎・脳症

脳炎の多くはウイルス性で，単純ヘルペスウイルス Herpes simplex virus による**ヘルペス脳炎**が最も多い。インフルエンザウイルスはおもに小児で**インフルエンザ脳症**をおこす。髄膜炎の症状に加え，痙攣をおこすことがある。髄液検査と MRI により，髄膜炎との鑑別や合併について評価する。

ヘルペス脳炎やインフルエンザ脳症では抗ウイルス薬を投与するが，多くのウイルス性脳炎には治療薬がなく，対症療法にとどまる。

日本脳炎やダニ媒介脳炎などのいくつかの疾患は四類感染症，ヘルペス脳炎を含めたそれ以外の急性脳炎は五類感染症である。

3　脳膿瘍

菌血症に続発して，ほかの感染部位から血行性に脳膿瘍を形成する場合がある。症状は膿瘍の部位やサイズによりさまざまであり，CT や MRI で診断される。中枢神経系に移行する抗菌薬を高用量で使用し，外科的ドレナージを行う。

6　菌血症・敗血症

● **概念**　**菌血症** bacteremia と**敗血症** sepsis は，言葉は似ているが，まったく異なる概念である。菌血症とは，本来無菌である血液中に細菌が存在してい

NOTE

❶ジョルトサイン
1 秒間に 2〜3 回，頭部を左右に振って，頭痛が増悪する現象。

❷ケルニッヒ徴候
大腿を伸展したまま股関節を屈曲させると，膝関節が屈曲する現象。

❸ブルジンスキー徴候
仰臥位で頸部を屈曲させると，膝関節と股関節が屈曲する現象。

❹墨汁法
クリプトコックス-ネオフォルマンスの莢膜は厚く，墨汁粒子をはじく。顕微鏡で観察すると，暗黒の背景に染色されないクリプトコックス属が検出できる。

る状態のことをさし，血液培養で細菌が検出されることで診断できる❶。さまざまな感染症で菌血症をおこし，重症化する患者も多い。しかし，歯みがきといった日常的な行為でも，口腔から少量の細菌が血液に入り，菌血症になりうる。これを感染症とは言わないし，通常は無症状で，生体防御反応によりすぐに血液から排除されてしまう。

　一方で，敗血症とは，感染症によって重篤な臓器障害が引きおこされる状態をさす。感染症により生命をおびやかす臓器障害がおこっている。ただし，菌血症があっても敗血症とは限らず，敗血症患者が必ずしも菌血症をおこしているわけでもない。

　さらに，敗血症による急性循環不全により細胞障害および代謝異常が重度となり，血圧が低下してショックとなり，死亡の危険性が高まる状態は，**敗血症性ショック** septic shock とよばれる。

● **症状・経過**　敗血症の原因となる感染症として，細菌・真菌・ウイルス・寄生虫による感染症が含まれる。敗血症では，原因となっている感染症の臓器症状に加えて，さまざまな全身症状を伴う。敗血症を疑うサインとして，発熱・頻脈・頻呼吸・血圧低下などのバイタルサインの変化のほか，意識状態の変化，呼吸困難などがある。また，皮膚は発症初期にあたたかく湿潤となり，ショックにいたると冷感をもつ。発熱だけではなく，低体温も敗血症のサインになりうることに注意する。

　敗血症を早期発見するスクリーニング指標として，**quick SOFA（qSOFA）スコア**が広く利用されている（○表5-6，plus）。qSOFAスコアは簡便で，ベッドサイドで使用しやすいが，単独では敗血症患者を見落とす可能性がある。スコアが低くても敗血症を疑う場合は，繰り返し評価する❷。

　なお2016年以前は「感染症による全身性炎症反応症候群（SIRS）」が敗血症と定義されていた（○表5-7）。

● **検査・診断**　菌血症は，血液培養で細菌・真菌を検出することで診断できる。敗血症が疑われる患者では，菌血症の評価のために，血液培養2セット以上を提出する（○276ページ）。また症状と身体所見，血液検査，尿検査，画像検査などにより感染臓器を推定し，それに応じた各種培養検査も提出する。

NOTE

❶菌血症には細菌感染症のほか，カンジダ属などによる真菌感染症も含まれる（○352ページ）。一般的な血液培養検査ではウイルスは検出できない。

NOTE

❷バイタルサインや意識状態の変化は看護師が最初に気づくケースが多い。qSOFAスコアは有用だが，0点でも敗血症である場合があるため，注意する。

○表5-6　quick SOFA スコア

意識変容
呼吸数 ≧22 回/分
収縮期血圧 ≦100 mmHg

感染症あるいは感染症を疑う病態で，quick SOFA（qSOFA）スコアの3項目中2項目以上が存在する場合に敗血症を疑う。
（日本版敗血症診療ガイドライン2020特別委員会：日本版敗血症診療ガイドライン2020. 日本集中治療医学会雑誌28（Supplement）：24，Table1-2-2，2021）

○表5-7　SIRS と Sepsis-1 の定義

体温 ＞38℃あるいは＜36℃
心拍数 ＞90 回/分
呼吸数 ＞20 回/分あるいは $PaCO_2$＜32 mmHg
白血球数 ＞12,000/mm³ あるいは＜4,000/mm³ あるいは幼若球 ＞10%

上記4項目のうち，2項目以上を満たす場合に，全身性炎症反応症候群（Systematic inflammatory response syndrome，SIRS）と定義する。感染症が疑われる状態において，SIRSを満たす場合に，敗血症と診断する。
（日本版敗血症診療ガイドライン2020特別委員会：日本版敗血症診療ガイドライン2020. 日本集中治療医学会雑誌28（Supplement）：21，Table1-1-1，2021）

敗血症は，qSOFA が 2 点以上で疑われ，臓器障害の指標である **SOFA ス
コア**が 2 点以上上昇していることで診断される（●表 5-8）。さらに，① 平均
血圧 65 mmHg 以上の維持に血管作動薬が必要で，かつ ② 血清乳酸値の上
昇があれば，敗血症性ショックと診断される。

● **治療**　敗血症の治療は，原因となっている感染症の治療および全身管理
である。推定する感染臓器と微生物，薬剤耐性菌のリスクなどを考慮してエ
ンピリック治療を開始する。培養検査の結果，可能であれば広域抗菌薬から
狭域抗菌薬に変更する（デエスカレーション）。しかし，より広域な抗菌薬へ

● **表 5-8　SOFA スコア**

スコア	0	1	2	3	4
意識 （Glasgow coma scale）	15	13〜14	10〜12	6〜9	＜6
呼吸 PaO_2/FiO_2(mmHg)	≧400	＜400	＜300	＜200 および呼吸補助	＜100 および呼吸補助
循環	平均血圧≧70 mmHg	平均血圧＜70 mmHg	ドパミン＜5 µg/kg/分あるいはドブタミンの併用	ドパミン5〜15 µg/kg/分あるいはノルアドレナリン≦0.1 µg/kg/分あるいはアドレナリン≦0.1 µg/kg/分	ドパミン＞15 µg/kg/分あるいはノルアドレナリン＞0.1 µg/kg/分あるいはアドレナリン＞0.1 µg/kg/分
肝 　血漿ビリルビン値 　（mg/dL）	＜1.2	1.2〜1.9	2.0〜5.9	6.0〜11.9	≧12.0
腎 　血漿クレアチニン値 　尿量(mL/日)	＜1.2	1.2〜1.9	2.0〜3.4	3.5〜4.9 ＜500	≧5.0 ＜200
凝固 　血小板数(×10³/µL)	≧150	＜150	＜100	＜50	＜20

（日本版敗血症診療ガイドライン 2020 特別委員会：日本版敗血症診療ガイドライン 2020．日本集中治療医学会雑誌 28(Supplement)：
23，Table1-2-1，2021）

---

plus　**敗血症の早期発見のためのツール**

　　敗血症のスクリーニングには SIRS や qSOFA だけではなく，早期警告スコア
national early warning score（NEWS），修正早期警告スコア modified early warning
score（MEWS）など，さまざまなスコアやツールの有用性が検討されている。
　　NEWS は，イギリスにおいて重症患者のスクリーニングに使用されており，①
呼吸数，② SpO_2，③ 酸素投与，④ 体温，⑤ 血圧，⑥ 心拍数，⑦ 意識状態，の 7
項目それぞれで点数をつけて評価する。
　　qSOFA は簡便で使用しやすいスコアだが，SIRS や NEWS，MEWS と比較し
て，診断の感度が低いとされる。

310　第 5 章　疾患の理解

の変更やほかの抗微生物薬の併用を要する場合もある（エスカレーション）。

　感染巣のコントロール❶も重要である。多臓器不全に伴い，人工呼吸器管理や血液透析をはじめとした集中治療を要する場合がある。循環管理も重要であり，適切に輸液を管理して，ノルアドレナリンをはじめとした昇圧薬を投与する。さらに播種性血管内凝固症候群 disseminated intravascular coagulation（DIC），急性呼吸窮迫症候群 acute respiratory distress syndrome（ARDS），深部静脈血栓症，高血糖，せん妄など，さまざまな合併症への対応も必要となる。敗血症では，適切なケアと栄養管理，リハビリテーションなど，多職種での協力が必要となる。

> **NOTE**
> ❶感染症で処置が必要となる場面は，穿孔性腹膜炎に対する外科手術，閉塞性化膿性胆管炎に対する内視鏡処置，結石性腎盂腎炎に対する尿管カテーテル留置，深部膿瘍形成に対するドレナージなど，さまざまな状況がある。

7　日和見感染症

● **概念**　免疫能の低下した人は，**易感染宿主** compromised host とよばれる。免疫が正常な人に対しては病原性がないか，あるいは軽度の感染症しかおこさない微生物により，易感染宿主が感染症を発症したり，重症化したりするものを**日和見感染症**とよぶ。HIV への感染のほか，白血病・肝疾患・腎疾患といった基礎疾患や，抗がん薬・副腎皮質ステロイド薬による治療といった医療行為が，免疫能の低下❷の原因となる（●表 5-9）。

● **原因となる微生物**　日和見感染症はさまざまな微生物が原因となる（●表 5-10）。易感染宿主がもともと保有している微生物による内因性感染と，新たに外界から感染する外因性感染がある。たとえば，サイトメガロウイルスは幼少期にほとんどの人が外因性感染しているが，生涯にわたり体内に潜伏するため，易感染宿主では再活性化して内因性感染をおこす。結核など，内因性感染と外因性感染の両方をおこす感染症も多い。結核や非結核性抗酸菌症，クリプトコックス症，カンジダ症，MRSA 感染症❸などは，健常人でも感染症をおこすが，発症リスクや重症度は易感染宿主のほうが高く，日和見感染症でもある。AIDS 指標疾患（●328 ページ，表 5-18）となっている感染症は，いずれも日和見感染症と考えてよい。

● **予防**　一部の日和見感染症はワクチンによる予防が可能である。ニューモシスチス肺炎に対する ST 合剤など，抗微生物薬による予防が可能な感染症もある。

> **NOTE**
> ❷免疫能低下の機序としては，好中球数の減少や機能障害，B 細胞と抗体産生を主体とした液性免疫の障害，T 細胞を主体とした細胞性免疫の障害がある（●239 ページ，表 2-1）。
>
> ❸MRSA 感染症は日和見感染症の 1 つではあるが，現在は日本でも市中感染型 MRSA が増加しており，病院に通院していないような健常人にも感染症をもたらす。MRSA は日和見感染症だけをおこすわけではないことに注意する。

●表 5-9　易感染宿主となる原因

感染症	HIV，ヒト T 細胞白血病ウイルス（HTLV-1）
基礎疾患	悪性腫瘍，血液疾患（再生不良性貧血，骨髄異形成症候群など），膠原病（SLE など），糖尿病，肝硬変，腎不全，ネフローゼ症候群，加齢，低栄養，脾臓摘出後，先天性免疫不全症，皮膚・粘膜バリアの障害（重度外傷・熱傷・創傷）など
先天性疾患	原発性免疫不全症候群*¹
医原性	副腎皮質ステロイド薬，免疫抑制薬，生物学的製剤，抗がん薬，放射線治療など

＊1 複合免疫不全症，X 連鎖性無ガンマグロブリン血症など，200 近くに分類される。

表 5-10 日和見感染症をおこす微生物の例

細菌感染症	MRSA，緑膿菌・セラチア属・クレブシエラ属などのグラム陰性桿菌，クロストリジオイデス-ディフィシル，リステリア属，結核菌，非結核性抗酸菌など
真菌感染症	ニューモシスチス，クリプトコックス属，アスペルギルス属，ムーコル属，コクシジオイデス属，ヒストプラズマ属など
ウイルス感染症	サイトメガロウイルス，ヘルペスウイルス，水痘-帯状疱疹ウイルスなど
寄生虫	トキソプラズマ，クリプトスポリジウム属など

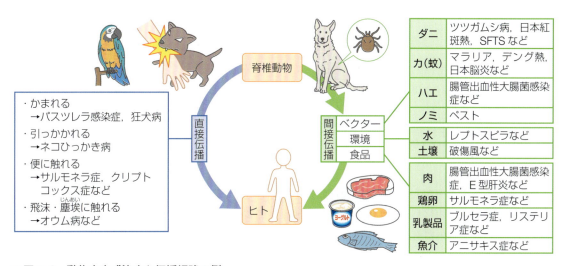

図 5-2　動物由来感染症と伝播経路の例

8 動物由来感染症

1 動物由来感染症の概念

動物由来感染症 zoonosis とは，ヒトとヒト以外の脊椎動物の間を伝播する感染症であり，200 以上の種類がある。**人獣共通感染症**や**人畜共通感染症**ともよばれる。細菌・ウイルス・真菌・寄生虫などといったさまざまな微生物が，さまざまな経路でヒトに感染する。サルモネラ症や腸管出血性大腸菌感染症，アニサキス症などの食中毒も動物由来感染症である。

● **伝播経路**　ヒトを含む動物や，水や土壌といった環境など，病原微生物が存在するものを，**リザーバー** reservoir（**病原巣**）とよぶ。動物由来感染症の原因微生物が，感染源であるリザーバーやその汚染物からヒトに伝播する経路には，直接伝播と間接伝播の 2 つがある（●図 5-2）。

　①**直接伝播**　ヒトが，リザーバーである動物にかまれたり引っかかれたりして，感染する。

　②**間接伝播**　動物とヒトの間に，病原微生物を媒介する物や動物が存在している。カ（蚊）やダニなどの節足動物がリザーバーである動物を刺し，そのあと，ヒトがその節足動物に刺されることにより感染する。このとき媒介体

312　第5章　疾患の理解

表5-11　日本で報告されているおもなダニ媒介感染症

感染症［分類］	病原体	感染経路	おもな症状	流行地域
ツツガムシ病 ［四類感染症］	ツツガムシ病リケッチア	ツツガムシ→ヒト	発熱，刺し口，発疹(体幹に多い)が3徴候	北海道を除く日本全国，アジアに広く分布している。
日本紅斑熱 ［四類感染症］	日本紅斑熱リケッチア	マダニ→ヒト 動物→マダニ→ヒト	発熱，刺し口，発疹(四肢に多い)が3徴候	西日本に多いが東日本でもみられる。
ライム病 ［四類感染症］	ライム病ボレリア	野ネズミ・小鳥→マダニ→ヒト	遊走性紅斑，筋肉痛，関節痛，発熱，頭痛，倦怠感	北海道(国内最多)，本州中部以北，アメリカ，ヨーロッパ
重症熱性血小板減少症候群(SFTS) ［四類感染症］	SFTSウイルス	マダニ→ヒト 動物→マダニ→ヒト 動物→ヒト ヒト→ヒト	発熱，消化器症状，頭痛，筋肉痛，出血	西日本，中国，韓国，台湾，ベトナムなど
ダニ媒介脳炎 ［四類感染症］	ダニ媒介脳炎ウイルス	マダニ→ヒト 齧歯類→マダニ→ヒト ヤギ→ヒト(生乳の飲用)	発熱，頭痛，筋肉痛，倦怠感，神経症状	北海道，東〜中央ヨーロッパ，ロシア，中国北部

＊ この表の疾患のうち，ライム病以外は，「ダニ→虫卵→ダニ」の経路で，ダニどうしで伝播する。

となる動物を**ベクター** vector とよぶ。節足動物がベクターとなる感染症を**節足動物媒介感染症**と総称し，ダニ媒介感染症や蚊媒介感染症などがある。ベクターによる媒介以外にも，水や土壌といった環境や，食品を介して病原微生物が伝播する。

2　ダニ媒介感染症

　ダニ媒介感染症は，ダニ咬傷により感染する疾患であり，細菌感染症とウイルス感染症がある(▶表5-11)。細菌性のものには，リケッチアによるツツガムシ病や日本紅斑熱(▶347ページ)，Q熱，野兎病のほか，スピロヘータによるライム病，回帰熱などがある。ウイルス性のものには，重症熱性血小板減少症候群(SFTS，▶334ページ)，ダニ媒介脳炎，一類感染症であるクリミア-コンゴ出血熱などが知られている。

● **診断・治療・予防**　ダニ媒介感染症が疑われる場合は，流行地域への旅行歴，農作業やレジャーを含む屋外活動歴，動物との接触歴などの確認が重要である。マダニが皮膚に吸着した状態の患者が来院することもある(▶図5-3)。その場合には，口器(刺し口)が残らないように除去する必要がある。また，SFTSではヒトからヒトへの感染が報告されているため，飛沫・接触感染対策をとる必要がある。ダニが多く生息している場所に入るときには，長袖・長ズボンを着用するなど，肌の露出を少なくするように指導する。

3　蚊媒介感染症

　カ(蚊)は，いくつもの感染症を媒介しており，世界中で最も多くの人間を殺している生物とされている。20以上の蚊媒介感染症があり，日本では11疾患が四類感染症として指定されている(▶表5-12)。

　おもに熱帯・亜熱帯地域で流行しており，日本脳炎以外の多くは輸入感染

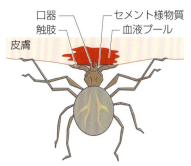
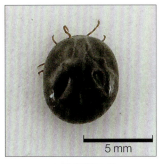

a. マダニによる吸血のしくみ　　b. 吸血状態のダニ

○図 5-3　マダニによる吸血
マダニは，宿主の皮膚に口器を刺し込み，セメント様物質を分泌して虫体を固定する。宿主の毛細血管を破壊して，皮下に血液プールを作り，1〜2週間かけて吸血を続ける。その結果，虫体は100倍以上にふくれあがる。

○表 5-12　四類感染症に指定されているおもな蚊媒介感染症

感染症	病原体	媒介する力（感染経路）	流行地域	おもな症状	国内での発生状況（2022年5月時点）
マラリア	マラリア原虫	ハマダラカ（ヒト→カ→ヒト）	東南アジア，アフリカ，中南米	発熱，悪寒，倦怠感，頭痛，筋肉痛，関節痛	海外感染例のみ
デング熱	デングウイルス	ネッタイシマカ，ヒトスジシマカなど（ヒト→カ→ヒト）	東南アジア，南アジア，中南米，その他	発熱，頭痛，筋肉痛，出血	国内感染例あり
ジカ熱	ジカウイルス	ネッタイシマカ，ヒトスジシマカ（ヒト→カ→ヒト）	アフリカ，アジア，南太平洋，中南米	発疹・瘙痒感，頭痛，関節痛，筋肉痛，発熱は比較的少ない（80％は無症状）	海外感染例のみ
日本脳炎	日本脳炎ウイルス	コガタアカイエカ（ブタ→カ→ヒト）	日本，中国，東南アジア，南アジア	発熱，頭痛，吐きけ・嘔吐，めまい，意識障害（大多数は無症状）	国内感染例あり
黄熱	黄熱ウイルス	ネッタイシマカ（ヒト・サル→カ→ヒト）	アフリカ，南米	発熱，頭痛，吐きけ・嘔吐，結膜充血，黄疸	国内での届出なし

（国立感染症研究所：蚊媒介感染症．*IASR* 43：125-128，2022年6月号．ならびに東京都感染症情報センター：蚊媒介感染症．〈https://idsc.tmiph.metro.tokyo.lg.jp/diseases/mosquito/〉〈参照 2024-07-18〉をもとに作成）

症だが，2014年にはデング熱（○332ページ）の国内感染による流行が報告されている。グローバル化に伴う人流の増加に伴って感染報告地域は拡大しており，温暖化によるカの生息域拡大の影響も懸念されている。

● **診断・予防**　蚊媒介感染症が疑われる場合は，流行地域への渡航歴，屋外活動歴などを確認する。蚊媒介感染症の予防として，日本国内では日本脳炎および黄熱ワクチンが接種できる。マラリアにワクチンはないが，抗マラリア薬の予防内服が行われる。いずれの場合でも，流行地域に渡航する場合には防蚊対策の指導が重要である。

4 動物咬傷，ヒト咬傷

動物咬傷はイヌとネコによるものが多く，パスツレラ *Pasteurella* 属やカプノサイトファーガ *Capnocytophaga* 属といった動物の口腔内細菌が感染症を引きおこす。ヒト咬傷では，レンサ球菌などの口腔内常在菌やブドウ球菌などの皮膚常在菌によるものが多い。

感染をおこした場合は，咬傷部位に発赤・熱感・腫脹・疼痛といった蜂巣炎[1]と同様の炎症所見をみとめる。

咬傷後に来院した場合は，局所の洗浄とペニシリン系抗菌薬の予防内服を行う。すでに蜂巣炎をおこしている場合には，抗菌薬の点滴投与が望ましい。破傷風ワクチンの接種歴を確認し，傷の程度によっては，破傷風の予防を行う（◉258ページ）。海外での動物咬傷の場合は，狂犬病ワクチンを接種する（◉335ページ）。

● **バルトネラ症**　ネコについては，ひっかかれる，かまれる，唾液と接触する，ノミに刺されるといった経路で，バルトネラ *Bartonella* 属によるバルトネラ症 bartonellosis を発症することがある。ネコひっかき病ともよばれるが，イヌを経由して発症する場合もある。発熱・リンパ節腫脹・筋肉痛・頭痛・倦怠感などがみられる。

> **NOTE**
> **[1]蜂巣炎**
> 蜂窩織炎ともいう。真皮から皮下脂肪組織にかけての細菌感染症で，広い範囲に一様に広がる好中球浸潤と浮腫を特徴とする炎症のことである。

9 医療関連感染

1 カテーテル関連尿路感染（CAUTI）

尿道留置カテーテルは，尿閉の患者のほか，仙骨部・会陰部の創傷の汚染を軽減する目的や，周術期患者・重症患者などにおいて正確に尿量を測定する必要がある場合など，広く使用されている（◉374ページ，表6-1）。病院だけではなく，高齢者施設や在宅で留置されるケースも多い。

細菌や真菌は，環境や免疫による攻撃からみずからをまもるため，周囲に**バイオフィルム**[2]とよばれる膜を形成する。体内にカテーテルなどの医療材料が留置され，微生物が付着してバイオフィルムを形成すると，抗菌薬や免疫の攻撃がききにくくなり，難治化する。

カテーテル関連尿路感染 catheter-associated urinary tract infection（**CAUTI**）は，連続して3日以上尿道にカテーテルが留置されているか，カテーテル抜去後48時間以内の患者で，10^3 CFU/mL 以上の細菌尿と尿路感染症症状を伴った状態をさす。5日以上のカテーテル留置は CAUTI のリスクとなり，30日後にはほぼ全例に細菌尿がみとめられる。CAUTI は院内発熱の看護では必ず考えなければならない疾患の1つである。

● **症状**　発熱や悪寒，意識レベルの変化，腰痛，腰部の叩打痛，血尿，骨盤部不快感がみられ，カテーテル抜去後の場合は，排尿痛や頻尿，恥骨上部の圧痛などがみられる。

● **診断・検査**　敗血症[3]をおこすことがあるため，qSOFA を活用した敗血

> **NOTE**
> **[2]バイオフィルム**
> 菌体とその分泌物などにより構成される膜状の構造体である。水まわりのぬめりや，口腔内の歯垢は身近なバイオフィルムである。

> **NOTE**
> **[3]**尿路感染症により引きおこされた敗血症は，ウロセプシスとよばれる。

症の評価を行う。CAUTI が疑われる場合には，検尿と尿培養を提出する。CAUTI で検出される微生物のうち，原因菌になることが多いのは，大腸菌・クレブシエラ属・緑膿菌などのグラム陰性桿菌や腸球菌である[1]。

　長期間留置された尿道留置カテーテルからは，定着しているだけで感染をおこしていない微生物が検出されることもあるため，カテーテルを交換したあとに採尿ポートから尿を採取する。

● **治療**　無症状の細菌尿であれば抗菌薬は投与しないが，症状がありCAUTI と診断された場合は，カテーテルの交換と抗菌薬投与を行う。CAUTI において，治療目的の膀胱洗浄には効果がなく，推奨されない。CAUTI の最も有効な予防法はカテーテルを留置しないことであり，安易なカテーテル使用は避けて必要最小限の期間にとどめる必要がある。

2　カテーテル関連血流感染（CRBSI）

　カテーテル関連血流感染 catheter-related blood stream infection（**CRBSI**）とは，血管内に留置されたカテーテルに微生物が侵入・付着して血流感染をおこした状態である。中心静脈カテーテルはもちろん，末梢静脈カテーテルでも引きおこされる。

● **侵入経路**　微生物の侵入経路には，刺入部からカテーテルの外側を伝わって侵入する経路と，カテーテルの接続部や薬液・輸液の汚染により，カテーテルの内側から侵入する経路，別の感染巣から血行性に運ばれてきてカテーテルに付着する経路がある（●375 ページ，図6-2）。

● **診断・検査**　血管内にカテーテルが留置されている患者で，発熱や悪寒などの敗血症を疑う徴候があれば，CRBSI を考える。刺入部の発赤・腫脹・熱感・圧痛などの観察が重要だが，これらの徴候がなくても CRBSI は否定できない。CRBSI が疑われる場合には，血液培養用の血液を 2 セット採取し，原則としてカテーテルを抜去する。経皮的に採取された血液培養と，留置中のカテーテルからの血液培養もしくは抜去したカテーテル先端の培養で，同一微生物が検出された場合[2]に，CRBSI と診断できる。

● **治療**　原因微生物として，表皮ブドウ球菌や MRSA を含む黄色ブドウ球菌，カンジダ属，腸球菌，グラム陰性桿菌（大腸菌，緑膿菌など）などがあげられ，エンピリック治療として抗菌薬を投与する。血栓性静脈炎や感染性心内膜炎，骨髄炎を続発することもある。

3　人工呼吸器関連肺炎（VAP）

　人工呼吸器関連肺炎 ventilator-associated pneumonia（**VAP**）は，気管挿管による人工呼吸を開始して 48 時間以降に新たに発生する院内肺炎であり，死亡率が高い。

● **リスク因子**　長期の人工呼吸管理や再挿管，抗菌薬投与，基礎疾患[3]，誤嚥，筋弛緩薬投与といったさまざまな要因がリスク因子となる。

● **症状・治療**　挿管中の患者では，血中酸素濃度の低下や膿性痰の増加，咳嗽・呼吸困難・頻呼吸といった徴候に注意する。培養検査では，緑膿菌や

NOTE

[1] MRSA を含むブドウ球菌が原因となることは少ない。カンジダ属の検出率は高いが，多くが定着のみで，感染は少ない。

NOTE

[2] 留置中のカテーテルからの採血と同時に，経皮的に末梢血管からも採血する。カテーテルから採取した血液による培養結果のほうが，後者よりも 2 時間以上早く陽性となれば，CRBSIと診断する根拠となる。
　同時に採血された血液培養が陽性になるまでの時間差は DTP（differential time to positivity）とよばれる。

[3] リスクとなる基礎疾患として，心疾患・呼吸器疾患，中枢神経疾患・熱傷・外傷があげられる。

第5章　疾患の理解

● 表 5-13　CDC ガイドラインによる SSI のリスク因子

患者因子		手術因子	
• 年齢 • 栄養状態 • 糖尿病 • 喫煙 • 肥満	• 離れた部位の感染症併存 • 微生物の定着 • 免疫応答の変化 • 術前入院期間	• 手術時の手洗い時間 • 皮膚の消毒 • 術前の剃毛 • 術前の皮膚準備 • 手術時間 • 予防的な抗菌薬投与	• 手術室の換気 • 器具の不十分な滅菌 • 手術部位の異物 • 手術用ドレーン • 手術手技(止血不良, 死腔除去の失敗, 組織損傷)

黄色ブドウ球菌❶が検出されることが多く，エンピリック治療として抗菌薬投与を行う。

● **予防**　VAP を予防するためには，手指衛生を徹底し，誤嚥を避ける体位変換を行い，呼吸回路の頻回な交換を避ける。また，過鎮静を避け，早期に人工呼吸器からの離脱を検討し，声門下腔吸引孔付きチューブを使用して，カフ圧を適切に設定し，口腔ケア行うことが重要である。

> **NOTE**
> ❶とくに MRSA が多い。

4　手術部位感染(SSI)

手術部位感染 surgical site infection(**SSI**)は，手術を行った部位に発生する感染症である。人工物を使用しない手術では術後 30 日以内に，人工物を使用した手術では術後 1 年に発生したものが含まれる。さらに，感染がおこった深さにより，次に分類される。

①**表層切開創 SSI**　皮膚・皮下組織の感染である。
②**深部切開創 SSI**　筋膜・筋層などの深部組織の感染である。
③**臓器・体腔 SSI**　筋膜・筋層よりも深部の臓器の感染である。

● **リスク因子**　SSI のリスク因子には，患者因子と手術因子がある(●表 5-13)。栄養状態の改善や禁煙，予防的な抗菌薬投与など，事前に介入することでリスクを下げることができる因子もある。

● **治療**　原因菌として，MRSA を含む黄色ブドウ球菌のような皮膚に常在する細菌のほか，手術部位によっては，大腸菌のような腸内細菌目なども検出される。SSI を発症した場合は，抗菌薬投与に加え，ドレナージや再手術が必要となることも多い。

C　感染症各論

1　ウイルス感染症

1　風疹

風疹 rubella は，風疹ウイルス❷*Rubella virus* による感染症で，発熱・発疹・リンパ節腫脹を 3 徴とし，**三日はしか**ともよばれる。風疹の基本再生産

> **NOTE**
> ❷エンベロープをもつ 1 本鎖 RNA ウイルスである。

数❶は 6〜7 と高い。

風疹と先天性風疹症候群はともに，五類感染症である。

● **先天性風疹症候群（CRS）** 妊婦が罹患した場合，流産・胎児死亡のリスクが生じるほか，出生児は奇形を合併し，次の症状を呈する。これは，先天性風疹症候群 congenital rubella syndrome（CRS）と総称される❷。

（1）眼症状：白内障，色素性網膜症，小眼球症，先天性緑内障

（2）循環器症状：動脈管開存症，肺動脈狭窄症

（3）耳症状：感音性難聴

（4）神経症状：異常行動，髄膜脳炎，小頭症，精神遅滞

（5）その他：発育遅延，間質性肺炎，骨透過性病変，肝脾腫，血小板減少，ブルーベリー様皮疹など

● **疫学** 2006 年に麻疹・風疹ワクチンが定期接種化されたが，2012〜2014 年には約 1 万 7 千人をこえる患者が発生し，45 例の CRS が報告され❸，11 例が死亡した。感染者の世代はワクチン接種が 1 回のみで，十分な免疫獲得が得られなかったことが原因と考えられている。

CRS 発生をなくし，2020 年度までに風疹を排除することを目標にした「風しんに関する特定感染症予防指針」が 2014（平成 26）年に策定された。2020 年以降は届出数が少なく，2021 年以降は毎年 20 例未満である。また，CRS 患者届出も 2021 年第 3 週以降は届出がない。

● **感染経路・潜伏期** 感染経路は，鼻咽腔分泌物を介した飛沫感染と接触感染である。14〜21 日（通常 16〜18 日）の潜伏期を経て発症するが，発疹が出現する数日前から，発疹 7 日後までは感染性をもつとされている。また，20〜25％は不顕性感染とされる。

● **症状・所見と経過** 発熱・発疹・リンパ節腫脹が 3 徴であるが，一部を欠く例もある。

①**リンパ節腫脹** 発疹に先行して，一般的には耳介後部・後頭下部に出現し，通常 5〜8 日間持続する。3〜6 週間持続する症例も報告されている。

②**発熱** 患者の約半数にみられ，微熱が多い。

③**発疹** 顔面から出現し，24 時間かけて全身に拡大する。発疹は小紅斑や紅色丘疹であるが，癒合（ゆごう）も少なく，3 日程度で消失する。

多くは感染後に終生免疫を獲得するが，まれに再感染も報告されている。

● **検査・診断・治療** 咽頭ぬぐい液・血液・尿検体を用いて核酸増幅検査を行うか，風疹ウイルスに対する血清中 IgM 抗体・IgG 抗体の上昇を確認する。有効な抗ウイルス薬はなく，対症療法が中心となる。

● **合併症・予後** 一部にカタル症状や結膜炎，軟口蓋（がい）炎をみとめる。10 代や成人女性の約 7 割に，多発関節痛および関節炎をみとめる。予後良好で，神経学的後遺症を残さない急性脳炎や，自然軽快することが多い血小板減少性紫斑病がみられることがある。また，CRS 患者の一部では，青年期に神経脱落症状をきたす進行性風疹全脳炎がおこることがある。

● **予防** 予防接種法における A 類疾病であり，MR ワクチンが定期接種される（●257 ページ）。曝露後の緊急ワクチン接種の有効性はないが，3 次感染

NOTE

❶**基本再生産数**

感染症に罹患した人が，罹患していない集団に直接感染させる平均人数のこと。

❷軽症例では，出生時には症状が明らかでないこともあるが，自閉症の一因としても知られている。

NOTE

❸妊娠 12 週までの母体感染では最大 85％，妊娠 13〜16 週の感染では 50％，妊娠第 2 三半期終わりの感染では 25％の CRS の発生が報告されている。

予防を目的とした接種は禁忌ではない❶。発疹出現の数日前から発疹出現7日後までは飛沫感染対策が必要である。学校保健安全法では，発疹が消失するまで出席停止となっている。

2 麻疹

　麻疹 measles は，麻疹ウイルス❷*Measles morbillivirus* が原因で発症する。**はしか**ともよばれ，発熱・上気道炎・結膜炎・発疹を特徴とする急性熱性疾患である。

　五類感染症・全数把握対象疾患である。

● **疫学**　2008年の国内での届出数は1万をこえていたが，ワクチン接種の強化により減少し，WHOは2015年，日本国内の麻疹根絶を宣言した。海外から持ち込まれることがあるが，2020年以降は10例以下である。

● **感染経路・潜伏期**　飛沫・空気感染に加え，気道分泌物が眼や気道粘膜へ接触することによっても感染をきたす。

　潜伏期間は6～21日で，中央値は13日である。感染性が非常に高く❸，不顕性感染はまれである。感染性のある期間は発疹出現5日前から発疹出現後4日間であるが，免疫不全者は症状が継続している期間である。

● **症状・所見と経過**　自然に感染した麻疹の臨床経過は，カタル期・発疹期・回復期の3つに分類される。

　①**カタル期（前駆期）**　潜伏期を経て，発熱・咳嗽・鼻汁・眼脂を伴う結膜充血などのカタル症状を伴い発症し，2～4日間継続する。その後，**コプリック斑**❹が下顎小臼歯対側の頬粘膜に出現し，同時期に解熱傾向を示す。

　②**発疹期**　コプリック斑出現から2～3日後には，再度発熱する❺。同時に前額部・耳介後部・顔面から発疹が出現し，3日ほどかけて体幹や四肢に拡大し，徐々に癒合する。発熱は，皮疹出現の2～3日後にピークを迎え，その後，解熱傾向を示す。カタル症状は残存する。発疹期は3～4日間続く。

　③**回復期**　回復期は7～9日間とされる。合併症がなければ，解熱傾向となり，発疹も退色するが，色素沈着が残存する。麻疹は終生免疫で，原則として再感染はみられない。

● **検査・診断・治療**　麻疹が疑われる場合，咽頭ぬぐい液・血液・髄液・尿検体の核酸増幅検査や血清中 IgM 抗体を評価する。有効な抗ウイルス薬はなく，対症療法となる❻。

● **合併症・予後**　患者の約30％に合併症がみられる。中耳炎・肺炎・気管支肺炎・クループがみられ，乳幼児では下痢・腹痛もみられる。中枢神経合併症として，**急性脳炎**❼と**亜急性硬化性全脳炎**❽subacute sclerosing panencephalitis（SSPE）が知られている。

　5歳未満，免疫不全状態，栄養不良などが予後不良の因子とされる❾。

● **予防**　予防接種法における A 類疾病であり，MR ワクチンによる定期接種が実施されている（●257ページ）。麻疹感受性者が曝露を受けた場合，72時間以内であればワクチン接種による発症予防効果が期待できる。また，乳児・妊婦・免疫不全患者に対しては，曝露後6日以内の免疫グロブリン投与

NOTE
❶免疫グロブリン注射の発症予防効果の有効性は証明されていない。

NOTE
❷麻疹ウイルスは，エンベロープをもつ1本鎖 RNA ウイルスである。

NOTE
❸基本再生産数は12～18である。

NOTE
❹コプリック斑
　紅暈に囲まれた直径1 mm 程度の白斑のことである。出現期間は1～3日間程度と，短い。
❺二峰性発熱とよばれる。
❻ WHO は，すべての麻疹急性期の小児に対して，ビタミン A 投与を推奨している。
❼急性脳炎
　1,000例に1例の頻度で発生する。発疹出現後6日前後で発症し，発熱・頭痛・精神症状・多発神経症状を伴う。致死率は15％と高率である。
❽亜急性硬化性全脳炎
　麻疹ウイルスが中枢神経において持続感染することにより緩徐に進行し，感染7～11年後に発症する。行動異常や知的退行，ミオクローヌス発作などをきたし，最終的には昏睡状態に陥り，発症後1～3年内に死亡する。
❾先進国における感染者の致死率は0.05～0.5％だが，開発途上国では5～6％と高くなる。

による発症予防効果も期待できる。

　感染性のある期間は隔離が必要となる。入院の場合は，標準予防策に加えて，空気感染対策を行う必要がある。学校保健安全法では，解熱後 3 日を経過するまでは出席停止とされている。

3 　水痘・帯状疱疹

　水痘 varicella は，水痘-帯状疱疹ウイルス Varicella-zoster virus（VZV）❶の初感染によりもたらされる病態である。ほかのヘルペスウイルスと同様に初感染のあと，感覚神経節に潜伏感染する。

● **感染経路・好発年齢**　空気感染・飛沫感染・接触感染があり，一般的には，気道粘膜や眼粘膜から侵入することが多い。季節性があり，冬から初夏にかけて発生が多い。

　好発年齢の多くは小児期の 1～6 歳であるが，成人や妊婦に感染すると，重症化して重症肺炎を引きおこすことがあるため，予防策も重要である。

　妊婦では，妊娠 20 週前の罹患で**先天性水痘症候群**を発症する。分娩直前・直後の感染では，重篤な**新生児水痘**の合併も問題となる。

● **症状・所見と経過**　潜伏期間は 10～20 日間である。成人では，発疹の出現前に発熱と全身倦怠感を伴うことがあるが，小児では発疹が初発症状である。発疹は全身性で瘙痒を伴い，紅斑・丘疹を経て短時間で水疱（すいほう）となり，痂皮（かひ）化する。最初に頭皮にあらわれ，体幹，四肢の順に出現する。

　帯状疱疹は神経節に潜伏感染している VZV の再活性化の病態である。小水疱が神経支配領域に一致して帯状に出現する。治療が遅れると，激しい疼痛や感覚異常である**帯状疱疹後神経痛** post-herpetic neuralgia（PHN）が後遺症として残り，問題となることがある。

● **検査・診断**　診断は，ペア血清（●279 ページ）による水痘抗体の陽転化の確認や，抗 VZV-IgM 抗体の陽性確認，水疱内容物の塗抹染色によるウイルス性巨細胞の確認❷，蛍光抗体法を用いた VZV 抗原検出，PCR 法による VZV-DNA の検出などにより行われる。

● **治療**　免疫機能が正常の小児では，原則として対症療法が行われる。成人の水痘や重症例では，抗ウイルス薬であるアシクロビルやバラシクロビル塩酸塩などが投与される。帯状疱疹の治療は，内服の抗ウイルス薬が投与される。重症患者や症状が強い患者には，アシクロビルなどの抗ウイルス薬の静脈内投与も選択される。

● **院内の感染対策**　空気感染対策が必要である。免疫抑制患者などにおいて，複数の神経節領域に汎発性に皮疹が出るものを**播種性帯状疱疹**とよび，空気感染による院内感染が報告されている。

● **予防**　ワクチンによる予防が非常に重要である。水痘の生ワクチン（●260 ページ）は 2015 年にようやく小児の定期接種になったが，未接種者が多く，日本国内で周期的に小流行がおこっている。また最近では，50 歳以上を対象に，帯状疱疹の不活化ワクチンも任意接種で導入されている。

NOTE
❶ヘルペスウイルス科に属する DNA ウイルスである。

NOTE
❷ツァンク Tzanck 試験とよばれる。

4 流行性耳下腺炎

流行性耳下腺炎 mumps は，**おたふくかぜ**ともよばれ，ムンプスウイルス❶ *Mumps orthorubulavirus* の感染によりもたらされる。

● **感染経路・潜伏期**　接触感染・飛沫感染である。一般的には小児の罹患が多い。潜伏期間は2〜3週間である。

● **症状・所見と経過**　唾液腺や耳下腺の腫脹・圧痛❷，嚥下痛，発熱を主症状として発症し，症状が1〜2週間持続することが多い。多くの症例では自然に軽快する。

● **合併症**　合併症として，**無菌性髄膜炎**が有名である。思春期以降では，男性では精巣炎，女性では卵巣炎を合併する場合がある。また，2万例に1例程度に難聴を合併するといわれている。そのほか，まれではあるが膵炎も重篤な合併症の1つである。

● **診断・検査・治療**　ペア血清によるムンプス抗体陽転化の確認，抗ムンプス IgM 抗体の陽性確認，PCR 法によるムンプスウイルス DNA の検出などにより診断される。流行性耳下腺炎およびその合併症の治療は，抗ウイルス薬がないため，基本的に対症療法である。

● **予防**　ワクチン接種が予防の要であるが，ムンプスワクチンは定期接種ではなく任意接種である❸。そのため，国内ではときどき，周期的な小流行が発生している。

5 インフルエンザ

● **分類**　インフルエンザ influenza とは，インフルエンザウイルス❹*Influenza virus* の感染による急性気道感染症である。国内では例年12月〜翌年3月にインフルエンザが流行している。このように特定の季節に流行するインフルエンザを，**季節性インフルエンザ**とよぶ。鳥の間でもインフルエンザは流行しており，まれに鳥からヒトにインフルエンザが伝播する場合があり，これを**鳥インフルエンザ**とよぶ。

新型インフルエンザとは，季節性インフルエンザと抗原性が大きく異なるため，国民の大部分が免疫を獲得しておらず，全国的かつ急速な蔓延により国民の生命および健康に重大な影響を与えるおそれがあるものをさす。

● **病原体**　ヒトに感染するインフルエンザウイルスには，A・B・Cの3型がある。流行する型はA型とB型である。インフルエンザウイルスの表面には赤血球凝集素 hemagglutinin（ヘマグルチニン，**HA**）とノイラミニダーゼ neuraminidase（**NA**）という糖タンパク質があり，これらが抗原となり，ヒトに免疫応答をおこす。A型のHAは15種類，NAは9種類の亜型があり，それぞれ抗原性が異なる❺。

● **感染経路**　おもに飛沫感染する。皮膚からは感染しない。また，ウイルスが付着した手を自身の鼻や口に接触させることで，接触感染もおこりうる。

● **感染症法**　季節性インフルエンザは五類感染症に指定されており，発生動向調査の対象となる。鳥インフルエンザのなかでも，A型インフルエン

NOTE

❶ムンプスウイルスはパラミクソウイルス科のウイルスで，表面にエンベロープをかぶった1本鎖 RNA ウイルスである。

❷両側あるいは片側で生じる。

NOTE

❸1989〜1993年のみ定期接種の時期があった。

NOTE

❹オルトミクソウイルス科に属する RNA ウイルスである。

NOTE

❺HA と NA の亜型の組み合わせは，H1N1，H3N2，H5N1，H7N9などと表記される。現在の季節性インフルエンザは，A型のH3N2とH1N1，およびB型の3種が主である。

ザウイルスである H5N1 と H7N9 によるものは二類感染症, そのほかの鳥インフルエンザは四類感染症に指定されている。新型インフルエンザが出現した場合は, 感染症法における新型インフルエンザ等感染症に指定される。

● **症状・所見と経過**　1～3 日の潜伏期間のあとに, 突然の 38℃ 以上の高熱と, 咽頭痛・咳嗽・頭痛・全身倦怠感・筋肉痛・関節痛などが出現し, 約 1 週間以内に軽快する。一般的な感冒よりも全身症状が強い。咳嗽は, インフルエンザが改善したあとも 2 週間以上持続することがある。

　通常は自然軽快する予後良好な感染症だが, 妊娠中の女性や, 小児, 高齢者, 慢性疾患❶のある人, 免疫抑制状態❷にある人は, 感染すると肺炎の合併など重症化しやすく, 入院や死亡のリスクが高くなる。

　おもに幼児❸に発症する**インフルエンザ脳症❹**は, インフルエンザの発熱出現後 24～48 時間以内に, 嘔吐・異常行動・意識障害・痙攣などが出現する合併症で, 約 10% の死亡率と 25% の後遺症が報告されている。

　インフルエンザ発症前日から発症後 3～7 日間は鼻やのどからウイルスを排出するといわれている。排出されるウイルス量は解熱とともに減少するが, 解熱後も数日はウイルスが排出されている。学校保健安全法では, 発症した後 5 日を経過し, かつ, 解熱したあと 2 日(幼児にあっては, 3 日)を経過するまでを, インフルエンザによる出席停止期間としている。

● **検査・診断**　診断や治癒の判断は, インフルエンザの流行状況や病歴, 身体症状, 検査結果などを総合してなされる。検査結果は診断に必須ではなく, インフルエンザ患者との明確な接触歴や流行時期の典型的な症状などで診断される場合もある。とくに流行時期のインフルエンザウイルス抗原検査は偽陰性のリスクがあるため, 結果の解釈には注意が必要である。

● **治療**　合併症のない季節性インフルエンザの患者には, 対症療法が行われる。一方で重症化リスクの高い患者には, 抗インフルエンザウイルス薬の投与が行われる。

　インフルエンザ治療に使用されるおもな薬剤には, 次のものがある。

　①**ノイラミニダーゼ阻害薬**　インフルエンザウイルスの表面に存在するノイラミニダーゼは, 宿主の細胞内で増殖したウイルスが細胞外に遊離する際に必要な酵素である。この酵素を阻害することで, ウイルスの増殖と拡散を抑える。代表的な薬剤として, オセルタミビルリン酸塩(経口), ペラミビル水和物(静注), ラニナミビルオクタン酸エステル水和物(吸入), ザナミビル水和物(吸入)がある。

　②**キャップ依存性エンドヌクレアーゼ阻害薬**　キャップ依存性エンドヌクレアーゼは, インフルエンザウイルスが宿主細胞で mRNA を合成する際に利用する特有の酵素である。この酵素を阻害することで, ウイルスの増殖を抑制する。代表的な薬剤にはバロキサビル マルボキシル(経口)がある。

　抗ウイルス薬の投与は, 発症後 48 時間以内の早期が望ましい。投与期間は薬剤により異なるが, 多くは 1 日から 5 日間の治療となる。抗菌薬はインフルエンザウイルスには無効である❺。

● **医療施設における感染対策**　標準予防策に, 飛沫感染対策が追加され,

NOTE

❶慢性疾患の例として, 慢性心疾患・肺疾患・腎疾患・代謝疾患・神経発達疾患・肝疾患・血液疾患などがあげられる。

❷免疫抑制状態の例として, HIV 感染症・AIDS, 抗がん薬治療, 副腎皮質ステロイド薬投与, 悪性腫瘍などがある。

❸とくに 5 歳未満の小児のリスクが高い。

❹国内では, インフルエンザが流行する 1 シーズンに 100～300 人の小児がインフルエンザ脳症を発症する。1 歳をピークとして幼児期に多く, 男女差はない。A 型と B 型のいずれのインフルエンザでも発症する。

NOTE

❺インフルエンザウイルスに抗菌薬の効果はないが, とくに高齢者などでは, インフルエンザ後の細菌性肺炎のリスクが高くなるため, 合併した細菌性肺炎に対して抗菌薬が使用されることはある。

▶ 表5-14　インフルエンザによる異常行動の例

- 突然立ち上がって部屋から出ようとする。
- 興奮して窓を開けてベランダに出て，飛び降りようとする。
- 自宅から出て外を歩いていて，話しかけても反応しない。
- 人におそわれる感覚を覚え，外に飛び出す。
- へんなことを言い出し，泣きながら部屋の中を動きまわる。

▶ 表5-15　転落などの事故に対する防止対策の例

- 玄関やすべての部屋の窓の施錠を確実に行う（内鍵，補助錠がある場合はその活用を含む）。
- ベランダに面していない部屋で寝かせる。
- 可能であれば，窓に格子のある部屋で寝かせる。
- 戸建ての場合，できる限り1階で寝かせる。

状況に応じて接触感染対策も追加される。医療施設におけるインフルエンザ患者やインフルエンザに罹患した職員の隔離解除基準は，各医療施設の取り決めに従う❶。医療施設や高齢者施設の職員は，発熱などの症状出現時に出勤しないことが肝要である。

● **インフルエンザ患者の異常行動への対応**　インフルエンザ患者は，抗インフルエンザウイルス薬の使用の有無にかかわらず，異常行動をおこす場合がある（▶表5-14）。異常行動による転落死亡事例も報告されている。転落などの事故にいたるおそれのある重度の異常行動については，就学以降の小児・未成年者の男性で報告が多く，発熱から2日間以内に発現することが多い。未成年のインフルエンザ患者には，保護者に対し転落などの事故に対する防止対策を助言する（▶表5-15）。

● **予防**　インフルエンザの予防方法には，マスク着用や手指消毒などの基本的な感染予防策と，ワクチン接種（▶261ページ），および抗インフルエンザウイルス薬の予防内服の3つがある。最も重要な予防法は，基本的な感染予防策およびワクチン接種であり，すべての人に推奨される。抗インフルエンザウイルス薬の予防内服は，病院内における集団発生やインフルエンザ重症化リスクのある基礎疾患のある患者が曝露を受けた場合などに限られる。

6　新型コロナウイルス感染症（COVID-19）

新型コロナウイルス感染症 Coronavirus disease 2019（COVID-19）は，2019年に出現し，地域や国をこえた世界的な流行（パンデミック）を引きおこした。パンデミック収束後も，世界中で感染は継続している。

● **分類**　ヒトに感染するコロナウイルス❷は，①感冒の原因となるもの，②重症急性呼吸器症候群（SARS）の原因となるSARS-CoV❸，③中東呼吸器症候群（MERS）の原因となるMERS-CoV❹，④COVID-19の原因となるSARS-CoV-2（SARSコロナウイルス2）の4つに大別される。SARS-CoV-2は2019年に出現して以降，遺伝子変異を伴いながら流行を繰り返している。SARSとMERSは二類感染症，COVID-19は五類感染症に指定されている。

● **感染経路**　SARS-CoV-2は，飛沫感染が主である。皮膚からは感染しない。換気のわるい空間や，大量のエアロゾルが産生する手技❺の実施時などでは，一部の状況では，飛沫より小さいエアロゾルの吸入による感染もおこりうる。また，ウイルスが付着した手を自身の鼻や口に接触させることで，

NOTE

❶経路別感染対策の取り決めは各医療施設の特性により異なる場合があるため，勤務先のマニュアルや感染対策担当部署などの指示に従う。

NOTE

❷コロナウイルス科 Coronaviridae に属する RNA ウイルスである。

❸ SARS-CoV
Severe acute respiratory syndrome-associated coronavirus の略である。SARS-CoV はコウモリのコロナウイルス由来と考えられている。死亡率が約9％と重篤な感染症で，2002年に発生し30以上の国に拡大したが，収束した2003年以降は患者が発生していない。

❹ MERS-CoV
Middle east respiratory syndrome coronavirus の略である。MERS-CoV はヒトコブラクダが保有して，ヒトに感染を引きおこすことが知られている。MERS の死亡率は約35％と高く，2012年に発生して以降，中東を中心に散発している。

❺大量のエアロゾルを産生する手技として，喀痰吸引処置や挿管などがあげられる。

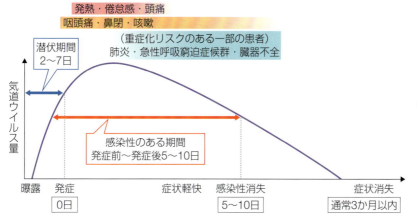

▶図5-4 COVID-19患者の臨床経過
(厚生労働省：新型コロナウイルス感染症(COVID-19)診療の手引き，第10.1版．p.7，図2-1，2024-04-23〈https://www.mhlw.go.jp/stf/seisakunitsuite/bunya/0000121431_00111.html〉〈参照 2024-07-23〉)

接触感染もおこりうる。

● **症状・所見と経過** 潜伏期間は2〜7日，多くは2〜3日である。咽頭痛・鼻汁・鼻閉といった上気道症状に加え，発熱・倦怠感・筋肉痛といった全身症状も生じることが多く，インフルエンザに類似している。軽症の患者では，発症後1週間以内に症状が軽快することが多いが，重症化リスクのある一部の患者❶では肺炎となる場合がある(▶図5-4)。高齢者では誤嚥性肺炎やうっ血性心不全などの合併により入院治療が必要となる場合も少なくない。一部の患者では，疲労感や倦怠感などが2か月以上持続する**COVID-19後の症状** post COVID-19 condition❷とよばれる症状が日常生活に影響することもある。

　COVID-19は，発症前から周囲への感染性が出現し，発症後5〜10日の期間は感染性がある。血液悪性腫瘍などの一部の特殊な免疫抑制状態の患者では，さらに長期間ウイルス排出が持続することも報告されている。

● **検査・診断** COVID-19の症状を呈する患者に，遺伝子検査あるいは抗原検査でSARS-CoV-2の感染を証明して診断する。COVID-19患者との接触歴が明らかな場合は，検査は行わずに臨床的に診断する場合もある。

● **治療** 軽症の患者は対症療法が主である。重症化のリスク因子がある患者や症状が強い患者には，抗SARS-CoV-2薬❸が投与される。重症のCOVID-19肺炎患者には，免疫抑制薬❹や抗凝固薬も併用される。

● **医療施設における感染対策** 標準予防策に，飛沫感染対策が追加され，状況に応じて空気感染対策や接触感染対策も追加される。大量のエアロゾルが産生する手技の実施時などの一部の状況では，N95マスクやフェイスシールド，ゴーグルの着用が望ましい。医療施設におけるCOVID-19患者やCOVID-19に罹患した職員の隔離解除基準は，各医療施設の取り決めに従う。医療施設や高齢者施設の職員は，発熱などの症状出現時に出勤しないことが肝要である。

● **予防** マスク着用や手指消毒などの基本的な感染予防策とワクチン接種(▶262ページ)である。

NOTE

❶COVID-19では，高齢に加えて，さまざまな基礎疾患や生活習慣が重症化のリスク因子として報告されている。

❷「罹患後症状」と訳されることもある。

NOTE

❸抗SARS-CoV-2薬には，レムデシビル(静注)，ニルマトレルビル・リトナビル(内服)，モルヌピラビル(内服)，エンシトレルビル フマル酸(内服)などがある。

❹重症COVID-19肺炎に使用される免疫抑制薬には，デキサメタゾンなどの副腎皮質ステロイド薬，バリシチニブ，トシリズマブなどがある。

7 ウイルス性肝炎

　感染症による肝炎はおもに，肝炎ウイルスによる**急性肝炎**と**慢性肝炎**があり，ウイルスにより感染経路や特徴が異なる（●表5-16）。B型肝炎ウイルス（HBV）やC型肝炎ウイルス（HCV）は，針刺し事故などの職業上の曝露により感染する可能性があり，各医療機関では曝露後の対応が定められている。性感染症でもあり，状況に応じてHIV感染も確認する必要がある。

　肝炎ウイルス以外にも，EBウイルスやサイトメガロウイルス，単純ヘルペスウイルス，水痘-帯状疱疹ウイルス，アデノウイルスといったさまざまなウイルスが急性肝炎の原因となる。A型およびE型肝炎は四類感染症で，それ以外は五類感染症である。

◆ A型肝炎

● **感染経路**　A型肝炎ウイルス Hepatitis A virus（HAV）は，海産物や野菜による経口感染，糞口感染，性行為で感染し，家庭内や精神科病院・高齢者施設などで集団発生する。上下水道が整備された先進国での感染者は激減しているが，アフリカ南部や南アジアなどでは感染リスクが高い。

● **症状・所見と経過**　発熱・頭痛・倦怠感・食欲不振・嘔吐がみられ，数日後に黄疸が出現する。潜伏期間は2〜7週間（平均4週間）と長く，感染経路がはっきりしない場合もある。急性肝炎をおこして劇症化することもあるが，慢性化はまれである。

● **検査・診断・治療**　血清中のIgM型HA抗体の上昇，PCR法による血液・便中のHAV-RNAの検出で診断する。治療薬はなく，対症療法を行う。

● **予防**　加熱調理により感染を防ぐことができる。不活化ワクチンが任意接種で利用でき，有効性は高い。HAV流行地域への渡航をはじめ，感染リスクや重症化リスクが高い場合に考慮する。

● 表5-16　肝炎ウイルス

疾患	原因ウイルス	感染経路	劇症化	慢性化	治療薬	ワクチン	感染症法
A型肝炎	A型肝炎ウイルス（HAV）	経口感染，性行為	あり	なし	なし	あり	四類
B型肝炎	B型肝炎ウイルス（HBV）[*1]	血液・体液，母子感染，性行為	あり	あり	あり	あり	五類
C型肝炎	C型肝炎ウイルス（HCV）	血液・体液，母子感染，性行為	まれ	高率に慢性化	あり	なし	五類
D型肝炎	D型肝炎ウイルス（HDV）[*2]	血液・体液，性行為	あり	あり	HBV治療が兼ねる	HBV予防が兼ねる	五類
E型肝炎	E型肝炎ウイルス（HEV）	経口感染	あり（妊婦）	まれ	なし	なし	四類

＊1 HBVのみがDNAウイルス，ほかはRNAウイルスである。
＊2 HDVはHBV感染者にのみ重複感染する。

◆ B 型肝炎

● **感染経路** B 型肝炎ウイルス Hepatitis B virus（HBV）は世界中に分布し，急性感染と慢性肝炎のいずれもおこす。血液や体液，性行為，医療行為❶などによる水平感染と，出生時の母子感染（垂直感染）により伝播するが，経路不明の感染も少なくない。医療従事者では，針刺し事故などの職業感染による感染リスクがあり，医療安全上，重要な感染症の1つである。

● **症状・所見と経過** 母子感染や乳幼児期感染では，感染すると多くは無症候性キャリアとなり，思春期以降に免疫反応により一過性の肝炎をおこして，10〜20%が慢性肝炎にいたる。成人の初感染では，1〜6か月の潜伏期のあとに急性肝炎をおこし，倦怠感や食欲不振，吐きけ・嘔吐，黄疸などが出現する。ほぼ無症状の感染者がいる一方で，一部は劇症肝炎から肝不全となる。持続感染は少ないが，慢性肝炎となり肝硬変にいたる場合もある。

● **検査・診断・治療** 急性肝炎は，血清中の HBs 抗原，IgM 型 HBc 抗体の上昇で診断する（○表 5-17）。感染初期には HBe 抗原も陽性となり，回復期には HBs 抗原・HBe 抗原が消失して，HBe 抗体と IgG 型 HBc 抗体が陽性化する❷（○図 5-5）。病態把握や治療方針の決定のため，血清 HBV-DNA 量の測定や肝生検を行うこともある。

急性肝炎では対症療法を行い，劇症肝炎にいたると抗ウイルス薬や副腎皮質ステロイド薬などで治療する。慢性肝炎に対してはインターフェロン製剤の注射投与により感染者自身の免疫により HBV を抑制する治療と，抗ウイルス薬である核酸アナログ製剤❸による内服治療がある。劇症肝炎・慢性肝炎ともに，肝不全が進行して肝移植が考慮される場合もある。

● **予防** B 型肝炎（HB）ワクチンは 2016 年から定期接種であり，1 歳までに 3 回接種する（○260 ページ）。針刺し事故では，HBV に抵抗性がない場合❹

NOTE

❶ 1988 年まで，集団予防接種やツベルクリン反応検査において，注射器（針とシリンジ）の使用ごとの交換が徹底されておらず，これが原因で HBV に感染した症例は多い。

❷ この現象のことを，セロコンバージョンとよぶ。

❸ **核酸アナログ製剤**
　ウイルスの増殖を直接阻害する。ラミブジンやエンテカビル水和物などがある。

❹ HB ワクチン未接種，もしくは接種歴不明で抗 HBs 抗体が陰性の場合は，HBV に抵抗性がない。HBV は看護実習や就労前に抗体の有無が確認される。
　抗体をもたず感染リスクがある者では，針刺し事故による HBV，HCV，HIV の感染成立頻度は，それぞれ 約 30%，約 3%，約 0.3% 程度である。いずれも血液・体液への曝露がなければ感染するリスクはきわめて低く，感染を理由とした差別はあってはならない。

○ **表 5-17　HBV 検査の意義**

検査項目	検査の意義
HBs 抗原	• HBV の表面にある抗原である。 • HBV に感染していることを示す。
HBs 抗体	• HBs 抗原に対する抗体である。 • 過去に HBV に感染し，ウイルスが排除されたことを示す。 • HB ワクチンを接種した場合も陽性となる。 • この抗体が陽性であれば，HBV に曝露されても感染しない。
IgM 型 HBc 抗体	• HBc 抗原（HBV の内部にある抗原）に対する抗体である。 • 最近 HBV に感染したことを示す。 • 急性肝炎もしくは慢性肝炎の増悪で陽性となる。
IgG 型 HBc 抗体	• 過去に HBV に感染したことを示し，生涯陽性となる。 • HB ワクチンでは陽性にならない。
HBe 抗原	• HBV が活発に増殖している状態で，感染性が強いことを示す。
HBe 抗体	• HBV の増殖が落ち着いている状態で，感染性が弱いことを示す。
HBV-DNA	• 血液中の HBV の DNA 量，すなわちウイルス量を示す。

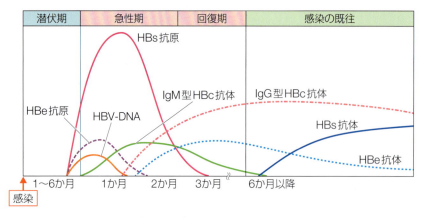

◎図5-5　B型肝炎の経過（一過性感染の場合）

の感染成立は10～30%と高く，確実な対応が必要である。この場合は抗HBsヒト免疫グロブリン（HBIG）とHBワクチンを48時間以内に接種することが望ましく，追跡調査も行う。

悪性腫瘍に対する化学療法や，自己免疫疾患に対する免疫抑制薬・生物学的製剤の投与により，HBV既感染者でウイルスが再活性化することが知られている。これは**デノボ** de novo **肝炎**とよばれ，再活性化リスクがある治療を行う場合には，HBVのスクリーニングや治療が必要となる。

◆ C型肝炎

- **感染経路**　C型肝炎ウイルス Hepatitis C virus（HCV）による肝炎は，ウイルス性肝炎のなかで最も慢性化しやすく，肝硬変や肝がんに進行するリスクもある。HCVは，HBVと同様に，血液や体液，医療行為で感染するが，性行為での感染や母子感染はHBVよりも少ない。HCV混入の確認が不十分だった時代の輸血や血液製剤投与により，感染している可能性もある。
- **症状・所見と経過**　急性肝炎はまれだが，60～80%が慢性肝炎となり，ほとんどの場合，自覚症状はない。
- **検査・診断・治療**　血清HCV抗体が陽性であれば，PCR法でHCV-RNA検査を行い，持続感染の有無を確認する。持続感染であればHCVの血清型 serotype（セロタイプ）または遺伝子型 genotype（ゲノタイプ）を確認して治療薬を決定する。かつてはB型肝炎と同様に，インターフェロン製剤の注射投与を基本とした治療が行われていたが，現在は，直接作用型抗ウイルス薬の内服によるインターフェロンフリー治療が主流である。
- **予防**　有効なワクチンはない。針刺し事故などの職業曝露での感染成立は1.8～5%とHBVよりは低いが，曝露後の予防策はなく，HCV-RNA量や抗HCV抗体を追跡調査する。

◆ E型肝炎

- **感染経路**　E型肝炎ウイルス Hepatitis E virus（HEV）はHAVと同様に，経口感染や糞口感染をおこす。水や野菜のほか，ブタ・シカ・イノシシ・ウシ

などの生肉の摂食で感染するほか，人獣共通感染もある。衛生状態のわるい国で患者の発生が多く，とくに妊婦では重症化・劇症化のリスクが高い。

● **症状・所見と経過**　潜伏期間は 15〜50 日，平均 6 週間で，急性肝炎を発症する。

● **検査・診断・治療**　血清 IgA 型 HE 抗体の定性検査が利用できる。一部の施設では PCR 法による血清・糞便中 HEV-RNA 検出，血清 IgM 型 HE 抗体検査も行われる。治療薬はなく，対症療法を行う。

● **予防**　加熱調理により感染を防ぐことができる。有効なワクチンはない。

◆ EB ウイルス肝炎（伝染性単核球症）

　伝染性単核球症は，おもにヘルペスウイルス 4 型の EB ウイルス[1]Epstein-Barr virus（EBV）により発症する。EB ウイルスは，乳幼児期の集団生活において，唾液を介して不顕性感染もしくは軽症の感染症をおこし，自然軽快する。思春期以降に初感染をおこした場合には，伝染性単核球症をおこし，急性肝炎を伴う場合がある。特異的な治療や予防はない。

◆ サイトメガロウイルス肝炎

　サイトメガロウイルス[2]Cytomegalovirus（CMV）は，EBV と同じく，乳幼児期に唾液や尿を介して不顕性感染をおこし，生涯にわたり潜伏感染する。思春期以降の初感染で，伝染性単核球症に伴う急性肝炎を発症することがある。臓器移植や AIDS 悪性腫瘍をはじめとした免疫抑制状態では，CMV の再感染や再活性化によりウイルス性肝炎や肺炎をおこすことがあり，ガンシクロビルなどの抗ウイルス薬が治療に使用される。また妊娠中に初感染した場合には，胎盤を介して感染して先天性感染症を引きおこす。

● **TORCH 症候群**　トキソプラズマ Toxoplasma gondii，その他 others（梅毒トレポネーマ，HBV，水痘-帯状疱疹ウイルス，ヒトパルボウイルス B19，EBV など），風疹ウイルス Rubella virus，サイトメガロウイルス Cytomegalovirus，単純ヘルペスウイルス Herpes simplex virus は，妊娠中の母子感染により，流産や先天性疾患を引きおこす。それぞれの頭文字をとって，TORCH 症候群と総称される。

8　HIV 感染症・AIDS

　HIV とは，ヒト免疫不全ウイルス Human immunodeficiency virus の略称である。一方で **AIDS**（エイズ）は，**後天性免疫不全症候群** acquired immunodeficiency syndrome の略称で，HIV の感染から数年を経て免疫が低下し，**AIDS 指標疾患**（◐ 表5-18）を発症した状態をさす。HIV 感染と AIDS は同義ではないということが重要である。

● **感染経路**　HIV は，CD4 陽性 T 細胞[3]やマクロファージ系細胞に感染するレトロウイルス[4]で，精液・腟分泌液・血液・母乳などを介して感染する。おもな感染経路は，性行為感染や母子感染のほか，針刺し・血液製剤・注射器の使いまわしなどによる血液感染である。

NOTE

[1] EB ウイルスという名称は慣用名であり，分類に基づく名称は，ヘルペスウイルス 4 型 Human gammaherpesvirus 4 である。

NOTE

[2] 分類に基づく名称は，ヘルペスウイルス 5 型 Human betaherpesvirus 5 である。

NOTE

[3] **CD4 陽性 T 細胞**
　T 細胞はリンパ球の 1 つで，ヘルパー T 細胞とキラー T 細胞に大別される（◐ 20 ページ）。ヘルパー T 細胞は表面に T 細胞受容体（TCR）と CD4 抗原を発現しており，抗原提示細胞の MHC クラス II（◐ 130 ページ）で提示された抗原と結合することで活性化し，免疫反応がおこる。

[4] **レトロウイルス**
　RNA ウイルスのなかで逆転写酵素をもつウイルスの総称で，HIV や HTLV-1（ヒト T 細胞白血病ウイルス）などがある。

表 5-18　AIDS 指標疾患

A. 真菌症	1) カンジダ症(食道, 気管, 気管支, 肺) 2) クリプトコックス症(肺以外) 3) コクシジオイデス症(① 全身に播種したもの, ② 肺, 頸部, 肺門リンパ節以外の部位におこったもの) 4) ヒストプラズマ症(① 全身に播種したもの, ② 肺, 頸部, 肺門リンパ節以外の部位におこったもの) 5) ニューモシスチス肺炎
B. 原虫感染症	6) トキソプラズマ脳症(生後 1 か月以後) 7) クリプトスポリジウム症(1 か月以上続く下痢を伴ったもの) 8) イソスポーラ症(1 か月以上続く下痢を伴ったもの)
C. 細菌感染症	9) 化膿性細菌感染症(13 歳未満で, ヘモフィルス, レンサ球菌などの化膿性細菌により以下のいずれかが 2 年以内に, 2 つ以上多発あるいは繰り返しておこったもの:① 敗血症, ② 肺炎, ③ 髄膜炎, ④ 骨関節炎, ⑤ 中耳・皮膚粘膜以外の部位や深在臓器の膿瘍) 10) サルモネラ菌血症(再発を繰り返すもので, チフス菌によるものを除く) 11) 活動性結核*(肺結核または肺外結核) 12) 非結核性抗酸菌症(① 全身に播種したもの, ② 肺, 皮膚, 頸部, 肺門リンパ節以外の部位におこったもの)
D. ウイルス感染症	13) サイトメガロウイルス感染症(生後 1 か月以後で, 肝, 脾, リンパ節以外) 14) 単純ヘルペスウイルス感染症(① 1 か月以上持続する粘膜, 皮膚の潰瘍を呈するもの, ② 生後 1 か月以降で気管支炎, 肺炎, 食道炎を併発するもの) 15) 進行性多巣性白質脳症
E. 腫瘍	16) カポジ肉腫 17) 原発性脳リンパ腫 18) 非ホジキンリンパ腫(① 大細胞型・免疫芽球型, ② Burkitt 型) 19) 浸潤性子宮頸がん*
F. その他	20) 反復性肺炎 21) リンパ性間質性肺炎・肺リンパ過形成:LIP/PLH complex(13 歳未満) 22) HIV 脳症(認知症または亜急性脳炎) 23) HIV 消耗性症候群(全身衰弱またはスリム病)

＊ C11 活動性結核のうち肺結核, および E19 浸潤性子宮頸がんについては, HIV による免疫不全を示唆する症状または所見がみられる場合に限る。

(厚生労働省エイズ動向委員会:サーベイランスのための HIV 感染症／AIDS 診断基準. 2007〈https://www.acc.ncgm.go.jp/information/mhlwinfo/surveillance.html〉〈参照 2024-07-19〉)

● **病態**　CD4 陽性 T 細胞に感染した HIV は, 細胞内で増殖したあとに放出される。ウイルス放出後の CD4 陽性 T 細胞は死ぬため, 細胞数は徐々に減少していく。これにより免疫系が破壊され, 日和見感染症を発症して, AIDS にいたる。

● **歴史・疫学**　AIDS は 1981 年にアメリカではじめて報告されたが, 実際は 1970 年代半ばからアフリカで流行していたと推定されている。1983 年に AIDS の原因となる HIV が発見され, 日本では 1985 年にはじめての HIV 感染者が報告された。当初は男性同性愛者の奇病として報道されたこともあり, 男性同性愛者や外国人がいわれのない偏見と差別を受けた。またアメリカから輸入された血液製剤(非加熱凝固因子製剤)を投与された血友病患者が HIV に感染し, 感染の告知が遅れたことで, パートナーや子どもへの二次感染・三次感染も広がり, 薬害エイズとして社会的に問題となった。

　日本では 1989(平成元)年に「後天性免疫不全症候群の予防に関する法律」が施行されたが, 1999(平成 11)年に廃止され, 感染症法に統合された。現

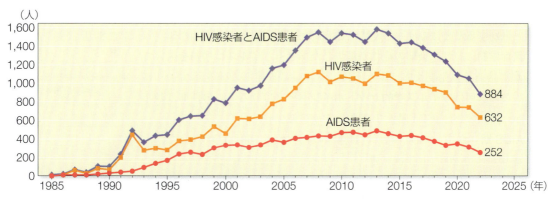

○ 図5-6　新規HIV感染者およびAIDS患者の年次推移
(厚生労働省エイズ動向委員会：令和4(2022)年エイズ発生動向. 2023-08-18〈https://api-net.jfap.or.jp/status/japan/nenpo.html〉〈参照 2024-07-19〉)

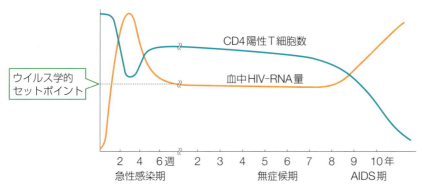

○ 図5-7　HIV感染症の経過

在は五類感染症で全例報告が義務づけられており，厚生労働省エイズ動向委員会により毎年公表されている(○図5-6)。

　HIV感染者とAIDSを合わせた新規報告数は，2013年をピークに減少傾向である❶。2022年の報告では，感染経路は，同性間の性的接触が64.5％，異性間の性的接触が17.3％であり，性的接触が8割を占めている。性別では男性が95％である。年齢別では，HIV感染者は20代と30代，AIDS患者は30代と40代が多く，また大都市圏での報告が多い。

　HIV感染やAIDSと聞くと「死にいたる病」というイメージをもつ人が多いだろう。しかし，治療薬や治療法の飛躍的な進歩によりウイルスが検出できないほどに増殖を抑えることができるようになり，平均寿命は非感染者と大差ない程度に改善している。HIV感染者やAIDS患者の通院・治療においては，看護師を含む多職種でのケアやサポートも大切である。各自治体の保健所ではHIVの無料検査や保健師による相談が行われている。

● 症状・所見と経過　HIV感染症は3つの病期に分けられ，無治療の場合は①急性感染期，②無症候期，③AIDS期という経過をたどる(○図5-7)。

　①急性感染期(感染初期)　HIV感染後，1〜6週間(ピークは3週間)の潜伏期間のあとに，発熱・リンパ節腫脹・咽頭炎・発疹・筋肉痛といった非特

= NOTE
❶ 2020年以降は，新型コロナウイルス感染症の影響で保健所などでの検査件数が低い水準となっている。検査機会の減少で無症状の感染者が診断されていない可能性がある。

異的な症状を呈する。感冒やインフルエンザ，伝染性単核球症などの急性感染症と区別することはむずかしく❶，症状は数週間程度で自然軽快する。

②**無症候期**　急性感染期の症状が消失したあともウイルスは増殖を続けているが，感染者の免疫反応により HIV-RNA 量は安定した値を示すようになり，この状態は**ウイルス学的セットポイント**とよばれる。この期間は数年から 10 年にわたり，CD4 陽性 T 細胞は徐々に減少していく。

③**AIDS 期**　血中の CD4 陽性 T 細胞数の正常値は 700〜1,300/μL だが，HIV 感染により 200/μL 未満になると日和見感染症を発症しやすくなる。AIDS 指標疾患の発症により AIDS と診断される。この時期には，発症した日和見感染症に伴い，さまざまな症状が出現するようになる。日本では，AIDS 発症期にはじめて HIV 感染が判明するケースが多く，「いきなりAIDS」とよばれる。

● **検査・診断**　HIV 感染症は血中の HIV 抗原・抗体と HIV-RNA の検出により診断される。スクリーニング検査では HIV 抗原・抗体の同時検査❷が行われる。また感染から 6 週間程度は検査でウイルスが検出できないウインドウ期（ウインドウピリオド）があり，検査が陰性でも感染リスクがあれば数週間後に再検査を行う。確定診断にはイムノクロマトグラフィー法による HIV-1/2 抗体検査や，核酸増幅法による HIV-RNA の検出が行われる。

● **治療**　HIV 感染症治療の目的は，HIV の増殖を抑制して感染者の免疫能を回復させ，日和見感染症や AIDS 発症による死亡者を減らすことである。また，治療によりパートナーへの感染が減少する（❿column）。以前は CD4 陽性 T 細胞数が減少してから治療が開始されていたが，現在ではすべての HIV 感染者に治療開始が推奨されている。最低 3 種類の抗 HIV 薬❸を組み合わせて，**多剤併用療法** antiretroviral therapy（**ART**）が行われる。

NOTE

❶同性間や不特定多数との性行為，HIV 流行地域での性交渉，性被害，覚醒剤などの薬物常用者，ほかの性感染症の合併・既往などの病歴はポイントとなる。

NOTE

❷**HIV 抗原・抗体の同時検査**
高い感度をもち，見逃しは少ない一方で，0.1〜0.3％で偽陽性が生じる。とくに妊婦健診のように HIV 感染の検査前確率が低い集団では偽陽性が多くなるため，抗原・抗体同時検査が陽性というだけでは HIV 感染と診断できない。

❸**抗 HIV 薬**
HIV の増殖に必要な酵素や因子を阻害することで抗ウイルス作用を示す。インテグラーゼ阻害薬，核酸系逆転写酵素阻害薬，非核酸系逆転写酵素阻害薬，プロテアーゼ阻害薬，侵入阻害薬，カプシド阻害薬があり，複数を組み合わせることで，増殖抑制を確実にし，薬剤耐性化を防ぐ。

---

column　検出限界以下なら感染しない（U＝U）

　HIV 感染症は生涯にわたり治療を必要とする疾患だが，ART により血中の HIV-RNA 量が検出できないレベルに抑えられると，コンドームを使用せずに性行為を行っても HIV を伝播させないことが臨床試験で示された。これは，「検出限界以下なら感染しない Undetectable＝Untransmittable」状態であり，「U＝U（ユー・イクオール・ユー）」とよばれる[1,2]。異性間パートナーのどちらかが HIV 陽性で挙児希望の場合，これまでは体外受精や人工授精・シリンジ法での受精が行われてきたが，ウイルス量がコントロールできていれば自然妊娠も可能となっている。また，計画的な妊娠・出産により，母親が陽性でも，母子感染を 1％以下に抑えることも可能である。

　HIV 感染者は，パートナーや子どもに HIV を伝播してしまう，という不安や恐怖を感じている。U＝U

という考え方を伝えられた HIV 感染者は，治療への意欲向上が期待でき，伝えられていない感染者に比べて，健康状態や服薬遵守率がよいという報告もある。

　2009 年実施の第 98 回看護師国家試験では，HIV に感染した ART 中の 34 歳男性がパートナーとの結婚を考えていると看護師に相談するという問題が出題された。患者への説明として，「性交渉のときはコンドームを正しく装着してください」が正答で，「あなたのウイルス量が減ればパートナーへの感染の危険性はなくなります」が誤答とされたが，現在では後者も正答である。

*1 日本エイズ学会：HIV 感染症「治療の手引き」，第27 版．2023.
*2 厚生労働省エイズ対策政策研究事業：抗 HIV 治療ガイドライン．2024.

抗 HIV 薬は薬物相互作用があるものが多く，併用薬に注意する。副作用には消化器症状（吐きけ・嘔吐，下痢），動脈硬化性疾患，肝障害，腎障害，薬疹，骨壊死・骨減少症，中枢神経症状・精神症状，ミトコンドリア障害❶，体重増加などがある。

治療成功のためには服薬アドヒアランスが重要であり，患者自身のライフスタイルに合わせて，錠剤数・服薬回数❷や服薬時間（食前・食後）を調整し，副作用をマネジメントする必要がある。

また，医療費の負担を軽減するための医療費助成制度についてもくわしく説明する必要がある。残念ながら現在の ART でウイルスを完全に排除することはできず，生涯にわたり治療を継続しなければならないため，多職種チームでの支援も必要である。

免疫能が低下した状態で ART を開始すると，免疫能回復に伴って日和見感染症や AIDS 関連悪性腫瘍，肝炎などが増悪することがある。これを**免疫再構築症候群** immune reconstitution inflammatory syndrome（**IRIS**）とよび，病状によっては副腎皮質ステロイド薬などの抗炎症薬の投与が必要になる。

● **HIV 感染症・AIDS の診療体制**　全国に約 380 のエイズ拠点病院があり，各都道府県で中核拠点病院が選定されている。さらに国内を 8 つの地方ブロックに分け，それぞれに地方ブロック拠点病院が設置されている。また更生医療（HIV による免疫機能障害，●387 ページ）は，指定自立支援医療機関でなければ利用できない。

● **合併症・予後**　ART により生命予後は改善してきたが，心血管疾患や慢性腎臓病，肝疾患，骨疾患，糖尿病，脂質異常症，肥満，神経認知障害，精神疾患，悪性腫瘍などの長期合併症が問題となっている。また予後の改善に伴い，HIV 感染者に占める高齢者の割合が増加しており，介護を要する患者も増えている。拠点病院への通院が困難になるケースもあり，地域の医療機関や高齢者施設での受け入れも課題である。

● **予防**　HIV 予防に有効なワクチンはない。針刺し・鋭利物による事故や，粘膜への曝露による感染リスクがあるが，感染率は 0.3％程度と低い。HIV 感染者からの曝露事故があった場合，72 時間以内，できれば 2 時間以内に抗ウイルス薬の**曝露後予防内服** post-exposure prophylaxis（**PEP**）❸を行うことで，感染リスクをほぼゼロにできる。　非感染者が HIV 感染者との性交渉の前に抗ウイルス薬を内服し，HIV 感染リスクを減らす**曝露前予防内服** pre-exposure prophylaxis（**PrEP**）❹という概念もある。

9 HPV 感染症

ヒトパピローマウイルス Human papillomavirus（HPV）は，性的接触のある女性では 50％以上が生涯で一度は感染するとされている。**子宮頸がん**をはじめ，肛門がん・腟がんなどの悪性腫瘍や，良性病変である**尖圭コンジローマ**などの発生に関与している。HPV16 型や 18 型などは，感染することでがんに移行しやすいことが知られている。また，HPV6 型や 11 型などは，尖圭コンジローマと関連する。

NOTE

❶**ミトコンドリア障害**

　さまざまな機序により細胞内のミトコンドリア機能が障害され，貧血や末梢神経障害，乳酸アシドーシスを呈することがある。

❷現在では，さまざまな種類の抗 HIV 薬が開発され，複数の薬を含む合剤が使用できるようになったことから，以前と比べて錠剤数や服薬回数を減らすことが可能となっている。

NOTE

❸ PEP は，日本では薬事承認されていないが，医療曝露の場合には労災保険の給付対象である。

❹ PrEP の感染予防効果は高いが，これまで日本では薬事承認されていなかった。2024 年 8 月，既存の HIV 治療薬のうち 1 剤が，PrEP に対しても承認された。

尖圭コンジローマは，五類感染症に指定されている❶。

● **症状・所見と経過**　ほとんどのHPV感染症は，症状や病的状態を引きおこすことなく自然に治癒する。しかし，まれに持続感染することで前がん病変につながり，感染後5年から20年程度をかけて子宮頸がんに進行することがある。症状は，がんが進行した際に出現する傾向があり，不正性器出血や下腹部痛・腰痛，血尿・血便，体重減少，下肢の腫脹などがあらわれる。

尖圭コンジローマは，女性では腟や腟前庭，大小陰唇，男性では陰茎や陰嚢，また男女とも肛門および会陰部に生じる疣贅(イボ)として出現する。自然消退することもあるが，放置すると患部が広がることがある。

● **検査・診断・治療**　HPV検査は，HPVのDNAをPCR法で検出することで行われる❷。子宮頸がんの診断には細胞診が必要である❸。病期により外科的手術・放射線治療・薬物治療が選択される。

尖圭コンジローマの病変は特徴的な形態をもつことが多く，視診で診断がつくことが多い。確定診断には病変部の組織学的検査を行う。治療には，外用薬の塗布や外科的切除，焼灼術，凍結療法がある。

● **予後**　子宮頸がんは病期によって予後が異なる。尖圭コンジローマは，治療後も再発することがある。また治癒しても，HPVは再感染することがあるため，適切な予防が重要である。

● **予防**　子宮頸がんの予防には，一次予防としてのHPVワクチン接種(◯260ページ)と，二次予防としての検診が有用である。子宮頸がんワクチンの筋肉内注射によりHPVの感染を予防する。また，感染後もがんへ進行するまでには長い時間がかかるため，定期的な検診❹で早期発見につなげる。

10 日本脳炎

日本脳炎は，日本脳炎ウイルス❺*Japanese encephalitis virus*を原因とする感染症で，おもにコガタアカイエカを介して感染する蚊媒介感染症である。四類感染症に指定されている。ワクチンの普及や居住環境の改善により，近年では，国内の届出数は，年間ほぼ10例以下で推移している。

● **症状・所見と経過**　高熱や頭痛，吐きけ・嘔吐，めまいなどで発病し，次に項部硬直・光線過敏・意識障害とともに神経障害が出現する。

● **検査・診断・治療**　確定診断は，血液検査により，血清中の抗体価を評価することで一般的に行う❻。特異的な治療法はなく，高熱と痙攣の管理などを含めた対症療法が中心となる。

● **合併症・予後**　死亡率は20%以上と予後不良な疾患で，とくに幼小児や高齢者では死亡のリスクが高い。生存者でも精神神経学的後遺症を伴うことが多く，小児ではとくに重度の障害が残ることが多い。

● **予防**　予防の中心はカ(蚊)の対策と予防接種である。日本脳炎ワクチンの接種により，罹患リスクを大きく低減できる(◯259ページ)。

11 デング熱

デング熱は，デングウイルス❼*Dengue virus*を保有するネッタイシマカに刺

NOTE

❶尖圭コンジローマは，全国1,000弱の医療機関で発生数が調査され，おおむね5,000人台で推移している。

NOTE

❷HPV検査において，ワクチン接種の有無は問わない。
❸子宮頸部から採取された擦過検体中の異常な細胞の有無を確認する。
❹子宮頸がん検診では，視診や内診，子宮頸部の擦過細胞診が行われる。

NOTE

❺フラビウイルス科に属するRNAウイルスである。
❻ウイルスの分離やPCR法による遺伝子の検出はむずかしい。

NOTE

❼RNAウイルスである。

されることで感染する蚊媒介感染症である。また，デングウイルスに感染した母親から，妊娠中もしくは出産時に，児に感染をおこしうる❶。四類感染症に指定されている。

● **疫学・頻度**　2015〜2018 年のデング熱・デング出血熱の届出数は，201〜343 例で推移し，2019 年には 463 例と過去最多であった。世界では 2019 年に 520 万人が罹患しており，輸入感染症として最もよく遭遇する疾患の 1 つである。

● **症状・所見と経過**　デングウイルスを保有するネッタイシマカに刺されてから，約 7 日間の潜伏期を経て発症する。症状は発熱が主となり，吐きけ・嘔吐や皮疹，後眼窩痛，筋肉痛，関節痛，軽度の出血性症状❷などがみられるが，いずれも重篤ではない。症状は 2〜7 日間持続する。

● **検査・診断・治療**　診断のために，PCR 法などの核酸増幅検査や，抗体値などの血清学的検査が行われる。治療薬は存在せず，補液やアセトアミノフェンを主とした対症療法が主体となる。

● **予後**　予後は一般的に良好である。しかし，デング熱の既往のある患者が 2 回目にデングウイルスに感染したり，乳児・妊婦がデングウイルスに感染すると，**重症デング熱**となる可能性が高くなる❸。腹痛や腹部圧迫感，24 時間以内に 3 回以上の嘔吐，鼻出血，歯肉出血，吐血，便潜血などが重症型のリスクが高い症状・所見である。重症デング熱では，血漿漏出や体液貯留，呼吸困難，重度の出血，臓器障害により，致命的となりやすいため，集中的管理が必要となることもある。

● **予防**　海外の一部の地域ではデングワクチン❹が使用できるところもあるが，日本ではまだ導入されていない。発症者はカに刺されないようにする必要がある。血液曝露で感染した事例の報告があるため，デング熱患者に関連した針刺し事故などはとくに注意が必要である。

12 ジカ熱

ジカ熱は，ジカウイルス❺*Zika virus* に感染したネッタイシマカやヒトスジシマカに刺されることで感染する蚊媒介感染症である。ほかにも，性行為を経由した感染や，感染した妊婦から新生児への垂直感染などが報告されている。ウイルスは，血液以外に精液などの体液中にも存在する。四類感染症に指定されている。

● **疫学**　国内で 2016 年〜2021 年までに 21 例の報告がなされている❻。世界でも 2016〜2017 年の流行以降，患者数は減少している。

● **症状・所見と経過**　潜伏期間は 2〜12 日間，多くは 2〜7 日間とされる。多くのジカウイルス感染者は無症状である。特徴的な臨床所見は，急性発症の発熱，斑状皮疹，関節痛，結膜炎である。そのほか，筋肉痛や頭痛などもみられる。症状の持続期間は数日〜1 週間程度である。

● **検査・診断・治療**　臨床症状と旅行歴・活動歴などとともに，血液を用いた PCR 法，ウイルス特異的 IgM および中和抗体の検出により診断する。特異的な治療法はなく，休息と輸液・鎮痛・解熱薬の投与で対応する。

NOTE

❶母乳経由でデングウイルスが伝播したという報告があるが，母乳育児のメリットが大きいことからデング熱流行地域でも母親は母乳育児を推奨されている。

NOTE

❷点状出血・斑状出血・紫斑・鼻出血・歯肉出血・血尿などがみられる。

❸デングウイルスは 1 型から 4 型まであるため，複数回罹患する可能性があり，これにより重症デング熱を発症するリスクが高まる。デング熱発症後，3〜7 日目に重症化することが多い。

❹対象者は，9〜16 歳の検査で証明された既感染者かつデング流行地域在住者のみであるため，普及にはいたっていない。

NOTE

❺RNA ウイルスである。

❻2021 年の国内での報告は 0 件で，ヨーロッパで 7 人，アメリカ本土とその関連地域で 34 人であった。症例数は少ないが，妊婦のジカウイルス感染症に伴う先天的異常のリスクを考慮すると，引きつづき注視が必要である。

334 第5章 疾患の理解

● **合併症・予後** 一般的に予後は良好で，死亡率も低く，入院率も高くない[1]。妊婦がジカウイルスに感染した場合，胎児の小頭症や重篤な胎児脳異常などを呈する**先天性ジカウイルス感染症**をおこしうる。早産・流産を含む妊娠中の合併症にも関連している。

● **予防** 有効なワクチンは存在しない。無症候であったとしても，ジカウイルスに感染したヒトから性行為を介して感染がおこりうる。男性の場合，ほかの体液に比べて精液に残存しやすいことが知られているため，感染後にパートナーと性行為を行う場合は，避妊具の使用などの適切な予防が重要である。また，カがウイルスを媒介することから，発症して数日間は，カに刺されないように予防する。

13 重症熱性血小板減少症候群（SFTS）

重症熱性血小板減少症候群 severe fever with thrombocytopenia syndrome（**SFTS**）は，SFTSウイルス[2]に感染することでおこり，発熱と消化器症状が中心となる新興感染症である。病名にあるように血小板減少を伴う。四類感染症に指定されている。

● **感染経路** SFTSウイルスを保有するフタトゲチマダニなどのマダニの咬傷によって感染する，節足動物媒介感染症である。イヌやネコなどにも感染し，感染動物からヒトへの感染も確認されており，人獣共通感染症でもある。まれではあるが，ヒトの血液や体液の曝露で感染した報告がある。

● **疫学** 中国・韓国・日本・ベトナム・ミャンマー・タイなどの東アジアを中心にみられる。国内では，2013年3月から2024年7月までに，1,027症例が報告されている[1]。増加傾向にあり，近年では年間100件以上の届出がある。ウイルス保有マダニの生息地域に応じて感染が発生するため，西日本を中心に患者が発生している。男女比は1:1で，高齢者に多い。1,027症例のうち111例が死亡症例として報告されており，致死率は1割をこえるが，実際の致死率はこれよりも高い可能性がある[3]。

● **症状・所見と経過** SFTSウイルスを保有するマダニの咬傷後，6日から2週間程度の潜伏期を経て発症する。高熱や感冒様症状，下痢・嘔吐などの消化器症状を中心に発症する[4]。重症化した場合，意識障害を呈し，血球貪食症候群[5]や播種性血管内凝固症候群（DIC）を合併し，最終的に多臓器不全に陥り，死にいたることもある。

● **検査・診断・治療** PCRなどの遺伝子検査を行い，診断する[6]。血液検査では，典型例では白血球数と血小板数の2系統の減少がみとめられる。生化学検査では，ALT・AST・LDH・CKの上昇や，腎機能障害がみられることがある。炎症反応の目安となるCRPはほとんど上昇することがない。

特異的な治療法はなく，対症療法が基本となる。高齢者では予後不良となることがある。集中治療室（ICU）などにおける集学的治療が必要な症例が少

NOTE

[1] ただし，ギランバレー症候群を発症した事例の報告がある。

NOTE

[2] SFTSウイルスは，2011年に中国で発見された新種のウイルスである。

NOTE

[3] 111例はSFTS診断届出時点の死亡症例数であり，届出後に時間が経過して死亡した症例も少なくない。

[4] マダニが媒介するリケッチア症（● 347ページ）であるツツガムシ病や日本紅斑熱と異なり，皮疹を呈しないことが多い。

[5] **血球貪食症候群**
ウイルス感染などにより，マクロファージなどが異常に活性化され，自己の血球を貪食し，多臓器障害が引きおこされる病態である。

[6] 血液からウイルスを分離したり，急性期・回復期に血清学的検査によりSFTSウイルスに対する抗体価を測定したりすることも可能であるが，一般的ではない。

1）国立感染症研究所：感染症発生動向調査で届けられたSFTS症例の概要（2024年7月31日更新）．〈https://www.niid.go.jp/niid/ja/sfts/sfts-idwrs/12675-sfts-2.html〉（参照 2024-09-12）．

なくないため，専門施設での治療がすすめられる。

● **予防**　ワクチンは存在しない。血液や体液の曝露で感染した事例の報告がある。接触・飛沫予防策に加えて，場合によっては空気感染予防策をとる。

14 狂犬病

● **感染経路**　狂犬病は，狂犬病ウイルス *Rabies lyssavirus* に感染・発症したイヌなどにかまれて発症する人獣共通感染症である。イヌをはじめとして，狂犬病ウイルスに感染した哺乳動物は，唾液中にウイルスを保有するため，これらの動物にかまれたり，傷口・粘膜をなめられることによって感染する。適切な処置が行われず発症した場合，ほぼ100％死亡する重症感染症である。
　四類感染症に指定されている。

● **疫学**　日本において狂犬病の発生はない。日本やイギリスなどの一部の国を除いて全世界にみられるため，海外ではほとんどの国で感染する可能性がある。とくに，東南アジア・インド・アフリカ・南米諸国では流行が続いており，世界中で年間5万人以上が死亡している。

● **症状・所見と経過**　狂犬病ウイルスに感染した動物と接触したあと，1～3か月の潜伏期を経て発症する。接触後，2～3週間でインフルエンザ様症状があらわれる。咬傷部位に，かゆみ・痛みなどの異常な感覚が出現する。交感神経系の亢進により，涙や唾液の分泌が増加し，瞳孔散大，発汗，さらには，体温・血圧異常，尿崩症なども出現する。液体を飲もうとすると筋肉が痙攣するため，水をおそれるようになり，恐水症ともよばれる。また，風をおそれるようになる恐風症状も特徴的である。恐水症があらわれてから数日で死亡する。

● **検査・診断・治療**　ウイルスの分離が確定診断となるが，ウイルス分離には時間を要するため，抗原検査・核酸増幅検査でウイルスを証明する。発症した場合，特異的な治療法はなく，対症療法が基本となる。

● **予防**　本症の流行地に渡航する場合には，狂犬病ワクチンをあらかじめ接種しておく。また，流行地域でイヌにかまれた場合は，曝露後に狂犬病ワクチンの接種を受ける。発症患者の体液や唾液にもウイルスが存在するため，患者にかまれたり，開放創の分泌物などの体液に接触した場合は感染するリスクがある。厳重な感染対策が求められるが，曝露した場合は，徹底的な洗浄と，曝露後予防として狂犬病ワクチンを接種する。

② 細菌感染症

1 結核

　結核 tuberculosis は，結核菌 *Mycobacterium tuberculosis* に感染することで発症する。感染臓器はおもに肺で，肺から血流を経由して腎臓・脊椎・脳・腹膜などにも感染する。二類感染症に指定されている。

● **感染経路**　感染経路は空気感染である。感染者との握手や食事・飲み物

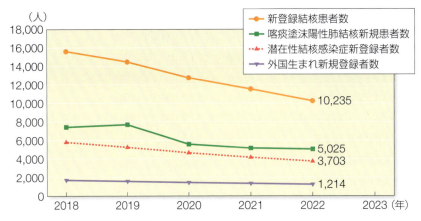

○図 5-8　結核患者数の推移
(結核予防会結核研究所疫学情報センター：令和4年結核年報集計結果について(図表編). 2022 〈https://jata-ekigaku.jp/nenpou/〉〈参照 2024-07-19〉をもとに作成)

の共有，シーツ交換，トイレの共有，歯ブラシの共有，キスなどでは感染はおこらない。

● **病態**　結核菌に感染したすべての患者が結核症を発症するわけではない。そのため，以下の2種類の結核菌に関連した病態が存在する。

①**潜在性結核感染症**　結核菌の感染は証明されているが，症状がなく排菌もない。結核菌は患者の体内で増殖をとめている。

②**結核症**　結核菌が活性化し，増殖している。呼気・喀痰には結核菌が含まれ，咳や発熱などの症状がみられる。感染対策がなされていない状態で接すると，感染が拡大する。

● **疫学**　2022年の国内の結核の新登録患者数は約1万人で，減少傾向である(○図5-8)。結核罹患率は8.2(人口10万対)であり，日本は結核低蔓延国❶である。しかし，年齢階級別にみると，患者のうち70歳以上が6割以上を占めており，高齢者でとくに患者が多くなっている❷。

また，日本の結核罹患率は近隣アジア諸国に比べて低い水準であるが，新登録患者のうち外国生まれの患者が占める割合は全体の1割をこえており，増加傾向が続いている❸。

● **予防接種**　定期接種として，生ワクチンであるBCGワクチンを生後1年以内に1回接種する(○259ページ)。

◆ 潜在性結核感染症

潜在性結核感染症の場合，一生，結核を発症しないこともある。その間，無症候である。しかし，年齢が高くなったり，患者ががんに罹患するなど，なんらかの理由で免疫抑制状態となると，潜伏していた結核菌が顕在化して結核症にいたる(○240ページ)。

● **検査・診断**　ツベルクリン法による皮膚テストや，血液によるインターフェロン-γ遊離試験が行われる。

①**ツベルクリン法**　ヒト型結核菌の培養液から分離・精製した物質を皮内

> **NOTE**
> ❶結核低蔓延の罹患率の水準は10.0以下であり，日本は2021年に達した。
> ❷近年の新登録患者のうち，70代が約2割，80代が約3割，90歳以上が約1割を占める。
> ❸患者数としては減少傾向であるが，総数が減少しているため割合は増加傾向にある。

接種し，48時間後に接種部位の発赤の大きさを測定して感染の有無を診断する方法である。

②インターフェロン-γ遊離試験 interferon-gamma release assay（**IGRA**）　血液中の免疫細胞から放出されるインターフェロン-γ（ガンマ）を測定し，結核菌に感染したことがあるかどうかを確認する検査法である。

　日本では，BCGの予防接種が広く施行されているため，ツベルクリン法では偽陽性や弱陽性となることが多い。IGRAはBCGの影響を受けないため，BCG接種歴のある患者については，結核菌への感染既往の有無を調べる方法として，IGRAが検討される。ただし，どちらの検査も過去の感染歴の有無しかわからず，現在の感染の有無は評価できない。

● **治療**　健康な人の場合❶，検査で潜在性結核症と診断されても，排菌・症状がなければ無治療で経過をみる。

● **感染対策**　発症していなければ，ほかの人に感染させる心配はない。

◆ 結核症

　結核菌に感染したあと，5〜10％の患者が結核症を発症する。その80％が結核菌への感染後2年以内に発症している。免疫抑制状態にある患者の場合，その発症リスクは，通常の免疫能をもつ患者よりもさらに高くなる。

　結核症を発症した患者は，結核治療を行うことが可能な指定医療機関（❷250ページ）に入院して治療を行う。また，結核症を発症した患者と接触した者に対して接触者健診（❷250ページ）を行い，結核菌感染の広がりを把握し，感染拡大防止と患者の早期発見・早期治療に努めることとされている。

● **感染臓器**　最も多いのは肺であり，肺結核と肺外結核に分けられる。

　①肺結核　肺は，結核菌が人体に侵入する経路となる臓器であり，最も頻度が高く，また発見されやすい。

　②肺外結核　肺以外の結核症を総称して肺外結核とよぶ（❷表5-19）。さまざまな臓器に病巣が形成される。とくに，血液を介して全身に散布性病巣が形成される結核は，**粟粒結核**とよばれる。

● **潜伏期**　一般的に半年〜2年で，小児ではこれよりやや短いとされる。

● **症状・所見と経過**　持続する咳・痰・微熱などの症状から始まる。血痰や食欲低下，体重減少を伴うこともある。高齢者の場合，食欲低下や体重減少を主訴に受診し，検査の結果，結核が判明することもある。

　粟粒結核の症状は，発熱・悪寒・脱力・倦怠感・進行性の呼吸困難などで，

NOTE

❶がん患者や免疫抑制薬による治療中の患者など，結核の発症リスクの高い患者については，発症確率を下げる目的で，イソニアジド（INH）を6〜9か月，あるいはINHとリファンピシン（RFP）の2剤を3〜4か月内服して治療を行う。この結果，結核の発症を50〜70％低下させるとされる。

---

❷**表5-19　肺外結核の例**

感染臓器	病名	感染臓器	病名
胸膜	胸膜結核	腹部	腸結核・脾結核・肝結核・結核性腹膜炎
中枢神経系	結核性髄膜炎	腎臓・膀胱	尿路結核
骨・関節	結核性脊椎炎・結核性関節炎	生殖器	前立腺結核・精巣結核・卵管結核
リンパ節	結核性リンパ節炎	皮膚	皮膚結核

易感染者や高齢者，4歳未満の小児で発症しやすい。

● **検査・診断**　喀痰の抗酸菌塗抹検査（◯276ページ）や抗酸菌培養，核酸増幅検査，胸部 X 線検査・CT，IGRA などで診断する。ただし，IGRA は，過去の感染を反映して陽性となるため，患者の既往歴を確認することが重要である。

● **治療**　治療薬としておもに，イソニアジド(INH)，リファンピシン(RFP)，ピラジナミド(PZA)，エタンブトール塩酸塩(EB)，ストレプトマイシン硫酸塩(SM)が用いられる。

　初期強化期として INH＋RFP＋PZA＋EB 内服あるいは SM 筋注の 4 剤併用で 2 か月間，その後，維持期として INH＋RFP の 2 剤併用を 4 か月間継続し，全治療期間 6 か月を完遂する。ただし，重症例❶や結核再治療例，排菌陰性化遅延❷，免疫低下を伴う合併症❸のある場合などでは，維持期を 3 か月延長して，合計 9 か月間，治療することができる。

　副作用などで PZA が使用できない場合，初期強化期は INH＋RFP＋EB（あるいは SM）の 3 剤併用を 2 か月，その後の維持期は INH＋RFP の 2 剤併用で 7 か月の，合計 9 か月の治療を行う。

● **薬剤耐性結核の治療**　不完全な治療により，複数の重要な薬剤に対して耐性を示す結核菌が出現し，**薬剤耐性結核**が引きおこされることがある。通常使用される INH，RFP，EB，PZA，SM 以外に，従来から使用されてきた抗結核薬❹にも耐性を示すことがある。この場合，専門家の指導のもと，複数の薬剤を併用して❺，治療が行われる。

● **抗結核薬の副作用**　複数の抗結核薬を使用するため，それぞれの副作用の出現には注意が必要である。

　①INH　食欲低下や吐きけ・嘔吐，全身倦怠感，黄疸などのほか，肝障害，腎障害，血球減少がある。末梢神経炎をおこすことがあるため，四肢の異常感覚やしびれ感，知覚障害，筋力低下などに注意する。末梢神経障害の危険因子には，栄養状態不良や糖尿病，HIV 感染症，腎不全，アルコール依存症，妊婦，授乳中などがある。

　②RFP　食欲低下や吐きけ・嘔吐，全身倦怠感，黄疸などのほか，肝障害，腎障害，血球減少がある。内服により尿や涙，便が橙赤色に着色される。

　③PZA　肝障害は，劇症化のリスクがある。PZA 投与中は尿酸値の上昇による痛風発作❻が出現する場合があるため，慎重に観察する。

　④SM　腎障害のほか，聴力障害や平衡機能障害の副作用がある。平衡機能障害は不可逆的であるため，月に 1 回の聴力検査と平衡機能検査を行う。

　⑤EB　視力障害をおこすことがあるため，中心暗点や赤緑色弱，視野狭窄，周辺暗点などの症状に注意する。

　抗結核薬は重篤な肝障害をおこす薬剤が多い。肝障害の危険因子として，35 歳以上，5 歳未満，女性，アルコール多飲者，治療前からの肝酵素値上昇，低アルブミン血症，HIV 感染者，ウイルス性肝炎の存在などがある。

　皮疹は比較的よくみられる副作用であり，すべての抗結核薬で生じうる。軽症例が多く，抗アレルギー薬の併用で治療を継続できる場合が多いが，発

NOTE

❶肺に空洞がある場合や，粟粒結核，結核性髄膜炎などは重症例に該当する。

❷初期強化期 2 か月の治療後も培養検査が陽性の場合は，排菌陰性化遅延とされる。

❸免疫低下を伴う合併症には，HIV 感染や糖尿病，塵肺のほか，関節リウマチなどの自己免疫疾患がある。副腎皮質ステロイド薬による治療中の患者なども該当する。

❹レボフロキサシン水和物，カナマイシン硫酸塩，エチオナミド，エンビオマイシン硫酸塩，サイクロセリン，パラアミノサリチル酸カルシウム水和物などが，従来から使用されてきた。

❺ベダキリンフマル酸塩やリネゾリド，デラマニド，クロファジミン，イミペネム水和物・シラスタチンナトリウム，メロペネム水和物などが用いられる。

NOTE

❻痛風発作
　急に拇趾のつけ根が赤くはれて痛くなる症状である。足関節や足の甲，アキレス腱のつけ根，膝関節，手関節などにおこることもある。

熱・皮膚粘膜病変を伴う場合には、スティーヴンス-ジョンソン症候群（SJS）や中毒性表皮壊死症（TEN）などの重症薬疹（●59ページ）の可能性があるため、ただちに全薬剤を中止し、皮膚科医へ相談する。休止後の再開については皮疹改善後となるが、とくに INH や RFP は重要な薬剤であるため、できる限り脱感作❶を試みることになる。

● **DOTS**　結核菌は容易に耐性を獲得し、治療が困難となるリスクがある。そのため、結核の治療で最も重要なことは、標準的治療を、決められた期間、服薬が中断されることなく、確実に実施して終了することである。よって、患者の服薬アドヒアランスが非常に重要となる。

　服薬を確実にするため、結核治療においては、**直接服薬確認療法** directly observed therapy, short-course（**DOTS**）というシステムがとられる（●383ページ）。これは、患者の服薬、すなわち処方薬の嚥下を、医療従事者などの責任のある第三者が確認することであり、入院治療・外来診療❷・訪問診療のいずれの場面でも施行可能である。

● **感染予防**　感染性結核が疑われる場合や感染性結核を発症している場合、排菌がないことが確認できるまで陰圧室へ隔離し、医療従事者・家族は N95 マスクを正しく着用する。結核菌は空気感染で伝播するため、患者が使用した物品の消毒は不要である。ただし、入室前後のアルコールによる手指衛生など、標準予防策は徹底する必要がある。

2　レジオネラ症

　レジオネラ症 legionellosis は、おもにレジオネラ-ニューモフィラ *Legionella pneumophila* などのレジオネラ属菌が原因でおこる。四類感染症に指定されている。レジオネラ属菌による感染症には、肺炎を主徴とするレジオネラ肺炎と、肺炎がみられないポンティアック Pontiac 熱がある。

● **感染経路**　レジオネラ属菌は、湖や小川など、水のある自然環境内に常在している。健康上の問題となるのは、人工建築物の水管理システムでレジオネラ属菌が発生・増殖した場合である。20～45℃で増殖するため、浴槽などの温水環境で増殖しやすい❸。感染経路は飛沫感染で、レジオネラ属菌を含んだ小さな水滴を吸入することで感染する。

◆ レジオネラ肺炎

● **疫学**　近年では、例年 2,000 例をこえる報告が続いている。

● **潜伏期**　曝露後 2～14 日間で発症する。

● **症状・所見と経過**　主症状は発熱・咳といった肺炎症状であるが、筋肉痛や頭痛、胸部不快感、錯乱、吐きけ・嘔吐、下痢・腹痛など多岐にわたる。レジオネラ属菌が体内で増殖した結果による症状と考えられている。

● **検査・診断**　喀痰の培養検査や核酸増幅検査❹が行われることもあるが、一般的には尿中抗原検査❺が行われている。

● **治療**　レボフロキサシン水和物などのニューキノロン系、アジスロマイシンやクラリスロマイシンなどのマクロライド系、エリスロマイシンなどの

NOTE

❶脱感作
　結核症の治療薬に対してアレルギー症状が出現した場合でも、アレルギー症状がおさまるまで休薬したあとで、少量から再開し、からだを薬剤に慣れさせていく方法のことである。INHと RFP でよく行われるが、両薬剤とも 25 mg から開始して 3 日おきに増量していき、通常投与量まで増やす。

❷外来診療では、内服後の空の薬包の確認や服薬手帳の確認、服薬指導、病院への報告などにおいて、薬局などの協力を得ることも重要である。

NOTE

❸シャワーヘッドやシンク、冷房などの水冷システム、ウォーターサーバー、浴槽、循環式浴槽、湯タンク、ヒーターなどでの繁殖が問題となる。家や車のエアコンは空気の冷却に水を使用しないため、レジオネラ属菌のリスクとはならない。

❹レジオネラ属菌の喀痰培養は特殊な培地を使用するため、検査の際に目的菌を指定する必要がある。喀痰の核酸増幅検査は LAMP 法が保険適用となっている。

❺レジオネラ属菌の約 60 種類ある血清グループのうち、ヒトに感染症をおこすタイプは半数以下の約 25 種類といわれている。近年は、15 種類を検出可能なキットが利用できる。

テトラサイクリン系の抗菌薬が用いられる。治療期間は7〜10日間である。
● **予後**　約10%のレジオネラ肺炎患者が亡くなっている。無治療の場合，7日以内に亡くなる可能性が高いとされている。
● **予防**　ヒトからヒトへの感染はないため，特別な感染予防は不要である。温水環境の水温を60℃以上にすることで，レジオネラ属菌は殺菌されるため，高温殺菌などが施行可能であれば検討する。予防接種はない。

◆ ポンティアック熱

● **潜伏期**　曝露後，数時間から3日間ほど潜伏したのち発症する。
● **症状・所見と経過**　発熱や悪寒，筋肉痛，倦怠感，頭痛，疲労感，吐きけ・嘔吐などがみられる。呼吸器症状は乏しく，症状は軽症であることが多い。菌が産生する毒素に対する生体の炎症反応による症状と考えられている。
● **検査・診断・治療**　一般的に尿中抗原検査が行われる。症状はほとんどが一過性で自然軽快するため，対症療法となる。感染による死亡はほぼない。

3 コレラ

　コレラ cholera は，コレラ菌 *Vibrio cholerae* のうち，血清型❶O1 もしくはO139 に感染し，毒素が産生された場合に発症する。急性の下痢を伴う小腸感染症である。三類感染症に指定されている。
● **疫学**　国内では，2000 年には58 例の報告があったが，2012 年以降は10 例以下で推移しており，2020 年は1 例の報告まで減少している。
● **感染経路**　コレラ菌は，コレラに感染した人の糞便で汚染された水や食物を摂取することにより，経口感染する。コレラ菌は水処理が不十分な場所や，衛生環境がわるい場所で発生・蔓延しやすく，海水と淡水がまざる汽水域の河川や沿岸水域にも生息する。生で食べる貝類による感染もありうる。
● **潜伏期**　摂取した菌量や患者の免疫状態にもよるが，経口接種して2 時間から5 日間が潜伏期とされており，通常は2〜3 日間である。
● **症状・所見と経過**　潜伏期ののち，軽症〜中等症の下痢で発症する。重症化すると，生ぐさく，米のとぎ汁様の下痢を生じる。そのほか，吐きけ・嘔吐が続くこともある。発熱や腹痛はあまりみられない。
　下痢による水分の消失は1 時間あたり1 L ほどともいわれ，下痢が始まって数時間で脱水❷を発症する。体重の10%以上の減少は重症の脱水を示唆し，電解質異常などをきたす。下痢は最初の2 日間が最も重度で，適切な輸液により，4〜6 日目には改善する。下痢の出現から症状消失後7 日間は，感染性のある期間とされる。
● **検査・診断**　水様性下痢が続く場合にはコレラ菌感染が疑われる。便培養でコレラ菌を検出することや，抗原検査，核酸増幅検査，暗視野顕微鏡法などにより，確定診断が行われる。
● **治療**　コレラの症状の本態は脱水と電解質異常であるため，その補正が最優先となる。軽症かつ飲水可能なら経口補水療法，重症または経口摂取できない場合は点滴による電解質輸液の投与が選択される。

NOTE
❶コレラ菌は，O 抗原とよばれる菌体表面の抗原により，200 種類以上の血清型に分類されるが，コレラを引きおこすのは，O1 と O139 のみである。

NOTE
❷脱水
　症状として，イライラ感や疲労，目のくぼみ，口渇，皮膚の乾燥，ツルゴール反応の低下（皮膚を引っぱっても2 秒以内にもどらない状態），尿量減少，低血圧，不整脈などがみられる。

C. 感染症各論　　**341**

抗菌薬投与は補助的な意味で行われることもあるが，流行地域など特定の状況でのみ行われる。治療がなされる場合は，マクロライド系・フルオロキノロン系・テトラサイクリン系抗菌薬が選択される。

● **合併症・予後**　コレラを発症した患者のうち，約10％が重症化するとされる。適切な治療を受けていれば，長期的な合併症をおこすことはない。死亡率は無治療の場合は50〜70％といわれているが，適切な輸液療法などが行われた場合は0.5％以下まで減少する。流行地域では小児の死亡リスクが高く，成人の約10倍にも上る。

● **予防**　感染者から出る排泄物への直接の接触は避ける。また排泄物の清掃時に使用した水は菌に汚染されているため，接触時は注意する。飛沫感染ではないため標準予防策を行う。患者がおむつを着用していたり，失禁していたりする場合は，接触予防策を実施する。

4　腸管出血性大腸菌感染症

腸管出血性大腸菌に感染することでおこる。三類感染症に指定されている。腸管出血性大腸菌は，**ベロ毒素**[1]（ ●280ページ）を産生する。

大腸菌 *Escherichia coli* は，O抗原やH抗原といった血清型により分類される。O抗原は菌体の表層に存在する抗原で，O1からO181まで存在する。O157は食中毒の原因菌として有名である。H抗原は大腸菌の鞭毛にある抗原で，H1からH56まで分類されている。O157：H7は，腸管出血性大腸菌の血清型として最も多い。ただし，腸管出血性大腸菌として報告された組み合わせである場合でも，必ずしも毒素を産生するとは限らない。また，抗原の種類が病原性と関連しているとも限らない。

● **疫学**　国内では，年間約3,000〜4,000例で推移している。

● **感染経路**　経口感染である。感染したヒトや動物から排出された糞便に含まれる菌を，経口摂取することで感染が成立する。加熱処理が不十分な肉類・生野菜や，殺菌処理されていない牛乳・水などが感染源となる。

● **潜伏期**　感染から発症までは約3〜4日とされているが，約1〜10日の幅がある。通常は，症状の消失とともに便から菌が消失するとされるが，排出が数週間続くこともある[2]。感染したとしても必ずしも全例が発症しているわけではなく，キャリア（保菌）として，無症候で経過することもある。

● **症状・所見と経過**　中等度の腹痛や，非血性の下痢で発症する。下痢は発症後1〜3日で血性に変化するが，O157：H7大腸菌の患者の約15〜20％では，非出血性の下痢のみがみられ，必ずしも血性下痢ではない。発熱が最初からみられることはあまりない。下痢症状は一般的に約7日後におさまる。

● **溶血性尿毒症症候群** hemolytic uremic syndrome（**HUS**）　赤痢菌属が放出する志賀毒素や腸管出血性大腸菌が放出するベロ毒素により，血管内皮が損傷され，血栓性微小血管障害が引きおこされる[3]。発症してから約7日ほどで，溶血性貧血・血小板減少・急性腎障害といったHUSの3主徴が完成する。重症の場合，脳炎や腎不全をおこし，生命予後にかかわる。発症リスクは年齢によって異なり，10歳以下では約15〜20％である。HUSの治療は，

NOTE

[1] ベロ毒素1型（VT1）は志賀毒素（ ●342ページ）とよばれることもある。

NOTE

[2] 小児は成人よりも，より長期間，腸管出血性大腸菌を保持するといわれており，なかには数か月間，検出された例もある。

[3] 血栓性微小血管障害を呈する疾患には，HUSのほかにも，補体活性化の制御異常が原因となる非定型HUSや，血栓性血小板減少性紫斑病がある。成人では，これらの疾患に誤分類される可能性があり，発症率が把握しにくい。ただし，成人で発症するHUSが小児発症のHUSと比べて軽症であることはない。

透析療法や輸血療法などの対症療法が基本となる。

● **検査・診断**　肛門のスワブ検体や便を採取し，ベロ毒素産生大腸菌を確認する培地で培養して確定する。そのほか，酵素免疫アッセイ法[1]やPCR検査などが行われることもある（●278ページ）。

● **治療**　疾患特異的な治療法はない。HUSの発症リスクをできるだけ下げ[2]，適切な補液と鎮痛，アルブミンの補充，貧血・血小板減少への対応など，対症療法を主体とする治療を行う。HUSに進展しないよう，慎重に経過をみる。治療中にもかかわらず，尿量が減少したり，紫斑が出現するなど，状態の悪化がみられるようであればHUSの発症を疑う。

5 細菌性赤痢

　細菌性赤痢は，赤痢菌 *Shigella* 属[3]によって生じる，発熱・下痢を主病態とする疾患である。シゲラ-ディセンテリエ *S. dysenteriae* は，**志賀毒素**という毒素を産生して重症化する。三類感染症に指定されている。

● **疫学**　国内では例年，数百件程度が報告されている。

● **感染経路**　経口摂取により感染する。

● **潜伏期**　感染後1〜2日ほど潜伏する。

● **症状・所見と経過**　ときに血液を伴う下痢のほか，発熱・腹痛・しぶり腹[4]などが主症状である。症状は通常は5〜7日ほどで改善するが，数日で改善したり4週以上続くこともある。完全に腹部症状がよくなったと感じるまでに数か月かかることもある。HUSを発症した場合は，毒素が主病因であるため，抗菌薬治療ではなく，全身状態の管理と対症療法が主体となる。

● **回復期**　赤痢菌は，症状の回復後も数週間にわたって便から排泄される。そのため，パートナーとの性行為は回復後1週間は避けるべきである。また，完全に回復するまでは，水泳なども避けるべきである。

● **検査・診断**　確定診断は便培養で菌を検出することである。検体は，必ず抗菌薬使用前に採取する。LAMP法による病原因子の検出などが行われる。抗菌薬の投与終了後に48時間以上経過してから，24時間以上の間隔で連続2回の糞便検査を行い，陰性であれば菌陰性とみなす。

● **治療**　海外では，重症例や乳児，高齢者，免疫抑制者などの場合は，症状の短縮を目的に抗菌薬の使用が推奨されている[5]。国内では，感染の拡大抑制と有症状期間の短縮のために，前述の対象患者以外でも治療が行われることが多い。セフトリアキソンナトリウム水和物やニューキノロン系のシプロフロキサシン塩酸塩，マクロライド系のアジスロマイシン水和物などが使用される。

　排便を抑制する止痢薬は，体外への菌の排出を阻害するため，使用すべきではない。脱水を補正するために，経口補水液などを使用した補水療法も併用する。小児や重度の脱水患者の場合は，病院での治療を必要とし，経静脈的に水分を補充する点滴療法が行われる。

☐ **NOTE**

[1]酵素免疫アッセイ法
　液体培地で大腸菌を培養し，ベロ毒素酵素を同定する方法。
[2]抗菌薬投与群は非投与群と比較してHUS発症率が高いことが報告されている[1]。

☐ **NOTE**

[3]*S. dysenteriae, S. flexneri, S. boydii, S. sonnei* が原因となる。

☐ **NOTE**

[4]しぶり腹
　裏急後重，テネスムスともいう。排便をしても，完全に出ていないような感覚をおぼえる状態である。

☐ **NOTE**

[5]赤痢菌属のなかには一部の抗菌薬に耐性をもつものもあるため，アメリカ疾病管理予防センター（CDC）は，重症例や乳児，高齢者，免疫抑制者など以外への抗菌薬の使用を推奨していない。

1）五十嵐隆編：溶結性尿毒症症候群の診断・治療ガイドライン．東京医学社，2014．

- ●**予後** 診断と治療がすぐになされた場合は，経過は一般的には良好であり，後遺症などもなく，改善をみとめる。しかし，治療が遅れた状態や，免疫抑制状態，7日以上の症状の遷延，後期高齢者や乳幼児などでは，重症化が予測されるため，注意して経過を観察する。
- ●**合併症** 合併症として，脱水症や痙攣，直腸脱，HUS，中毒性巨大結腸症，反応性関節炎などが報告されている。

6 梅毒

梅毒 syphilis は，梅毒トレポネーマ *Treponema pallidum* による性感染症である。五類感染症に指定されている。

- ●**疫学** 国内の梅毒患者は，2016年ごろから増加している（◯図5-9）。男性では20〜49歳，女性では20〜24歳で最も多く報告されており，性別による感染頻度の違いがみられる。

 増加の背景はいくつか考えられるが，ソーシャルネットワーキングサービス（SNS）の利用などで気軽に性行為が行われるようになったことや，性行為の多様化が進んだことに加えて，2016年以後は，梅毒増加の報道から不安をおぼえた患者が積極的に検査を受けたことなどがあげられる。
- ●**感染経路** 後述する下疳とよばれる梅毒性の腫瘍に直接触れることによって，ヒトからヒトへ伝播する。下疳は，陰茎・腟・肛門・直腸・唇・口腔内に発生するため，経腟・経肛門・経口による性行為で伝播する。また，感染している妊婦から胎児に感染をおこすこともある。
- ●**症状・所見と経過** 梅毒は，潜伏期・無症候期と有症候期に分けられる。

 1 潜伏期・無症候期 感染後，最初の症状が出現するまでの平均は約21

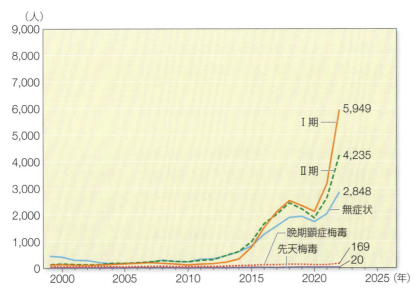

◯図5-9 梅毒の病期別報告数の推移

（国立感染症研究所：感染症発生動向調査事業年報——2022年（令和4年）確定報告データ.〈https://www.niid.go.jp/niid/ja/allarticles/surveillance/2270-idwr/nenpou/12553-idwr-nenpo2022.html〉〈参照 2024-07-19〉をもとに作成）

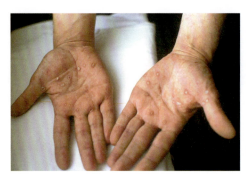

◯図 5-10　梅毒によるバラ疹
（©BSIP/Photoshot/Avalon/amanaimages）

日間である。しかし，潜伏期は 10〜90 日間と幅広い。感染後 1 年以内のものは**早期潜伏梅毒**，1 年以上のものは**後期潜伏梅毒**とよばれる。

2　**有症候期**　有症候期はさらに第 1〜第 3 期に分類される。

①**第 1 期（Ⅰ期）**　初発症状の 1 つとして**下疳**がみられる❶。下疳は，梅毒トレポネーマが体内に刺入した場所に出現し，通常，かたくて丸く，痛みを伴わない。3〜6 週間後に，治療の有無に関係なく下疳は治癒するが，治療を受けていない場合，第 2 期へと進行する。

②**第 2 期（Ⅱ期）**　皮膚の発疹や，口・腟・肛門のただれといった粘膜の病変がみられるようになる。発疹は，第 1 期の下疳が治癒しつつあるとき，または下疳が治癒して数週間後に，通常からだの 1 か所または複数の部位に出現する。通常かゆみは伴わず，手掌や足底に，**バラ疹**とよばれる赤〜赤茶色のあらい斑点となってあらわれる❷（◯図 5-10）。**扁平コンジローム**は，大きく盛り上がった灰色〜白色の病変である。口腔内や腋下，鼠径部など，あたたかく湿った場所に発生する。そのほか，発熱・リンパ節腫脹・咽頭痛・斑点状脱毛・頭痛・体重減少・筋肉痛・疲労などがみられる。

③**第 3 期（Ⅲ期）**　第 3 期梅毒はまれであり，未治療の梅毒感染者の一部で発症する。全身で炎症が進行し，**ゴム腫**とよばれるゴムのような腫瘍が発生する。感染から 10〜30 年後に発症し，生命予後にかかわることもある。症状は罹患した臓器によって異なるが，脳・神経・眼・心臓・血管系・肝臓・骨・関節など多岐にわたる。

● **神経梅毒・眼梅毒・耳梅毒**　どの病期の梅毒であっても，梅毒トレポネーマは，神経・眼・聴覚系に侵入しうる。

①**神経梅毒**　脳神経機能障害や髄膜炎，脳卒中，精神状態の変化などといった初期症状は，通常は感染後数か月から数年以内に発症する。麻痺などの後期の症状は，感染後 10〜30 年後に発症するが，免疫不全患者ではより早く発生することがある。髄液検査などにより診断を確定する。

②**眼梅毒**　単独の眼球異常や神経学的症状を伴う場合など，多様である。後部ぶどう膜炎と汎ぶどう膜炎が最も一般的である。そのほか，前部ぶどう膜炎，視神経障害，網膜血管炎，間質性角膜炎などがある。眼梅毒は視力低下を引きおこし，失明にいたることもある❸。

③**耳梅毒**　梅毒トレポネーマが蝸牛前庭へ感染し引きおこされ，典型的には感音性難聴・耳鳴り・眩暈を呈する❹。平衡感覚障害などがみられるこ

▭ NOTE

❶通常は単一だが，複数みられることもある。無痛性のため，腟や肛門などに発生すると，気がつきにくい。

▭ NOTE

❷手掌や足底以外の部位にも，異なる外観の発疹があらわれることがある。ほかの疾患による皮疹と似ていることもある。目だたず気がつきにくいことが多い。

▭ NOTE

❸梅毒患者の初発症状であることもあるため，新規発生の視力変化については，梅毒のスクリーニングを考慮する必要がある。

❹梅毒患者の初発症状である可能性があるため，聴力の障害が出現した場合，梅毒のスクリーニングを考慮する必要がある。耳梅毒の患者は，眼梅毒および神経梅毒の症状を呈することもある。

C. 感染症各論　**345**

●表 5-20　梅毒の血液検査と結果の解釈

非トレポネーマ検査	トレポネーマ検査	結果の解釈
−	−	非感染・感染後ごく早期
−	+	梅毒治癒・治療後・後期潜伏梅毒
+	−	生物学的偽陽性（まれに感染初期）
+	+	梅毒（早期から晩期）・梅毒治療後

ともある。難聴は片側性または両側性で，突然発症して急激に進行し，永久的な難聴へ発展することもある。

● **先天梅毒**　母体が梅毒に罹患している場合，胎盤を介して胎児に梅毒トレポネーマが感染することがある。先天梅毒に罹患した胎児は，流産・死産のリスクが高く，出生しても未熟児や低出生体重児となるリスクがある。出生時は無症状であっても，早期先天梅毒では，生後数か月以内に，水疱性発疹・斑状発疹・丘疹状の皮膚症状に加えて，全身のリンパ節腫脹，肝脾腫，骨軟骨炎，鼻閉などを呈することがある。晩期先天梅毒では，生後約 2 年以降に，実質性角質炎・内耳性難聴・ハッチンソン Hutchinson 歯❶といったハッチンソン 3 徴候を呈する。先天梅毒児であることが判明したら，すぐに治療を開始する。

● **検査・診断**　血液検査には，非トレポネーマ検査とトレポネーマ検査がある（●表 5-20）。

①**非トレポネーマ検査**　RPR（rapid plasma antigen）法・VDRL（venereal disease research laboratory）法❷がある。カルジオリピンやレシチンといったリン脂質を抗原とする脂質抗原検査の一種である。これらの方法は感染後に陽性化するのが早く，治療効果を反映するが，ウイルス感染や細菌感染，妊娠，老齢，膠原病など，梅毒感染以外でも陽性を示す。

②**トレポネーマ検査**　TPHA（*Treponema pallidum* haemagglutination test）法・FTA-ABS（fluorescent treponemal antibody absorption）法がある。梅毒感染時にみとめられる特異的な抗体を調べる方法である。おもに IgG 抗体という一度陽性化したら終生陽性となる抗体をみるため，陽性であれば梅毒感染を考えるが，その感染時期がいつかまではわからない。

RPR 法あるいは VRDL 法，TPHA 法あるいは FTA-ABS 法を組み合わせて診断することで，梅毒の感染の有無や治療効果の判定を行う。

● **治療**　梅毒トレポネーマはペニシリンに感受性があるため，アモキシシリン水和物を 14 日間用いる❸。晩期梅毒では 28 日間投与する。2022 年 1 月から，ベンジルペニシリンカリウムの筋肉内注射製剤が使用可能となった。早期梅毒の場合は 1 回接種，感染して 1 年以上または感染期間が不明の場合は 3 回接種（週 1 回 3 週間）が必要となる。

● **副作用**　初回治療開始 6 時間以内に，発熱・倦怠感・悪寒・頭痛・筋肉痛が生じることがあり，ヤーリッシュ-ヘルクスハイマー Jarisch-Herxheimer 現象❹とよばれる。通常 24 時間以内に症状は改善する。必要に応じて解熱

NOTE

❶**ハッチンソン歯**
　切歯の切縁の形成障害である。

NOTE

❷**RPR 法・VDRL 法**
　試験管内あるいはカードの上で抗原と患者血清を反応させて，凝集するか否かを機器や目視で判定する方法である。

NOTE

❸ペニシリンの尿への排泄を抑制し血中濃度を維持するために，尿酸排泄促進薬であるプロベネシドを併用することがある。

❹**ヤーリッシュ-ヘルクスハイマー現象**
　アレルギー反応ではなく，ペニシリンによって梅毒トレポネーマが体内で大量に破壊され，その菌体成分が原因でおこる反応と考えられている。

鎮痛薬の投与など，対症療法を行う。

● **再燃**　治療が不十分であると再燃することがある。また，避妊具の使用やパートナーの治療など，適切な予防策がとられていない場合，梅毒への再感染[1]もありうる。

● **予防**　予防接種はない。梅毒感染が疑われる場合は，検査結果が判明するまでコンドームを使用し，直接的な性的接触を避ける[2]。医療従事者は標準予防策で対応し，下疳などの皮疹は，接触感染のリスクがあるため，素手での接触は避ける。梅毒患者に対する針刺し事故により梅毒に感染する確率は，ほぼ0％に近い。

7　破傷風

　破傷風 tetanus は，破傷風菌 *Clostridium tetani* による感染症である。五類感染症に指定されている。

● **疫学**　国内では，毎年100例前後の報告がある。

● **感染経路**　破傷風菌は，土壌や塵埃，糞便に存在する常在菌である。芽胞とよばれる形態で体内に入ると，体内で発芽して菌体となり，神経毒素を産生する。破傷風はヒトからヒトへの感染はおこさない。芽胞は通常，創傷や熱傷，挫滅した組織など，皮膚のバリアが破綻した部位から体内に侵入する。虫刺されや骨折部，不衛生な環境で行われる違法薬物の注射痕などからも侵入しうる。

● **潜伏期**　潜伏期間は通常3〜21日で，平均8日である。汚染された傷口が原因である場合，より短期間で発症する。数か月間，潜伏することもある。

● **症状・所見と経過**　最初の徴候は，ほとんどの場合，顎の筋肉の痙攣による開口障害である。そのほか，胃痙攣などの突然の不随意筋痙攣や，痛みを伴う筋肉のこわばり，嚥下障害，頭痛，発熱などがみられる。重症化すると，喉頭痙攣[3]，骨折，肺塞栓症，嚥下障害に伴う誤嚥性肺炎，呼吸困難，血圧・心拍数の変化などがみられるようになり，最悪の場合，死にいたる。ひとたび破傷風の症状が出現すると，2〜3週間にわたって持続する[4]。

● **検査・診断**　傷口から採取された細菌を培養することで診断が可能だが，検出率は低い。問診で，切り傷・すり傷・刺し傷・外傷の既往歴をたずね，特定の徴候や症状を診察することで診断する。

● **治療**　集中治療室で，早期かつ積極的な気道管理を行う[5]。芽胞と壊死組織を除去するために，創傷のデブリドマン[6]を行う必要がある。デブリドマンを前提に，メトロニダゾールやペニシリンGなどの抗菌薬を7〜10日間投与する[7]。また，破傷風の毒素は，一度組織に結合すると離れなくなるため，ヒト破傷風免疫グロブリンを投与して結合していない毒素を中和し，症状の進行を阻止して，対症療法を行う。

　破傷風は，急性疾患からの回復期に免疫を獲得しない，数少ない細菌性疾患の1つである。破傷風に罹患したすべての患者は，破傷風トキソイドワクチンを複数回，接種すべきである。

　筋痙攣は，呼吸不全や誤嚥，全身疲労を引きおこす。筋痙攣は，光や音な

NOTE

❶治療を行った既感染者には，体内に一定の抗体は存在しているが，再感染を予防できるわけではない。

❷コンドームを使用したとしても，100％の予防効果はない。

NOTE

❸喉頭痙攣により，声帯が制御不能となり，不随意的な締めつけなどを感じる。

❹適切な治療により多くは回復するが，完全な回復には数か月かかることがある。感染時の創傷部の治療が不十分だと，残存した芽胞が再活性化して再燃することが報告されている。

❺呼吸筋の痙攣による呼吸不全の管理のために，気管挿管・人工呼吸管理を行うが，症状が遷延することも多く，多くは気管切開へと進展する。

❻デブリドマン

　健常組織を一部含めて壊死組織を切除する手法。

❼汚染が強く，ほかの菌の感染も疑われる場合は，セファゾリンナトリウムやセフトリアキソンナトリウム水和物なども考慮される。

どの刺激でも誘発されるため，できるだけ刺激を避けるように管理する❶。

● **予防接種**　乳児期〜幼児期にかけて，破傷風トキソイドワクチンを含む混合ワクチンの接種が行われている（○258ページ）。最終接種から10年が経過していれば，破傷風トキソイドワクチン，または三種混合ワクチンを1回，10年ごとに追加接種することが望ましい。

　1967年以前に生まれた成人は，小児期に破傷風トキソイドを含むワクチンの定期接種が行われていなかったため，3回接種を行い，以降は10年ごとの追加接種が推奨されている。

● **曝露後予防**　外傷の患者に対しては，破傷風の予防接種の状況を確認する。乳児期・幼児期の接種がない世代や接種状況が不明な患者の場合，破傷風トキソイドと破傷風免疫グロブリンを投与する❷。

8 リケッチア症

　リケッチア症 rickettsiosis は，リケッチア目に属する細菌による感染症の総称である。リケッチア目は6つの属に大別され，それぞれ地域性がある。国内では，ツツガムシ病オリエンチア *Orientia tsutsugamushi* による**ツツガムシ病**，日本紅斑熱リケッチア *Rickettsia japonica* による**日本紅斑熱**，発疹チフスリケッチア *R. prowazekii* による**発疹チフス**が多い。これらは四類感染症に指定されている。

● **疫学**　国内では毎年300〜600例が報告されている。

● **感染経路**　宿主となる動物などから，ダニやノミによって媒介され，ヒトに感染をおこす。ただし，流行地域のダニがすべてリケッチアを保有しているわけではない。

● **潜伏期**　ほとんどのリケッチア症の潜伏期間は5〜14日間である。ダニを介した感染であり，ヒトからヒトへの感染はない。

● **症状・所見と経過**　ツツガムシ病では，39℃以上の発熱を伴い，発症する。皮膚には，痂皮を伴う特徴的なダニの刺し口がみられ，数日のうちに体幹部を中心に発疹やリンパ節腫脹がみられるようになる❸。

● **検査・診断**　臨床症状と，痂皮を伴う刺し口などの身体所見，流行地域やダニ咬傷がおこりやすい環境への立ち入りといった疫学的要因を総合的に判断して，治療を開始することが多い。ペア血清における抗体値の上昇や，刺し口の痂皮を用いた核酸増幅検査により，確定診断がなされる。

● **治療**　ドキシサイクリン塩酸塩水和物などのテトラサイクリン系抗菌薬で治療を行う❹。症状出現の早期に使用することで，その後の症状の改善も早くなる。治療が遅れた場合，多臓器不全に発展して最悪の場合は死にいたるため，地域の流行状況や患者の行動歴はとくに注意して聴取する。

　ダニが刺し口についたままの場合，ダニの口器を残さないように，専用の器具や無鉤鉗子などで注意深く取り除く必要がある（○312ページ）。

● **予防**　予防接種はない。草むらや山林への立ち入りを避け，立ち入りの際には肌の露出をできるだけ減らすなど，ダニ接触予防が中心となる。

NOTE

❶かつては，部屋は個室にして騒音を避け，暗く保つ必要があった。現在は，ベンゾジアゼピン系やプロポフォールなどの鎮静薬や，神経筋遮断薬を使用して管理することができる。

❷受傷後の破傷風予防のための抗菌薬投与については，エビデンスがあまりない。しかし，黄色ブドウ球菌やレンサ球菌など，そのほかの病原体による感染を併発するおそれがある場合は，適切な創傷処置とともに，予防的抗菌薬投与が検討される。

NOTE

❸発熱・刺し口・発疹を主要3徴候といい，約90%の患者でみられる。

NOTE

❹治療期間は定まったものはないが，一般的には5日間の治療で再燃のリスクが低くなる。

表 5-21 薬剤耐性菌の例

略称	名称
CRE	カルバペネム耐性腸内細菌目細菌 carbapenem-resistant *Enterobacterales*
VRSA	バンコマイシン耐性黄色ブドウ球菌 vancomycin-resistant *Staphylococcus aureus*
VRE	バンコマイシン耐性腸球菌 vancomycin-resistant *Enterococci*
MDRA	薬剤(多剤)耐性アシネトバクター属 multidrug-resistant *Acinetobacter spp.*
MRSA	メチシリン耐性黄色ブドウ球菌 methicillin-resistant *Staphylococcus aureus*
MDRP	薬剤(多剤)耐性緑膿菌 multidrug-resistant *Pseudomonas aeruginosa*
ESBL 産生菌	基質特異性拡張型β-ラクタマーゼ extended-spectrum β-lactamase 産生菌
PRSP	ペニシリン耐性肺炎球菌 penicillin-resistant *Streptococcus pneumoniae*

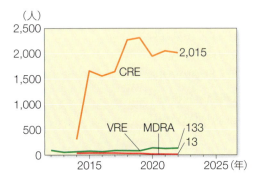

図 5-11 多剤耐性菌感染症(全数把握)の報告患者数の推移

(国立感染症研究所:IDWR 発生動向調査年別一覧(全数把握). をもとに作成)

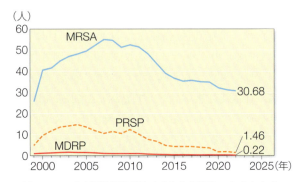

図 5-12 多剤耐性菌感染症(定点把握)の定点あたりの患者数の推移

(国立感染症研究所:IDWR 発生動向調査年別一覧(定点把握). をもとに作成)

9 薬剤耐性菌感染症

1種類以上の抗微生物薬クラスに対する耐性をもつ微生物のことを,**薬剤耐性微生物** antimicrobial resistant organism(AMR organism),あるいは**多剤耐性微生物** multidrug-resistant organisms(MDROs)と総称する❶。主たる微生物は細菌であることが多く,抗菌薬に耐性をもつ細菌はとくに,**薬剤耐性菌**あるいは**多剤耐性菌**とよばれる(▶表5-21)。これらは,医療関連感染(院内感染)の原因菌として問題となっている(▶314 ページ)。

- **疫学** CRE・VRSA・VRE・MDRA 感染症は,感染症法において,五類感染症・全数把握疾患に指定されている(▶図5-11)。CRE 感染症は年間約1,500〜2,500 例,VRE 感染症は 100 例前後,MDRA 感染症は数十例で推移している。VRSA 感染症の発生報告はない。PRSP・MRSA・MDRP 感染症は,五類感染症・定点把握疾患に指定されており,その報告数はいずれも徐々に減少傾向である(▶図5-12)。ESBL 産生菌感染症は報告を行うシステムがないが,広く日本中で発生している。
- **感染経路** おもに接触感染である。薬剤耐性菌を保菌または感染してい

> NOTE
> ❶ MRSA や VRE などのように,1 種類の抗菌薬に対する耐性がみられる場合でも,使用可能なほとんどの抗菌薬に耐性を示すことが多い。

C. 感染症各論　349

る患者の体表や分泌物❶，人工物❷，術後創部などを医療従事者が手で触れ，手指消毒が不十分な状態で別の患者の処置を行うことで伝播する。また，薬剤耐性菌に汚染された共有物品や器材を介しても伝播する。

● **症状・所見と経過**　薬剤耐性菌による感染症は，一般的な感受性をもつ細菌感染症と発症・症状は同様である。肺炎や尿路感染症，菌血症，カテーテル関連血流感染，術後創部感染症など，その発症様式は多岐にわたる。とくに，入院後48時間以上経過しておこる医療関連感染症は，市中感染症で原因となる菌以外に，薬剤耐性菌が原因となる確率が高くなる。

薬剤耐性菌のうち，とくに緑膿菌やアシネトバクター属はバイオフィルム（●314ページ）を形成し，治療が困難となる。

● **検査・診断**　薬剤耐性菌感染症の診断にあたっては，細菌培養で得られた菌の薬剤感受性試験（●277ページ）を行う必要がある。耐性判断の基準は菌種によって異なるが，薬剤感受性試験の結果，薬剤耐性菌であると判断された場合は，感受性をもつ抗菌薬による治療が必要となる。

● **予防**　耐性菌の感染予防のための予防接種はない。院内感染で問題となる耐性菌感染症の伝播経路は接触感染が主である。しかし，培養検査を提出して結果が出るまでは，どの患者が耐性菌を保菌・感染しているかは不明である。そのため，どの患者が耐性菌を保有していても，自分やほかの患者へ耐性菌を伝播させないよう，標準予防策の徹底が重要である。

● **治療**　感染の原因となった菌が耐性菌であっても，診断された感染症にそって治療を行う。以下，菌種ごとの特徴と治療について記す。

◆ カルバペネム耐性腸内細菌目細菌（CRE）感染症

カルバペネム耐性腸内細菌目細菌 carbapenem-resistant *Enterobacterales*（CRE）は，大腸菌やクレブシエラ属などの腸内細菌目でカルバペネム系抗菌薬に耐性を獲得した細菌の総称である❸。カルバペネム系抗菌薬は広い抗菌活性を示し，多剤耐性菌感染症の治療のための重要な抗菌薬であり，重症感染症患者などでも初期治療に用いられるものである。

この耐性菌による感染をおこすと，初期治療の効果が得られず，患者は重篤な状態となりうる。健康な人ではほとんど発症することはない。抗菌薬を不定期に使用している患者などでは，腸内に定着している可能性があり，こうした患者が人工呼吸器や血管・尿道留置カテーテルなどの医療器具を使用したり，免疫能が低下するような状況に陥ると，発症する。

● **感染経路**　CRE は通常，CRE の保菌者や感染者との接触を通じてヒトからヒトへと伝播する。医療従事者の手や，正しく洗浄されていない医療機器・器具を介しておこる可能性がある。

● **治療**　検査で得られた CRE の感受性パターンを確認し，感受性があり，組織移行性がある抗菌薬が症例に応じて選択される。たとえば，感受性があれば ST 合剤やシプロフロキサシン塩酸塩，尿路感染症の場合はレボフロキサシン水和物なども考慮される。CRE 保菌状態でも，発症していない場合は，治療を行わずに経過をみることが多い。

NOTE

❶分泌物として，喀痰や尿などがある。

❷人工物として，気管チューブや尿道留置カテーテル・カテーテルバッグなどがある。

NOTE

❸ CRE 判定基準は，メロペネム水和物，ドリペネム水和物，イミペネム水和物など，少なくとも1種類のカルバペネム系抗菌薬に耐性を示すか，カルバペネマーゼとよばれるカルバペネム分解酵素を産生することである。

◆ メチシリン耐性黄色ブドウ球菌(MRSA)感染症, バンコマイシン耐性黄色ブドウ球菌(VRSA)感染症

　メチシリン耐性黄色ブドウ球菌 methicillin-resistant *Staphylococcus aureus* (MRSA)は最も有名な薬剤耐性菌で，1960年ごろにはその存在が知られていた。院内感染型・市中感染型・家畜関連型に大別され，おもに院内感染型が問題となる❶。バンコマイシン耐性黄色ブドウ球菌 vancomycin-resistant *Staphylococcus aureus*(VRSA)は，MRSAに効果のあるバンコマイシン塩酸塩に耐性を示す黄色ブドウ球菌のことである。

● **感染経路**　MRSAはおもに皮膚表面や環境中に存在しているが，医療従事者の鼻腔を含め，多種多様な場所から分離される。呼吸器感染症や菌血症，皮膚・軟部組織感染症，手術創部感染症，尿路感染症の患者からも検出される。MRSAやVRSAは，医療従事者の手指や医療器具を介して，接触感染で伝播する。

● **治療**　MRSA・VRSAが分離された検体から感染臓器を推定し，その臓器への移行性が保たれている抗菌薬が選択される。MRSAについては，抗MRSA薬であるバンコマイシン塩酸塩やテイコプラニン，ダプトマイシン，リネゾリドなどで治療を行う。VRSAについては，バンコマイシン塩酸塩への耐性を示すが，それ以外の薬剤へは比較的感受性が保たれていることが多く，ダプトマイシン，リネゾリド，ミノサイクリン塩酸塩，チゲサイクリン，リファンピシン，ST合剤などで治療を行う。

◆ バンコマイシン耐性腸球菌(VRE)感染症

　腸球菌属(エンテロコッカス *Enterococcus* 属)のうち，バンコマイシン耐性遺伝子を獲得したものは，バンコマイシン耐性腸球菌 vancomycin-resistant *Enterococci*(VRE)とよばれる。とくにエンテロコッカス-フェシウム *E. faecium* が耐性を獲得しやすい。

NOTE

❶MRSAの判定基準は，オキサシリンというメチシリン類似の抗菌活性を示す抗菌薬に耐性であること，またはセフォキシチンという抗菌薬に耐性であること，あるいは，あらかじめセフォキシチンなどを含有しているMRSA選択培地で培養されること，などである。

> **column** ペニシリン耐性肺炎球菌(PRSP)感染症
>
> 　肺炎球菌は元来，ペニシリンに感受性だが，ペニシリンがききにくい肺炎球菌が，ペニシリン耐性肺炎球菌 penicillin-resistant *Streptococcus pneumoniae* (PRSP)である。肺炎球菌は，報告の根拠となる感染症法と臨床的な薬剤耐性の判定が異なっており，また分離された検体の種類によっても耐性の判定が異なる。ペニシリン耐性肺炎球菌という名称がついているが，厳密にはペニシリンに耐性を示すわけではない。肺炎球菌は，細菌の外側にある細胞壁にペニシリン結合タンパク質をもつが，PRSPの場合，この結合タンパク質の構造が変化しており，ペニシリンが結合しにくく
>
> なっている。しかし，まったく結合できないわけではないため，抗菌薬の濃度を高くすることで効果を得ることができる。
>
> 　感染経路として，肺炎球菌感染症患者や，肺炎球菌を鼻粘膜に保有している保菌者からの飛沫感染，あるいは手指を介した接触感染があげられる。小児が保菌していることが多い。
>
> 　肺炎球菌をペニシリンで治療する際にはペニシリン耐性が問題となるが，そのほかの抗菌薬に対しては感受性があることが多い。

C. 感染症各論　　**351**

VREの保菌や感染症をおこしやすい人は，バンコマイシン塩酸塩を含む抗菌薬による治療を長期間受けたことがある患者や，入院中の患者，外科手術後の患者，体内に人工物が留置されている患者，集中治療や臓器移植などで免疫が低下している患者などがあげられる。

● **感染経路**　　VREの感染経路は接触感染であり，汚染された皮膚表面や器具に触れたり，汚染された手を介して，ヒトからヒトへ感染する[1]。国内では全般的な流行状況にはなっていないが，局所的・地域的な流行はこれまでいくつか報告があり，感染制御がむずかしいことが知られている。無症状で保菌している患者も一定数いる可能性が指摘されている。

● **治療**　　バンコマイシン塩酸塩には耐性をもつが，そのほかの薬剤では感受性が保たれていることも多い。バンコマイシン耐性を示す耐性遺伝子の種類によるが，ダプトマイシンやリネゾリドが使用される。

◆ 薬剤耐性緑膿菌（MDRP）感染症，薬剤耐性アシネトバクター（MDRA）感染症

薬剤（多剤）耐性緑膿菌 multidrug-resistant *Pseudomonas aeruginosa*（MDRP）と薬剤（多剤）耐性アシネトバクター属 multidrug-resistant *Acinetobacter spp.*（MDRA）は，いずれも院内感染で問題となりやすい[2]。MDRPは，カルバペネム系抗菌薬であるイミペネム，アミノグリコシド系抗菌薬であるアミカシン，フルオロキノロン系抗菌薬であるシプロフロキサシンのすべてに耐性を示した緑膿菌をさす。MDRAは，MDRPと同じ薬剤に耐性を示すアシネトバクター属をさす。

これらの菌は，病院内の洗面台や風呂，術後の創部といった湿潤環境や，ヒトの腸管内，また環境中などに定着する。一度定着すると，長期間生息し，除去が困難となることが多い。

● **感染経路**　　おもな感染経路は接触感染であり，MDRA保菌者や，汚染された用具，環境，創部から医療従事者の手指が汚染され，患者へ伝播する。

● **治療**　　耐性菌の薬剤感受性を確認して，感受性が保たれている抗菌薬によって治療が行われる。しかし，抗緑膿菌活性・抗アシネトバクター活性をもつ抗菌薬[3]にすべて耐性を示す菌の場合，治療は非常に難渋する。耐性を獲得しやすい菌であるため，必要に応じて2剤併用も検討される。

◆ 基質特異性拡張型β-ラクタマーゼ（ESBL）産生菌感染症

クレブシエラ属やエシェリヒア *Escherichia* 属といった腸内細菌は，β-ラクタム分解酵素（β-ラクタマーゼ）を保有していることがあり，β-ラクタム系抗菌薬[4]を分解して無効にする。β-ラクタマーゼにはいくつかの種類があり，それぞれ特定の基質の抗菌薬のみを分解する性質（基質特異性）をもつが，β-ラクタマーゼの遺伝子が変異することにより，対象が拡張して複数の基質の抗菌薬を分解できるようになる。このようなβ-ラクタマーゼをもつ細菌を，基質特異性拡張型β-ラクタマーゼ extended-spectrum β-lactamase（ESBL）産生菌とよぶ。

NOTE

[1] とくに，おむつ交換時など，汚染された便を取り扱ったあとの手がリスクとなりやすい。

NOTE

[2] MDRPやMDRAが，通常は無菌であるはずの血液・腹水・胸水・髄液などの検体から分離された場合は，検出のみでも届け出る必要がある。喀痰・尿・膿など，通常無菌的ではない検体から分離された場合は，感染症の原因菌と判定された場合に届け出る必要がある。

[3] タゾバクタム・ピペラシリン水和物，セフタジジム水和物，セフェピム塩酸塩水和物，アズトレオナム，メロペネム水和物，イミペネム水和物・シラスタチンナトリウム，シプロフロキサシン塩酸塩，レボフロキサシン水和物などがある。

NOTE

[4] β-ラクタム系抗菌薬

β-ラクタム環という化学構造をもつ抗菌薬の総称で，細菌の細胞壁の合成を阻害することで，殺菌効果をあらわす。ペニシリン系薬，セフェム系薬，カルバペネム系薬などが該当する。

変異した ESBL 遺伝子は，細胞内の伝達性プラスミド[1]に存在している。そのため，同種・異種の腸内細菌[2]の間で伝達され，ESBL 産生菌は拡大していく傾向にある。

● **感染経路**　おもな感染経路は接触感染である。腸内細菌で多くみられるため，おむつ交換時などでの尿・便への接触が感染リスクとなる。医療従事者の手指が汚染されることにより，患者へ伝播する。

● **治療**　シプロフロキサシン塩酸塩やレボフロキサシン水和物などのフルオロキノロン系抗菌薬や，イミペネム水和物・シラスタチンナトリウムやメロペネム水和物などのカルバペネム系抗菌薬で治療を行う。

3 真菌感染症

真菌は，俗にいうカビやキノコを含む生物群で，分子系統学的にヒトと同じ真核生物に分類されており，細胞内に核を有さない細菌とは構造が異なる。真菌症は白癬を代表とする**表在性真菌症**と，全身の臓器や組織に病変をきたす**深在性真菌症**に分類される。深在性真菌症は，多くは免疫能の低下した患者において発症する。

1 カンジダ症

カンジダ症 candidiasis は，カンジダ *Candida* 属の真菌によって引きおこされる。カンジダ属は，皮膚・口腔・消化管・陰部などに常在し，臨床で最もよく遭遇する真菌である。頻度の高い原因菌種はカンジダ-アルビカンス *C. albicans* である[3]。

カンジダ属による感染症は，大きく**表在性カンジダ症**と**深在性カンジダ症**に分けられる。前者では，口腔・咽頭，外陰部・腟，皮膚に感染を引きおこす。後者はより重篤な病態で，深部臓器・組織へ侵襲し，播種性病変を伴うことがある。

● **感染経路**　カンジダ属はわが国における菌血症の主要な病原体の 1 つであり，中心静脈カテーテル留置と関連することが多い[4]（●315 ページ）。

● **症状・所見と経過**　カンジダ属による菌血症は**カンジダ血症**とよばれ，発熱を伴うことが多い。また，カンジダ血症と深部組織感染症[5]を総称したものは，**侵襲性カンジダ症**とよばれる。侵襲性カンジダ症の症状は感染部位に依存する。進行すると臓器障害を伴い，重篤化して致死的となることがある。

カンジダ血症をきたすリスク要因として，抗がん薬投与や好中球減少，腹部手術，抗菌薬の使用などが指摘されている。抗菌薬治療が無効であるという臨床経過も非常に重要な手がかりとなる。

● **検査・診断**　診断は，病巣からカンジダ属を分離・同定することで確定する[6]。補助診断として，血中 β-D-グルカン[7]検査も有用である。

● **治療**　カンジダ血症あるいはカテーテル関連血流感染（CRBSI）においては，カテーテル抜去が原則である。そのうえで薬物治療を要するが，抗真菌

NOTE

[1]伝達性プラスミド
　細菌の本来の染色体とは異なる，独立した自己増殖性 DNA 分子をプラスミドとよぶ。細菌どうしが接触すると，伝達性プラスミドは，これをもつ細菌からもたない細菌に，複製を伴って伝達される。

[2]大腸菌やエンテロバクター属，プロテウス属との間でも伝達しうる。

NOTE

[3]そのほか，カンジダ-アウリス *C. auris* は，抗真菌薬に耐性を示す株の割合が高く，環境中やヒトにおいて長期間の生存や定着が指摘されており，世界的に注視すべき真菌の 1 つにあげられている。

[4]カテーテル関連血流感染（CRBSI）の原因微生物の 1 つである。

[5]深部組織感染症
　腹腔内膿瘍や腹膜炎，骨髄炎などをさす。

NOTE

[6]カンジダ属は常在真菌でもあるため，混入した汚染菌でないか，結果の解釈には注意が必要である。

[7]β-D-グルカン
　真菌の細胞壁の構成要素である多糖類の一種である。

薬は病態や原因菌種によって選択する。カンジダ–アルビカンスによるカンジダ血症の場合，フルコナゾールやエキノキャンディン系抗真菌薬が選択される。治療期間は，血液培養が陰性化し，カンジダ血症に起因する症状が消失してから2週間が目安となる。膿瘍に対してはドレナージを考慮する。

● **合併症・予後**　侵襲性カンジダ症の合併症として，カンジダ眼内炎や感染性心内膜炎[1]，敗血症性塞栓症，深部膿瘍などが重大なものとしてあげられる。カンジダ血症の予後は，患者背景により大きく異なるが，適切な治療が行われない場合，高い死亡率が指摘されている。

● **予防**　カンジダ血症の予防には，手指衛生を含む標準予防策のほか，CRBSI対策，医療器具汚染の排除といった一般的な感染対策が重要である。

2 アスペルギルス症

アスペルギルス症 aspergillosis は，アスペルギルス *Aspergillus* 属の真菌によって引きおこされる。原因菌種としては，アスペルギルス–フミガーツス *A. fumigatus* の頻度が最も多い。

● **感染経路**　土壌を中心とした環境中に広く生息し，空気中に浮遊する胞子が吸入されることで体内に侵入する。健常人では通常感染は成立しないが，宿主の免疫状態や体内に侵入した菌体量に大きく依存して感染が成立し，おもに肺や副鼻腔などに病変をきたす。

● **症状・所見と経過**　アスペルギルス症の病態はさまざまである。造血幹細胞移植や抗がん薬治療などを受けている患者が，好中球減少症を背景として高度の免疫抑制状態である場合には，急速な組織侵襲を伴い重篤化する**侵襲性肺アスペルギルス症**をきたすことがある。

抗酸菌感染症や気管支拡張症などの既存の肺病変を有する患者では，慢性的な経過をたどる**慢性肺アスペルギルス症**をきたす。臨床症状は，咳嗽・喀痰・血痰・呼吸困難といった呼吸器症状が主体である。

その他の病態として，菌体に対するアレルギーで生じる**アレルギー性気管支肺アスペルギルス症**などが存在する。

● **検査・診断**　診断には，気管支鏡検査などにより病巣から採取された検体で，病理組織学的検査や培養検査を行い，アスペルギルス属の存在を確認することが望ましいが，どちらも困難な場合が多い。非侵襲的な検査として，β-D-グルカンやアスペルギルス抗原[2]などによる血清学的検査や，胸部単純X線・CTなどの画像検査も有用である。

● **治療**　侵襲性肺アスペルギルス症や慢性肺アスペルギルス症に対しては，抗真菌薬が選択される。前者ではボリコナゾール，後者ではミカファンギンナトリウムやボリコナゾールが第一選択となる。ボリコナゾールは，妊婦には禁忌であり，他剤との相互作用には十分に注意する必要がある。数か月から1年以上の治療期間を要することが多い。

● **合併症・予後**　侵襲性肺アスペルギルス症は，急速に進展し，呼吸不全に陥ることが多く，予後不良の転帰をたどる。慢性肺アスペルギルス症も5年生存率は50%前後と予後不良であり，現在の抗真菌薬治療のみで完全に

NOTE

[1]感染性心内膜炎
心臓内の弁膜や心内膜に生じる感染症で，進行すれば心不全を生じる。

NOTE

[2]細胞壁の糖鎖の1つであるガラクトマンナンを検出する。

アスペルギルス属を排除することは困難である。

● **予防** 高リスク患者においては，アスペルギルス属の胞子への曝露を避けるため，高効率集塵が可能な HEPA フィルターを使用したり，病室を陽圧管理したりするなど，無菌病室での治療が望ましい。

3 クリプトコックス症

クリプトコックス症 cryptococcosis は，酵母様真菌であるクリプトコックス *Cryptococcus* 属によって引きおこされる。世界的には，開発途上国を中心とした HIV 感染症患者に多くみられる疾患である。国内ではおもに，クリプトコックス-ネオフォルマンス *C. neoformans* が原因となる。環境中にも存在し，土壌中や，ハトなどの鳥の糞から検出される。

● **感染経路** 経気道的に吸入することで感染が成立し，肺に病変をきたすことが多く，これは**肺クリプトコックス症**とよばれる。免疫不全をきたす基礎疾患を有する患者だけでなく，基礎疾患を有しない患者にも発症する。また，肺病変以外にも感染が広がり，脳髄膜炎❶などの病態をきたすことがある。髄液や血液など，本来無菌的な環境から菌体が検出されたものは**播種性クリプトコックス症**とよび，感染症法の五類感染症・全数把握疾患に指定されている❷。

● **症状・所見と経過** 免疫能が正常であるにもかかわらず発症する肺クリプトコックス症の多くは，慢性の経過をたどり，無症状あるいは自覚症状に乏しく，健康診断などにおける胸部単純 X 線検査で異常陰影を指摘されて診断されることが少なくない。基礎疾患を有する患者に発症した場合，咳嗽・喀痰・呼吸困難などの呼吸器症状のほか，発熱や全身倦怠感などの全身症状を呈することが多い。

● **検査・診断** 胸部単純 X 線検査や CT 検査で，孤立性あるいは多発性結節影をみとめることが多い。喀痰や気管支洗浄液検体などを用いた菌体の直接鏡検法や，培養検査により診断を確定する。また，補助診断として，血清クリプトコックス 莢膜多糖抗原検査も有用である。なお，血中 β-D-グルカン値は一般的に上昇しない。

● **治療** 肺クリプトコックス症に対する治療の第一選択は，抗真菌薬であるフルコナゾールの経口投与や静脈内投与である。妊婦には禁忌であり，腎機能障害のある患者への用量調整や，他剤との相互作用には十分に注意する必要がある。基礎疾患がなければ 3 か月，基礎疾患があれば 6 か月の投与が目安となる❸。

● **合併症・予後** 基礎疾患のない肺クリプトコックス症の予後は良好である。基礎疾患を有する非 HIV 感染者における肺クリプトコックス症の死亡率は 16.7% と報告されている。HIV 感染者では，とくに脳髄膜炎を併発した場合，きわめて予後不良である。

● **予防** ハトなどの鳥の糞や，それを含む粉塵への曝露を減少させるため，関連する鳥類の飼育や吸引リスクのある作業を中止し，住環境の衛生状態を改善することなどが検討される。

NOTE

❶脳髄膜炎
　病原微生物が血液を介して，脳や脊髄をおおう髄膜に炎症を引きおこし，感染性脳髄膜炎となる。

❷肺クリプトコックス症は五類感染症には該当しない。

NOTE

❸重症例や第一選択薬無効例，脳髄膜炎症例，播種症例における推奨治療法は異なる。

4 ニューモシスチス肺炎

ニューモシスチス肺炎 pneumocystis pneumonia（PCP）は，ニューモシスチス-イロベチー**❶***Pneumocystis jirovecii* によって引きおこされる日和見感染症である。副腎皮質ステロイド薬や免疫抑制薬，生物学的製剤，抗がん薬が投与された患者や，血液悪性腫瘍患者，造血幹細胞移植後などの免疫不全患者においてみられる。HIV 感染者においては，AIDS 指標疾患の 1 つに位置づけられている（ 328 ページ，表 5-18）。

HIV 感染者における PCP（HIV-PCP）は，開発途上国における診断や予防の普及で減少しているが，治療薬や移植などの医療の進歩とともに免疫不全を併存する患者が増加し，HIV 感染症以外の患者における PCP（non-HIV PCP）は増加している。

● **症状・所見と経過**　おもな症状として，発熱・乾性咳嗽・呼吸困難があげられるが，HIV-PCP と non-HIV PCP とでは発症形式が異なる。病態として，ニューモシスチス-イロベチーに対する宿主の免疫反応が考えられている。宿主の免疫反応が極度に低下している HIV-PCP では，肺内に多量の菌体が観察されるが，炎症反応は乏しく緩徐に発症し，呼吸困難が乏しいとされる。一方，non-HIV PCP では炎症が強く，肺障害が深刻で，急激に発症して，呼吸困難と低酸素血症が進行する。

● **検査・診断・治療**　PCP では，血中 β-D-グルカン値の上昇が特徴的である。しかし，β-D-グルカン値の上昇は PCP に特異的ではないため，ほかの真菌感染症などの除外が必要となる。胸部単純 X 線・CT 検査における両側びまん性のすりガラス影も特徴的である。

確定診断には，気管支洗浄液や喀痰から菌体を確認する必要があるが，培養方法は確立しておらず，グロコット Grocott 染色**❷**などの鏡検や病理組織学的検査が必要となる。症状やこれらの検査所見を合わせて，総合的に判断し，診断する。

● **治療**　第一選択薬は ST 合剤である。しかし，皮疹や消化器症状，肝機能障害，腎機能障害，骨髄抑制といった副作用が多く，忍容性の問題で使用できないことも多い。その場合は，アトバコンやペンタミジンイセチオン酸塩が候補薬となる。HIV-PCP や，呼吸不全が強い non-HIV PCP では副腎皮質ステロイド薬が併用される。治療期間は 21 日間が推奨されている。

● **予後**　PCP による死亡率の報告には幅があるが，non-HIV PCP の死亡率がとくに高いことが報告されている。

● **予防**　AIDS 患者や PCP 発症リスクの高い免疫抑制患者において，ST 合剤の予防的投与が検討される。確率は低いが，ヒトからヒトへの感染による院内感染がおこりうるため，重度免疫不全患者との環境整備に気をくばるなど，感染対策上の注意も必要である。

NOTE

❶ ニューモシスチス-イロベチーは，以前は原虫と考えられていたが，分子生物学的解析などにより，真菌であることが明らかになっている。

NOTE

❷ グロコット染色
　カンジダ属やアスペルギルス属，クリプトコックス属，ニューモシスチス-イロベチーなどの真菌感染が疑われる場合に用いられる。

356　第5章　疾患の理解

4 寄生虫感染症

　寄生虫感染症の原因となる生物は，原生生物である原虫と，多細胞生物である蠕虫に大きく分けられる（●280ページ）。ここではおもに，感染症法で指定されている寄生虫感染症について取りあげる。

1 マラリア

● **感染経路・病態**　マラリア malaria は，マラリア原虫をもったカ（蚊）の一種であるハマダラカに刺されることで引きおこされる。アジア・アフリカ・オセアニアおよび中南米の熱帯・亜熱帯地域で流行している[1]。ヒトに感染するおもなマラリア原虫は，熱帯熱マラリア原虫 *Plasmodium falciparum*，三日熱マラリア原虫 *P. vivax*，卵形マラリア原虫 *P. ovale*，四日熱マラリア原虫 *P. malariae* の4種類である。四類感染症に指定されている。

　マラリア原虫は，まず肝臓で増殖し，肝細胞を破壊して1～2週間後に血液中に放出される。その後，赤血球に侵入してさらに増殖し，赤血球を破壊して再び血液中に放出され，別の赤血球に侵入する。これを繰り返して増殖する。

● **症状・所見と経過**　発熱・脾腫・貧血を主症状とする。通常7～14日，最長でも30日ほどの潜伏期を経て，高熱や倦怠感で発症することが多く，頭痛や筋肉痛，関節痛，吐きけ・嘔吐などを伴うことがある。程度の差はあるが貧血になることが多い。発熱は，マラリア原虫の発育サイクルにより，熱帯熱マラリアでは不定期に，三日熱マラリアと卵形マラリアでは48時間ごとに，四日熱マラリアでは72時間ごとに繰り返す。

● **検査・診断**　流行地域への渡航者に発熱がみられた場合は，マラリアを疑う。診断には，血液塗抹標本を染色し，光学顕微鏡で形態学的に原虫を確認する。世界では，迅速診断キットも普及している。一般血液検査では，血小板減少やLDH上昇などが高頻度にみられる。

● **治療**　治療は，抗マラリア薬が中心となる。メフロキン塩酸塩やアルテメテル・ルメファントリン，アトバコン・プログアニル塩酸塩，プリマキンリン酸塩などの内服薬や，グルコン酸キニーネ[2]などの注射薬がある。感染した地域やマラリアの種類，重症度などによって使用する薬剤は異なる。

● **合併症・予後**　とくに熱帯熱マラリアでは，脳症・腎症・肺水腫・出血傾向・重症貧血などの重篤な合併症をきたし，致死的となることがある。また，三日熱マラリアと卵形マラリアでは，肝臓で休眠していた原虫が再び増殖することにより，再燃することがある。

● **予防**　マラリアの予防では，カ（蚊）に刺されないようにすることが第一である。長袖・長ズボンを着用し，できる限り肌の露出を少なくする。虫よけスプレーも有効で，海外では高濃度のディート（DEET）[3]製品が使用されている。マラリア流行地に渡航する際は，抗マラリア薬の予防内服も行われる。

NOTE

[1] マラリアは，HIV・AIDS，結核とともに，世界の三大感染症として知られている。WHO によると，2022年には世界の85か国で，推計2億4900万人の感染者と60万8千人の死亡者が報告されている。

NOTE

[2] 日本国内では未承認であり，熱帯病治療薬研究班（●295ページ）で保管されている。

NOTE

[3] ディート（DEET）
　ジメチルメタトルアミドの略称で，昆虫忌避剤である。

2 ジアルジア症

● **感染経路・病態** ランブル鞭毛虫 *Giardia lamblia*（*G.intestinalis*）は，腸管に寄生する原虫で，**ジアルジア症** giardiasis を引きおこす。ランブル鞭毛虫は，外部環境に耐性をもつ感染性の嚢子（のうし）という形態で，ヒトや動物の糞便中に排出される。汚染された水や食物を経由して経口的に嚢子が摂取されて体内に侵入すると，脱嚢して栄養型となり，腸粘膜に吸着し，十二指腸から小腸上部付近に定着する。

五類感染症に指定されている。

● **疫学** 南アジア・東南アジア・北アフリカ・カリブ海・南アメリカなどの，とくに熱帯～亜熱帯の農村部などで多くの患者がみられ，国内では，これらの地域からの帰国者にみられることが多い。また，男性同性愛者間での感染も指摘されている。国内では年間70件前後が報告されている。

● **症状・所見** 経口摂取から1～3週間の潜伏期を経て，下痢・腹痛・食欲不振・吐きけなどが出現する。発熱や嘔吐はまれで，無症状のこともある。下痢は1～2週間で自然治癒するが，一部は慢性感染に移行する。免疫不全状態では重篤となることもある。

● **検査・診断・治療** 糞便から顕微鏡下に原虫を証明することで診断する。治療にはメトロニダゾールなどが使用され，脱水を防ぐための水分補給が行われる。

● **予後** 経過および予後は良好であるが，慢性感染では腸の吸収不良をきたし，脂肪便，乳糖不耐症，体重減少の原因となる。免疫不全患者では致死的となることもある。

● **予防** 予防接種はない。生水を飲まないようにして，糞口感染を防ぐことで予防する。とくに免疫不全患者では，生ものや煮沸消毒されていない水道水の摂取には十分注意する。また，動物と接触したあとはからだを洗浄し，とくに食事前には手をしっかり洗う。

3 クリプトスポリジウム症

● **感染経路・病態** **クリプトスポリジウム症** cryptosporidiosis は，腸管に寄生する原虫であるクリプトスポリジウム *Cryptosporidium* 属によって引きおこされる。ヒトへの感染はおもにクリプトスポリジウム-パルバム *C. parvum* とされる。クリプトスポリジウム属は，環境耐性をもつオーシスト[1]という形態で糞便中に排出される。糞便で汚染された食品や飲料を摂取することで感染する。

五類感染症に指定されている。

● **疫学** 世界中で感染がみとめられており，国内では年間数例から20例程度の報告が多いが，集団感染事例も報告されている[2]。

● **症状・所見と経過** 無症状のこともあるが，経口摂取から4～5日ないし10日程度の潜伏期を経て，食欲不振や吐きけ・嘔吐，腹痛，下痢などを呈し，程度はさまざまである。数日から2～3週間持続し，自然治癒する。免

NOTE

[1] オーシストは塩素殺菌などで不活化できず，数個の摂取でも感染が成立すると考えられている。

[2] 国内では，2002年，2004年，2014年に，宿泊行事などにおけるクリプトスポリジウム症の集団感染が発生している。

疫不全状態では重篤となることもあり，1か月以上続く下痢を伴ったものは，AIDS指標疾患の1つに指定されている。

●**検査・診断・治療**　便中のオーシストを，抗酸染色法や蛍光抗体法などの検査法で検出することで診断する。治療は，下痢に対する十分な水分補給が行われる。また，治療薬としては，パロモマイシン硫酸塩やニタゾキサニド❶が使用される。免疫不全症例では，原疾患の治療が効果的である。

●**予後**　経過および予後は良好であるが，免疫不全患者では，免疫状態が改善しなければ下痢症状などが生涯にわたって続く可能性がある。

●**予防**　予防接種はない。予防には，不衛生な食品や水の摂取を避け，頻繁な手洗いの実施が推奨される。とくに，感染者と接触したあとや，土や動物に触れたあとには注意が必要である。

---NOTE
❶国内では未承認である。

4　アメーバ赤痢

●**感染経路・病態**　**アメーバ赤痢** amebic dysentery は，腸管に寄生する原虫である赤痢アメーバ *Entamoeba histolytica* によって引きおこされる。赤痢アメーバは，嚢子（シスト）として糞便中に排出され，環境中でも長期に生存する。嚢子に汚染された食品や飲料を摂取することで感染する。小腸で脱嚢して栄養体（トロフォゾイト）となり，大腸粘膜面に潰瘍性病変を形成し，粘血便を主体とする大腸炎を発症する。肝膿瘍などの腸管外病変を発症することもある。五類感染症に指定されている。

●**疫学**　世界中でみられるが，多くは開発途上国に分布している。国内では，流行地域への渡航・滞在による感染，男性同性愛者間での感染，福祉施設での集団感染として報告されることが多い。

●**症状・所見と経過**　潜伏期は2〜3週間，もしくは数か月〜数年に及ぶこともある。潜伏期を経て，イチゴゼリー状の粘血便や下痢，しぶり腹（テネスムス），排便時の下腹部痛などを主症状として発症する。下痢症状の程度はさまざまである。多くの場合，これらの症状は数週間程度の周期で増悪・寛解を繰り返すが，全身状態は保たれる。

●**検査・診断**　便中の嚢子もしくは栄養体を検出することにより診断する。また，内視鏡検査では，多発する潰瘍性病変がみられる。潰瘍性大腸炎との鑑別がむずかしいこともあるが，潰瘍部の粘膜組織生検で栄養体が確認されれば，診断が確定する。

●**治療**　大腸炎や肝膿瘍などの治療に用いられる組織移行性のよい薬剤と，腸管内の薬剤濃度が保たれて便中嚢子の排出を抑止する薬剤の2つのタイプの治療薬がある。前者として，メトロニダゾールの内服が第一選択される。内服が困難な場合は静脈内注射を行う。治療効果の判定のために，治療終了1〜2週間後に便検査で原虫の陰性化を確認する。メトロニダゾールによる治療後に，再発予防，および残存した嚢子の殺滅を目的として，パロモマイシン硫酸塩による根治療法が推奨される。

●**合併症・予後**　合併症として，肝膿瘍のほか，まれに心嚢・肺・脳・皮膚などの赤痢アメーバ症も報告されている。メトロニダゾールのみの治療で

は，症状がおさまっても囊子が残存する可能性があり，再発などが問題となる。治療に反応した場合の予後は良好だが，ほかの大腸疾患を疑われて副腎皮質ステロイド薬が使用されたり，不適切な抗菌薬を投与されて腸穿孔を合併した場合などは，予後不良となることがある。

● **予防**　予防接種はない。予防には，不衛生で加熱調理が不十分な食品や水の摂取を避け，十分な手洗いの実施が推奨される。

5　エキノコックス症

● **感染経路・病態**　エキノコックス症 echinococcosis は，多細胞生物の条虫に分類されるエキノコックス属❶の幼虫（包虫）によって引きおこされる。単包虫症と多包虫症があるが，国内ではほとんどが多包虫症である。また，国内では毎年 20 例ほどの発生をみとめるが，多くが北海道からの報告である。

　成虫に感染している終宿主であるキツネやイヌなどの糞便内の虫卵が，食品・水・土などを介して経口摂取されて感染する。また，動物との接触でも感染することがある。感染後，おもに肝臓・肺・腎臓・脳などの臓器で包虫が発育するが，病巣の拡大はきわめて緩徐である。

　四類感染症に指定されている。

● **症状・所見と経過**　感染初期は無症状で経過することが多い。数年で肝臓に囊胞性病変をきたし，徐々に増大して充実性腫瘤を形成し，進行すると肝腫大・腹痛・黄疸・貧血・発熱・腹水貯留などの症状が出現するが，通常，感染後 10 年以上を要する。さらに進行すると，胆道・脈管などから多臓器へ浸潤し，重篤となる。

● **検査・診断**　超音波や CT などの画像検査において，肝臓に充実性腫瘤をみとめたり囊胞部分に石灰化を伴うなど，多彩な像を呈する。北海道に居住歴があるなどの情報から，エキノコックス症が疑われる場合は，血清学的検査が検討される❷。

● **治療**　治療は，外科的切除が第一選択である。多包虫症では，外科的切除後，アルベンダゾールの内服が推奨されている。病巣が遺残している症例や切除不能例に対しても，アルベンダゾールを用いた薬物療法が行われる。

● **合併症・予後**　長い年月をかけて肝硬変が進行し，肝不全をきたすことがある。また，合併症として，肝肺瘻❸による胆汁の喀出や咳嗽，脳転移による意識障害・痙攣発作などを呈することもある。早期診断された際の予後は良好であるが，進行病巣では完全切除が困難なことがある。

● **予防**　実用化されている予防接種はない。キツネやイヌなどの動物との接触を避け，虫卵に汚染されている可能性のある飲食物の摂取を避けることで予防する。

NOTE

❶**エキノコックス属**
　エキノコックス属は，宿主をかえながら成長する。幼生を宿した中継ぎの宿主を中間宿主，成体が寄生する最後の宿主を終宿主とよぶ。幼虫（包虫）を保有する中間宿主を終宿主が捕食し，終宿主内で成虫（条虫）に成長して虫卵が産生され，糞便とともに外界へ排出される。

NOTE

❷一次検査として ELISA 法によりスクリーニングを行い，陽性のものは，確認検査としてウエスタンブロット法を行う。どちらも体内のエキノコックス属に対する抗体を検出する抗体検査である。

❸**肝肺瘻**
　肝臓の病巣が横隔膜に浸潤して，胸腔や肺と瘻孔でつながった状態である。

第 5 章　疾患の理解

work　復習と課題

❶ 菌血症と敗血症の違いを述べなさい。また，敗血症の早期発見のためのスクリーニング指標についてまとめなさい。

❷ 日和見感染症の原因である易感染宿主となる原因についてまとめなさい。

❸ HIV 感染症の治療の目的と，AIDS 指標疾患についてまとめなさい。

❹ 肺外結核の例をあげなさい。また，抗結核薬の副作用についてまとめなさい。

❺ おもな薬剤耐性菌感染症とその特徴をまとめなさい。

❻ カンジダ血症をきたすリスク要因をあげなさい。

― 感染症 ―

第 6 章

患者の看護

A 疾患をもつ患者の経過と看護

　感冒などの感染症の症状は，発熱や咳嗽，倦怠感などが一般的で，数日の経過後，自然治癒する。しかし，結核や HIV 感染症のように，長期間にわたる治療を必要とし，経過に応じた看護を必要とする感染症もある。また敗血症からショックに陥り，緊急対応を必要とするものもある。

　ここでは，結核を発症した患者の事例を取り上げ，発症直後の急性期から，治療を継続的に行う慢性期まで，患者のたどる経過と，その健康レベルに合わせた看護のポイントを述べる。

1 急性期の患者の看護

　感染症患者の急性期の看護にあたっては，身体のアセスメントを行って症状の緩和に努めるとともに，治療やその評価に必要な検体採取を適切に行うことが求められる。また，疾患や治療計画，関連する法律などについて患者・家族が理解できるように説明することも必要となる。とくに隔離を必要とする疾患では，人権に配慮しながら感染予防指導を行うことも看護師の役割である。

急性期 結核により隔離入院することになった A さん

Aさんの 回復期 364ページ 慢性期 366ページ

● **受診から入院まで**

　A さんは 38 歳の女性で，半年前までは週 3 回，介護士として高齢者施設で勤務していた。夫（38 歳），息子（10 歳），娘（7 歳）の 4 人暮らしで，きちょうめんな性格である。

　1 か月ほど前から寝汗を自覚し，ここ 2 週間は咳嗽や喀痰もみられ，疲労感が強くなったため病院を受診した。

　胸部 X 線検査で異常陰影がみられ，喀痰の抗酸菌塗抹検査で 1＋，核酸増幅検査で結核菌が陽性であった。排菌のある肺結核と診断されたため，感染症の予防及び感染症の患者に対する医療に関する法律（感染症法）に基づき，入院となった。疾患や治療方針とともに，陰圧管理された隔離個室での療養が必要であることについて，医師が説明したが，A さんは急な入院で動揺していた。また A さんは，家族や他人に感染させたのではないか，しばらく子どもたちの世話ができなくなるといった，さまざまな不安を表出していた。

● **薬物療法の開始，退院後の治療を見すえた多職種での連携**

　入院翌日から 4 剤による抗結核薬併用療法が実施されることとなった。結核菌の薬剤耐性化を防ぎ，治療を完遂するためには，約半年にわたり服薬を継続する必要がある。服薬手帳を用い，薬剤師を交えて，A さんの理解を確認しながら，ていねいな服薬指導が行われた。また，地域の管轄保健所の保健師が患者と面接し，感染症法に基づく公費負担制度や，入院時から退院後における直接服薬確認療法（DOTS）の必要性について説明した。さらに，服薬継続に関するリスク評価と，結核の接触者健診のための情報収集も行った。

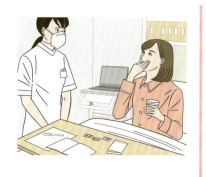

　Aさんは昼夜問わず続く咳嗽による睡眠不足や倦怠感，食欲低下などから活気がなく，自己服薬管理がむずかしかったことから，看護師による服薬管理が行われた。服薬時には，看護師がそのつど配薬を行い，患者とともに服薬内容を確認し，患者が薬剤を飲み込むのを目で見て確認した。服薬後は患者がみずから服薬手帳に記録した。

　Aさんのような患者に出会ったとき，看護師はどのようなケアを行う必要があるだろうか。

看護のポイント

● **感染状況の把握**　症状のある患者の問診や検査所見から感染臓器と病原体を推定し，初期治療と並行して推定した臓器から検体を採取する。推定臓器から原因微生物が同定されたら，それらを標的にした抗微生物薬治療が行われる。病原体の特徴や患者の免疫能によっては，感染症の発症後，急速に重症化することもあるため，患者の感染徴候に早期に気づき，医師の指示のもと，適切な検体の採取や早期治療の介助を行う。

● **症状の緩和**　バイタルサインや患者の表情・言動の変化を観察しながら，症状に応じた看護を行っていく必要がある。また，緊急時の対応も想定しながら，症状の観察・評価・報告を徹底する。

● **検査の実施**　検体採取の前には，患者が検査の目的や方法について理解していることを確認し，検査が円滑に行われるように調整を行う。採取後の検体は，適切な方法で保管し，すみやかに提出する。

● **薬物療法の支援**　抗微生物薬による治療では，決められた量を，必要期間，継続して服用することが重要である。内服忘れなどにより服用を中断した場合は，目的とする効果が得られないばかりか，薬剤耐性が生じるリスクが高まる。よって，服薬アドヒアランスを高めるかかわりが重要となる。抗微生物薬によっては，副作用やアレルギー症状があらわれることもある。看護師は，薬剤の副作用を把握し，患者の状態を注意深く観察し，患者自身で自覚症状を表現できるようにかかわる。

● **感染予防策**　医療職者自身の感染を予防し，感染の媒介とならないよう対策を実施することが重要となる。標準予防策（スタンダードプリコーション）を遵守し，必要に応じて感染経路別予防策（◯ 243ページ）を追加して感染予防を徹底する。また，患者と家族にも感染予防行動について指導し，適切に実施できているかを，定期的に確認することも重要である。

● **心理的支援**　患者は，他人に感染させたのではないかという自責の念や，予後に対する不安を感じやすい。長期療養や隔離入院が必要となる感染症もあり，先行きへの不安から精神的ストレスが大きくなる。結核やHIV感染症などといった，社会からの偏見が根強い感染症であれば，それは一層大き

くなる。看護師は，思いを傾聴し，不安や孤独の軽減，人権への配慮に努めることが大切である。

● **家族への支援**　感染症によっては，家族も濃厚接触者として，検査や隔離の対象となることがある。家族内で感染者が発生したことについて，家族も同様に精神的なストレスを感じている。患者の病状や治療の見通しなど，必要時には医師の説明を補足し，感染予防策の指導を行う。

● **法律に基づいた治療計画の推進**　感染症の種類によっては，感染症法（○247ページ）やその関連法規により，保健所への届出や，隔離入院，接触者健診，学校や職場への報告などが必要になることがある。患者や家族の理解の程度を確認し，必要に応じて説明を補足して，患者の理解と同意のうえ，治療が進められるよう援助する。

本章で取り上げる急性期患者の看護

　感染症のなかには，急性期に重篤な症状を呈するものがある。本章では，急性期看護の理解を深めるために，以下の看護を解説している。
- 疾患に伴い隔離が必要な患者の看護（○376ページ）
- カテーテル関連尿路感染（CAUTI）患者の看護（○378ページ）
- 敗血症患者の看護（○379ページ）
- 肺結核患者の看護（○380ページ）
- HIV感染症患者の看護（○384ページ）

2　回復期の患者の看護

　適切な治療やケアと，抗微生物薬の内服の継続により，病状は安定して回復期に入るが，疾患によっては，その後も抗微生物薬を決められた期間，継続して服薬しつづける必要がある。よって，服薬アドヒアランスを高める援助が必要となる。

回復期　**症状が落ちついて薬物療法を継続するAさん**

Aさんの **急性期** 362ページ　**慢性期** 366ページ

● **薬物療法の経過**

　薬物療法の開始から2週間後，咳嗽と喀痰は減り，ベッドに座る時間も増え，徐々に食欲も戻ってきたが，喀痰の抗酸菌塗抹検査は陽性で，排菌が継続していた。看護師による服薬管理から患者による服薬管理へと移行したが，「薬は飲まないといけないのはわかっているのですが，減らせないのでしょうか。副作用が気になります」と看護師に話した。

● **隔離生活のストレス**

　Aさんは隔離病室への入院が継続しており，子どもとの対面による面会は引きつづき制限されていた。「症状はおさまったのに，いつまで隔離されるのでしょうか。子どもたちに早く会いたいです」と訴えていた。夫も，「子

どもたちが母親に会いたいと言ってききません」と話していた。看護師は，病室の窓ごしでの面会を提案し，定期的にその機会を設けたところ，Aさんの笑顔が増え，「はやく排菌のない状態になって，退院したいです」と，治療にも前向きになった。

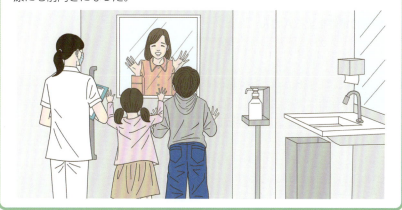

看護のポイント

● **感染症の再発や薬剤の副作用の観察**　治療により症状は軽快する時期であるが，再発する場合もあるため，患者自身が異常に早期に気づき，医療職者に報告できるよう，事前に指導しておく必要がある。また，抗微生物薬の副作用を早期に発見し，苦痛を軽減することは，治療への意欲を高め，治療中断のリスクを軽減する。看護師は薬剤師と協働しながら，使用薬剤の効果・副作用についての患者の理解度を高められるようにかかわり，副作用の出現時にはすみやかに知らせるよう指導する。

● **服薬アドヒアランスを高める支援**　自己判断による服薬の中断は，患者自身の症状を悪化させるだけでなく，薬剤耐性の発生にもつながる。薬剤の効果で病状が改善されてきていることを伝え，これまで服薬を怠らずに継続してきたことをほめるなど，服薬アドヒアランスが高まるように支援していく。

● **心理的支援**　治療効果を判断するために，定期的に検査が行われる。検査結果により入院や隔離期間の目安が決まることもあり，患者は結果に一喜一憂する。病気とうまく付き合っていくことができるよう，患者の思いを傾聴し，寄り添うことが重要である。

● **隔離への配慮**　隔離の目的は，患者の治療ではなく，周囲への感染防止である。よって，医療職者側から患者に対して十分な説明を行い，患者や家族の協力を得る必要がある。また，患者や家族が対面での面会を希望した場合は，感染症の種類や病原体の特徴，患者・家族の感染対策に対する理解度などを，主治医や看護師，感染対策チームなどと検討し，調整をはかる。

3 慢性期の患者の看護

一定期間の治療により完治する感染症もあるが，結核や慢性肺アスペルギルス症などの慢性呼吸器感染症や，HIV感染症では，長期にわたり治療が

必要となる。これらの感染症では,セルフマネジメント能力と服薬アドヒアランスの向上が支援のポイントとなる。退院前には,多職種や複数の医療機関で連携して,円滑に社会復帰ができるように支援を行うことも重要である。

> **慢性期** 外来通院による治療継続の準備をするAさん
>
> Aさんの 急性期 362ページ 回復期 364ページ

■ 退院への準備

Aさんは,2週間以上の薬物療法により臨床症状が徐々に改善し,治療開始から1か月後には喀痰抗酸菌塗抹検査は連続して3回陰性となった。周囲に対して感染リスクがないと判断されたため,外来で通院しながら治療を継続する方針となった。

看護師が,疾患や治療についてどのようにとらえているのかをAさんに聞いたところ,「薬を途中でやめると,耐性菌があらわれて,治りにくくなくなるんですよね。再発することもあると聞いて心配です。夫や子どもにうつすわけにはいかないので,きちんと治したいです」と話した。

Aさんは,治療の継続および感染予防の重要性を十分に理解していたが,「家では朝は忙しく,朝食をとれないことも多いので,服薬を忘れるのではないかと心配です」と話していた。看護師は,Aさんの言動を共有し,医師や薬剤師と相談して,退院後の服薬のタイミングについて調整を行った。退院まぎわには,DOTSカンファレンスが開催された❶。患者・家族と,医師,病棟看護師,薬剤師のほか,患者の居住する管轄の保健所の保健師,外来看護師,医療ソーシャルワーカーが出席し,今後の治療にかかわっていくスタッフが紹介された。カンファレンスでは,退院後の治療方針やDOTSの方法が話し合われ,患者個人の服薬支援計画が作成された。

退院後は地域DOTSが実施されることとなった。今後は,管轄保健所の保健師と連携し,服薬状況を確認しながら,通院治療を継続することとなった。

退院前に,夫に対して,Aさんの状況や治療計画,感染予防対策について説明した。夫は,「ふだんの生活で家族が感染することはないのですね,安心しました。家事は分担するように話し合っています」「親戚や近所の人には,なんて説明すればよいのでしょうか。避けられるのではないかと心配です」と話していた。

> **NOTE**
> ❶結核では,DOTSとよばれる包括的な支援が実施される(○383ページ)。患者が入院した時点から,担当の保健師が患者を訪問して個別面談が行われ,DOTSカンファレンスにより個別患者支援計画が作成される。退院後は,地域DOTSなどが実施される。

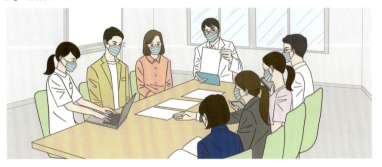

■ 看護のポイント

● **セルフマネジメントの支援** 退院後も,規則正しい食事と十分な栄養,

十分な睡眠，精神的なストレスのマネジメントができるよう，セルフケアについて指導を行う。家庭での生活環境を整える方法について，患者および家族とともに考えることが重要である。また，感染症の再発の徴候を見逃さないよう，セルフチェックと定期的な受診の重要性を説明する。

● **退院後の服薬アドヒアランスを高める支援**　入院中の服薬時間が退院後の生活に適しているかを評価し，退院後の服薬時間を調整しておく。長期にわたり内服する必要がある場合は，退院後の服薬アドヒアランスを阻害する要因について検討し，本人に合った具体的な服薬方法を一緒に考えていく。退院後は，患者自身が生活のなかで服薬習慣を継続できるよう，看護師は定期的な確認と励ましを継続する。

● **心理的支援**　長期間の治療が必要になる場合，先行きへの不安，再発の恐怖，自分が他人へ感染させたのではないかという罪悪感，自分自身の行動についての後悔や自責の念，職場への社会復帰や経済面での不安など，患者はさまざまな思いをかかえている。正しい知識や情報を伝え，多職種で連携して，治療が継続できるよう支援を行う。

● **家族への支援**　退院後の生活において，患者の家族が，疾患や治療，感染予防の正しい知識をもち，感染予防対策を遵守していけるように，段階的に支援していく。

● **他機関との連携**　入院中から，必要に応じて保健所や地域薬局などと連携し，治療および患者支援に関する情報を共有していく。社会資源を活用できるよう，患者に情報提供を行う。

本章で取り上げる慢性期患者の看護

　感染症のなかには，持続感染により慢性的な経過をたどるものもある。本章では，以下の疾患について慢性期の看護を取り上げている。
- 肺結核患者の看護（◉380 ページ）
- HIV 感染症患者の看護（◉384 ページ）

4　患者の経過と看護のまとめ

　A さんは結核を発症し，隔離入院となった。確実な治療と，薬剤耐性の発生予防のため，確実に薬物療法を継続しなければならない。

　感染症の急性期では，看護師は適切な検体の採取や早期治療の介助を行う。また，身体的症状や心理的苦痛の緩和に努め，患者や家族が，前向きに治療にのぞめるように支援を行う。隔離には，患者・家族の理解・協力が不可欠であり，十分な説明が必要となる。また，隔離に伴う患者への不利益を最小限にするために，多職種で協働しながら，患者・家族のニーズにそって，患者・家族間のかかわりがもてるように支援する。

　感染症に伴う症状が軽快しても，抗微生物薬の服用を継続し，治療の完遂を支援する必要がある。服薬アドヒアランスを阻害する要因について多職種

で検討し，本人に合った具体的な服薬支援方法について，患者や家族と一緒に考えていくことが重要である。また患者自身が，薬剤の副作用や感染症の再発について気づき，対処できるよう，セルフマネジメント能力を向上させ，定期的に受診できているかを確認することも看護師の重要な役割である。

Aさんの経過のまとめ

急性期　受診から入院まで
- 1か月ほど前より寝汗があり，2週間前から咳嗽・喀痰・疲労感が続くため受診した。
- 胸部X線検査で異常陰影，喀痰塗抹検査1+，核酸増幅検査で陽性のため，入院となった。
- 抗結核薬の4剤併用療法が開始された。
- 疲労感が強く，自分での服薬管理がむずかしかったため，看護師による服薬管理が開始された。

回復期　薬物療法の経過
- 症状が軽減し，食欲も回復した。
- 服薬アドヒアランスは良好で，患者自身による服薬の自己管理ができるようになった。

隔離生活のストレス
- 子どもとの対面での面会が制限され，ストレスを感じていた。

慢性期　退院への準備
- 2週間以上の薬物療法のあと，喀痰の抗酸菌塗抹検査の結果が3回連続して陰性であったことから退院が決定した。
- セルフマネジメント向上のための支援が行われた。
- DOTSカンファレンスが行われ，服薬は地域DOTSへと移行することになった。
- 家族の不安に対する支援が行われた。

B 症状に対する看護

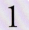

1 発熱のある患者の看護

1 アセスメント

- 熱型：弛張熱，稽留熱，間欠熱，波状熱，周期熱（●264ページ）
- 発熱に関連するバイタルサインの変化と重症度：血圧，脈拍，呼吸，経皮的酸素飽和度（SpO$_2$），意識，尿量
- 生活背景：海外渡航歴，動物接触歴，野外活動歴，温泉の利用歴，シックコンタクト（●271ページ），性行動歴，地域における感染症の流行状況など
- 既往歴：治療中の疾患，内服薬の有無，ワクチン接種歴
- 検査結果：画像検査，血液検査，微生物検査など

- 発熱に随伴する症状・所見：悪寒戦慄, 倦怠感, 筋肉痛, 頭痛, 関節痛, 咳嗽, 腹痛, 嘔吐, 下痢, 残尿感, 排尿時痛, 背部痛, 皮疹, 発汗に伴う脱水など
- 食事：食欲, 食事量・飲水量と排泄量, 体重の変化
- 薬物治療への反応と効果, 副作用
- 身体活動とセルフケア能力
- 睡眠状況, 精神的不安

2 看護目標

(1) 正常なバイタルサインが維持される。
(2) 発熱による随伴症状が軽減され, セルフケア能力が維持される。

3 看護活動

(1) 微生物検査のための血液培養やそのほかの検体採取を正しく行う。
(2) 抗微生物薬を投与する場合は, 副作用についても観察する。
(3) 体温調節のため, 室温や寝具, 寝衣の調整を行う。必要時には冷罨法も検討する。
(4) 発汗時や発汗後には清拭や寝衣交換を適宜行い, 身体の清潔を保持する。
(5) 発熱による苦痛の軽減やエネルギー消費の抑制のために, 医師の指示のもとで解熱薬を使用する。使用後は, 血圧低下などのバイタルサインの変化に注意する。
(6) 体力の消耗や脱水を予防するため, 消化のよい食事を選択し, 適度に水分摂取を促す。輸液療法が行われる際には, 適切に管理する。
(7) 安楽・安静に過ごせるよう, セルフケア能力に応じてベッド周囲の療養環境を整備する。

2 咳嗽・喀痰のある患者の看護

1 アセスメント

- 咳嗽の持続期間：3週間未満の急性咳嗽, 3週間以上8週間未満の遷延性咳嗽, 8週間以上の慢性咳嗽
- 喀痰の有無：喀痰を伴わない乾性咳嗽, 喀痰を伴う湿性咳嗽
- 喀痰の性状：量, 色, 臭気, ミラー−ジョーンズ分類（▶266ページ）による評価など
- 検査結果：喀痰の微生物検査, 画像検査, 血液検査など
- 呼吸に関連するバイタルサイン：発熱, 呼吸数, 経皮的酸素飽和度（SpO_2）, 血圧, 脈拍, 意識, 尿量
- 生活背景：海外渡航歴, 動物接触歴, 温泉の利用歴, シックコンタクト, 結核患者との接触歴, 性行動歴, 地域における感染症の流行状況など
- 既往歴：治療中の疾患, 内服薬の有無, ワクチン接種歴

- 咳嗽に伴う症状・所見：発熱，倦怠感，呼吸困難感，呼吸音，呼吸の深さ，呼吸パターン，チアノーゼ，起座呼吸など
- 食事：食欲，食事量・飲水量と排泄量，体重の変化
- 薬物治療への反応と効果，副作用
- 身体活動とセルフケア能力
- 睡眠状況，精神的不安

2 看護目標

(1)咳嗽や喀痰の増加がみられず，呼吸状態を適切に維持できる。

(2)咳嗽に伴う随伴症状が軽減され，セルフケア能力が維持される。

3 看護活動

(1)咳嗽による苦痛や睡眠障害を緩和し，過剰なエネルギー消費を抑えるため，医師の指示により鎮咳薬や去痰薬を使用する。薬剤の副作用にも注意する。

(2)喀痰が貯留した際には，排痰を促す❶。自己排痰がむずかしい場合は吸引を行う。

(3)抗微生物薬を投与する場合は，副作用についても注意深く観察する。

(4)患者の状態にあった食事形態を選択して，体力の消耗を防ぐ。また，水分摂取を促して痰の粘 稠 度を低下させ，排痰しやすくする。

(5)安楽・安静に過ごせるよう，セルフケア能力に応じて，体位を工夫❷し，ベッド周囲の療養環境を整備する。

(6)身体や口腔内の清潔を保持する。

> **NOTE**
> ❶排痰を促すためには，体位ドレナージやスクイージング，リラクセーションのほか，含嗽などにより口腔内の保湿を保つことや，医師の指示によりネブライザーを使用することなどがあげられる。
> ❷呼吸困難時には，半座位や起座位などの体位をとるようにする。

3 嘔吐・下痢のある患者の看護

1 アセスメント

- 発症時期・症状の持続期間：14日以内の急性下痢症❸，15日以上の遷延性下痢症，30日をこえる慢性下痢症
- 発生場所：市中，医療施設内，旅行先
- 便の性状・回数・量：ブリストルスケール（●267ページ），血性，粘液，膿性など
- 生活背景：海外渡航歴，経腸栄養の有無，摂食歴，調理方法，薬剤使用歴，動物接触歴，シックコンタクト，地域における感染性胃腸炎の流行状況など
- 随伴する症状・所見：発熱，吐きけ，食欲不振，腹痛，肛門周囲の皮膚の状態，脱水に伴う全身倦怠感，めまい，口喝，口腔内乾燥，眼窩のくぼみ，尿量減少，血圧低下，頻脈など
- 検査結果：画像検査，血液検査，便の微生物検査（トキシン検査，培養検査など）

> **NOTE**
> ❸急性下痢症の多くは感染性下痢症であるが，持続期間が長くなるほど非感染性の原因が多くなる（●266ページ）。

- 薬物治療：治療中止あるいは治療開始後の反応と効果
- 身体活動とセルフケア能力

2 看護目標

(1) 嘔吐・下痢症状が改善し，苦痛が緩和される。
(2) 脱水による電解質異常や随伴症状が改善する。

3 看護活動

(1) 脱水や経口摂取の程度に応じて経口補水を促し，医師の指示があった場合は輸液による電解質補正を行う。
(2) 食事開始時は，消化のよい食事形態とする。経腸栄養の場合は，種類や投与量，速度について調整を行う。
(3) 肛門周囲を清潔に保ち，おむつ着用の患者では皮膚保護剤を用いるなど，下痢に伴う肛門周囲の皮膚トラブルを予防する。

4 尿に異常がみられる患者の看護

1 アセスメント

- 尿の性状：色調，臭気，比重など
- 尿の量と回数：頻尿，乏尿，無尿
- 検査結果：画像検査，血液検査，尿検査(微生物検査，尿定性検査，尿沈渣検査など)
- 症状：排尿困難，排尿時痛，尿意切迫，残尿感，恥骨上部不快感，腰背部痛，吐きけ・嘔吐など
- バイタルサインの変化と重症度：体温，血圧，脈拍，呼吸，意識
- 既往歴・患者背景：性別，年代，性行動歴，尿道留置カテーテル使用，身体の清潔，飲水量，睡眠など
- 抗微生物薬治療への反応と効果，副作用
- 身体活動とセルフケア能力
- 睡眠状況，精神的不安

2 看護目標

(1) 排尿障害や症状が改善し，苦痛が緩和される。
(2) 身体活動やセルフケア能力が維持される。

3 看護活動

(1) 抗微生物薬や解熱鎮痛薬を投与する場合は，副作用についても注意深く観察する。
(2) セルフケア能力に応じて，排泄しやすい環境を整える。尿道留置カテーテルの使用中は，医師の指示のもと，抜去を試みる。

372 第6章 患者の看護

（3）水分摂取を促す。

（4）安楽・安静に過ごせるよう，セルフケア能力に応じて体位の工夫やベッド周囲の療養環境を整備する。

（5）身体の清潔を保持する。

（6）感染予防の指導を行い，症状の再出現に注意するよう説明する。

C 検査を受ける患者の看護

原因微生物を特定する方法に微生物検査がある。微生物検査には，培養検査，抗原・抗体検査，核酸増幅検査などがある（● 275 ページ）。

● **検体採取** 適切な採取のタイミングと採取方法，採取容器を確認し，検体の量や性状などを評価する。検体採取に侵襲的処置を伴うことも多いため，事前に患者が検査の目的や方法について理解していることを確認し，必要に応じて説明を補足する。患者の検査に対する不安を軽減し，安全かつスムーズに検査が行われるよう，調整を行う。

● **検体の提出と保管** 採取後の検体は，すみやかに検査室に提出する。すぐに提出できない場合は，検体の特性に合わせて，適切に保管する。患者自身に検体を採取してもらう場合には，適切な検体採取の方法を指導する。外来患者の場合には，検体採取後の保管方法についても説明を行う。

D 治療を受ける患者の看護

1 抗菌薬投与中の患者の看護

1 アセスメント

- バイタルサインの変化と重症度：体温，血圧，脈拍，呼吸，意識，尿量
- 感染臓器，症状・所見，機能の評価
- 検査結果の変化：画像検査，血液検査，微生物検査など
- 過去の薬物アレルギー
- 抗菌薬治療への反応と効果
- 抗菌薬による副作用の出現：薬物アレルギー，腎障害，肝障害，中枢神経症状，血液凝固障害，骨髄抑制，薬疹，下痢❶など
- 抗菌薬治療と副作用に関する理解度，ADL

2 看護目標

（1）抗菌薬治療の目的や方法，抗菌薬の副作用について理解することができる。

NOTE

❶クロストリジオイデス−ディフィシル感染症（CDI，●303 ページ）による下痢は，抗菌薬関連下痢症（●286 ページ）の 20〜30％を占め，入院患者の感染性下痢症の原因となっている。過去 3 か月以内の抗菌薬使用が CDI の発症リスクとされているが，多くは抗菌薬使用から 2 週間以内に発症する。

(2) 抗菌薬治療を受けることにより感染症の病態や症状が改善する。

3 看護活動

(1) 抗菌薬治療の開始前に，感染臓器に関連する微生物検査が提出されていることを確認する。
(2) 用法・用量・投与時間をまもって，確実に投与する。併用禁忌薬にも注意する。
(3) 経口抗菌薬により通院治療を行う患者には，薬剤耐性菌の発生予防のために，症状が改善しても最後まで抗菌薬を飲みきることや，副作用が出現した場合にはすみやかに医療職者に報告することについて，指導する。
(4) 副作用の出現に注意する。とくに，アナフィラキシー（○53ページ）と，スティーヴンス-ジョンソン症候群（SJS，○59ページ）に注意し，患者にも症状に気がついたらすみやかに報告するよう指導する。
(5) 抗菌薬投与に伴うアナフィラキシーショックや，その他の症状の出現時は，医師の指示に基づいて抗菌薬投与を中止し，初期対応を行いながらすみやかに救急体制の支援要請を行う。

2 デバイスによる治療を受けている患者の看護と感染予防

a カテーテル関連尿路感染（CAUTI）の予防

CAUTIの感染経路には，管外性経路と管内性経路がある（○図6-1）。
①**管外性経路** 尿道口周囲に存在する微生物が，カテーテル挿入時に押し

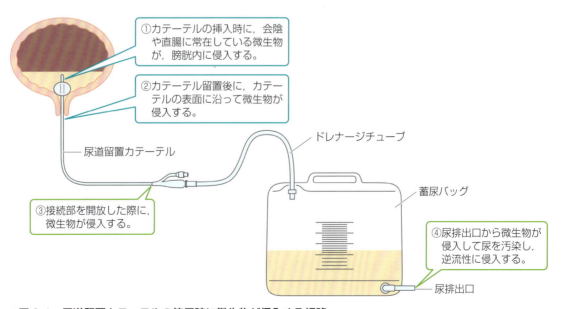

○図6-1 尿道留置カテーテルの使用時に微生物が侵入する経路
①と②は管外性経路，③と④は管内性経路である。

表6-1　尿道留置カテーテルの適切な使用例と不適切な使用例

適切な使用例	不適切な使用例
• 急性の尿閉または下部尿路閉塞の場合 • 正確な尿量モニタリングを必要とする場合(重症例など) • 泌尿器系・生殖器系の手術，長時間の手術 • 凝血塊を含む血尿の管理 • 尿失禁による創傷の汚染防止(仙骨や会陰部) • 治療による長期間の安静臥床を必要とする場合 • 体動に伴う激痛がある場合 • 終末期患者やその家族が苦痛緩和のために希望した場合	• 尿失禁に対するケアの代用 • 特別な理由のない長期使用 • カテーテル以外の方法による尿量モニタリングが可能な場合 • せん妄や認知症患者(転倒リスクの低下を目的とする留置を含む)

込まれたり，カテーテル留置後に尿道口周囲の隙間から侵入したりする。

　②**管内性経路**　尿道留置カテーテルとドレナージチューブの接続部の開放時や，蓄尿バッグの尿排出口から微生物が侵入してくる。

1 アセスメント

- バイタルサインの変化：体温，血圧，脈拍，呼吸，意識，尿量
- 尿の性状：色調，臭気
- 尿検査結果：尿微生物検査，尿定性検査，尿沈渣検査，血液検査
- 尿道留置カテーテルの使用目的と適応(◉表6-1)
- 合併症に関する患者の理解度
- 尿道留置カテーテルの留置期間
- 恥骨上部の圧痛，腰背部(肋骨脊柱角)の叩打痛
- ADL

2 看護目標

(1) カテーテル関連尿路感染が発生しない。
(2) 尿道留置カテーテルを留置する目的を理解し，異常が出現した際には医療職者に報告できる。

3 看護活動

　尿道留置カテーテル使用時に微生物が侵入しやすい経路を十分に理解したうえで看護活動にあたる。

(1) 尿道留置カテーテルは無菌操作で挿入する。
(2) 尿道留置カテーテルとドレナージチューブの接続部から，微生物が侵入するのを防ぐために，接続部を不用意に外さない。
(3) 尿流を維持するために，カテーテルやドレナージチューブの屈曲やねじれがないように注意する。
(4) 蓄尿バッグは，尿が逆流しないように，膀胱よりつねに低い位置に保つ。
(5) 蓄尿バッグにたまった尿は定期的に廃棄する。蓄尿バッグ内の尿の逆流防止のため，検査などの移動前にバッグ内の尿を空にする。
(6) 尿の廃棄時には，清潔な容器を使用し，蓄尿バッグの排出口に触れない

よう注意する。廃棄時には手袋を着用し，前後で手指消毒を行う。
(7) 尿検体を採取する際は，採尿ポートをアルコール綿で消毒したあと，採取する。
(8) 日常的なケアを行い，尿道口を清潔に保つ。
(9) カテーテルの牽引（けんいん）や動き，圧迫による尿道損傷を防ぐために，女性は大腿内側，男性は下腹部にカテーテルを固定し，定期的に位置を変更する。
(10) 留置の必要性についてのアセスメントを毎日行い，不要と判断された場合には医師に状況を報告し，すみやかに抜去する。

b カテーテル関連血流感染（CRBSI）の予防

CRBSIの感染経路には，①カテーテル刺入部，②接続部，③輸液，④血行性の4つがある（●図6-2）。

1 アセスメント

- バイタルサインの変化：体温，血圧，脈拍，呼吸，意識，尿量
- 検査結果：血液培養検査，血液検査，感染が推定される臓器からの微生物培養検査
- 輸液を必要とする病態と輸液の目的❶
- 合併症と患者の理解度
- 輸液の種類
- 血管内留置カテーテルの種類，留置期間，刺入部位
- 血管内留置カテーテル刺入部位の感染徴候：発赤，腫脹，熱感，疼痛，浸出液や膿性分泌物など
- ADL

> **NOTE**
> ❶輸液の目的
> 輸液は，水・電解質の補正，循環血漿量の維持，酸・塩基平衡異常の是正，エネルギー・アミノ酸・ビタミンや微量元素の補給，薬剤投与ルートの確保などのために行われる。

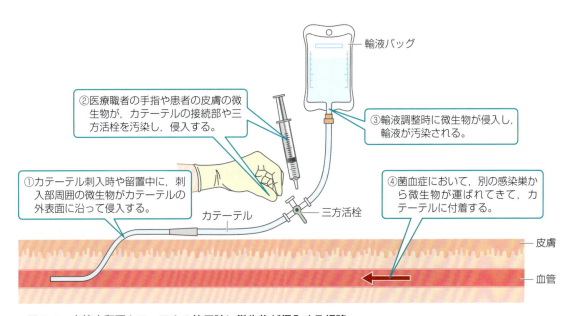

●図6-2 血管内留置カテーテルの使用時に微生物が侵入する経路

2 看護目標

(1) カテーテル関連血流感染が発生しない。
(2) 輸液の目的を理解し，異常出現時には医療職者に報告できる。

3 看護活動

　輸液時に微生物が侵入する経路(◯図6-2)を十分に理解したうえで，看護活動にあたる。

● **輸液調整・管理**　輸液調整台をアルコールで清拭し，マスクを着用して手指消毒を行ったうえで，手袋を着用して無菌的に調整する。とくに高カロリー輸液は，薬剤部のクリーンベンチでの無菌調整が望ましい。輸液は使用直前に調整し，原則として24時間以内に投与を終了する。

● **カテーテル留置部位の選択**　末梢静脈カテーテルは，原則として上肢に留置する。中心静脈カテーテルの留置は，合併症❶と患者の特性を考慮したうえで，医師が留置部位を決定する。留置の目的や合併症に関する患者の理解の程度を確認し，心配はないかを確認する。

● **カテーテルの刺入**　無菌操作で刺入する。中心静脈カテーテルは，術者がマキシマルバリアプリコーション❷による刺入ができるよう介助を行う。

● **刺入部位の消毒と観察**　末梢静脈カテーテルは，アルコール綿を用いて皮膚消毒を行う。中心静脈カテーテルは，0.5％をこえるクロルヘキシジンアルコールを用いて消毒する。刺入部位には滅菌透明ドレッシング材を用いて，刺入部位をよく観察し，異常の有無を確認する。

● **三方活栓の操作**　手指消毒を行ったうえで，手袋を着用し，三方活栓をアルコール綿でよく消毒したあとにアクセスする。

● **輸液ラインの交換**　末梢静脈カテーテル刺入時には，付属の輸液ラインも含めて，すべてのラインを交換する。中心静脈カテーテルの輸液ラインは少なくとも7日ごとに交換する。

● **必要性の検討**　血管内留置カテーテルの必要性について，アセスメントを毎日行う。

> **NOTE**
>
> ❶合併症には，気胸や鎖骨下動脈穿刺，空気塞栓などがある。
>
> ❷**マキシマルバリアプリコーション**
>
> 　高度無菌遮断予防策ともよぶ。術者が，滅菌ガウン・滅菌手袋・マスク・キャップを装着し，患者に大きな滅菌ドレープをかけて行われる。

3　疾患に伴い隔離が必要な患者の看護

　感染症における隔離は，周囲への感染拡大防止のために行われる対策である。よって，患者本人の人権が侵害されないよう，医療職者側からの十分な説明と，患者と家族の理解と協力が必要である。

1 アセスメント

- 感染経路別予防策の必要性：確定した感染症や疑われる感染症が，感染症法の入院勧告・措置の対象か，感染経路別予防策をとる必要があるか。
- 隔離の対象となる微生物の感染経路，検出状況，症状・所見の変化
- 隔離に関する理解度，感染予防行動，治療への意欲

- 隔離に伴う精神的不安，抑うつ，閉塞感，不眠，ストレスなど
- 隔離に伴う ADL の変化
- 家族背景や生活環境

2 看護目標

(1)隔離の目的を理解し，感染予防行動をとり，治療に協力できる。

(2)隔離に伴う不安や抑うつ，閉塞感，ストレスなどについて医療職者に表出でき，それらが増強しない。

(3)隔離に伴い ADL が低下しない。また，転倒などの安全上の問題が発生しない。

3 看護活動

(1)隔離開始前には，医師により，次の内容について説明が行われるため，患者の理解度を確認する。
- 検出された微生物の病原性や感染性
- 感染症の病態や治療計画
- 隔離実施と隔離解除の基準
- 周囲に対する感染予防の必要性と協力など

(2)患者の感染予防行動について適宜確認し，必要時は説明を補足し，医師からの説明が受けられるように調整する。

(3)隔離期間は感染症法で定められた基準に従う。感染症法で定められていない場合は施設内の基準に従う。隔離解除に向けて，必要な検査が計画的に行われるように調整する。

(4)訪室回数と訪問時間を適切に確保して看護ケアを実施する。これにより，隔離下において転倒などの安全上の問題が発生するリスクを下げ，隔離に伴う患者の不安・ストレスの増強を予防する。

(5)社会とのつながりを維持するため，本人や家族が希望した場合には，必要な感染対策を行ったうえで，家族との面会ができるように調整する。面会時の感染対策について判断に迷う場合は，施設の感染制御部門に相談して協議を行う。また，オンラインや窓ごしでの面会を提案して調整することも有効である。

(6)医療職者間で情報を共有し，多職種チームとして協働する。隔離下でも，必要な治療やケア，リハビリテーションなどが十分に行われるようにする。

E 疾患をもつ患者の看護

1 カテーテル関連尿路感染(CAUTI)患者の看護

カテーテルを留置している以上，尿路感染は避けられない。カテーテル留置の必要性について毎日アセスメントし，カテーテルの早期抜去に努める。また，CAUTI に続発する敗血症により，容態が急変することがあるため，異常の早期発見・早期対処が重要となる(○ 379 ページ)。

1 アセスメント

- バイタルサインの変化：熱型，血圧，脈拍，呼吸，意識
- 尿の性状：色調，臭気
- 検査結果：尿微生物検査，尿定性検査，尿沈渣検査，血液検査
- 恥骨上部の圧痛，腰背部(肋骨脊柱角)の叩打痛
- 基礎疾患・手術歴と尿路感染症の関連性
- 尿道留置カテーテルの継続・抜去・代替法，カテーテル入れかえの必要性の検討
- 飲水量と尿量
- 使用している抗微生物薬とその副作用，過去の薬物アレルギー
- 抗微生物薬による治療への反応と効果
- 疾患と治療に対する理解度
- カテーテル抜去後の尿量，頻尿，排尿痛，尿意切迫感，排尿困難感

2 看護目標

(1)尿路感染症による症状や徴候が改善する。
(2)病態および治療目的を正しく理解できる。
(3)排尿コントロールができる。
(4)尿路感染症の再発予防のためのセルフケアができる。

3 看護活動

(1)尿微生物検査のための尿検体を採取する際は，正しい方法で採取する[1]。
(2)尿道留置カテーテルは適切に管理する(○ 373 ページ，図 6-1)
(3)尿道留置カテーテルの必要性がなければ，医師の指示のもとで早期にカテーテルを抜去する。抜去後に自排尿がない場合は，間欠的導尿などの代替法も検討する。
(4)陰部や皮膚の清潔を保持する。
(5)抗微生物薬の投与時は，副作用について注意深く観察する。
(6)以下の教育的支援を行う。
- 尿道留置カテーテルの使用中は，尿流が保たれるように蓄尿バッグを膀

> **NOTE**
>
> [1]長期間留置された尿道留置カテーテルから尿を採取した場合，カテーテルに定着している細菌が培養され，真の原因菌を反映しないことがある。そのため，CAUTI 発生時や CAUTI が疑われる際に尿検体を採取するときには，カテーテルの入れかえ後に，採尿ポートから採取することが推奨されている。

胱より低く保ち，屈曲やねじれに注意するよう指導する。また，尿道の損傷を防ぐため，カテーテルの牽引や動き，圧迫を防ぐように指導する。
- 経口抗菌薬による治療時は，指示された投与期間をまもり，自己判断で服薬を中断しないように指導する。
- 十分な尿量を確保するため，水分摂取を促す。
- 症状や徴候の増悪があれば，すぐに医療職者に伝えるよう説明する。

2 敗血症患者の看護

敗血症は感染症によって重篤な臓器不全が引きおこされる状態である（▶307ページ）。血圧の低下や意識状態の変化などの急性循環不全を伴うものは敗血症性ショックといい，生命の危機に直結する。バイタルサインの変化に注意し，早期発見・早期対応が重要となる。

1 アセスメント

- バイタルサインの変化と重症度：発熱・低体温，頻脈，頻呼吸，血圧低下，意識障害，尿量減少など
- 意識・呼吸・循環の評価：集中治療室あるいはそれに準ずる場合は，SOFA スコア（▶309ページ，表5-8）を用いて，意識・呼吸・循環，肝機能，腎機能，凝固系を評価する。病院前救護・救急外来・一般病棟では，qSOFA（▶308ページ，表5-6）を用いて評価する[1]。
- ハイリスク因子の確認：免疫能に影響する疾患や治療・処置など（▶表6-2）
- 合併症：多臓器不全，播種性血管内凝固（DIC），急性呼吸窮迫症候群（ARDS），深部静脈血栓症，高血糖，代謝性アシドーシスなど
- 各種治療による症状の変化
- 検査結果：画像検査，血液検査，微生物検査など
- 使用している抗菌薬とその副作用，過去の薬物アレルギー
- 病態や検査・治療に対する理解度や心理的変化

> **NOTE**
> [1] ただし，qSOFA スコアは敗血症のスクリーニングに単独で用いないことが推奨されている（▶308ページ）。

2 看護目標

(1) 敗血症による症状や徴候が改善し，生命の危機的状況を回避できる。
(2) 病態や検査・治療，療養環境に伴う苦痛や不安を表出できる。

▶**表6-2　菌血症・敗血症のハイリスク因子**

- 免疫能が衰えている高齢者や，免疫が未成熟な新生児
- 悪性腫瘍や肝硬変，糖尿病などの基礎疾患がある患者
- 副腎皮質ステロイド薬や免疫抑制薬などを使用している患者
- 抗がん薬治療や放射線療法を行っている患者
- 抜歯などの歯科処置を行った患者や歯周病などがある患者
- 中心静脈カテーテルや尿道留置カテーテルなどを留置している患者

（3）病態や検査・治療の内容について理解し，治療や療養方針について意思
　決定することができる。

3　看護活動

　敗血症は，発熱と悪寒戦慄，頻呼吸などの症状からはじまり，重症化する
と多臓器不全にいたる。バイタルサインの測定により，敗血症性ショックの
徴候を早期に発見し，対処することが重要となる。

（1）バイタルサインを測定し，重症度のモニタリングを行う。また，医師の
　指示のもと，循環・呼吸管理などの全身管理を行う。

- 意識：qSOFA と SOFA スコアの項目である。グラスゴー–コーマ–ス
　ケールを用いて評価する。
- 血圧：qSOFA と SOFA スコアの項目である。
- 体温：発熱することが多いが，体温が上昇しない場合や低体温を示すこ
　ともあるため，注意する。
- 呼吸数：qSOFA の項目である。敗血症が重篤化すると，低酸素性呼吸
　不全や ARDS を引きおこす。呼吸数の増加❶はショック症状の徴候で
　あり，非常に重要である。
- 脈拍：循環不全の代償として頻脈となる。
- 尿量：急性腎障害や急性循環不全により，尿量が減少する急性乏尿とな
　る。
- 皮膚：発症初期にあたたかく湿潤となり，ショックにいたると冷感がみ
　られる。

（2）各種検査❷や検体採取時の介助を行い，すみやかに検体を提出する。

（3）輸液や各種薬剤の投与，抗微生物薬の投与の指示が出されたら，すみや
　かに開始する。

（4）療養環境に伴う患者の苦痛や不安の軽減に努める。

（5）重症度が高い患者の場合は，栄養状態の悪化や廃用症候群の進行を予防
　するため，早期から理学療法士や栄養士などの多職種で連携する。

（6）病状や検査・治療方針に関して，医師が患者・家族へ説明する際には，
　看護師も同席し，患者や家族が今後の治療や療養の選択について，意思
　決定ができるように支援する。

（7）以下の教育的支援を行う。

- 症状や徴候の増悪があれば，すぐに医療職者に伝えるように説明する。
- 患者や家族が治療や療養方針を意思決定する際には，理解できないこと
　があればいつでも医療職者に質問できることを伝える。

3　肺結核患者の看護

　結核は，結核菌を吸入することにより感染が成立する（● 335 ページ）。抗
結核薬による多剤併用療法は，6 か月もしくは 9 か月が標準治療期間である。
抗結核薬の服用の中断は多剤耐性結核菌を発生させる原因となるため，患者

NOTE

❶組織への血液の灌流が低下すると，乳酸の産生が増え，代償作用として呼吸性アルカローシスを伴う過換気が生じ，呼吸数が増加する。

NOTE

❷敗血症では，血液検査や血液培養のほか，培養検査，血液ガス検査などが行われる。

E. 疾患をもつ患者の看護　**381**

が治療を完遂させることが重要となる。

　患者が結核を発症して入院し，退院して通院しながら治療を完遂させるまでには，さまざまな法律や制度が関与する。看護師はそれらを把握し，そのときどきの患者のニーズに合わせて情報を提供し，支援していくことが重要である。

　また，世界保健機関（WHO）は，結核の診断や治療に関連する差別や偏見，人権に関連する結核ケアの障壁が，患者のメンタルヘルスに悪影響をおよぼす[1]としており，結核患者のメンタルヘルスケアは重要課題である。結核は患者個人の問題だけでなく，社会的問題をも包含した感染症である。

1 アセスメント

（1）家庭・学校・職場環境などにおける結核患者との接触歴，結核蔓延国への渡航歴，結核既往歴，抗結核薬中断歴

（2）結核感染のハイリスク因子

- 免疫抑制薬治療中など，免疫能低下の要因はないか。
- 糖尿病，慢性腎不全，塵肺，珪肺，HIV 感染症などの基礎疾患はないか。
- 高齢者，喫煙者，栄養状態の低下などのハイリスク因子はないか。

（3）結核の臨床症状

- 呼吸器症状：2 週間以上持続する咳嗽，喀痰，血痰，喀血，胸痛，息切れ，呼吸困難
- 全身症状：発熱，睡眠中の発汗（盗汗），全身倦怠感，易疲労感，体重減少・食欲不振

（4）心身の機能と ADL の程度

（5）検査結果：胸部 X 線検査，白血球・好中球数，CRP，インターフェロンγ遊離試験，喀痰の結核菌検査❶

（6）抗結核薬の副作用の有無：肝障害，腎障害，神経障害（中毒性視神経障害，難聴・耳鳴り・眩暈，末梢神経障害），骨髄機能の異常（白血球減少，血中ヘモグロビン低下，血小板減少など），皮膚症状など

（7）患者の理解度の程度：疾患，検査，治療方針，隔離の必要性

（8）心理状況：隔離に伴う精神的不安，抑うつ，閉塞感，不眠，ストレスなどの言動

（9）服薬管理能力：退院後の継続治療を見すえた服薬管理能力の評価および家族などによる服薬サポートの有無

（10）社会復帰：入院に伴う社会生活の変化および退院後の生活や社会復帰に関する患者・家族の不安

> **NOTE**
> ❶喀痰を用いた結核菌検査には，塗抹検査と核酸増幅検査，培養検査，薬剤感受性検査がある。

1）WHO: Mental health - a human right for people affected by tuberculosis.（https://www.who.int/news/item/09-10-2023-mental-health-a-human-right-for-people-affected-by-tuberculosis）（参照 2024-05-15）.

2 看護目標

(1) 疾患や検査・治療方針を理解し，排菌がみられなくなるまで隔離下での入院治療を継続できる。
(2) 直接服薬確認療法（DOTS）の必要性を理解し，退院後の抗結核薬による治療継続の必要性を理解できる。
(3) 結核に伴う症状が緩和され，また抗結核薬による副作用が増強しない。
(4) 心身の機能を維持し，退院後の治療や社会復帰に向けた準備ができる。
(5) 不安や苦痛を表出できる。

3 看護活動

■ 症状の緩和，栄養状態の維持・改善とADLの維持

(1) 発熱時には，寝衣・寝具の調整や冷罨法により，体温調整の援助を実施する。体力の消耗を最小限にするために，医師の指示により解熱薬の投与や時間を調整する。
(2) 気道の浄化をはかる。
(3) 発熱や倦怠感，咳嗽などの症状や，抗結核薬の副作用に伴う食欲不振の有無，食事量・体重の変化を確認する。また，これまでの食生活や嗜好を聞きとり，栄養士や医師と相談して，食事内容を検討して栄養状態の改善をはかる。
(4) ADLの低下を予防し，改善するために，理学療法士と協働する。

■ 隔離と，周囲への感染予防

(1) 疾患に対する患者の受容の程度を観察し，検査・治療方針・隔離の必要性および隔離解除の基準に関する理解度を確認し，必要時は医師の説明を補足する。
(2) 訪室回数と訪問時間を適切に確保して看護を行うことで，筋力低下やADL低下による転倒などの安全上の問題を回避する。隔離による不安や孤独感，疎外感，ストレス増強などによる不利益を予防する。
(3) 社会とのつながりを維持するため，本人や家族が希望すれば，必要な感染対策を行ったうえで，家族との面会ができるよう調整する。また，必要に応じてオンラインなどでの面会も設定する。

■ 服薬支援

● **服薬アドヒアランスの向上**　抗結核薬による薬物療法は，6か月または9か月間という長期にわたって実施される。薬物療法の中断により，結核が再発したり薬剤耐性が発生したりするリスクがあるため，患者が服薬継続の重要性を理解して，服薬を継続できるように支援を行う。

結核治療では，薬物療法を完遂するために，後述するDOTSが実施される。患者と医療職者がパートナーとして治療に参加し，薬物治療に関する情報を共有し，問題を話し合うために適切な機会をもち，服薬継続を阻害する因子に対応することが重要である❶。

● **服薬支援ツール**　服薬習慣を継続するためには，**服薬手帳**❷や服薬管理

NOTE

❶ 患者と医療職者は同じチームの一員ととらえ，パートナーシップに基づき，両者間で情報を共有し，対等の立場で話し合ったうえで治療を決定していく考え方を，コンコーダンスという。

❷ **服薬手帳**
DOTS手帳，DOTSノートなどとよばれることもある。各自治体により用意されている場合もある。

用アプリなどの支援ツールを活用すると効果的である。服薬手帳には、服薬計画や服用方法、副作用情報が書かれているほか、服薬数や体調の変化、副作用徴候、医療機関の受診などについて、患者自身や服薬支援者が記入できるようになっている。外来受診時に持参するように伝え、患者・家族と医療職者で情報を共有し、患者が必要な支援を受けられるように調整する。

● **薬物の副作用の徴候**　抗結核薬の副作用には、視神経障害やめまい、耳鳴りなどのように、進行すると不可逆的なものもある（●338ページ）。そのため、患者の自覚症状による発見が重要となる。医師や薬剤師などとともに、薬剤の副作用やアレルギーについて説明する。看護師は、患者の状態を注意深く観察し、患者自身で自覚症状を表現できるようにかかわる。また、副作用がみられた場合は、すみやかに医師に報告するよう伝える。

■ **直接服薬確認療法（DOTS）**

　直接服薬確認療法 directly observed therapy, short-course（**DOTS**）においては、医療従事者などの責任のある第三者が患者の服薬を直接確認し、患者に対する教育や、多職種・多機関との連携など、長期的・計画的な服薬支援が行われる（●column）。

● **対象者・目的**　DOTS の対象者は、結核患者および潜在性結核感染症の者である。対象となる患者が、必要な服薬治療を完遂し、確実に結核を治癒させることを目的として実施される。また、再発や薬剤耐性菌の出現を防止し、結核の蔓延を抑制することも目的の1つである。

● **院内 DOTS**　入院中の結核患者に対しては院内 DOTS を実施する。院内 DOTS は、患者の治療完遂を目ざして、患者が入院している病院が主体となり、地域の医療機関や保健所などと連携して、治療終了まで一貫した支援を行うシステムである。おもに次の3つを実施する。

　①**教育指導**　結核の知識、服薬の重要性などについて十分に説明を行う。

　②**服薬支援**　医療職者による直接服薬確認および患者の結核・治療の理解度に関する評価を行う。

　③**保健所などとの連携**　患者の治療および服薬に関する情報を、DOTS カンファレンスまたは個別の連携により、保健所などと共有し、必要に応じて諸制度を活用する。

---

column　**DOTS 戦略**

　結核治療において、治療中断による治療からの脱落や不完全な治療を防ぎ、再発や薬剤耐性化を未然に防ぐため、患者が服薬することを目の前で確認する directly observed therapy（DOT）という手法は、かねてから一部の地域で行われ、治療効果を上げていた。

　1995 年、WHO は世界各地の結核を撲滅することを目ざし、直接服薬確認の手法を徹底して結核治療を短期で終わらせる DOTS（directly observed therapy, short-course）戦略を提唱した。DOTS は、単に「患者が服薬することを目の前で確認すること」という意味だけでなく、服薬管理や行政による支援も含めた包括的戦略として意味づけられている。

　日本では、2003（平成 15）年に、厚生労働省が「日本版 21 世紀型 DOTS 戦略推進体系図」を発表して以来、地域の実情に応じて、服薬確認を軸とした患者支援への積極的な取り組みがなされるようになった。

DOTSカンファレンスは，保健所が主体となって行われる❶。入院中の患者に対しては，保健所は主治医と担当看護師を交えた個別のDOTSカンファレンスをもつ。退院前には，必要に応じてソーシャルワーカーなども参加する。また，保健所は主治医の診療方針に基づいて**個別患者支援計画**❷を作成し，退院後の確実な服薬支援方法について検討・協議する。

● **地域DOTS**　患者の退院後は，保健所が主体となり，地域DOTSを実施する。地域DOTSは，患者の治療中断リスクや背景，環境などを考慮し，患者と相談のうえ，最も適切かつ確実な服薬確認の頻度と方法を採用する。

　①**外来DOTS**　治療中断のリスクが高い患者が対象となる。患者は，病院・診療所の外来や薬局，保健所などに毎日通って服薬指導を受ける。

　②**訪問DOTS**　高齢者や単身者など，服薬支援の必要な患者に対して行われる。地域の**服薬支援者**❸が，週1〜2回以上，家庭訪問をして服薬指導をする。

　③**連絡確認DOTS**　自己管理をしているすべての患者が対象となる。月1〜2回以上，保健師や服薬支援者が，訪問や電話などにより服薬状況を確認する。

患者と家族の心理・社会面の支援

● **セルフマネジメント能力の向上**　結核は，化学療法の終了後1年以内に再発することが多いため，2年間の追跡が必要となる。長期にわたる治療の継続の必要性や，他者への感染防止について患者自身がよく理解し，セルフケアを継続していくためには，セルフマネジメント能力の向上が重要となる。再発についての患者の認識を確認し，定期的な受診の重要性を説明する。

● **メンタルヘルスケア**　学校や職場，家族に対して接触者健診が必要となる場合，患者は感染したことに対して罪悪感を感じ，また結核に対する誤った知識により退院後の家庭生活や社会復帰への不安を感じることがある。看護師は，状況に応じて，多職種で連携して，適切な情報を提供し，不安を解消することが重要である。

● **社会資源についての情報提供**　長期にわたる治療は，患者に経済的な不安をもたらす。結核の治療費は，感染症法により医療費の公費負担といった助成が行われる。患者の状況に応じて，制度や関連機関の情報を提供する。

他機関・地域との連携

● **保健所との連携**　患者が適切に治療を継続できるように，医療機関と保健所は密接な連絡をとる必要がある。また保健所は，接触者健診を行い，①感染者や発病者の早期発見，②感染源の把握，③感染者の発病予防を行う。医療機関と保健所は，治療および患者支援に関する情報共有を行う。

4 HIV感染症患者の看護

　ヒト免疫不全ウイルス（HIV）感染症は，HIVを含んだ血液や体液などを介して感染する（◉327ページ）。HIV感染者の中心は20〜30代である❹。後天性免疫不全症候群（AIDS，エイズ）は，HIVの感染により免疫能が低下し，

NOTE

❶ DOTSカンファレンスの参加者は以下の通りである。
・医療機関：医師，病棟看護師，外来看護師，ソーシャルワーカー，薬剤師，臨床検査技師など
・保健所：医師・保健師・結核事務担当者など
・その他関係機関：社会福祉士，介護関係者など

❷ **個別患者支援計画**
退院後に，いつ，だれが，どのように，服薬確認するのかといった，具体的な服薬支援方法の計画である。治療中断のリスクや患者の利便性，地域の実情を考慮して，外来DOTS，訪問DOTS，連絡確認DOTSを選択する。

❸ **服薬支援者**
患者の服薬を見届ける，あるいは見まもる者のことである。該当する職種は，病院や診療所，薬局，保健所，介護保険関係機関などの看護師，保健師，薬剤師，社会福祉士などである。

NOTE

❹ 感染経路別にみると，男性の同性間性的接触が半数以上を占めている。

さまざまな日和見感染症や悪性腫瘍といった AIDS 指標疾患(● 328 ページ, 表5-18)を発症した状態のことである。

　HIV 感染症は，かつては死にいたる感染症として恐れられていたが，抗 HIV 薬の開発や，多剤併用療法などの治療方法の進歩により，近年では慢性的に経過する疾患としてとらえられており，多くの HIV 感染者は外来通院で抗 HIV 薬による治療を継続しながら社会生活を送っている。抗 HIV 治療においては，多剤併用療法により，血中ウイルス量をできる限り長期に検出限界以下に抑えつづけることが目標となる。目標達成のためには，患者が服薬を中断することなく，規則正しい服薬を続けることが重要となる。

　看護師は，患者が治療と日常生活を両立できるよう，意思決定やセルフマネジメントに対する支援を行う。社会の HIV 感染症に対する誤解や偏見，差別は根強く，患者の心身だけでなく生活にまで影響が及ぶことがある。看護師は，療養生活における患者のニーズを把握し，各専門職と連携して問題解決に向けた調整を行う。

1　アセスメント

(1) 全身症状(急性期の場合)：発熱・倦怠感・咽頭痛・筋肉痛などのインフルエンザ様症状
(2) 日和見感染症の症状
- 帯状疱疹：ピリピリした痛み，片側に発生する発疹や水疱
- カポジ肉腫：皮膚にみられるスミレ色の腫瘍，便の性状や色❶
- ニューモシスチス肺炎：発熱や咳嗽，体動時の息切れ，呼吸困難感，経皮的酸素飽和度(SpO_2)の低下
- カンジダ症：舌や頬の内側にあらわれる白斑❷
- 進行性多巣性白質脳症：運動失調，不全片麻痺，視覚・言語・意識・認知障害，痙攣
(3) 検査結果：HIV-RNA 量，CD4 陽性 T 細胞数など
(4) 抗 HIV 薬の副作用症状：代謝異常と動脈硬化性疾患，肝障害，腎障害，薬疹，骨壊死・骨粗鬆症，中枢神経症状，精神症状，ミトコンドリア障害(●331 ページ)，体重増加など
(5) 服薬アドヒアランス：患者の疾患に対する知識や理解，受容の程度，自己管理意識，生活リズムと通院や服薬タイミングの不一致，抗 HIV 薬の副作用，プライバシー保持，経済的負担など
(6) 家族やパートナーなど，支援が可能な人の存在
(7) セルフマネジメント能力：疾病に対する知識と理解の程度，感染予防に対する認識，性感染症予防
(8) 社会生活の状況，社会的支援や社会資源の活用状況

2　看護目標

(1) 疾患を受容し，抗 HIV 薬による治療の必要性や合併症を予防するための治療方針・内容について理解することができる。

NOTE

❶カポジ肉腫のできやすい場所は皮膚であるが，消化管にできた場合は下血する場合がある。

❷白斑は，気道・気管・皮膚にもできることがある。

（2）服薬アドヒアランスの重要性を理解し，日常生活で必要なセルフケアを実践するための適切な方法を獲得できる。

（3）さまざまな不安や心配，葛藤，孤立感といった心理状態が治療に悪影響を及ぼさないよう，必要時は協力者や医療職者に支援を求めることができる。

3 看護活動

▌服薬指導と服薬アドヒアランスの向上

（1）服薬の中断は薬剤耐性ウイルスの出現につながるため，定期受診を継続して高い服薬率が維持できるよう，多職種で連携する。疾患や治療に関する理解度を確認しながら説明を行う。

（2）飲み忘れ予防のために，アラームやピルケースの利用，一包化，病気を知る身近な理解者からの声かけなど，実施できる方法をともに考える。

（3）治療効果への期待を共有し，継続して内服するための具体的な方法について話し合い，意思決定できるように支援する。

（4）服薬の中断や飲み忘れがあった場合，患者を非難するのではなく，服薬アドヒアランスに影響する要因をリストアップして，内服の継続が可能な方法について，話し合う。

- ライフスタイル：起床時間，就寝時間，仕事，内服時間，困難な点など
- 副作用による苦痛の有無，症状の確認
- 飲みつづけることへの負担感，無力感，自己効力感の低下の程度
- 経済的問題

▌感染予防

CD4 陽性 T 細胞が 200/μL 未満では，日和見感染症を発症しやすくなる。手洗い・うがいを励行し，人込みに行くことはできるだけ避けるよう指導する。また，生ものや生水に対する抵抗力も弱くなるため，加熱したものを摂取するよう指導する。日和見感染の予防薬についての服薬支援を行う。

効果的な抗 HIV 治療を受け，ウイルス量が検出限界値未満を維持できていれば，HIV の性感染リスクはゼロになる（● 330 ページ，column）。しかし，HIV 感染症以外の性感染症❶に対する感染予防は引きつづき重要であることを説明する。

▌セルフマネジメントの支援

よりよい生活習慣が，疾患の再発予防だけでなく，合併症の予防にもつながる❷。規則正しい食生活や禁煙・禁酒，適切な体重管理，口腔内の清潔，血圧管理，適度な運動と休息について指導する。患者自身が達成可能な具体的な目標を設定して実行できるよう，また自己効力感を高められるよう支援を行う。

症状や治療の有無にかかわらず，合併症の早期発見と治療継続のため，定期的に受診できるよう支援する。

▌社会生活の支援

患者本人だけでなく家族やパートナーがかかえる日常生活上の問題を解決

NOTE

❶ウイルス性肝炎や梅毒，クラミジア，淋病などがある。

❷HIV 感染者は，非感染者と比較して，心血管系疾患や悪性腫瘍の合併率が高いため，生活面における指導や検診の積極的な受診を促すことが重要である。

できるよう，社会資源についての情報を提供し，活用できるよう支援する。

(1) 経済的支援：抗HIV薬は高額であり，健康保険だけでは費用負担が大きい。患者は，通院や治療に関する経済的な負担を感じていることが多い。HIV患者に対する制度には，高額療養費制度や自立支援医療制度❶（更生医療），身体障害者手帳の交付，重度心身障害者医療費助成制度，障害年金などがある。医療ソーシャルワーカーと連携して情報提供を行う。

(2) 相談窓口・カウンセリング制度：自治体やエイズ診療拠点病院（◯331ページ）の個別の相談窓口などとの連携を行う。これらの病院には派遣カウンセリング制度があり，自治体から任命された専門家が心理・社会的支援を行っているため，必要時に活用できるよう調整する。

(3) 患者会：NPOや患者会などの情報を提供する。

不安や孤立感，絶望感などに対する精神的支援

告知を受けた患者の多くは，パートナーとの関係への影響やプライバシーの漏洩，人間関係への影響，社会からの偏見・差別について，不安を感じる。また，他人に相談することができず，孤独に陥ることもある。症状や治療状況について，医療職者に相談できるよう，プライバシーを保護し，医療職者間での説明内容を統一し，つねに正しい情報提供を行うことで，信頼関係を構築することが重要である。精神的支援においては，次の点に留意する。

(1) プライバシーやセクシュアリティにかかわる話をする際は，個室を用意するなど，プライバシーをまもれる環境を確保する。

(2) 告知時には，患者の精神状態や，疾患に対する理解度を観察する。

(3) 患者の思いや感情を受けとめ，傾聴する。

(4) 必要時は，心理カウンセラーなども含めた多職種と連携する。

▱ NOTE
❶自立支援医療制度
　心身の障害を除去・軽減するための医療について，医療費の自己負担額を軽減する公費負担医療制度である。HIVによる免疫機能障害は，身体障害者福祉法第4条で身体障害として規定されており，その治療費は，本制度の更生医療に位置づけられ，医療費助成の対象となっている。

📝 work 復習と課題

❶ 感染症が疑われる症状がみられる患者の看護のポイントについて，おもな症状ごとにまとめなさい。

❷ カテーテル関連尿路感染（CAUTI）とカテーテル関連血流感染（CRBSI）を予防するための看護のポイントについて，それぞれまとめなさい。

❸ 敗血症のハイリスク因子にはどのようなものがあるか。

❹ 隔離入院となった肺結核患者において，人権上配慮すべき点をまとめなさい。

❺ 長期服薬が必要な感染症患者において，服薬アドヒアランスを高めるための支援について，まとめなさい。

― 感染症 ―

第 7 章

事例による看護過程の展開

A 肺結核により隔離入院となった患者の看護

　結核は感染症法の二類感染症に指定されており，感染拡大予防のため，排菌している結核患者は結核病床を有する指定医療機関に隔離入院となる（▶376ページ）。排菌のある結核患者は，身体的・精神的・社会的な問題をかかえつつ，長期にわたる治療を継続しながら，社会生活を送ることになる。看護師は，患者の経過とニーズに応じて，適切な看護を提供していく必要がある（▶380ページ）。

1 患者についての情報

■1 患者プロフィール

- **患者**：Sさん（59歳，男性）
- **入院時診断名**：肺結核
- **既往歴**：高血圧（52歳から降圧薬を服薬中），結核の既往はない。
- **喫煙歴**：あり。1日10本×35年間，入院の約1か月前から喫煙はやめている。
- **アレルギー**：とくになし。
- **家族構成**：妻（58歳，無職），長女（30歳，会社員），次女（28歳，会社員）。妻は同居しており，長女と次女は結婚して別居している。
- **職業**：会社員。事務職で，デスクワークを行っている。
- **渡航歴**：なし
- **ペットの飼育歴**：なし。その他，動物との接触なし。
- **感染経路**：不明
- **ADL**：すべて自立

■2 入院までの経過

　会社の定期健康診断は受診しており，昨年6月に受けた胸部X線検査は正常であり，これまでも異常を指摘されたことはなかった。2月初旬ごろから咳嗽が出はじめ，約2か月間続いた。喀痰があり，微熱であったことから，軽いかぜだろうと考えていた。4月中旬，咳嗽や発熱が続き，さらに食欲が低下した。5月初旬に倦怠感が増強したため，会社を休んで医療機関を受診したところ，入院となった。

■3 入院時の患者に関する情報

- **全身症状**：意識清明，血圧136/82 mmHg，脈拍数82回/分，体温37.2℃，呼吸数14回/分，経皮的酸素飽和度（SpO_2）97%（室内気），倦怠感あり，食欲不振あり
- **呼吸器症状**：咳嗽あり，喀痰（白色，粘稠性）あり，呼吸困難なし，胸痛なし
- **身体所見**：身長172 cm，体重55.3 kg，BMI 18.7。体重は2か月前から約

4 kg 減少した。

- **血液データ**：総タンパク質(TP)6.6 g/dL，アルブミン(Alb)3.8 g/dL，AST 33 U/L，ALT 30 U/L，尿素窒素(BUN)14 mg/dL，クレアチニン(Cr)0.7 mg/dL

4 入院後の検査結果と治療方針

胸部単純 X 線検査で左上肺野に異常陰影をみとめた。喀痰の抗酸菌塗抹検査2+，核酸増幅検査で結核菌が陽性であったことから，肺結核と診断され，結核病棟に入院となった。

抗結核薬であるイソニアジド(INH)，リファンピシン(RFP)，ピラジナミド(PZA)，エタンブトール塩酸塩(EB)による4剤併用療法が実施されることになった。

医師はただちに管轄保健所に届出を行い，接触者健診が実施された。接触者健診の対象者は，Sさんと濃厚接触のあった家族や親戚，会社の同僚，友人などであった。会社の同僚は，Sさんと同じ部署に所属していた者や喫煙室で一緒になった者，一緒に飲食に行った者などであった。

5 入院中の状態

Sさんに対して，医師より入院計画について説明がなされた。排菌がおさまるまで入院する必要があることが伝えられた。Sさんは，突然の隔離入院に動揺し，「家族や会社の同僚に感染させてしまったのではないか」と不安を感じていた。また，接触者健診を受けてもらったことや長期にわたり会社を休むことについて，「家族や同僚に迷惑をかけた」と罪悪感があることを話していた。

- **全身症状**：体温 37.0℃，呼吸数 14 回/分，SpO₂ 98%(室内気)，軽度の倦怠感あり，食欲不振なし
- **呼吸器症状**：咳嗽あり，喀痰(白色，粘稠性)あり，呼吸困難なし，胸痛なし
- **副作用に関連する症状**：皮疹なし，瘙痒感なし，吐きけなし，視力・視覚は事前検査と変化なし，めまい・耳鳴りはなし，手指や下肢のしびれはなし
- **血液データ**：TP 7.2 g/dL，Alb 4.0 g/dL，AST 54 U/L，ALT 60 U/L，総ビリルビン 0.8 mg/dL，BUN 19 mg/dL，Cr 0.8 mg/dL
- **身体所見**：体重 57.4 kg，BMI 19.4
- **院内 DOTS**：薬物療法の開始時には，看護師は薬剤師とともに，服薬計画と服薬方法，副作用の徴候，服薬手帳の記入方法などについて指導を行った。薬物療法の開始1週間は，Sさんは看護師の目前で服薬を行い，服薬手帳に記録していった。Sさんは，服薬の重要性を理解し，正しい服薬ができていたので，入院2週間目からは，Sさん自身で服薬を管理することになった。看護師は，Sさんが飲み終わったあとの薬の包装を確認しながら，服薬手帳をチェックして，服薬確認を行った。

6 退院へ向けての情報

- **DOTS カンファレンスの実施と地域 DOTS への移行**：管轄保健所と連携を行い，DOTS カンファレンスが実施された。保健所により退院後の個別患者支援計画が作成された。管轄保健所による訪問 DOTS と，保健師

が電話により服薬状況を確認する連絡確認DOTS（● 384 ページ）が行われ
ることとなった。
- **家族**：妻と2人暮らし。Sさんは，服薬は自己管理できるが，妻が協力者
となり服薬管理をサポートできる。

✔ 情報収集のポイント

- ☐ **入院前**：症状の観察と検査結果の確認とともに，原因微生物や感染経路の同定
のため，既往歴，職歴，シックコンタクト（● 271 ページ）など，患者背景につい
て聞きとる。
- ☐ **入院時**：原因微生物や疾患に応じて，適切な感染対策を行う。症状・所見の変
化と薬物療法の副作用徴候について観察する。服薬状況について確認する。
- ☐ **退院後の生活に向けて**：治療を長期にわたり継続できるよう，服薬アドヒアラ
ンスが阻害されるリスク因子について確認する。
- ☐ **患者の理解度**：疾患や感染予防，服薬継続の重要性，感染症の再発の徴候や薬
物療法の副作用とその対処法についての理解度を確認する。

2 看護過程の展開

1 アセスメント

▌ 感染経路，既往歴，治療中断歴

　Sさんの家族や会社などに結核患者がいるか，結核患者と接触したことが
あるかを確認したが，明確な感染経路についての情報はなかった。Sさんに
は結核の既往歴はなく，会社の定期健康診断で異常を指摘されたこともなく，
結核のハイリスク因子である免疫抑制薬などの使用もなかった。しかし，喫
煙歴があり，結核の発症リスクを高めた可能性はある。

▌ 疾患や検査・治療方針，隔離の必要性に対する理解

　Sさんは入院時に肺結核の病態や今後の検査・治療方針，隔離の必要性な
ど，入院計画について説明を受けた。しかし，急な入院により動揺していた
ため，これらに関する理解度について再確認し，必要な情報を補足説明して
いくことが必要である。

▌ 結核に関連する症状，ADL の程度

　結核による咳嗽の持続，発熱，倦怠感，食欲不振などにより体重が減少す
ると，全身が衰弱し，ADLの低下につながる。そのため，まずはSさんの
症状を緩和し，改善する必要がある。また，栄養状態の不良や睡眠不足は，
心身の回復を妨げるため，栄養状態と睡眠について継続的に評価を行う必要
がある。

▌ 患者の服薬管理能力

　肺結核は，長期にわたり抗結核薬を服用し，治療を完遂する必要がある。

そのため，Sさんの服薬管理能力を評価し，教育的支援を行う必要がある。また，肝障害や腎障害，神経障害といった抗結核薬の副作用に対する理解や，それらの症状が出現した際に医療職者に報告する必要性を理解しているかを評価する。院内DOTSを実施しながら，Sさんが結核に対する理解を深め，服薬が継続できるように支援する必要がある。

心理状況の把握

Sさんは，検査などで室外へ出ること以外は，病室内で過ごさなければならなくなった。隔離環境に伴う孤独感や，周囲に感染させてしまったのではないかという罪悪感，家庭や職場での役割が遂行できなくなったことについての心配，経済的不安や社会復帰への不安など，さまざまな思いをいだいている可能性がある。

2 看護問題の明確化

上記のアセスメントの結果から，以下の看護問題を抽出した。

#1 肺結核に伴う症状により，身体機能の低下がある。

#2 服薬が継続できないリスクがある。

#3 隔離に伴う不安に加え，入院により役割が遂行できなくなることや社会復帰に関する不安がある。

3 看護目標と看護計画

#1 肺結核に伴う症状により，身体機能の低下がある。

咳嗽・喀痰の持続，発熱，倦怠感，食欲不振といった症状は，患者にとって苦痛であり，身体機能の回復を妨げる可能性がある。

看護目標

肺結核に伴う全身症状が改善する。

看護計画

● 観察計画

- 発熱の状態
- 呼吸器症状の経過：咳嗽の有無や頻度，喀痰（量・性状・色調など），喀血の有無，呼吸困難の有無
- 呼吸状態：呼吸数，呼吸様式（呼吸補助筋の使い方），呼吸の深さ・パターン，肺野の副雑音の有無，SpO_2
- 気道浄化：気道内貯留物の有無，自己喀出の程度
- 睡眠状況：睡眠時間，睡眠に対する満足感，睡眠時の体位
- 検査所見：喀痰検査，胸部X線，胸部CTなど
- 倦怠感の有無
- 栄養状態：食欲，食事摂取量，水分摂取量，体重，血液検査データ（TP，Alb，電解質など），嗜好や入院前の食生活
- ADLの程度

● 実施計画

(1) 発熱時には，寝衣・寝具の調整や冷罨法により体温調整の援助を実施す

る。体力の消耗を最小限にするために，医師の指示に基づいて解熱薬の投与について調整する。

(2)咳嗽による睡眠障害や苦痛がある場合は，医師の指示に基づいて鎮咳薬の投与を行う。

(3)清潔・更衣などのセルフケア行動が行えていない場合は，ケアを行う。

(4)ADL低下の予防に努める。呼吸・排痰法の指導のために，理学療法士と協働する。

(5)栄養士に相談し，食事内容を検討して栄養状態の改善をはかる。

● 教育計画

(1)症状による苦痛が強い場合は，医療職者に報告するよう説明する。

(2)痰が貯留しているときの自己排痰の方法について指導する。

(3)退院後の生活を見すえ，症状が緩和しているときは，筋力低下やADL低下の予防のために，可能な範囲でセルフケアを行うことを説明する。

(4)Sさんと家族に，バランスのよい食事をとることの重要性を説明する。

(5)退院後も禁煙を継続することの重要性を説明する。

#2　服薬が継続できないリスクがある。

Sさんは，結核にはじめて罹患したこと，抗結核薬による治療や副作用に関する知識が不足していること，副作用の出現リスクがあること，治療が長期にわたることから，服薬の継続ができないおそれがある。

看護目標

(1)服薬を継続する必要性を説明できる。

(2)服薬管理が実施できる。

看護計画

● 観察計画

- 治療計画や抗結核薬の副作用についての理解度
- 服薬手帳などの支援ツールの活用状況
- 退院後の服薬管理方法についての考え，具体的なイメージ
- Sさんや家族のDOTSについての理解度
- 家族背景，サポート状況

● 実施計画

(1)入院中から規則正しく決まった時間に服薬するように援助する。看護師は，配薬を行い，患者とともに服薬する薬剤を確認し，患者が薬剤を飲み込むのを目で見て確認する。

(2)服薬を忘れないようにする方法を，患者と相談する。

(3)管轄保健所の保健師と連携して，退院後すぐに地域DOTSを始められるように調整する。

● 教育計画

(1)医師や薬剤師と連携して，治療計画や抗結核薬の副作用について説明する。症状がなくなったあとも，指示された治療期間は服薬を継続すること，継続の重要性や中断した場合のリスクについて説明する。

（2）副作用の徴候がみられたら，すぐに医療職者に伝えるように指導する。

（3）服薬手帳や服薬カレンダー・薬箱（ピルケース），服薬支援アプリなど，服薬管理を補助する方法を活用することについて説明する。

（4）DOTS による具体的な服薬確認方法とその必要性について説明する。

#3　隔離に伴う不安に加え，入院により役割が遂行できなくなることや社会復帰に関する不安がある。

　隔離に伴い，家庭や職場での役割が遂行できなくなること，家族や会社の同僚に対する心配や罪悪感など，さまざまな思いをいだいている。

▌ **看護目標**

（1）不安や孤独感など，さまざまな思いを表出できる。

（2）隔離環境においても，社会とのつながりを維持することができる。

（3）不安が軽減される。

▌ **看護計画**

● **観察計画**

- 不安の程度：言動や表情
- 日常生活への支障の程度：食事摂取量，睡眠状況など
- 不安の誘因
- 家族や職場のサポートの程度
- 疾患や隔離環境，治療方針，公費負担制度などについての理解度

● **援助計画**

（1）不安や孤独感，心配ごとなどについて，言葉で表現するように援助し，患者や家族の思いを傾聴する。

（2）不安のコントロールが困難な場合は，カウンセラーや臨床心理士によるメンタルヘルスケアを行う。

（3）本人や家族が希望すれば，必要な感染対策を行ったうえで，家族との面会ができるように調整する。また，電話やオンライン会議ツールなどを積極的に活用する。

● **教育計画**

（1）不安や心配ごとは，いつでも医療職者に伝えてよいことを説明する。

（2）不安の誘因が，医療職者からの情報不足によるものであれば，必要な情報について補足説明を行い，家族とも情報を共有する。

4　実施と評価

#1　肺結核に伴う症状により身体機能の低下がある。

　S さんは咳嗽や喀痰が継続していた。喀血や呼吸困難はなく，呼吸状態の悪化はみられなかった。S さんの睡眠時間は約 6 時間であり，咳嗽と喀痰のため夜間に覚醒することはあったが，睡眠に対する満足感はあった。

　喫煙歴があり，喀痰が続いていたことから，看護師は S さんの痰の量と性状を観察し，気道の浄化がはかれているかを確認した。さらに看護師は，S さんに排痰の必要性を説明して，効果的な排痰法を指導したところ，S さ

んは自己で排痰することができていた。Sさんは入院前から禁煙しており，退院後も禁煙を継続すると述べていた。

　入院当初は倦怠感が強く，清潔や更衣，食事，排泄のセルフケア行動はなんとか自立していたものの，ベッドに寝ていることが多かった。気分がよいときは座位の時間を多くしたり，室内歩行をすすめた。退院が近づくころには，Sさんは日中のほとんどを座位で過ごしていた。

　Sさんは少しずつ食欲も出てきていると述べており，食事摂取量は徐々に増やすことができた。体重は徐々に増加し，TPやAlbは改善した。

　抗結核薬の副作用として肝障害や胃腸障害があるため，これらの副作用による食欲不振や吐きけがないか，Sさんの自覚症状を確認した。血液検査ではAST値やALT値に上昇がみられたが，食欲はあり，吐きけはなかったことから，抗結核薬による治療は継続された。肺結核に伴う全身症状が改善されたことから，目標は達成された。

#2　服薬が継続できないリスクがある。

　入院中は，院内DOTSにより，看護師の直接確認下での服用が行われたため，飲み忘れはなく，服薬できた。医師や薬剤師と連携し，治療計画や抗結核薬の副作用を説明した。結核症状がなくなったあとも，医師が指示した治療期間は服薬を継続する必要があることや，中断した場合には薬剤耐性が発生するリスクがあることを説明した。

　また，退院後の服薬管理方法について，Sさんの考えを確認した。Sさんは「薬は忘れずに飲みます。飲み忘れがないように，携帯電話の通知機能を使うようにしたいです。1週間分の薬を入れる容器を買って，いつも見える場所に置いておこうと思います」と，具体的な方法を述べることができた。

　Sさんは自己管理による服薬を行い，服薬を継続する必要性を理解しており，退院後の具体的な服薬管理方法を述べることができたことから，目標は達成したと考える。退院に向けたDOTSカンファレンスにより，今後は継続して地域DOTSを行い，Sさんの服薬支援を行うことを確認した。

#3　隔離に伴う不安に加え，入院により役割が遂行できなくなることや社会復帰に関する不安がある。

　Sさんは，家族や会社の同僚に感染させたのではないか，迷惑をかけたのではないかという罪悪感をもっていた。また，個室での隔離による孤独を感じており，入院当初は表情もかたく，目を閉じてじっとしていることが多かった。医師から肺結核の病態や隔離期間の見通し，退院が可能となる基準について，再度，補足説明がなされた。Sさんは，「会社の上司と電話で話すことができた。迷惑をかけたが，心配してくれていた。退院後は体調しだいではあるが，思っていたより早く職場に復帰できそうだ」とおだやかな表情で話していた。

　また，妻は看護師からN95マスクの着用方法について指導を受けて，2日おきにSさんと面会していた。ときおり娘や孫らとオンライン会議ツー

ルを使って会話しており，家族に対して思いを表出して，不安や孤独感を軽減することができていた。

3 事例のふり返り

　結核患者の看護はおもに，① 結核によっておこる症状を観察して改善すること，② 長期にわたる抗結核薬の服薬継続の支援（DOTS），③ 抗結核薬の副作用を観察して早期発見すること，④ メンタルヘルスケアを行うこと，がポイントとなる。

　肺結核は，患者個人だけの問題ではなく，家族や周囲への影響も大きい。管轄保健所と連携しながら，患者や家族への長期的な支援を行うことが重要である。

巻末資料

定期予防接種スケジュール

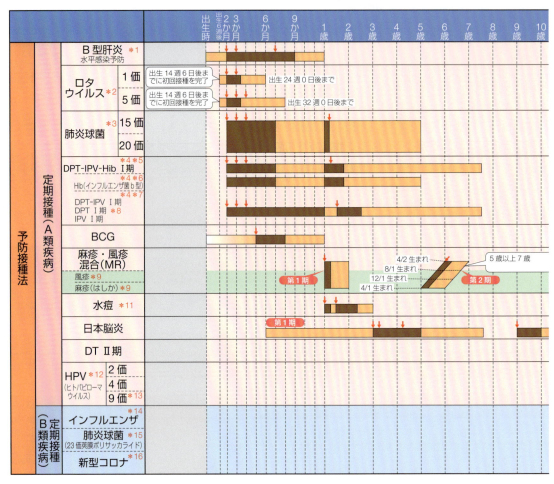

予防接種法に基づく定期の予防接種は，本図に示したように，政令で接種対象年齢が定められている。この年齢以外で接種する場合は，任意接種として受けることになる。ただしワクチンごとに定められた接種年齢があるので注意すること。
なお，↓は一例を示したものである。接種スケジュールのたて方については被接種者の体調・生活環境，基礎疾患の有無などを考慮して，かかりつけ医あるいは自治体の担当者とよく相談すること。

*1 2016年10月1日から定期接種導入。母子感染予防はHBグロブリンと併用して定期接種ではなく健康保険で受ける。
*2 「出生〇週後」は，生まれた日を0日として計算する。初回接種は出生14週6日後までに行う。1価で2回接種，5価で3回接種のいずれかを選択。2020年10月1日から，2020年8月1日以降に生まれた児を対象に定期接種導入。
*3 2024年4月1日より15価結合型が，2024年10月1日より20価結合型が定期接種に導入。皮下または筋肉内接種。生後2か月以上7か月未満で開始し，27日以上の間隔で3回接種。追加免疫は通常，生後12〜15か月に1回接種の合計4回接種。接種もれ者には，次のようなスケジュールで接種。接種開始が生後7か月以上12か月未満の場合：27日以上の間隔で2回接種したのち，60日間以上あけかつ1歳以降に1回追加接種。1歳：60日間以上の間隔で2回接種。2歳以上5歳未満：1回接種。
*4 D：ジフテリア，P：百日咳，T：破傷風，IPV：不活化ポリオ，Hib：インフルエンザ菌b型を表す。IPVは2012年9月1日から，DPT-IPVは2012年11月1日から，Hibは2013年4月1日から，DPT-IPV-Hibは2024年4月1日から定期接種に導入。DPT-IPV-HibおよびDPT-IPVは，生ポリオワクチンであるセービン株を不活化したIPVを混合したDPT-sIPV-HibワクチンとDPT-sIPVワクチン。第1期の接種においてはDPT-IPV-Hib，DPT-IPVとHib（DPTとIPVとHib）等，使用するワクチンを選択可能な場合であっても，原則として，同一種類のワクチンを必要回数接種する。
*5 初回接種については標準として生後2か月以上7か月未満で接種を開始し，20日以上（標準的には20〜56日まで）の間隔をおいて3回，皮下または筋肉内接種する。初回接種から6か月以上（標準的には6〜18か月）の間隔をおいて1回皮下または筋肉内接種する。なお，Hib感染症の定期接種としてDPT-IPV-Hibを使用する場合は初回接種の開始時の月齢にかかわらず接種回数を減らす取り扱いは不要。
*6 2008年12月19日から国内での接種開始。生後2か月以上5歳未満の間にある者に行うが，標準として生後2か月以上7か月未満で接種を開始すること。接種方法は，通常，生後12か月にいたるまでの間に27日以上の間隔で3回皮下接種（医師が必要と認めた場合には20日間隔で接種可能）。接種開始が生後7か月以上12か月未満の場合は，通常，生後12か月にい

（2024年10月1日現在）

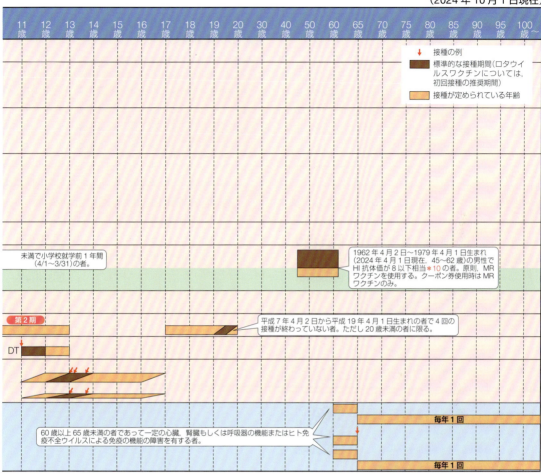

たるまでの間に27日以上の間隔で2回皮下接種（医師が必要と認めた場合には20日間隔で接種可能）。初回接種から7か月以上あけて，1回皮下接種（追加）。接種開始が1歳以上5歳未満の場合，通常，1回皮下接種。

*7 初回接種については標準として生後2か月以上12か月にいたるまでの間に20日以上（標準的には20〜56日まで）の間隔をおいて3回皮下接種。初回接種から6か月以上（標準的には12〜18か月）の間隔をおいて1回皮下接種する。

*8 2018年1月29日から再び使用可能となった。

*9 原則としてMRワクチンを接種。なお，同じ期内で麻疹ワクチンまたは風疹ワクチンのいずれか一方を受けた者，あるいはとくに単抗原ワクチンの接種を希望する者は単抗原ワクチンの選択可能。

*10 詳細は https://www.niid.go.jp/niid/images/idsc/disease/rubella/Rubella-HItiter8_Ver4.pdf を参照。

*11 2014年10月1日から定期接種導入。3か月以上（標準的には6〜12か月）の間隔をあけて2回接種。

*12 基本的に同一のワクチンを規定の回数，筋肉内に接種。接種間隔・回数はワクチンによって異なる。なお，2020年12月から4価ワクチンの対象に9歳以上の男性が加わったが，定期接種の対象は小学校6年生〜高校1年生相当年齢の女性のみ。平成9年度生まれ〜平成19年度生まれの女性で，過去にHPVワクチンの接種を合計3回受けていない者は，令和4年4月〜令和7年3月の間，あらためての接種機会あり。

*13 9歳以上の女性に，1回0.5 mLを合計3回，筋肉内注射。2回目は初回接種の2か月後，3回目は6か月後に接種。初回接種の2か月後および6か月後に接種できない場合，2回目接種は初回接種から少なくとも1か月以上，3回目接種は2回目接種から少なくとも3か月以上の間隔をおいて接種する。9歳以上15歳未満の女性は，初回接種から6〜12か月の間隔をおいた合計2回の接種とすることができる。

*14 定期接種は毎年1回。

*15 2014年10月1日から定期接種導入。2024年度から65歳の者が接種対象。

*16 ワクチンにより接種量，対象年齢が異なるため，詳細は添付文書を参照。

（国立感染症研究所：日本の予防接種スケジュール．2024年11月1日更新
〈https://www.niid.go.jp/niid/ja/schedule.html〉
〈参照2024-11-16〉，一部改変）

動画一覧

1 エピペン® による薬液の投与

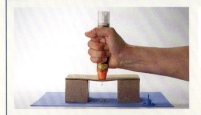

▶ 95 ページ

2 練習用エピペン® トレーナーを用いた訓練

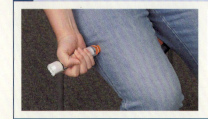

▶ 95 ページ

3 関節リウマチ患者のための自助具の工夫

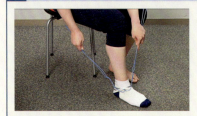

▶ 201 ページ

4 感染症の検査における感度と特異度

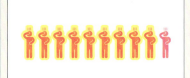

▶ 284 ページ

5 感染症の検査における偽陽性と偽陰性

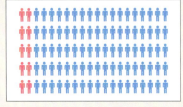

▶ 284 ページ

---

* 本書に掲載されている動画では、侵襲を伴う看護技術や、日常生活のなかでは見ることのない身体の部位などを扱っていることがあります。
* 動画は予告なく変更もしくは削除されることがあります。無断での複製・送信は著作権法上の例外を除き禁じられています。
* 動画再生や視聴には大量のデータ（パケット）通信を行うため、携帯・通信キャリア各社の回線を使用した場合は通信料が発生します。発生したデータ通信料については、当社は一切の責任を負いかねます。あらかじめご了承ください。
* QR コードは、㈱デンソーウェーブの登録商標です。

索引

数字・ギリシャ文字

1 秒率　39
1 秒量　39
4 種混合ワクチン　257
5 種混合ワクチン　257
Ⅰ型アレルギー　**26**, 58
Ⅰ型アレルギー疾患　44
Ⅱ型アレルギー　**27**, 58
Ⅲ型アレルギー　**28**, 58, 62, 165
Ⅳ型アレルギー　**28**, 57, 58, 60, 134
α-Gal　46, **52**
α-Gal 症候群　52
α アミラーゼ　170
β_2-グリコプロテインⅠ　168
β-D-グルカン検査　352
β-ラクタマーゼ　351
β-ラクタマーゼ阻害薬配合ペニシ
　リン系薬　**286**, 288
β-ラクタム系抗菌薬　351
β-ラクタム分解酵素　351

A

AAD　**286**, 303
ABO 型血液型不適合輸血　28
ACPA　**143**, 160
ADL 訓練　163
AGEP　59
AIDS　306, **327**
AIDS 指標疾患　327, **328**
AIDS 発症期　329
AMR　**274**, 347
ANA　143
ANCA　**145**, 178
ANCA 関連血管炎　178
APS　168
ARDS　310
ARS　**145**, 175
ART　330
AST　275
A 型肝炎　324
A 型肝炎ウイルス　324
A 型肝炎ワクチン　255, **324**
A 群溶血性レンサ球菌　300
A 群溶血性レンサ球菌感染症　300

A 類疾病　254

B

BAFF　153
BCG ワクチン　**259**, 336
bDMARD　**151**, 162
BLyS 阻害薬　153
B 型肝炎　260, 324, **325**
B 型肝炎ウイルス　260, 324, **325**
B 型肝炎ワクチン　255, **260**, 325
B 細胞　**17**, **20**
B 細胞刺激因子　153
B リンパ球　20
B リンパ球刺激因子　153
B 類疾病　254

C

C_{1q}　145
C-ANCA　144, **145**, 179
CAP　300
CAUTI　243, 304, **314**
　——患者の看護　378
　——の感染経路　373
　——の予防　373
CCL2　134
CD　**21**, 302
CD4 陽性 T 細胞　21, **327**
CD19　21
CD20　21
CD20 阻害薬　153
CD80/86　153
CDI　280, **302**
CD トキシン　**279**, 303
CD トキシン検査　**280**, 303
CF　278
CLEIA 法　38
CMV　327
CM 関節　172
CNS ループス　165
　——のある患者の看護　205
COVID-19　241, 249, 294, **322**
COVID-19 後の症状　323
COX　148
COX-1 阻害　149
COX-2 選択的阻害薬　**149**, 161

CRBSI　243, **315**
　——の感染経路　375
　——の予防　375
CRE　274, 348, **349**
CRE 感染症　349
CRP　**24**, 160
CRS　317
csDMARD　**151**, 152, 161
CSF　24
CTLA-4 製剤　153
CX3CL1　134
CXCL8　134
C 型肝炎　324, **326**
C 型肝炎ウイルス　324, **326**
C 反応性タンパク質　**24**, 160, 270

D

DAS28　159
DIC　310
DIHS　59
DIP 関節　172
DLST　38
DM　174
DMARD　**151**, 161
DNA-PK 活性化因子　144
DNA ワクチン　254
DOTS　339, **383**
DOTS カンファレンス　366, **384**,
　　　　　　　　　　　　　　391
DP　257
DPI　83
DPT-IPV　257
DPT-IPV-Hib　257
D 型肝炎　324
D 型肝炎ウイルス　324
D ダイマー　170

E

EB　338
EBV　327
EB ウイルス　327
EB ウイルス肝炎　327
EIA　278
ELISA 法　278
ESBL 遺伝子　352

ESBL 産生菌　274, 348, **351**
ESBL 産生菌感染症　351
ESR　**142**, 160
E 型肝炎　324, **326**
E 型肝炎ウイルス　324, **326**

F

Fab　18
Fc 部　18
FEIA 法　38
FPS　190
FTA-ABS 法　345
FTU　85
FUO　264

G

GC　150
GC 受容体　150
GDH 抗原　280
GPI　**145**, 168
GVHD　28

H

H₁ 受容体　41
H₂ 受容体拮抗薬　41
HA　320
HAIs　242
HAP　300
HAQ　160
HAV　324
HAV ワクチン　255, **324**
HBc 抗体　325
HBe 抗原　325
HBe 抗体　325
HBIG　326
HBs 抗原　325
HBs 抗体　325
HBV　260, 324, **325**, 327
HBV-DNA　325
HBV 検査　325
HB 高力価ガンマグロブリン　260
HB ワクチン　255, **260**, 325
HCV　324, **326**
HDV　324
HEPA フィルター　354
HEV　324, **326**
HI　278
Hib　259
Hib ワクチン　259
HIV　306, **327**
HIV-PCP　355
HIV 感染者における PCP　355
HIV 感染症　306, **327**

―― 患者の看護　384
―― の経過　329
HIV 抗原　330
HIV 抗体　330
HIV 消耗性症候群　328
HIV 脳症　328
HLA　130
HLA-B51　176
HPV　260, 306, **331**
HPV 感染症　331
HPV ワクチン　**260**, 332
HSV　**306**, 307
HTLV-1　327
HUS　280, **341**, 342
H 抗原　341
H 鎖　18

I

ICT　244
IFN　23
IFN-α　154
IFN-α 阻害薬　**154**, 167
IFN-γ　181
Ig　17
IgA　18
IgA 血管炎　178
IgD　18
IgE　18, 21, **26**, 27, 45
IgE 検査　37
IgE 受容体　26
IgG　**18**, 27, 28
―― , 血小板関連　167
IgG4 関連疾患　123
IgG4 測定　37
IgM　**18**, 27, 28
IGRA　337
IL　**23**, 134
IL-1β　**134**, 146, 157, 181
IL-4　24, 41, 42, 56
IL-5　**24**, 42, 56, 153
IL-5 阻害薬　42, **153**
IL-6　**24**, 134, 146, 153, 157
IL-6 阻害薬　153
IL-8　**24**, 134, 181
IL-13　**24**, 41, 56
IL-17　134
IL-18　**134**, 146, 181
IL-31　**24**, 41
IL-33　**24**, 134
ILC　22
INH　**338**
IP 関節　172
IRIS　331

J

JAK　24
JAK 阻害薬　42, **152**
―― 軟膏　92
JHAQ　160
JIA　181
Jo-1　**145**, 175

L

LA　144, **145**, 168, 170
LAMP 法　281
LST　38
LT　**23**, 26, 30, 31, 41, 47
L 鎖　18

M

MAC 症　301
MC　150
MCP-1　134
MCP 関節　172, **173**
MCTD　176
MDA5　144
MDRA　274, 348, **351**
MDRA 感染症　351
MDROs　348
MDRP　274, 348, **351**
MDRPU　192
MDRP 感染症　351
MERS　245, 247, **322**
MERS-CoV　322
MEWS　309
MHC　130
MHC 分子　21, **130**
MMP　137
MMP-3　**157**, 160
MPO　144, **145**
MPO-ANCA　144, **145**, 179
mRNA ワクチン　254
MRSA　274, 348, **350**
MRSA 感染症　310, **350**
MR ワクチン　**257**, 317, 318
MTX　161

N

NA　320
NAAT　281
NAT　281
NEAR 法　281
NEWS　309
NHCAP　300
NK 細胞　20, **22**
non-HIV PCP　355

NRS 190
NSAIDs 107, **148**, 161
　——によるアレルギー 47, **58**, 99
　——の副作用 149
　——の副作用に対する看護 197
NT 278

O

O157 341
OAS 51
O抗原 **340**, 341

P

PAF 23
PAH 139, **173**
PAIgG 167
P-ANCA 144, **145**, 179
PCP 355
PCR法 281
PEFR 39
PEP 331
PG 23, **148**
PHN 319
PID 305
PIP関節 **172**, 173
PM 174
PM2.5 40
pMDI 83
PMR 180
PR3 144, **145**
PR3-ANCA 144, **145**, 179
PrEP 331
PRSP 348, **350**
PRSP感染症 350
PZA 338

Q・R

qSOFAスコア **308**, 379
RA ⇒ 関節リウマチ
RAST法 38
RF **143**, 144, 160
RFP 338
Rh型不適合妊娠 28
RNAポリメラーゼ **144**, 173
RNAポリメラーゼ転写終結因子
　　　　　　　　　　　　144
ROM 162
ROS 271
RPR法 345

S

SARS 245, 247, **322**
SARS-CoV 322

SARS-CoV-2 241, 294, **322**
SARSコロナウイルス2 ⇒ SARS-
　CoV-2
SCIT 42
Scl-70 **144**, 173
SDM 125
SFTS 245, 312, **334**
SFTSウイルス 245, 312, **334**
SIRS 308
SJS 59
SLE 144, **164**, 176
　——患者の看護 42, 168, **204**
　——患者のプレコンセプションケ
　ア 212
SM 338
SmartAmp法 281
SOFAスコア **309**, 379
SS-A 133, 144, **170**, 171
SS-B 133, 144, **171**
SSc 171
SSI 242, **316**
SSPE 318
STAT 24
STD 305
STI 305
ST合剤 **291**, 349, 350, 355

T

T2T 161
TARC 24, **56**
Tc 20
TDM 289
TEN 59
Th 20
Th1 20
Th2 **20**, 27, 56, 153
TIF-1γ 144, **175**
TMA法 281
TNF 23
TNF-α **24**, 134, 146, 153, 157
TNF-α受容体抗体 153
TNF-α阻害薬 153
TORCH症候群 327
TPHA法 345
TRC法 281
Treg 21
tsDMARD **151**, 152, 162
TSLP **24**, 42
TTP 291
T細胞 18, **20**
Tリンパ球 20

U・V・Z

U=U 330
VAP 243, 300, **315**
　——の予防 316
VAS 160
VDRL法 345
VLPワクチン 253
VPD 252
VRE 348, **350**
VRE感染症 350
VRSA 245, 348, **350**
VRSA感染症 350
VT1 280
VZV 319
Z-N法 276

あ

アウトブレイク 242
亜鉛華軟膏 92
亜急性硬化性全脳炎 318
悪性関節リウマチ 123, **159**
悪性腫瘍関連筋炎 175
アクタリット 151
アザチオプリン **151**, 154, 167
アシクロビル **293**, 319
アジスロマイシン水和物 **287**, 339,
　　　　　　　　　　　　342
アシネトバクター 242
　——，薬剤耐性 248, **351**
アズトレオナム **292**, 351
アスピリン喘息 47, 197
アスペルギルス症 353
アスペルギルス属 353
アスペルギルス-フミガーツス 353
アセチルコリン受容体抗体 28
アセトアミノフェン 149
アダリムマブ **152**, 162
アデノウイルス 253, **301**
アドトローザ® 85
アトバコン 355
アトバコン・プログアニル塩酸塩
　　　　　　　　　　　294, 356
アドヒアランス **67**, 125
アトピー型気管支喘息 47
アトピー性咳嗽 70
アトピー性皮膚炎 44, **55**
　——患者の看護 91
アトピー素因 **33**, 37
アトピービジネス 40
アドレナリン 27, **41**, 49, 55, 77, 78,
　　　　　　　　　　　　309
アドレナリン自己注射液 41, 55

（アドレナリン自己注射液）
　——の指導　93, **94**, 95
アナフィラキシー　32, 44, **53**, 54
　——患者の看護　93
　——の管理　78
　——の臨床所見　76
　——を重篤化・増幅させる因子
　　　　　　　　　　　　93
　——を引きおこしやすい医薬品
　　　　　　　　　　　　99
アナフィラキシー型アレルギー　26
アナフィラキシーショック　**53**
　——患者の看護　64, **76**
　——症状を誘発した原因食物　98
　——による死亡数　53
　——の緊急時用プロトコール　78
アニサキス　**53**, 281, 302, 311
アニサキスアレルギー　53
アニフロルマブ　152, **154**
アバタセプト　152, **153**, 162
アフタ性潰瘍　177
アフタ性口内炎　138
アブロシチニブ　42
アポトーシス　131
アミカシン硫酸塩　**290**, 351
アミノアシル tRNA 合成酵素　144,
　　　　　　　　　　　175
アミノグリコシド系薬　285, **290**
アミノフィリン水和物　49
アムホテリシン B　293
アメーバ性肝膿瘍　304
アメーバ赤痢　281, 305, **358**
アモキシシリン水和物　**286**, 345
アラキドン酸カスケード　148
アルキル化薬　151
アルサス反応　62
アルテメテル・ルメファントリン
　　　　　　　　　294, 356
アルベンダゾール　**295**, 359
アレルギー　19
　——の経過　33
　——の分類　**26**, 58
アレルギー疾患　**19**, 27, 44
アレルギー疾患対策基本法　10
アレルギー疾患対策の推進に関する
　基本的な指針　10
アレルギー疾患療養指導士　10
アレルギー性気管支肺アスペルギル
　ス症　301, **353**
アレルギー性結膜炎　49
　——患者の看護　84
アレルギー性接触皮膚炎　61
アレルギー性肉芽腫性血管炎　178

アレルギー性鼻炎　44, **49**, 87
　——患者の看護　90
アレルギー体質　33
アレルギーマーチ　11, **33**
アレルゲン　**26**, 29
　——除去食の栄養食事指導　97
　——の回避・除去　39, **82**
　——の検査　37
　——の種類　29
アレルゲン液　38
アレルゲン免疫療法　42
　——を受ける患者の看護　86
アンピシリンナトリウム　288
アンピシリンナトリウム・スルバク
　タムナトリウム　288

い

易感染　19, **238**
　——となる原因　310
イグラチモド　151, **152**
移行期医療　10
イサブコナゾニウム硫酸塩　292
異常円柱　165
移植片対宿主病　28
イソニアジド　338
イチゴゼリー状粘血便　247, **358**
胃腸炎, 感染性　251, 261, **302**
胃腸障害, NSAIDs による　149,
　　　　　　　　　　　197
一類感染症　249
遺伝子検査　281
遺伝子座　130
遺伝性自己炎症性疾患　129
遺伝毒性　**294**, 295
イトラコナゾール　292
イベルメクチン　295
イミペネム水和物　**289**, 338, 349,
　　　　　　　　　　　351
イミペネム水和物・シラスタチンナ
　トリウム　**289**, 352
イムノクロマトグラフィ　278
イムノクロマト法　278
医療・介護関連肺炎　300
医療関連感染　240, **242**, 244, 314,
　　　　　　　　　　　348
　——の病原微生物　242
医療関連感染サーベイランス　244
医療関連感染対策　242
医療関連機器褥瘡　**192**, 208
医療器具関連感染　243
陰性的中率　284
インターフェロン　23
インターフェロン α　154

インターフェロン γ 遊離試験　337
インターフェロン製剤　**154**, 325,
　　　　　　　　　　　326
インターフェロンフリー治療　326
インターロイキン　**23**, 134
咽頭炎　**272**, 306, 329
　——, 急性　**299**, 301
　——, 成人発症スチル病による
　　　　　　　　　　　181
咽頭結膜熱　301
院内 DOTS　**383**, 391
院内感染　242, 244, 348
院内感染対策委員会　231
院内肺炎　**300**, 315
インフェクションコントロールチー
　ム　244
陰部潰瘍　138
　——への対応　192
インフリキシマブ　**152**, 162
インフルエンザ　261, **320**
インフルエンザウイルス　307, **320**
　——患者の異常行動　322
　——点鼻ワクチン　253
インフルエンザ菌　**259**, 306
インフルエンザ菌血清型 b ワクチ
　ン　259
インフルエンザ菌性髄膜炎　307
インフルエンザ脳症　307, **321**
インフルエンザワクチン　255, **261**,
　　　　　　　　　　　322

う

ウイルス学的セットポイント　330
ウイルス感染症　316
ウイルス性肝炎　324
ウイルスベクターワクチン　253
ウイルス様粒子ワクチン　253
ウェゲナー肉芽腫症　178
ウェルシュ菌　302
ウパダシチニブ水和物　42, **151**, 162
ウロセプシス　314
運動神経伝導速度検査　147

え

エアロゾル　322
エイズ　⇒　AIDS
エイズ拠点病院　331
エイズ診療拠点病院　387
エイズ予防法　233
栄養体　358
エオタキシン　24
疫学調査, 積極的　250
液性免疫　**17**, 238

液性免疫異常　239
エキノキャンディン系抗真菌薬
　　　　353
エキノコックス症　359
エキノコックス属　281, **359**
エシェリヒア属　351
壊死性筋膜炎　268
エスカレーション　273
エタネルセプト　**152**, 154, 162
エタンブトール塩酸塩　338
エチオナミド　338
エピデミック　241
エピペン®　41, 55, **94**
　——の指導　95
　——の適応　94
エピペン® トレーナー　94
エボラウイルス病　245
エボラ出血熱　245
エムポックス　261
エリスロマイシン　339
遠位指節間関節　172
エンシトレルビル フマル酸　**294**,
　　　　323
炎症性サイトカイン　**24**, 153
炎症反応物質　24
エンテカビル水和物　325
エンデミック　241
エンテロウイルス　299, **301**, 307
エンテロコッカス属　350
エンテロコッカス-フェシウム
　　　　289, **350**
エンドセリン　172
エンドセリン１　137
エンドセリン受容体拮抗薬　**172**,
　　　　174, 176
エンパワメント　68
円板状皮疹　165
エンビオマイシン硫酸塩　338
エンピリック治療　273

お

黄色ブドウ球菌　**242**, 302
　——, バンコマイシン耐性　348,
　　　　350
　——, メチシリン耐性　274, 289,
　　　　348, **350**
黄色ブドウ球菌感染症　268
　——, バンコマイシン耐性　350
　——, メチシリン耐性　350
黄熱　**246**, 247, 313
黄熱ウイルス　**246**, 313
黄熱ワクチン　255
オウム病　311

横紋筋融解症　288
大型血管炎　178
オーシスト　357
オーファンドラッグ　295
オーラノフィン　151
オキサシリン　350
屋内塵性ダニ　48, 52, 83
オスラー結節　268
オセルタミビルリン酸塩　**294**, 321
オゾラリズマブ　**152**, 162
おたふくかぜ　320
オプソニン化　**17**, 27
オマリズマブ　85
オリズマブ　42
オレキシン受容体拮抗薬　213

か

カ（蚊）　**312**, 332, 333
加圧噴霧式定量吸入器　83
外因性感染　239
　——の予防　243
外陰部潰瘍　177
外陰部カンジダ症　306
回帰性リウマチ　158
疥癬　295
咳嗽　30, 48, 70, 265
外用薬　**40**, 150
　——の指導　74, 84, 92, 192
外来 DOTS　384
化学伝達物質　**22**
化学発光酵素免疫測定法　38
化学物質過敏症　62
化学療法　285
踵落とし運動　193
架橋　21
角結膜炎　170, **301**
　——, 感染性　251, **301**
　——, 自己免疫性　156, **170**
角結膜染色検査　171
核酸アナログ製剤　325
核酸増幅検査　281
核酸ワクチン　254
喀痰　265
　——採取時の工夫　277
喀痰検査　265
獲得免疫　**17**, 252
隔離　243, **339**
　——が必要な患者の看護　376
カスポファンギン酢酸塩　292
かぜ症候群　299
家族性地中海熱　129
カタル症状　318
学校感染症　251

学校保健安全法　251
カテーテル関連血流感染　243, **315**
　——の予防　375
　——の感染経路　375
カテーテル関連尿路感染　243, 304,
　　　　314
　——患者の看護　378
　——の感染経路　373
　——の予防　373
ガドリニウム造影剤　81
カナマイシン硫酸塩　338
化膿性レンサ球菌　300
蚊媒介感染症　**312**, 332, 333
過敏症　19
過敏性肺炎　37
ガフキー号数　276
カプノサイトファーガ属　314
花粉症　44, **49**
　——患者の看護　90
花粉-食物アレルギー症候群　44, **51**
　——に関与する花粉と植物性食品
　　　　51
芽胞　303
カポジ肉腫　328, **385**
仮面様顔貌　172
ガラクトース-α-1,3-ガラクトース
　　　　52
顆粒球　20
顆粒球系　20
カルシウム拮抗薬　173
カルジオリピン　145
カルシニューリン抑制薬　152
カルバペネマーゼ　349
カルバペネム系薬　285, **289**
カルバペネム耐性腸内細菌目細菌
　　　　274, 348, **349**
カルバペネム耐性腸内細菌目細菌感
　染症　349
肝炎　304
　——, ウイルス性　306, **324**
　——, 自己免疫性　**133**, 165
　——, 薬物による　58
　——, 劇症　165, **325**
肝炎ウイルス　306, **324**
肝炎ワクチン　255
寛解　**147**, 161
管外性経路　373
感覚神経伝導速度検査　147
肝吸虫　295
間欠熱　264
感作　**26**, 44
感作経路　46
ガンシクロビル　**293**, 327

カンジダ-アウリス　352
カンジダ-アルビカンス　352
カンジダ血症　352
カンジダ症　328, **352**, 385
　　──, 性器　306
カンジダ属　306, 308, **352**
カンジダ腟炎　306
間質性肺疾患　**138**, 139, 159, 172
　　──に対する看護　208
患者報告アウトカム　148
環状シトルリン化ペプチド　144
管針法　259
乾性咳嗽　**138**, 265
関節液検査　**146**, 161
関節炎　136
　　──に対する看護　202
関節滑膜　157
関節可動域　162
関節可動域訓練　163, **202**
関節機能障害の分類　160
関節腫脹　158
関節痛　136
関節破壊　**137**, 158
関節リウマチ　144, **157**, 159, 163
　　──患者の看護　200
　　──患者のプレコンセプションケア, 204
　　──の服薬指導　202
　　──の理学療法　162
感染経路　238
感染経路別予防策　243
感染源　236
感染症コントロールチーム　244
感染症サーベイランス　**244**, 250
感染症指定医療機関　230, **250**
感染症による全身性炎症反応症候群　308
感染症の予防及び感染症の患者に対する医療に関する法律　230, **247**
　　──に基づく疾患の分類　247
感染症発生動向調査　250
感染症法　230, **247**
　　──に基づく疾患の分類　247
感染性胃腸炎　302
感染制御チーム　244
感染巣　237
感染対策チーム　231, **244**
感染対策ネットワーク　231, **244**
感染流行　241
乾燥性角結膜炎　170
感度　278, **283**, 284
管内性経路　374
肝膿瘍　303

眼梅毒　344
肝肺瘻　359
カンピロバクター属　302
感冒　299

き

偽陰性　278, **283**, 284
偽陰性率　284, **285**
気管支炎　265, **300**
気管支喘息　8, 30, 44, **47**
　　──患者の看護　**88**, 104
　　──の増悪　47
　　──の発作　47
基幹定点　250
起座呼吸　**30**, 47, 70, 105
基質特異性拡張型β-ラクタマーゼ産生菌　348, **351**
基質特異性拡張型β-ラクタマーゼ産生菌感染症　351
寄生虫　280
寄生虫感染症　356
季節性インフルエンザ　261, **320**
気道過敏性の亢進　47
気道感染症　320
気道狭窄　31, 47, **48**
気道の炎症　47
気道リモデリング　47
キニジン硫酸塩水和物　167
機能改善訓練　163
機能的寛解　161
基本再生産数　316
偽膜性腸炎　303
キャッスルマン病　181
キャッチアップ接種　260
キャップ依存性エンドヌクレアーゼ阻害薬　321
キャリア　58, **237**
キャンディン系薬　292
吸気性笛声　258
急性胃腸炎　302
急性咽頭炎　299
急性咳嗽　**70**, 265, 369
急性灰白髄炎　258
急性肝炎　324
急性気管支炎　300
急性気道感染症　320
急性喉頭蓋炎　301
急性呼吸窮迫症候群　310
急性散在性脳脊髄炎　**256**, 259
急性出血性結膜炎　301
急性上気道炎　299
急性胆管炎　304
急性胆嚢炎　304

急性虫垂炎　303
急性脳炎　307, **318**
急性鼻副鼻腔炎　299
急性汎発性発疹性膿疱症　59
急性閉塞性化膿性胆管炎　304
急性扁桃炎　299
急速進行性糸球体腎炎　179
吸虫　281
牛痘　261
牛痘ワクチン　241
牛肉アレルギー　46, **52**
牛乳アレルギー　98
吸入器　83
吸入抗原　29
吸入薬　**40**, 49
　　──の指導　**83**, 89
吸入誘発試験　39
狭域抗菌薬　286
狂犬病　246, 247, 311, 314, **335**
狂犬病ウイルス　246, **335**
狂犬病ワクチン　255, **335**
凝集法　278
胸水検査　146
恐水症　335
偽陽性　278, 283, **284**, 285
偽陽性率　284, **285**
胸腺間質性リンパ球新生因子　24
強直性脊椎炎　123
協定指定医療機関　230, **250**
共同意思決定　125
強皮症　123, 144, **171**, 176
　　──患者の看護　207
強皮症腎　146, **173**
強皮症腎クリーゼ　173
胸膜炎　139, **300**
巨細胞性動脈炎　123, 146, **178**, 180
キラーT細胞　**20**, 28, 130
近位筋運動　193
近位指節間関節　172, **173**
筋炎　**139**, 146, 174
菌血症　**307**
　　──, カンジダ属による　352
筋原性逸脱酵素　175
菌交代現象　237
筋生検　**146**, 175
　　──を受ける患者の看護　**195**, 209
金チオリンゴ酸ナトリウム　151
筋痛　139
　　──のある患者の看護　192
筋電図検査　147
筋力強化訓練　163
筋力低下　139

く

空気感染　238
空気予防策　243
クームスとゲル　**26**, 58
くしゃみ　31, 49
グッドパスチャー症候群　28, **133**
組換えタンパク質ワクチン　253
クラススイッチ　133
クラスター　241
クラブラン酸カリウム配合薬　286
クラミジア　**305**, 306, 386
グラム陰性菌　286
グラム染色法　275
グラム陽性菌　286
クラリスロマイシン　**287**, 339
クリプトコックス莢膜多糖抗原検査
　　354
クリプトコックス症　311, **354**
クリプトコックス属　299, 307, 311,
　　354
クリプトコックス-ネオフォルマン
　ス　307, **354**
クリプトスポリジウム症　328, **357**
クリプトスポリジウム属　311, 328,
　　357
クリプトスポリジウム-パルバム
　　357
クリンダマイシン　291
グルココルチコイド　150
グルコン酸キニーネ　295, **356**
グルタミン酸脱水素酵素抗原　280
クレブシエラ属　351
クレンペラーの膠原病の概念　128
グロコット染色　355
クロストリジオイデス-ディフィシ
　ル　242, 279, **302**, 311
クロストリジオイデス-ディフィシ
　ル感染症　267, 280, **302**, 372
クロストリジオイデス-ディフィシ
　ルトキシン　279
クロファジミン　338
クロルプロマジン塩酸塩　167
クロルヘキシジンアルコール　376

け

経験的治療　273
経口感染　238
蛍光酵素免疫測定法　38
蛍光抗体法　278
蛍光色素試験　171
蛍光法　276
経口免疫療法　**42**, 51

憩室炎　303
形質細胞　17, **20**
系統的レビュー　271
軽度増悪　48
経皮感作　46, **50**, 52
稽留熱　264
下痢　344
劇症型抗リン脂質抗体症候群　169
劇症型溶血性レンサ球菌感染症
　　300
劇症肝炎　165, **325**
血液型不適合輸血　**28**, 58
血液培養　276
血液培養ボトル　276
結核　246, 259, 300, **335**
　── 患者の看護　362, **380**, 390
　── 患者のメンタルヘルスケア
　　384
結核菌　259, 300, **335**
結核症　336, **337**
結核性髄膜炎　338
血管炎症候群　177
　── 患者の看護　209
血管型ベーチェット　177
血管収縮点鼻薬　49
血管収縮薬　**49**, 84
血管性浮腫　57
血管内治療　300
血球貪食症候群　334
結合組織病　129
血小板活性化因子　23
血小板関連 IgG　167
血小板減少　169
血清型　253
血清病　28, 58, **62**
結節性紅斑　177
結節性多発動脈炎　123, 128, **178**
血栓性血小板減少性紫斑病　165,
　　291, 341
血栓性微小血管障害　341
結膜炎
　──, アレルギー性　29, 39, **49**,
　　61
　──, 感染性　251, **301**
　──, 自己免疫性　156, **170**
ケブネル現象　181
ケミカルメディエーター　22
ケモカイン　23, **24**, 56, 134
ケルニッヒ徴候　307
検疫法　251
減感作療法　42
嫌気ポーター　277
嫌気用ボトル　276

限局性強皮症　144
限局皮膚硬化型　172
検査前確率　**283**, 284
検出限界以下なら感染しない　330
腱障害　288
検体　272
　── 採取時の注意点　277
　── 保管の注意点　277
ゲンタマイシン硫酸塩　290
原虫　**281**, 356
　── の検査　281
原発性抗リン脂質症候群　123
原発性脳リンパ腫　328
原発性免疫不全症候群　310
顕微鏡検査　275
顕微鏡的多発血管炎　123, 134, 144,
　　178

こ

抗 1 本鎖 DNA 抗体　144
抗 2 本鎖 DNA 抗体　144, **166**
抗 β_2-GPI 依存性カルジオリピン抗
　体　**145**, 168
抗 β_2-GPI 抗体　**145**, 168, 170
抗 β_2-グリコプロテイン I 抗体　145
抗 ARS 抗体　144, **145**, 175
抗 CCP 抗体　**143**, 144, 160
抗 dsDNA 抗体　144, **166**
抗 HBs ヒト免疫グロブリン　326
抗 HIV 薬　330
抗 IgE 抗体　42
抗 IL-4 受容体抗体　41, **42**
抗 IL-5 抗体　**42**, 153
抗 IL-5 受容体抗体　**42**, 153
抗 IL-6 受容体抗体　153
抗 IL-13 抗体　41
抗 IL-31 受容体抗体　41
抗 Jo-1 抗体　144, **145**, 175
抗 Ku 抗体　144
抗 MDA5 抗体　144, **175**
抗 Mi-2 抗体　144, **175**
抗 MRSA 薬　**289**, 350
抗 RNA ポリメラーゼ抗体　144,
　　173
抗 SARS-CoV-2 薬　**294**, 323
抗 Scl-70 抗体　144, **173**
抗 Sm 抗体　144, **166**
抗 SS-A 抗体　144, **171**
抗 SS-B 抗体　144, **171**
抗 TIF-1 γ 抗体　144, **175**
抗 TNF-α 抗体製剤　153
抗 TSLP 抗体　42
抗 U1-RNP 抗体　144, **176**

抗 U1-RNP 抗体陽性膠原病　176
抗アミノアシル tRNA 合成酵素抗
　　体　175
抗アレルギー薬　**40**, 41, 42
　　――の服薬指導　84
広域抗菌薬　**273**, 286
抗インフルエンザウイルス薬　**294**,
　　　　　　　　　　　　321
　　――の予防内服　322
抗ウイルス薬　285, **293**
好塩基球　20, **21**, 26
構音障害　192
抗核抗体　**143**, 144, 173
抗カルジオリピン-β_2-GPI 複合体
　　抗体　144, **145**
抗カルジオリピン抗体　**145**, 168,
　　　　　　　　　　　　170
抗環状シトルリン化ペプチド抗体
　　　　　　　　　　　　143
抗寄生虫薬　285, **294**
好気用ボトル　276
抗菌化学療法　285
抗菌スペクトル　286
抗菌薬　285
　　――の副作用　286
抗菌薬関連下痢症　**286**, 303, 372
抗菌薬適正使用支援チーム　275
口腔アレルギー症候群　51
口腔潰瘍　177
　　――への対応　192
口腔ケア　207
口腔内アフタ性潰瘍　177
口腔内乾燥　138, **171**
後頸部脂肪沈着　198
抗結核薬　338
抗血清製剤　62
抗原　17
　　――の除去方法　83
抗原液　38
抗原検査　278
抗原抗体反応　18
抗原抗体複合体　28
膠原線維　128
抗原提示　**21**, 130
抗原提示細胞　**21**, 130
抗原特異性　20
抗原特異的 IgE　37
抗原特異的 IgG　37
膠原病　19, **128**
　　――と妊娠　154
　　――の概念, クレンペラーの
　　　　　　　　　　　　128
膠原病類縁疾患　**128**, 129

抗好中球細胞質抗体　144, **145**, 178
高サイトカイン血症　143
抗サイトメガロウイルス薬　293
抗細胞質抗体　144
交差反応　**30**, 44, 51, 102
好酸球　20, 22, 30, 38
好酸球性多発血管炎性肉芽腫症
　　　　　　　123, 129, 145, **178**
抗酸菌症　300
抗酸菌塗抹検査　**276**, 338
鉱質コルチコイド　150
甲状腺刺激ホルモン受容体抗体　28
抗真菌薬　285, **292**
更生医療　387
硬性下疳　268
抗生物質　285
抗セントロメア抗体　144, **173**
構造的寛解　161
酵素抗体法　278
酵素免疫アッセイ法　342
抗体　**17**, 129
　　――の分類　18
抗体依存性細胞傷害作用　28
抗体検査　**37**, 278
好中球　20, **22**, 237
　　――の減少　**239**, 265
好中球プロテイナーゼ3　144
好中球ミエロペルオキシダーゼ
　　　　　　　　　　　　144
後天性免疫不全症候群　⇒ AIDS
後天性免疫不全症候群の予防に関す
　　る法律　233, **328**
喉頭蓋炎　259, **301**
抗トキシン B 抗体　303
高度増悪　48
抗トポイソメラーゼ I 抗体　144
高度無菌遮断予防策　376
口内炎　138
紅斑熱　245, 312, **347**
抗ヒスタミン薬　27, **41**, 49
抗ヒスチジル tRNA 合成酵素抗体
　　　　　　　　　　　　145
抗微生物薬　239, 270, **285**
抗微生物薬の適正使用　275
高病原性鳥インフルエンザ　245
高フェリチン血症　181
抗ヘルペスウイルス薬　293
抗ホスファチジルセリン/プロトロ
　　ンビン抗体　**145**, 168
抗マラリア薬　**294**, 356
抗リウマチ薬　**151**, 161
抗リン脂質抗体　144, **145**, 168
抗リン脂質抗体症候群　144, **168**

　　――, 劇症型　169
抗ロイコトリエン薬　**41**, 49
誤嚥性肺炎　300
コガタアカイエカ　259, 313, **332**
呼気 NO　39
呼気延長　47
呼吸機能検査　39
呼吸困難　47, **48**, 138
　　――の看護　70, 88, **89**, 109
コクサッキーウイルス　301
コクシジオイデス症　**247**, 328
骨髄検査　146
骨粗鬆症　198
ゴットロン丘疹　174
骨盤内炎症性疾患　305
古典的膠原病　128
古典的不明熱　264
コナヒョウヒダニ　48
コプリック斑　268, **318**
個別患者支援計画　**384**, 391
コホーティング　243
小麦アレルギー　46, **51**, 52
小麦タンパク質　46, **52**
ゴム腫　344
ゴムノキ　60
コラーゲン　172
コラーゲン線維　128
コリスチン　292
ゴリムマブ　**152**, 162
五類感染症　249
コルチゾル　150
コルチゾン　150
コレラ　340
コレラ菌　340
コロナイゼーション　282
コロナウイルス　245, **322**
コロナウイルス感染症　241, 245,
　　　　　　　　　　　247, **322**
コロナウイルスワクチン　262
コロニー刺激因子　24
混合性結合組織病　123, 129, 144,
　　　　　　　　　　　　176
コンコーダンス　382
コンタミネーション　276
昆虫アレルギー　61
コンプライアンス　67
コンポーネントワクチン　253

さ

サーベイランス　**244**, 250
サーモンピンク様皮疹　181
催奇形性　**154**, 294, 295
細菌感染症　335

細菌性感染性心内膜炎　268
細菌性肝膿瘍　304
細菌性髄膜炎　307
細菌性赤痢　342
サイクロセリン　338
再興感染症　246
細小血管炎　178
最大呼気流量　89
最大瞬間呼気流量　39
在宅酸素療法　208
最適治療　273
サイトカイン　20, **23**, 26, 30, 31, 47, 134
　　――測定　146
サイトメガロウイルス　242, 299, 310, 311, **327**, 328
サイトメガロウイルス肝炎　327
サイトメガロウイルス感染症　328
サイトメガロウイルス腸炎　267
採尿容器　194
再発性アフタ性潰瘍　177
再発性多発軟骨炎　123
細胞傷害型アレルギー　27
細胞傷害性 T 細胞　20
細胞性自己免疫疾患　134
細胞性免疫　**18**, 28, 237
細胞性免疫異常　239
細胞表面分子　21
細胞融解型アレルギー　27
細胞融解反応　27
杯細胞　30
作業療法的機能改善訓練　163
ザナミビル水和物　**294**, 321
サラゾスルファピリジン　**151**, 154
サリルマブ　**152**, 162
サル痘　261
サルモネラ菌血症　328
サルモネラ症　311
サルモネラ属　302
酸素療法　71
三類感染症　249

し

ジアルジア症　357
シェーグレン症候群　123, 144, **170**
ジェーンウェー病変　268
ジェンナー　261
ジカウイルス　245, 313, **333**
ジカウイルス感染症　245, 247, **333**
視覚的評価尺度　160
志賀毒素　341, **342**
ジカ熱　313, **333**
子癇　169

色素脱失　172
色素沈着　172
子宮頸がん　260, 306, 328, **331**
子宮頸がん検診　332
子宮頸がん予防ワクチン　**260**, 332
糸球体腎炎
　　――, SLE による　165
　　――, 血管炎による　178
　　――, の機序　28
　　――, 薬物アレルギーによる　58
　　――, レンサ球菌による　300
子宮内胎児発育不全　169
シクロオキシゲナーゼ　148
シクロスポリン　**151**, 154, 175, 177
　　――の服薬指導　206
シクロホスファミド水和物　150, 151, 173
　　――の服薬指導　206
シクロホスファミドパルス療法　150, 167
シゲラ-ディセンテリエ　342
自己　18, **130**
自己炎症性疾患　**129**, 181
自己抗原　130
自己抗体　129
自己抗体関連自己免疫疾患　133
自己効力感　68
自己注射　**85**, 199
　　――の指導　86
自己免疫　130
自己免疫疾患　19, **129**, 130
　　――の分類　132
自己免疫性肝炎　**133**, 165
自己免疫性血球減少　143
自己免疫性血小板減少症　165, 167, 169
自己免疫性溶血性貧血　28, 165, **166**
脂質メディエーター　23
自助具　202
システイニルロイコトリエン　41
シスト　358
指節間関節　172
自然免疫　**17**, 252
自然リンパ球　22
持続感染　239
シタフロキサシン水和物　287
市中感染　241
市中肺炎　300
弛張熱　264
疾患活動性　**148**
疾患活動性評価　159
シックコンタクト　271
シックハウス症候群　62

湿疹　56
湿性咳嗽　265
疾病負荷　274
質問票による身体障害の指標　160
指定医療機関　250
指定感染症　249
指定自立支援医療機関　331
指定難病　123
耳梅毒　344
紫斑　138, 179
ジフテリア　246, **257**
ジフテリア菌　257
ジフテリア毒素　257
ジフテリアワクチン　255, **257**
しぶり腹　**342**, 358
シプロフロキサシン塩酸塩　**342**, 349, 351, 352
若年性特発性関節炎　123, **181**
シャルコーの 3 徴　304
習慣流産　169
周期熱　264
終宿主　359
重症急性呼吸器症候群　245, 247, **322**
重症筋無力症　**28**, 133
重症デング熱　333
重症熱性血小板減少症候群　245, 312, **334**
重症薬疹　59
修正早期警告スコア　309
獣肉アレルギー　52
宿主　236
手根中手関節　172
手指衛生の 5 つのタイミング　243
手術部位感染　242, **316**
樹状細胞　20, **21**, 130, 131
出血性膀胱炎　151, 167, **206**
種痘　261
腫瘍壊死因子　23
主要組織適合遺伝子複合体　130
主要組織適合抗原　130
腫瘍免疫　19
障害者総合支援法　123
障害者の日常生活及び社会生活を総合的に支援するための法律　123
小関節　159
常在菌　236
条虫　**281**, 359
小児アレルギーエデュケーター　10
情報伝達阻害薬　151
情報リテラシー　9
小発作　48
静脈血栓塞栓症　170

除去試験　39
職業感染　**243**, 325
職業性アレルギー　60
食中毒　238, 267, **302**, 341
食品表示法　50, **97**
食物アレルギー　27, 44, **50**
　　――患者の看護　96
食物アレルギー分野管理栄養士・栄
　養士　10
食物アレルゲン　29, 32, **50**
　　――を含む薬剤・ワクチン　98
食物依存性運動誘発アナフィラキ
　シー　32, 44, 46, **51**, 52
食物経口負荷試験　39
　　――を受ける患者の看護　80
食物抗原　29
ジョルトサイン　307
シラスタチンナトリウム　**338**, 351
自立支援医療制度　387
シルマー試験　171
腎盂腎炎　304
新型インフルエンザ　245, **320**
新型インフルエンザ等感染症　249
新型インフルエンザ等対策特別措置
　法　247
新型コロナウイルス感染症　241,
　　　　　　　245, 247, **322**
新型コロナウイルスワクチン　262
新感染症　249
真菌感染症　352
神経型ベーチェット　177
神経伝導速度検査　147
神経梅毒　344
探頸部膿瘍　301
新興感染症　245
人工呼吸器関連肺炎　243, 300, **315**
　　――の予防　316
進行性多巣性白質脳症　328, **385**
進行性風疹全脳炎　317
深在性カンジダ症　352
深在性真菌症　352
人獣共通感染症　246, **311**, 334, 335
侵襲性インフルエンザ菌感染症
　　　　　　　　　　　306
侵襲性カンジダ症　352
侵襲性感染症　240
侵襲性髄膜炎菌感染症　306
侵襲性肺アスペルギルス症　301,
　　　　　　　　　　　353
侵襲性肺炎球菌感染症　306
浸潤性紅斑　56
浸潤性子宮頸がん　328
腎生検　**146**, 167

――を受ける患者の看護　**195**,
　　　　　　　　　　205
新生児水痘　319
塵性ダニ　**48**, 52, 83
身体障害者手帳　124
身体障害の指標，質問票による
　　　　　　　　　　　160
人畜共通感染症　246, **311**
侵入門戸　238
蕁麻疹　57

す

髄液検査　146
水痘　260, 268, **319**
水痘‐帯状疱疹ウイルス　260, **319**,
　　　　　　　　　　327
水痘ワクチン　**260**, 319
髄膜炎　259, 272, **306**, 320
髄膜炎菌　306
　　――の血清型　253
髄膜炎菌感染症　306
髄膜炎菌ワクチン　255
数値的評価スケール　190
スギ花粉　39, 44, **49**
　　――の除去　83
スギ花粉症　8, 29, 42, 44, **49**, 87
スキンケア　57, **74**, 92
スクラッチテスト　38
スタインブロッカー分類　160
スタンダードプリコーション　243
スタンプ方式　259
スチル病　181
スティーヴンス‐ジョンソン症候群
　　　　　　　　　　　59
ステロイド外用薬　**40**, 57, 92
　　――の指導　74, **84**, 92
ステロイド吸入薬　**40**, 49, 83
　　――の指導　83
ステロイド点鼻薬　**40**, 49
　　――の指導　84
ステロイド糖尿病　214
ステロイドパルス療法　**150**, 167,
　　　　　　　　　　170
ストレプトコッカス‐ピオゲネス
　　　　　　　　　　　300
ストレプトマイシン硫酸塩　290,
　　　　　　　　　　338
スパイロメータ　**39**, 48
スペイン風邪　230, **241**
スルファジアジン　295
スルファメトキサゾール・トリメト
　プリム製剤　291

せ

性感染症　305
性器カンジダ症　306
性器クラミジア　305
性器ヘルペス　**305**, 306
制御性 T 細胞　**21**, 132
生検　146
　　――を受ける患者の看護　195
性行為感染　238
精神神経障害　165
精神神経症状　139
成人スティル病　181
成人発症スチル病　123, **181**
精巣上体炎　177
生体防御機構　**16**, 237, 238
　　――，体表面の　16
生物学的製剤　**41**, 152
　　――の自己注射用キット　199
　　――の副作用に対する看護　199
生物由来製品感染等被害救済制度
　　　　　　　　　　　256
成分ワクチン　253
咳喘息　48
赤沈　142
赤痢アメーバ　281, 296, 304, 306,
　　　　　　　　　　358
赤痢菌属　342
舌下アレルゲン免疫療法　42
舌下免疫療法　**42**, 49
　　――を受ける患者の看護　87
セツキシマブ　52
積極的疫学調査　250
赤血球凝集素　320
赤血球凝集抑制法　278
赤血球沈降速度　142
接触感染　238
接触者健診　**250**, 337
接触皮膚炎　28, **57**
　　――，職業性　61
接触予防策　243
節足動物媒介感染症　245, 246, **312**,
　　　　　　　　　　334
セファクロル　287
セファゾリンナトリウム　**288**, 346
セファレキシン　287
セフェピム塩酸塩水和物　**288**, 351
セフェム系薬　285, **287**, 288
セフォキシチン　350
セフォチアム塩酸塩　288
セフカペン ピボキシル塩酸塩水和
　物　287
セフタジジム水和物　**288**, 351

索引　**411**

セフトリアキソンナトリウム水和物
288, 342, 346
セフメタゾールナトリウム　288
セラミド　55
セルトリズマブ ペゴル　**152**, 154,
162
セルフケア　66
セロコンバージョン　325
遷延性咳嗽　265
尖圭コンジローマ　305, 306, **331**
潜在性結核感染症　336
全身性エリテマトーデス　123, **164**
──患者の看護　118, **204**, 212
──患者のプレコンセプションケ
ア　212
全身性強皮症　123, 144, **171**, 176
──患者の看護　207
全数把握疾患　249
喘息　8, 30, 44, **47**
──患者の看護　**88**, 104
──の増悪　47
──の発作　47
喘息カード　112
喘息日誌　39, **89**
線虫　281
蟯虫　**281**, 356
──の検査　281
先天性ジカウイルス感染症　334
先天性水痘症候群　319
先天性風疹症候群　317
先天梅毒　345
セントロメアタンパク質　144
潜伏感染　239
潜伏期　239
潜伏梅毒　344
喘鳴　31, **48**, 70

そ

総 IgE　37
増悪, 喘息の　47
増悪強度　48
造影剤　58
──検査を受ける患者の看護
81, 196
──によるアナフィラキシー
54, **58**, 99
早期警告スコア　309
臓器特異的自己免疫疾患　132
臓器非特異的自己免疫疾患　132
巣症状　267
ソースコントロール　296
即時型アレルギー　26
即時型皮膚反応　26

側頭動脈炎　180
側頭動脈生検　**146**, 180
──を受ける患者の看護　**195**,
210
粟粒結核　337
ゾレア®　85

た

第 8 脳神経障害　290
大関節　159
代謝拮抗薬　151
対象限定サーベイランス　244
帯状疱疹　268, **319**, 385
帯状疱疹後神経痛　319
帯状疱疹ワクチン　255, **260**, 319
耐性　274
苔癬化　56
大腸菌　280, 302, 305, **341**
大腸菌ベロ毒素　**280**, 341
大腸菌ベロ毒素検査　**280**, 341
大発作　48
唾液腺炎　170
高安動脈炎　123, **178**
タクロリムス水和物　151, **152**, 154,
161
──の服薬指導　206
タクロリムス軟膏　57
多剤耐性アシネトバクター感染症
351
多剤耐性アシネトバクター属　274,
348, **351**
多剤耐性菌　348
多剤耐性微生物　347
多剤耐性緑膿菌　274, 348, **351**
多剤耐性緑膿菌感染症　351
多剤併用療法　330
タゾバクタム・ピペラシリン水和物
288, 351
脱顆粒　22
脱感作　339
脱髄　256
多糖体ワクチン　259
ダニアレルギー　49, 52, **61**, 87
ダニアレルゲン　**29**, 30, 31, 42,
47-49, 52, 61
──の除去　**83**, 90, 92
ダニ媒介感染症　246, 311, **312**, 313,
334, 347
ダニ媒介脳炎　307, **312**
ダニ媒介脳炎ウイルス　312
多発筋炎　144, **174**, 176
──患者の看護　208
多発筋痛症　129, **180**

多発血管炎性肉芽腫症　123, 129,
144, **178**
多発性単神経炎　179
多発動脈炎　123, **178**
タフトブラシ　207
ダプトマイシン　**289**, 350, 351
多包虫症　359
単球　20, **21**
単純性尿路感染症　304
単純ヘルペスウイルス　306, **307**,
327
単純ヘルペスウイルス感染症　328
胆管炎　133, 266, **304**
タンニン酸アルブミン　98
胆嚢炎　266, **304**

ち

地域 DOTS　**384**, 391
チール-ネルゼン染色　275, **276**
遅延型アレルギー　28
チオペンタールナトリウム　290
チゲサイクリン　**290**, 350
腟トリコモナス　306
遅発反応　27
チャーグ-ストラウス症候群　178
茶のしずく石鹸　45, 46, **52**
中型血管炎　178
中間宿主　359
注射部位反応　199
中手指節関節　159, **172**, 173
中心性肥満　198
虫垂炎　303
中枢神経ループス　165
中東呼吸器症候群　245, 247, **322**
中等度増悪　48
中毒性表皮壊死症　59
中発作　48
中和抗体測定法　278
腸炎ビブリオ　302
腸管型ベーチェット　177
腸管出血性大腸菌　280, 302, 311,
341
腸管出血性大腸菌感染症　341
腸球菌属　241, **242**, 315
──バンコマイシン耐性　348,
350
蝶形紅斑　138, **165**
腸内細菌叢　236
腸内細菌目細菌　305
──, カルバペネム耐性　274,
348, **349**
直接クームス試験　166
直接作用型抗ウイルス薬　326

直接服薬確認療法　226, 339, **383**
塵ダニ　**48**, 52, 83

つ

ツァンク試験　319
痛風発作　338
ツツガムシ病　311, 312, **347**
ツツガムシ病オリエンチア　347
ツツガムシ病リケッチア　312
ツベルクリン反応　28
ツベルクリン法　336

て

ディート　356
定期接種　254
定期予防接種スケジュール　398
テイコプラニン　**289**, 350
ディスコイド皮疹　165
定着　282
定点医療機関　250
定点把握疾患　249
定量噴霧器　83
デエスカレーション　273
テオフィリン　49
デキサメタゾン　150
テゼスパイア®　85
テゼペルマブ　**42**, 85
テタノスパスミン　258
テトラサイクリン系薬　285, **290**
テネスムス　**342**, 358
デノボ肝炎　326
デュピクセント®　85
デュピルマブ　41, **42**, 85
デラマニド　338
デルゴシチニブ　42
電解質コルチコイド　150
点眼薬　**50**, 150
　──の指導　75, **84**
デングウイルス　246, 313, **332**
デング熱　246, 247, 313, **332**
デングワクチン　333
伝染性単核球症　327
伝達性プラスミド　352
天然ゴム　60
　──製品　101
天然痘　**241**, 261
天然痘ウイルス　**241**, 261
点鼻薬　40, **49**
　──の指導　84

と

等温核酸増幅法　281
糖質コルチコイド　150

等尺性運動　163
痘瘡　261
痘瘡ワクチン　261
等張性運動　163
疼痛スケール評価法　190
動物咬傷　314
動物媒介感染　238
動物由来感染症　246, **311**
動脈炎　129, 156, **178**, 180
投与時関連反応　293
トーチ症候群　⇒ TORCH 症候群
ドキシサイクリン塩酸塩水和物
　　　290, 347
トキシン　279
トキソイド　253
トキソイドワクチン　253
トキソプラズマ　**281**, 311, 327
トキソプラズマ症　281
トキソプラズマ脳症　**328**, 329
特異的防御機構　237
特異度　278, **283**, 284, 285
毒素　279
毒素検査　279
毒素性ショック症候群　268
特定原材料　97
トシリズマブ　**152**, 162, 323
トファシチニブクエン酸塩　**151**,
　　　162
トポイソメラーゼ　144
塗抹検査　273, **275**
ドライアイ　191
ドライパウダー定量吸入器　83
ドライマウス　207
トラロキヌマブ　**41**, 85
トランジション　10
トリアゾール系薬　292
鳥インフルエンザ　245, 251, **320**
トリコモナス腟炎　306
ドリペネム水和物　**289**, 349
トレポネーマ検査　345
トロフォゾイト　358
貪食　**17**, 27
貪食細胞　17

な

内因性感染　239
　──の予防　242
内耳神経(Ⅷ)障害　290
ナチュラルキラー細胞　22
納豆アレルギー　46, **52**
生ワクチン　252
難病　123
難病情報センター　123

難病相談支援センター　123
難病の患者に対する医療等に関する
　法律　123
難病法　123

に

肉芽腫　28
ニタゾキサニド　358
ニパウイルス感染症　245
日本海裂頭条虫　281
日本紅斑熱　245, 312, **347**
日本紅斑熱リケッチア　312, **347**
日本脳炎　259, 307, 313, **332**
日本脳炎ウイルス　259, 313, **332**
日本脳炎ワクチン　**259**, 332
入院勧告　250
乳糖不耐症　50
ニューモシスチス　**299**, 311
ニューモシスチス-イロベチイ
　　　291, **355**
ニューモシスチス肺炎　328, **355**,
　　　385
尿素製剤　92
尿タンパク/クレアチニン比　212
尿道留置カテーテル　243, 304, 314,
　　　373
　──使用患者の看護　371, **374**,
　　　378
　──の適切な使用例と不適切な使
　用例　374
尿路感染症　**304**, 305, 314
　──患者の看護　378
二類感染症　**249**
ニルマトレルビル・リトナビル
　　　294, 323
任意接種　255
妊娠合併症　170
妊娠前健康管理　187

ぬ・ね

ヌーカラ®　85
ネコひっかき病　311, **314**
熱型　264
ネッタイシマカ　313, **332**, 333
熱帯熱マラリア　356
熱帯熱マラリア原虫　356
熱帯病　295
熱帯病治療薬研究班　295
ネブライザー　83
ネモリズマブ　**41**, 85

の

ノイラミニダーゼ　320

ノイラミニダーゼ阻害薬　321
脳炎　307, **318**
膿胸　300
嚢子　**357**, 358
脳症　307
脳髄膜炎　354
膿性痰　265
脳膿瘍　307
ノロウイルス　302

は

バージャー病　123
肺アスペルギルス症　301, **353**
肺炎　300
肺炎球菌　**259**, 306, 350
　──の血清型　259
　──，ペニシリン耐性　350
肺炎球菌感染症　350
肺炎球菌性髄膜炎　307
肺炎球菌ワクチン　255, **259**
　──，高齢者用の　261
　──，小児用の　259
バイオフィルム　314
肺外結核　337
肺活量　39
肺化膿症　300
肺吸虫　295
肺クリプトコックス症　354
肺結核　337
　──患者の看護　226, 362, **380**,
　　　　　　　　　　　　　390
敗血症　307
　──患者の看護　379
　──のスクリーニング　309
　──のハイリスク因子　379
敗血症性ショック　308
肺動脈性肺高血圧症　139, **173**
梅毒　268, 305, **343**
　──の血液検査　345
梅毒トレポネーマ　306, 327, **343**
肺膿瘍　300
培養検査　273, **276**
培養トキシン検査　280
ハウスダスト　**29**, 48
曝露後予防内服　331
曝露前予防内服　331
はしか　318
橋本病　**28**, 133, 134
播種性クリプトコックス症　354
播種性血管内凝固症候群　310
播種性帯状疱疹　319
波状熱　264
破傷風　257, 258, 311, 314, **346**

破傷風菌　258, **346**
破傷風トキソイド　255, 258, **346**
破傷風毒素　62, **346**
破傷風免疫グロブリン　**346**, 347
破傷風ワクチン　255, 257, **258**, 314,
　　　　　　　　　　　　　347
パスツレラ感染症　311
パスツレラ属　314
バセドウ病　**28**, 134
ハチ毒　29, **53**, 61
白血球　20
白血球検査　38
発疹チフス　347
発疹チフスリケッチア　347
パッチテスト　**39**, 58
ハッチンソン歯　345
発熱　138, **264**
鼻茸　49
鼻ポリープ　49
ハフィング法　71
ハプテン　58
ハマダラカ　313, **356**
パラアミノサリチル酸カルシウム水
　和物　338
パラコクシジオイデス症　247
バラシクロビル塩酸塩　**293**, 319
バラ疹　268, **344**
バリア機能　**16**, 237
　──の低下　55
針刺し　**243**, 260, 325, 327, 331
バリシチニブ　42, **151**, 162, 323
バルガンシクロビル塩酸塩　293
バルトネラ症　314
バルトネラ属　314
バロキサビル マルボキシル　**294**,
　　　　　　　　　　　　　321
パロモマイシン硫酸塩　**296**, 358
パンケーキ症候群　52
汎血球減少　152
バンコマイシン塩酸塩　**289**, 303,
　　　　　　　　　　　　　350
バンコマイシン耐性黄色ブドウ球菌
　　　　　　　　　　　348, **350**
バンコマイシン耐性黄色ブドウ球菌
　感染症　245, **350**
バンコマイシン耐性腸球菌　348
バンコマイシン耐性腸球菌感染症
　　　　　　　　　　　　　350
ハンセン病　233
パンデミック　241

ひ

非アトピー型気管支喘息　47

ピークフローメータ　39
　──の指導　89
非加熱凝固因子製剤　328
皮下免疫療法　42
光接触皮膚炎　57
非結核性抗酸菌症　300
非自己　18, **130**
微小粒子状物質　40
皮疹　138, **268**
ヒスタミン　21, **23**, 26, 30, 31, 47
ヒスタミン受容体　**23**, 41
ヒスチジン tRNA 合成酵素　144,
　　　　　　　　　　　　　175
非ステロイド性抗炎症薬
　　　　　　⇒ NSAIDs
ヒストプラスマ症　247
ヒストンタンパク質　144
ビスホスホネート製剤　198
ヒゼンダニ　295
ビタミン K_2 産生腸内細菌叢　288
ビダラビン　293
ヒト T 細胞白血病ウイルス　327
非特異的防御機構　237
ヒト咬傷　314
ヒトスジシマカ　313, **333**
ヒト白血球抗原　130
ヒトパピローマウイルス　260, 306,
　　　　　　　　　　　　　331
ヒトパピローマウイルス感染症
　　　　　　　　　　　　　331
ヒトパピローマウイルスワクチン
　　　　　　　　　　　260, 332
ヒトパルボウイルス B19　327
ヒト免疫不全ウイルス　306, **327**
ヒト免疫不全ウイルス感染症　306,
　　　　　　　　　　　　　327
　──患者の看護　384
　──の経過　329
ヒドララジン塩酸塩　167
非トレポネーマ検査　345
ヒドロキシクロロキン硫酸塩　**168**,
　　　　　　　　　　　　　213
皮内テスト　38
　──を受ける患者の看護　80
皮膚筋炎　123, 144, **174**
　──患者の看護　208
鼻副鼻腔炎　**299**, 301
皮膚硬化　172
皮膚テスト　38
　──を受ける患者の看護　80
皮膚粘膜眼症候群　59
鼻閉　**31**, 49
ピペラシリン水和物　288

非ホジキンリンパ腫 328
飛沫感染 238
飛沫予防策 243
肥満細胞 ⇒ マスト細胞
びまん性増殖性糸球体腎炎 150
びまん皮膚硬化型 172
百日咳 246, **258**
百日咳菌 246, **258**
百日咳・ジフテリア混合ワクチン
257
百日咳ワクチン 258
病原性 236
病原巣 311
病原体 **16**, 236
病原微生物 **16**, 236
表在性カンジダ症 352
表在性真菌症 352
標識抗体法 278
標準予防策 243
標的治療 273
ヒョウヒダニ **29**, 48
日和見感染 **239**, 242
日和見感染症 310, 328, 330, 355,
385
―― をおこす微生物 311
ピラジナミド **338**
ピリメタミン 295
鼻漏 **31**, 49

ふ

ファムシクロビル 293
フィダキソマイシン 303
フィブリノイド変性 128
フィラグリン 56
フィルゴチニブマレイン酸塩 **151**,
162
フィンガーチップユニット 85
風疹 257, 268, **316**
―― のワクチン **257**, 317
風疹ウイルス 257, **316**, 327
フェイススケール 190
フェリチン 181
フォドリン 170
フォリアミン® 162
不活化ワクチン 253
複雑性尿路感染症 304
副腎皮質ステロイド薬 **40**, 150, 161
―― の指導 84
―― の副作用 40, **150**
―― の副作用に対する看護 197
副腎皮質ホルモン 149
副腎不全 149, **199**
腹水検査 146

服薬支援者 384
服薬手帳 **382**, 391
ブシラミン 151
フットケア 191
物理性蕁麻疹 57
ぶどう膜炎 **177**, 344
不明熱 138, **264**
フラクタルカイン 134
プラジカンテル 295
プラスミド **254**, 352
ブリストルスケール 267
プリックテスト 38
―― を受ける患者の看護 80
プリックプリックテスト 38
プリマキンリン酸塩 **294**, 356
フルオロキノロン系抗菌薬 352
フルオロキノロン系薬 285, **287**
フルコナゾール **292**, 353, 354
フルシトシン 293
ブルジンスキー徴候 307
プレコンセプションケア 125, **187**
――, SLE 患者の 206
――, 関節リウマチ患者の 204
プレドニゾロン **150**, 213
プロアクティブ療法 **57**, 92
フローボリューム曲線 39
プロカインアミド塩酸塩 167
プロスタグランジン 23, **148**
プロスタグランジン製剤 **149**, 173
プロテイナーゼ3 145
プロトロンビン 168
プロトンポンプ阻害薬 **149**, 174
プロバイオティクス製剤 303
プロベネシド 345
糞線虫 295

へ

ペア血清による抗体上昇の確認
279
ベーチェット病 123, **176**
ベクター 253, **312**
ペスト 241
ベダキリンフマル酸塩 338
ベタメタゾン 150
ペットアレルギー 61
ペニシリン G 346
ペニシリンアレルギー 29, 32, 53,
58, 99, 286
ペニシリン系薬 285, **286**, 288
ペニシリン耐性肺炎球菌 348, **350**
ペニシリン耐性肺炎球菌感染症
350

ヘノッホ-シェーンライン紫斑病
178
ヘパリン起因性血小板減少 58
ヘパリン類似物質 **92**, 207
ヘビ毒 62
ペフィシチニブ臭化水素酸塩 **151**,
162
ヘマグルチニン 320
ペラミビル水和物 **294**, 321
ヘリオトロープ疹 174
ヘリカーゼタンパク質 144
ベリムマブ 152, **154**, 168
ヘルスリテラシー 126
ヘルパー T 細胞 20
ヘルパー T 細胞2 ⇒ Th2
ヘルペスウイルス 293, **307**, 327
ヘルペス, 性器 **305**, 306
ヘルペス脳炎 307
ベロトキシン 280
ベロ毒素 302, **341**
ベンジルペニシリンカリウム 345
ペンタミジンイセチオン酸塩 355
鞭虫 295
扁桃炎 272, **299**, 301
扁桃周囲膿瘍 301
扁平コンジローム 344
ベンラリズマブ 42, **152**

ほ

包括的サーベイランス 244
膀胱炎
――, 感染性 **304**, 305
――, 出血性 151, 167, **206**
蜂巣炎 314
包虫 **295**, 359
訪問 DOTS **384**, 391
保菌 237
墨汁法 307
ポサコナゾール 292
母子感染 238
ホスカルネットナトリウム水和物
293
ホスファチジルセリン 168
ホスホジエステラーゼ5阻害薬
174, 176
補体 **27**, 28
―― の検査 145
補体結合反応 278
発疹チフス 347
発疹チフスリケッチア 347
ボツリヌス菌 302
ボディイメージ 13, 91, 92, **186**,
192, 208

――の変容,副腎皮質ステロイド薬による　198
ボディメカニクス　124
ポリオ　258
ポリオウイルス　258
ポリオワクチン　258
ポリガンマグルタミン酸　46, **52**
ボリコナゾール　**292**, 353
ポンティアック熱　340

ま

マーフィー徴候　304
マールブルグ熱　245
マイコバクテリウム-アビウム コンプレックス　301
マキシマルバリアプリコーション　376
マクロファージ　20, **21**
マクロファージ活性化症候群　181
マクロライド系薬　285, **287**
麻疹　257, 268, **318**
麻疹ウイルス　257, **318**
麻疹・風疹混合ワクチン　**257**, 317, 318
マスト細胞　20, **21**, 26, 30, 47
マスト細胞症　93
マダニ　312
――による感染症　245, **312**, 313, 334
――による牛肉アレルギー　46, **52**
マトリックスメタロプロテアーゼ　134, **137**, 157
マラリア　246, 247, 281, 313, **356**
マラリア原虫　281, 294, 313, **356**
満月様顔貌　40, 150, 185, **198**
慢性咳嗽　70, **265**
慢性肝炎　324
慢性蕁麻疹　57
慢性肺アスペルギルス症　301, **353**

み

ミエロペルオキシダーゼ　145
ミカファンギンナトリウム　**292**, 353
ミコフェノール酸 モフェチル　**151**, 168, 173, 213
ミゾリビン　151
ミチーガ®　85
三日熱マラリア　356
三日熱マラリア原虫　356
三日はしか　316
ミトコンドリア障害　331

ミネラルコルチコイド　150
ミノサイクリン塩酸塩　**290**, 350
ミラー-ジョーンズ分類　266

む

無筋症性皮膚筋炎　144, **174**
無菌性髄膜炎　320
無症候性細菌尿　305
ムスカリン性コリン受容体　170
ムスカリン性コリン受容体作動薬　171
無石性胆嚢炎　304
ムンプスウイルス　307, **320**
ムンプスワクチン　320

め

メシル酸ガレノキサシン水和物　287
メチシリン耐性黄色ブドウ球菌　274, 289, 348, **350**
メチシリン耐性黄色ブドウ球菌感染症　350
メチルドパ水和物　167
メチルプレドニゾロン　150
メトトレキサート　151, **152**, 161
――の服薬指導　202
メトロニダゾール　**291**, 303, 346, 357, 358
メフロキン塩酸塩　**294**, 356
メベンダゾール　295
メポリズマブ　42, 85, **152**, 153
メラノーマ分化誘導関連遺伝子5　144
メロペネム水和物　**289**, 338, 349, 351, 352
免疫　17
免疫寛容　130
免疫グロブリン　17
免疫グロブリン値　143
免疫グロブリン投与　318
免疫クロマト法　278
免疫原性　252
免疫再構築症候群　331
免疫担当細胞　17, **20**
免疫チェックポイント阻害薬　19
免疫トレランス　130
免疫能　236, **237**, 309
免疫複合体　**28**, 29, 62, 165
――の検査　145
免疫抑制薬　150
――, SLE に対する　167
――の副作用　151
――の副作用に対する看護　199

免荷　163

も・や

モルヌピラビル　**294**, 323
モンキーポックスウイルス　261
ヤーリッシュ-ヘルクスハイマー現象　345
薬害エイズ　328
薬剤感受性検査　277
薬剤性過敏症症候群　59
薬剤性ループス　144, **167**
薬剤耐性　230, **274**, 347
薬剤耐性アシネトバクター感染症　351
薬剤耐性アシネトバクター属　348, **351**
薬剤耐性菌　230, **274**, 348
薬剤耐性菌感染症　347
薬剤耐性結核　338
薬剤耐性対策　275
薬剤耐性微生物　347
薬剤耐性マラリア　246
薬剤耐性緑膿菌　348, **351**
薬剤耐性緑膿菌感染症　351
薬剤熱　59
薬剤誘発リンパ球刺激試験　38
薬疹　38, **59**
薬物アレルギー　44, 58, 286
――患者の看護　99
――を引きおこしやすい医薬品　99
薬物治療モニタリング　289
ヤケヒョウヒダニ　48
ヤヌスキナーゼ阻害薬　152

ゆ・よ

誘発試験　39
ユーリパン®　194
輸入感染症　247
溶菌　238
溶血性尿毒症症候群　280, **341**
葉酸　162
痒疹　56
陽性的中率　284
ヨード造影剤　81
横川吸虫　295
四日熱マラリア　356
四日熱マラリア原虫　356
予防接種　252
――スケジュール　**256**, 398
――による副反応　255
――の対象者から除かれる者　255

予防接種後健康被害救済制度　256
予防接種法　251, **252**
予防内服　331
四類感染症　249

ら

ライム病　312
ライム病ボレリア　312
らい予防法　233
ラッサ熱　245
ラテックス　60
　——製品　101
ラテックスアレルギー　44, **60**
　——患者の看護　100
ラテックス-フルーツ症候群　44, **60**
　——として報告されたおもな食品
　　　　　　　　　　　　　　　102
　——の患者の看護　64, **102**
ラニナミビルオクタン酸エステル水
　和物　**294**, 321
ラミブジン　325
ラングハンス巨細胞　28
卵形マラリア　356
卵形マラリア原虫　356
ランブル鞭毛虫　357

り

リアクティブ療法　57
リウマチ性多発筋痛症　129, **180**
リウマチ体操　203
リウマチ熱　**128**, 300
リウマトイド因子　**143**, 144, 160
リウマトイド結節　158
罹患後症状　323
裏急後重　342
リケッチア　245, 312, **347**

リケッチア症　347
リザーバー　311
リツキシマブ　152, **153**, 173
リネゾリド　**289**, 338, 350, 351
リハビリテーション　202
リファンピシン　**338**, 350
リフレーミング　13
リボ核タンパク質　144
流行性角結膜炎　301
流行性耳下腺炎　320
流行性耳下腺炎ワクチン　255
流涙　31
緑膿菌　**242**, 265, 315
　——, 薬剤耐性　348, **351**
淋菌　306
淋菌感染症　305
臨時接種　255
臨床的寛解　161
鱗屑　56
リンパ球　30
リンパ球芽球化試験　38
リンパ球系　20
リンパ球刺激試験　38
リンパ球幼若化試験　38

る

類上皮細胞　28
ループスアンチコアグラント　144,
　　　　　　　　　　145, 168, 170
ループス腎炎　146, **165**
ループスバンド　165

れ

レイノー現象　**137**, 172, 176
　——のある患者の看護　191
レイノルズの5徴　304

レジオネラ症　339
レジオネラ属菌　299, **339**
レジオネラ-ニューモフィラ　339
レジオネラ肺炎　339
レッドマン症候群　289
レテルモビル　293
レトロウイルス　327
レブリキズマブ　41
レプリコンワクチン　254
レボフロキサシン水和物　**287**, 338,
　　　　　　　　　339, 349, 351, 352
レムデシビル　**294**, 323
レンサ球菌感染症　268
レンボレキサント製剤　213
連絡確認DOTS　**384**, 392

ろ

ロイコトリエン　**23**, 26, 30, 31, 41,
　　　　　　　　　　　　　　　　47
ロイコトリエン受容体拮抗薬　41
ローズベンガル試験　171
ローディング　289
ロタウイルス　242, **261**, 302
ロタウイルス感染症　261
ロタウイルスワクチン　261
ロフストランド杖　193

わ

ワクチン　19, **252**, 398
　——の分類　252
ワクチン関連麻痺　258
ワクチンで予防できる疾患　252
ワセリン　**92**, 207
ワンヘルス-アプローチ　**230**, 275